TRAITEMENT

PRÉSERVATIF ET CURATIF

DES

SÉDIMENTS, DE LA GRAVELLE

DE

LA PIERRE URINAIRES

ET DE DIVERSES MALADIES DÉPENDANT DE LA DIATHÈSE URIQUE

PAR

LE Dʳ L.-AUG. MERCIER

Lauréat de la Faculté de médecine, des hôpitaux, de l'Académie des sciences
(**Prix Montyon**)1
et de l'Académie de médecine
(**1ᵉʳ Prix d'Argenteuil**)
ex-Professeur d'anatomie et de chirurgie spéciales ;
Membre de la Société de médecine de Paris, de la Société médico-pratique,
Membre honoraire et ancien Secrétaire de la Société anatomique, etc.

PARIS

ADRIEN DELAHAYE, LIBRAIRE-ÉDITEUR

PLACE DE L'ÉCOLE-DE-MÉDECINE

1872

TRAITEMENT

PRÉSERVATIF ET CURATIF

DES SÉDIMENTS, DE LA GRAVELLE

ET

DE LA PIERRE URINAIRES

PRINCIPAUX TRAVAUX DE L'AUTEUR

Recherches anatomiques, pathologiques, et thérapeutiques sur les maladies des organes urinaires et génitaux, considérées spécialement chez les hommes âgés, ouvrage entièrement fondé sur de nouvelles observations (*mentionné honorablement par l'Académie des Sciences, en 1842*), 1 vol. in-8º, prix.   6 fr. »

Recherches anatomiques, pathologiques et thérapeutiques, sur les valvules du col de la vessie, cause très-fréquente et peu connue de rétention d'urine, et sur leurs rapports avec les rétrécissements de l'urèthre, les maladies des organes génitaux, les pertes séminales, l'inertie et le catarrhe de la vessie, les inflammations et les calculs de l'appareil urinaire, etc., (*ouvrage que l'Académie des Sciences a couronné en 1850*); 1 vol. in-8º prix. . . . . .   7 fr. »

Recherches sur le traitement des maladies des organes urinaires considérées spécialement chez les hommes âgés, sur celui des rétrécissements de l'urèthre, de la gravelle, de la pierre, etc.; *ouvrage que l'Académie de Médecine a couronné en* 1858 (PREMIER PRIX D'ARGENTEUIL), 1 vol. in-8º avec figures; prix. . . . .   7 fr. 50

Mémoire sur le cathétérisme de l'urèthre dans les cas difficiles; brochure in-8º, prix. . . . .   1 fr. 25

Mémoire sur les sondes élastiques et particulièrement sur les sondes coudées et bi-coudées; brochure in 8º prix.   1 fr. 50

Nouvelles observations sur le cathétérisme et le traitement des rétrécissements réputés infranchissables de l'urèthre; brochure in-8º, prix. . . . .   1 fr. 50

Mémoire sur la paralysie et sur l'inertie de la vessie; brochure in-8º, prix. . . . .   1 fr. 50

Étude sur divers points d'anatomie et de pathologie des organes génito-urinaires, faite à propos de quelques ouvrages anglais, brochure in-8º, prix. . . . .   2 fr. »

Mémoire sur la myocardite considérée comme cause de la rupture et de l'anévrysme partiel du cœur; brochure in-8º, prix. . . . .   1 fr. 50

Explication de la maladie de J.-Jacques Rousseau et de l'influence qu'elle a eue sur son caractère et sur ses écrits, brochure in-8º, prix. . . . .   3 fr. »

Étude sur l'anatomie et la pathologie du rectum et de l'anus; brochure in 8º, prix. . . . .   1 fr. 50

Paris. — Imp. FÉLIX MALTESTE et Cie, rue des Deux-Portes-St-Sauveur, 22.

TRAITEMENT

PRÉSERVATIF ET CURATIF

DES

SÉDIMENTS, DE LA GRAVELLE

DE

LA PIERRE URINAIRES

ET DE DIVERSES MALADIES DÉPENDANT DE LA DIATHÈSE URIQUE

PAR

LE Dr L.-AUG. MERCIER

Lauréat de la Faculté de médecine, des hôpitaux, de l'Académie des sciences
(Prix Montyon)
et de l'Académie de médecine
(1er Prix d'Argenteuil)
ex-Professeur d'anatomie et de chirurgie spéciales ;
Membre de la Société de médecine de Paris, de la Société médico-pratique,
Membre honoraire et ancien Secrétaire de la Société anatomique, etc.

PARIS

ADRIEN DELAHAYE, LIBRAIRE-ÉDITEUR

PLACE DE L'ÉCOLE-DE-MÉDECINE

—

1872

PRÉFACE

Le titre de cet ouvrage indique qu'il est essentiellement pratique et que les questions scientifiques n'y seront traitées qu'autant qu'elles convergeront vers la thérapeutique. Cependant, bien que j'aie, au moins autant que beaucoup d'autres, le droit de dire qu'il est le fruit de mes observations personnelles, je ne me dispenserai pas d'entrer dans quelques détails historiques, parce qu'il me semble qu'un écrivain honnête ne peut, même quand il est arrivé à certains résultats par ses propres forces, se dispenser de rechercher si d'autres n'y sont pas déjà parvenus avant lui, ou s'ils ne l'ont pas mis sur la voie. Il a ainsi le double avantage de donner à ses idées plus de solidité en montrant qu'elles s'appuient sur d'autres autorités que la sienne, et de rendre justice à ceux qui, dans le présent et le passé, ont été, comme nous, soutenus dans leurs labeurs par la pensée que, s'ils ont rendu des services, on en conserverait au moins quelque souvenir.

Il est deux chapitres que je recommande tout particulièrement à l'attention, c'est d'abord le troisième où je recherche quelles sont les causes des maladies qui font l'objet de ce livre, et de beaucoup d'autres encore dont l'origine est peu connue ; ensuite le septième où j'expose les moyens de les combattre et d'en prévenir les fâcheux effets. Ils ne sont pas seulement le résultat d'observations personnelles ; mais ils ont eu pour point de départ des observations faites sur ma personne et que j'ai contrôlées ensuite sur beaucoup d'autres.

Quant aux autres chapitres, on verra qu'il en est peu qui ne contiennent des vues et des idées nouvelles, notamment sur le diagnostic, sur les dissolvants, sur la lithotritie, sur l'évacuation artificielle des fragments, sur la taille, les causes de récidive, etc.

On verra surtout que partout je m'attache à démontrer qu'il n'y a rien d'isolé dans notre économie, qu'il est bien peu d'affections locales qui n'aient un lien, comme cause ou comme effet, avec l'ensemble, et que c'est particulièrement quand on touche aux voies urinaires qu'on doit ne jamais perdre de vue le reste de l'organisme. A ceux qui, dans leurs chaires et dans leurs livres, déclament si amèrement contre ce qu'ils appellent les spécialités, je me permettrai de répondre : L'esprit humain n'est doué que de facultés restreintes, tandis que la nature est sans bornes. Chaque science a acquis, grâce surtout aux recherches modernes, des proportions telles qu'un seul homme est impuissant à les embrasser dans tous leurs détails. Force a donc été de les scinder et de faire de leurs divisions autant de sciences particulières. Celle de guérir ferait-elle exception? Il y a longtemps déjà que la force des choses a partagé les hommes qui s'en occupent en deux grandes classes : les médecins et les chirurgiens, parce que en effet chacune d'elles exige certaines aptitudes, certaines études spéciales, et, j'ajouterai même, une pratique journalière sans laquelle nos sens perdraient bien vite l'éducation et la sensibilité qu'ils ont tant de peine à acquérir.

Et, ce qui est vrai d'une manière générale, l'est surtout pour certaines opérations qui sont si délicates, si minutieuses et se pratiquent dans des conditions si diverses qu'elles exigent de la part de celui qui les fait, non-seulement une grande expérience, mais encore des méditations très-attentives, auxquelles ne peut pas toujours se livrer suffisamment le praticien très-occupé de maladies disparates et d'opérations qui n'ont pas le moindre lien, éparpillant par cela même son attention, et ne lui permettant pas de revenir à chaque instant sur le même point pour l'étudier sous des faces toujours nouvelles.

Pour ne citer qu'un exemple plus spécialement afférent à notre sujet, est-ce que ce n'est la grande raison pour laquelle on abandonne de plus en plus la lithotritie pour revenir à la taille, l'une de ces opérations dites *réglées,* qu'on apprend avant de sortir des bancs, qui sont presque les mêmes sur le vivant que sur le cadavre, qu'on pratique en quelques minutes, et dont souvent on abandonne les suites à un élève pour passer à autre chose? Il est vrai que les malades ne sont pas toujours du même avis; aussi cherche-t-on, depuis quelques années, à généraliser une sorte de taille compliquée, réservée, de temps immémorial, à des cas exceptionnels, et que, par euphémisme, on nomme *lithotritie périnéale.* Mais, sans nier qu'elle n'ait fait des progrès sous l'impulsion de divers chirurgiens modernes, il n'en est pas moins vrai qu'elle expose et aux dangers de la taille et à ceux du broiement de la pierre dans une vessie vide, par une plaie étroite. J'apprends à l'instant qu'une opération de ce genre vient d'être suivie d'hémorrhagie et de mort en vingt heures à peine.

Ainsi on veut anéantir la concurrence des spécialistes, mais en évitant le mal qu'ils se donnent, et ce qui prouve combien ces clameurs sont intéressées, c'est qu'on respecte, c'est qu'on admet même dans les Facultés et dans les Académies certaines spécialités, comme les accouchements, l'aliénation mentale, etc. Pour quelle raison? Hélas! J'ai beau la chercher dans le domaine de la science, je ne l'y trouve pas, et il me répugne d'en sortir.

A quoi bon d'ailleurs tous ces dénigrements? Laissons à l'esprit humain la liberté de suivre la voie qu'il s'est choisie, ou plutôt qu'on lui a faite; car le vrai spécialiste ne s'est pas proclamé lui-

même, il a commencé par se munir de connaissances aussi étendues que l'encyclopédiste le plus sérieux, et si, plus tard, il s'est
restreint, c'est que sa concience le lui a commandé pour mieux
répondre à la confiance spéciale dont l'honorait le public. Si, dans
cette voie, si étroite qu'on la suppose, il fait quelque trouvaille
utile à l'humanité, ne vaudrait-il pas mieux l'encourager que de le
dénigrer, de ravaler sa découverte, ou de chercher à l'étouffer par
le silence? On montrerait ainsi plus de goût et surtout plus de justice.

Pour moi, du moment que l'opinion m'eut créé spécialiste, j'en ai
pris mon parti, et j'ai renoncé à toute autre pratique. Mais aussi,
en me restreignant à mon petit domaine, je ne me suis pas borné
à ce qu'il a de chirurgical, je l'ai poursuivi, autant que je l'ai pu,
dans ses rapports avec la médecine proprement dite. Il ne m'appartient pas de dire jusqu'à quel point j'ai réussi, mais je crois pouvoir affirmer que j'aurais fait plus si, éloigné autrefois par des
circonstances malheureuses de la carrière des hôpitaux à laquelle je
me destinais, je n'avais vu le souffle de la rancune éteindre ma
dernière espérance.

J'espérais, pourquoi ne pas le dire ? que cette carrière que
j'avais rêvée ne m'était pas à jamais fermée. Un service avait été
créé à l'hôpital Necker pour Civiale, à une époque où il était parvenu à se faire croire l'inventeur de la lithotritie ; ce service, j'espérais l'obtenir après lui. J'avais imprimé quelques progrès à cette
opération (v. p. 7); mais ce n'était pas là-dessus que je comptais,
d'autant plus qu'elle est aujourd'hui entrée dans la science et qu'un
enseignement spécial et longtemps le même ne pourrait que la conduire à une voie exclusive, comme celle où elle était déjà entrée.
Mais ce que je me proposais de faire valoir ce sont mes travaux
sur les maladies de la prostate et leur traitement ; plus encore
ceux relatifs aux valvules musculaires du col de la vessie, maladie
si fréquente et dont l'histoire tout entière m'appartient : causes anatomiques, causes pathologiques, moyens de diagnostic et de traitement, travaux qui ont été plusieurs fois couronnés, après avoir
résisté à des épreuves de vingt années et à l'examen de cinq commissions académiques dont Civiale lui-même avait, au moins une
fois, fait partie. Voilà ce que je croyais d'autant plus utile d'exposer au grand jour qu'il s'agit d'idées autrement complexes que le
manuel d'une opération, si délicate qu'on la suppose ; d'autant plus
surtout qu'on criait bien haut certains dangers de mon premier
traitement que j'avais signalés avant qui que ce soit, en même
temps que je donnais les moyens d'y remédier, dangers que j'ai
fait depuis longtemps déjà complétement disparaître (v. p. 9), ce
qu'on se garde bien de dire. Voilà en peu de mots ce que j'aurais
enseigné, et je ne demandais pour cela que trois années !

Mais, plein de ressentiment contre de légitimes revendications qu'il avait rendues trop vives par son opiniâtreté, Civiale avait pris soin d'offrir à l'administration des hôpitaux une somme de 30,000 fr. pour avoir le droit de choisir son successeur, et celle-ci, sans consentir à une telle énormité, s'était engagée à ne nommer à sa place qu'un de ses propres chirurgiens. C'était évidemment une superfétation, puisque ce chirurgien, s'il avait quelque chose de nouveau à démontrer, possédait déjà un service. Quoi qu'il en soit, la proposition suffit à mon adversaire : je n'appartenais pas à l'administration !

Que Civiale ait eu pareille idée, cela ne me surprend pas, mais que l'administration l'ait sanctionnée, qu'elle se soit lié les mains, qu'elle ait sacrifié les intérêts de la science et de l'humanité pour une somme aussi modique, elle qui, en dépit de tous les avertissements, a dépensé tant de millions pour des constructions déclarées aujourd'hui sans emploi possible, voilà ce que je compris moins ; mais, aux quelques humbles observations que je présentais à qui de droit, il me fut simplement répondu que l'administration n'avait pas d'avis à me demander : on ne m'invita même pas à m'asseoir.

Quoi qu'il en soit, ces dégoûts, seule récompense d'une vie si laborieuse, ne m'empêcheront pas de travailler encore, tant que les forces et la santé me le permettront : ce livre en est une preuve. Il a été écrit et imprimé en grande partie au milieu des circonstances les moins propices aux travaux de l'intelligence; car c'est lui et les ambulances de l'asile Saint-Pierre et des frères de la doctrine chrétienne qui m'ont servi de diversion, l'un pour l'esprit, les autres pour le cœur, au milieu des circonstances les plus déplorables de notre histoire, entourés que nous étions, au dehors et au dedans, d'ennemis qui foulaient aux pieds toutes les lois des peuples civilisés. S'il n'a pas paru plus tôt, c'est que, du moment que nous fûmes délivrés de tant de maux, je tombai dans une prostration qui mit bien des mois à se dissiper.

Maintenant qu'il est achevé, ce n'est pas sans une sorte de satisfaction qu'en jetant un coup d'œil sur l'ensemble, je vois quel magnifique rôle joue dans cette partie si importante de la pathologie humaine mon pays qu'on calomnie tant aujourd'hui qu'il est malheureux, et combien y ont peu fait ceux qui se proclament nos maîtres en tout. Oh! si tous les hommes qui avaient charge de veiller au salut de la patrie eussent travaillé avec autant d'ardeur que ceux qui n'avaient à s'occuper que de la santé des individus !.....

Paris, 15 août 1872.

INSTITUT IMPÉRIAL DE FRANCE

ACADÉMIE DES SCIENCES

EXTRAIT DU RAPPORT

SUR LES

PRIX DE MÉDECINE ET DE CHIRURGIE

Pour les années 1849 et 1850

Commissaires: MM. Roux, Rayer, Lallemand, Serres, Velpeau, Magendie Duméril, Flourens et Andral, *rapporteur.*

« Des tumeurs ou de simples saillies dues à un développement anormal, soit du tissu musculo-membraneux de la vessie, soit de la prostate, se produisent souvent au col de la vessie. En raison des dimensions que peuvent prendre ces différentes sortes de tumeurs ou de saillies, l'évacuation spontanée des urines est plus ou moins entravée ; il en résulte des altérations de la vessie, des uretères et des reins, qui s'aggravent avec le temps, et contre lesquelles les efforts de l'art n'avaient encore trouvé que des palliatifs. Le docteur Auguste Mercier, qui a bien décrit, sous le nom de *Valvules du col de la vessie,* quelques-unes des saillies dont il vient d'être question, a mieux étudié qu'on ne l'avait fait avant lui leur structure, et, après bien des tentatives et des modifications dans ses procédés, il est arrivé à la construction d'instruments faciles à manœuvrer, à l'aide desquels on peut inciser ou même exciser ces valvules, de manière à amener une guérison plus sûre et plus prompte. M. le docteur Auguste Mercier nous paraît donc avoir rendu un service à la thérapeutique d'une des maladies les plus graves et les plus rebelles des organes urinaires ; nous vous proposons de lui accorder une récompense de *quinze cents francs.* »

(Adopté.)

(*Compte rendu de la séance publique du 16 décembre 1850, p. 23.*)

1

ACADÉMIE IMPÉRIALE DE MÉDECINE

EXTRAIT DU RAPPORT

DE LA COMMISSION DU PRIX D'ARGENTEUIL

Lu dans la séance du 24 août 1852

Commissaires : MM. BOUVIER, GERDY, GRISOLLE, HUGUIER, LARREY, LAUGIER, RICORD, ROUX et ROBERT, *rapporteur*.

« M. Mercier a adressé à l'Académie un volumineux manuscrit ayant pour titre : *Recherches anatomiques, pathologiques et thérapeutiques sur les Rétrécissements de l'urètre*.

» Ce travail échappe à l'analyse par la multiplicité des détails et des discussions qu'il contient ; cependant on y trouve diverses idées fondamentales que je vais tâcher de reproduire.

» L'auteur n'admet qu'une espèce de rétrécissements urétraux : les rétrécissements fibreux. Ces derniers résident presque toujours dans la portion spongieuse du canal, et surtout au niveau du bulbe, où abonde le tissu érectile. Rarement bornés à la membrane muqueuse, ils occupent très-souvent une portion de l'épaisseur du tissu spongieux. La coarctation est alors le résultat ultime d'une phlogose localisée de ce tissu, qui a oblitéré les cellules veineuses et déterminé la condensation, l'atrophie, et enfin la transformation fibreuse des parties affectées.

» Les rétrécissements sont très-rares dans la portion membraneuse de l'urètre ; mais, par compensation, cette région est fréquemment le siége d'obstacles au passage de l'urine et des sondes, obstacles que M. Mercier attribue à un ordre de lésions essentiellement différent de celles qui caractérisent les rétrécissements proprements dits. Au lieu d'affecter les éléments constitutifs du canal lui-même, ces lésions ont leur cause dans les agents contractiles placés autour et au voisinage de ce dernier. L'action de ces muscles ne diminue point en réalité la capacité de l'urètre, mais elle entraîne en sens opposé les différentes portions de ce canal ; elle les comprime et en change les courbures normales. M. Mercier veut donc qu'à la dénomination de *rétrécissement* on substitue, dans ces cas, celle de *déviation*.....

» Étudiant les causes qui mettent en jeu cette contractilité musculaire, M. Mercier insiste sur les irritations et les inflammations dont la membrane muqueuse de l'urètre est fréquemment le siége. Ne sait-on pas, en effet, que, dans l'économie vivante, l'irritation des orifices ou des canaux muqueux est presque toujours suivie de la contraction involontaire et plus ou moins violente des couches musculaires qui les environnent ?

» Ici comme ailleurs, la contraction musculaire peut être momentanée ou permanente. Dans le premier cas, elle constitue des déviations d'une durée limitée : ce sont les rétrécissements spasmodiques admis par tous les auteurs ; dans le second elle amène des déviations permanentes, et entraîne par sa durée des changements appréciables dans la structure des muscles urétraux. L'auteur adopte à cet égard les idées de M. J. Guérin sur la rétraction musculaire.

» La première conséquence pratique déduite par M. Mercier de cette théorie, c'est que, pour franchir l'urètre quand il est le siége de ce qu'on appelle un rétrécissement spasmodique, il suffit d'augmenter la courbure de la sonde, ou même de la couder à son extrémité vésicale.

» La deuxième, c'est que, dans certains cas de contraction permanente des muscles de l'urètre, il peut devenir nécessaire, pour rendre au canal sa direction normale, d'inciser une portion de sa paroi postérieure.

» Il est incontestable que ces vues nouvelles et originales de M. Mercier jettent de la lumière sur certains cas difficiles à expliquer d'après les idées régnantes ; mais l'expérience n'a point encore fait savoir si l'on peut les accepter comme théorie générale. Votre commission croit donc devoir suspendre à cet égard tout jugement définitif.

» Le chapitre consacré au traitement des rétrécissements fibreux ne renferme pas d'innovations assez remarquables pour qu'il soit nécessaire d'y insister.

» L'une des parties le plus intéressantes du travail de M. Mercier est celle qui a pour objet l'étude d'une complication peu connue des rétrécissements de l'urètre : je veux parler de l'existence des valvules musculaires urétro-vésicales. Pour l'intelligence de ce qui va suivre, il est nécessaire d'analyser succinctement le résultat des recherches de l'auteur sur la structure et les fonctions du col de la vessie.

» L'occlusion du col ne s'effectue pas, comme on le croit généralement, à la manière d'une bourse, par le froncement de ses bords et le resserrement d'un sphincter circulaire musculeux ou fibreux ; mais il existe sur la demi-circonférence postérieure de cette ouverture des fibres musculaires qui la contournent en arrière et sur les côtés en forme d'anses à concavité antérieure, et viennent se jeter dans la paroi antérieure de la vessie. Lorsque ces fibres se contractent, le bord postérieur de l'orifice, étant attiré en haut et en avant, doit nécessairement se rapprocher du bord opposé, et même le croiser en passant au-dessus de lui, à la manière d'une soupape ; ainsi s'opère l'occlusion de la vessie. Il est facile d'étudier la disposition de ces anses musculaires sur des vessies hypertrophiées, ainsi que votre commission s'en est assurée plusieurs fois. Ce fait anatomique étant établi, M. Mercier, par une induction qui nous paraît parfaitement logique, démontre que, sous l'influence des irritations si fréquentes du col vésical, cette couche musculaire peut devenir le siége de contractions exagérées, comme on le voit dans les autres orifices muqueux pourvus de sphincter. Or, comme nous l'avons dit à propos des rétrécissements de la portion membraneuse de l'urètre, ces contractions peuvent être passagères ou durables, et déterminer une rétention d'urine momentanée ou permanente, bien que l'urètre soit peu rétréci ou parfaitement libre. Ainsi l'on voit des malades qui, guéris d'un ou de plusieurs rétrécissements, n'urinent pas mieux après le traitement qu'ils ne le faisaient auparavant. Il y a plus : M. Mercier a rapporté l'observation d'un individu qui, affecté de rétrécissement urétral avec simple dysurie, a été frappé de rétention d'urine complète alors que son rétrécissement venait d'être traité avec succès.

» Non-seulement M. Mercier a signalé la possibilité de ces rétentions d'urine et leur cause, mais il a encore indiqué le moyen de reconnaître celle-ci par le cathétérisme avec la sonde coudée qu'il a imaginée à cet effet. Cet instrument, étant conduit jusqu'au col vésical, vient nécessairement heurter par son talon contre la face urétrale de l'obstacle, et, lorsque ensuite il a pénétré dans la vessie, on peut lui faire exécuter un mouvement de rotation autour du col, et s'assurer ainsi qu'il n'existe pas de tumeur faisant saillie à la face interne de ce viscère. La réunion de ces deux signes indique la présence d'un obstacle valvulaire. Toutefois il reste encore à déterminer si cet obstacle dépend des muscles du col vésical ou d'une altération de la prostate. L'auteur a traité, sans doute avec beaucoup de soin, cette partie du diagnostic ; cependant, malgré ses efforts, nous pensons que l'erreur est encore possible, circonstance peu regrettable d'ailleurs, puisque le même traitement convient à ces deux maladies.

» Après avoir établi l'anatomie pathologique et le diagnostic des valvules musculaires urétro-vésicales, M. Mercier en fait connaître le traitement, lequel consiste à détruire l'obstacle au cours de l'urine en incisant ces valvules. L'instrument dont il se sert à cet effet a la forme de son cathéter explorateur coudé. Dans l'épaisseur de la tige, tout près de l'angle de la courbure, et dans le sens de la concavité, se trouve une lame mobile pouvant faire saillie à volonté. L'instrument étant introduit dans la vessie, et le bec dirigé en bas, derrière la valvule musculaire, l'opérateur fait saillir la lame et la fait mouvoir d'arrière en avant, et réciproquement, de manière à inciser complétement la bride dans toute sa hauteur. L'opération est prompte, peu douloureuse, et ne donne lieu qu'à l'écoulement d'une petite quantité de sang. Les accidents inflammatoires sont en général très-modérés. Le traitement se termine par l'introduction quotidienne de bougies destinées à presser contre l'angle postérieur de la plaie et à empêcher la réunion de ses bords. Le bénéfice de l'opération est presque immédiat : il est rare qu'une incision ne suffise pas à rétablir le cours des urines. Enfin votre commission a pu s'assurer de la solidité des guérisons en examinant des malades opérés depuis plusieurs années...

» M. Mercier avait décrit en 1839 un premier instrument destiné à pratiquer l'excision des valvules dont nous parlons; mais il le modifia en 1841 et se borna à la simple incision du col de la vessie. Depuis cette époque il a perfectionné ses instruments, et celui qu'il emploie aujourd'hui ne laisse rien à désirer sous le rapport de la simplicité dans le mécanisme et de la sûreté dans l'exécution. (*Rapport*, p. 5 et suiv.)

» L'exposé que nous avons fait des recherches de M. Mercier prouve que, en ce qui regarde les rétrécissements de l'urètre, cet auteur a émis, sur l'étiologie et la nature de ces lésions, des idées d'une haute portée, mais qu'il n'a presque rien ajouté aux ressources connues de la thérapeutique (1). Ses études sur les valvules

---

(1) Comme le prix d'Argenteuil était fondé, non pas uniquement, mais spécialement pour les perfectionnements apportés au traitement des rétrécissements de l'urètre, on m'a fait cette objection dès le début du concours. Voici comment j'y répondais, en 1846, dans un *Résumé analytique*

musculaires du col de la vessie sont beaucoup plus complètes et présentent un grand intérêt. Toutefois il s'agit d'une lésion qui peut, il est vrai, simuler ou compliquer les rétrécissements de l'urètre, mais qui, au point de vue nosologique, en est essentiellement distincte. C'est pourquoi, tout en rendant justice à ces remarquables travaux, nous ne pouvons les admettre comme répondant au programme formulé par le fondateur de ce concours. (*Ibid.*, p. 43.)

de mes idées fait pour faciliter le travail de mes juges en ce qui me concernait :

« Je crois avoir contribué au perfectionnement de la pathologie et de la thérapeutique de ces rétrécissements :

« 1° En faisant voir que les rétrécissements fibreux méritent seuls ce nom, et en assignant aux autres espèces des auteurs leur véritable place nosologique; en expliquant comment les premiers se forment; en prouvant que leurs effets sur le cours de l'urine et du sperme sont loin d'être ce qu'on croyait et en démontrant que beaucoup de phénomènes dont ils s'accompagnent étaient inexplicables avant la découverte des *valvules musculaires*, qui les compliquent très-souvent;

« 2° En faisant comprendre pourquoi, dans des cas où le cathétérisme présente de grandes difficultés, il vaut mieux, plutôt que d'insister sur des manœuvres pénibles et dangereuses, recourir à certains moyens qui présentent de grandes chances de succès, et qui, sans la connaissance des valvules du col de la vessie et de leurs causes, paraîtraient tout à fait irrationnels;

« 3° En indiquant une méthode simple, qui m'a permis, à moi et à d'autres, de franchir extemporanément des rétrécissements qui avaient résisté à des mains on ne peut plus habiles. Remarquons que l'introduction de la première bougie est souvent le temps le plus difficile du traitement, et que la plupart des moyens présentés au concours supposent ce premier temps accompli;

« 4° En faisant connaître le véritable effet de l'action des muscles ambiants sur la portion membraneuse et sur le col vésical, et en faisant sentir, par cela même, la nécessité de donner aux bougies et aux sondes une certaine courbure et une certaine direction pour arriver dans la vessie;

« 5° En démontrant, et par le raisonnement et par l'expérience, qu'aucun traitement ne garantit une guérison radicale; que la dilatation doit être la méthode générale; que dans quelques cas la scarification devient nécessaire, et que la cautérisation ne convient que pratiquée superficiellement, lorsqu'il s'agit de modifier la sensibilité dont le rétrécissement et les parties voisines sont assez souvent le siége;

« 6° En cherchant à apprécier à leur juste valeur les divers procédés de dilatation; en démontrant par des faits nombreux les graves inconvénients des sondes à demeure et de la dilatation forcée, et en faisant voir qu'en agissant d'une manière bien simple on peut arriver, la plupart du temps, à la guérison en six, huit ou dix jours, sans douleur, sans fièvre, sans hé-

» M. Mercier s'est occupé des maladies de la prostate, et notamment des saillies valvulaires qu'amène au col vésical l'hypertrophie de cet organe... Il a présenté un instrument fort ingénieux pour en pratiquer l'excision. Les faits nombreux dont votre commission a été témoin sanctionnent l'importance et l'utilité de ce procédé opératoire. (*Ibid.*, p. 44.)

» M. Mercier a présenté un brise-pierre à mors plats et une sonde à double courant destinée à évacuer les fragments de calcul. Ces instruments paraissent appelés à rendre des services réels à la lithotritie. » (*Ibid.*, p. 45.)

morrhagie, sans même interrompre les occupations du malade, inconvénients presque inséparables de méthodes plus violentes, dont quelques-unes ont amené, en peu d'heures, la mort d'hommes bien portants du reste ;

« 7° En imaginant un instrument qui, dans le cas où la scarification devient nécessaire, agit à coup sûr sur le point rétréci, fibreux, *et sur lui seulement*, de manière qu'il n'expose pas aux hémorrhagies et autres accidents qu'on a vus résulter de l'ouverture des cellules vasculaires qui constituent le tissu spongieux de l'urètre ;

« 8° Enfin j'ai péremptoirement démontré, *et j'insiste particulièrement sur ce point*, que tout traitement du rétrécissement deviendrait inutile si, *une valvule permanente existant au col de la vessie*, on ne traitait pas cette complication comme je l'ai indiqué. »

Depuis que ce rapport a été fait, deux discussions extrêmement longues ont eu lieu à la Société de chirurgie sur le traitement des rétrécissements de l'urètre. On peut les consulter dans la *Gazette des Hôpitaux*. Or il résulte, sans conteste, de ces discussions que les idées qui ont été couronnées à la suite de ce rapport sont complétement abandonnées comme extrèmement dangereuses, et que mes doctrines, théoriques et pratiques, sont aujourd'hui généralement adoptées. Il est vrai qu'elles ont été présentées comme *opinions nouvelles*, comme *progrès récents*, etc., et que le nom de leur auteur n'a pas été prononcé une seule fois ; mais, dans un travail que je publierai bientôt, je démontrerai par des textes ce que valent ces prétentions. On peut même voir dès aujourd'hui, par ma cinquième proposition, combien M. V. a été malheureusement inspiré en disant que « les spécialistes prétendent faire un canal plus beau que nature. »

Ainsi donc, quelle justice ! Dans la préface de mes *Recherches sur les rétrécissements de l'urètre*, publiées en 1845, et maintenant épuisées, je qualifiais de *chimère* la cure radicale de cette maladie, et on en a conclu que je n'avais perfectionné en rien son traitement. Un compétiteur encyclopédiste affirmait au contraire avoir trouvé cette pierre philosophale dans de profondes incisions ; nos juges, tous encyclopédistes, lui décernèrent le prix, et c'est parmi les chirurgiens encyclopédistes qu'il trouva son plus fervent imitateur.

Aujourd'hui, qu'arrive-t-il ? Les faits ont démontré que j'avais raison, et les encyclopédistes incriminent en masse les spécialistes.

ACADÉMIE IMPÉRIALE DE MÉDECINE

EXTRAIT DU RAPPORT

DE LA COMMISSION DU PRIX D'ARGENTEUIL

Pour la période de 1850 à 1856

Commissaires : MM. GIMELLE, MALGAIGNE, ROBERT, ROCHE, SÉGALAS et LAUGIER, *rapporteur.*

M. Mercier, recommandable par des connaissances plus générales que la plupart de ses compétiteurs, signalé par la dernière commission du prix d'Argenteuil pour ses travaux sur les (valvules musculaires et prostatiques du col de la vessie et leur traitement par l'incision et l'excision, se présente aujourd'hui dans l'arène avec les mêmes travaux, mais après avoir perfectionné ses instruments, et notamment celui qui lui sert à faire l'excision des valvules prostatiques. Éloigné du prix, non pas par l'infériorité, mais plutôt par la direction de ses découvertes, qui n'ont pas, à proprement parler, pour objet les rétrécissements de l'urètre (1), il aurait plus de chances de succès, d'après la lettre même du testament, si l'Académie ne jugeait pas devoir donner le prix à un perfectionnement apporté dans le traitement des rétrécissements proprement dits.

Voici, dans l'ordre où il les indique lui-même, les faits nouveaux que renferme son ouvrage publié en 1856 :

1° En faisant l'incision avec l'un de ses inciseurs, on est exposé à blesser le vérumontanum ; il croit que cet accident lui est arrivé dans deux ou trois cas où l'éjaculation cessa de se faire après l'opération. Il voudrait donner à sa lame une gaîne protectrice qui mettrait à l'abri le vérumontanum ; mais, comme il propose de soumettre cette idée à l'expérience, il n'y a pas à s'en occuper ici (2).

(1) Voir la note de la page 5. — J'ai imaginé de nouveaux moyens de *franchir et de traiter les rétrécissements de l'urètre réputés infranchissables.* Un mémoire que j'ai lu sur ce sujet à l'Académie de médecine, le 18 août 1862, a été publié dans la *Gazette médicale* de 1864.

(2) Cette gaîne existait dans mon inciseur de 1841, mais je n'avais pas jugé nécessaire de l'adapter à mon instrument de 1847. Ce n'est qu'après

2° Après diverses considérations sur des valvules prostatiques tellement saillantes et abruptes qu'elles exigent un instrument particulier (1), ou sur d'autres qui s'accompagnent plutôt de douleurs névralgiques que de rétention d'urine, ce qui n'empêche pas, dit-il, l'opération d'être extrêmement utile, ou enfin sur les causes des insuccès de l'opération et les hémorrhagies qui peuvent la suivre, M. Mercier appelle votre attention sur un instrument à l'aide duquel il fait aujourd'hui l'incision par une sorte d'écrasement. Il se fonde sur ce principe bien connu que les plaies mâchées s'accompagnent d'un faible écoulement de sang, principe dont il trouvait la vérification dans les effets de l'excision, qui est moins suivie d'hémorrhagie que l'incision (2).

3° Ce n'est, dit-il, qu'en 1849 qu'il a développé ses idées sur l'inertie de la vessie, qu'il croit plutôt symptomatique d'un obstacle au col de la vessie produit par l'hypertrophie de la prostate. Mais cette idée a cours dans la science depuis trop longtemps pour constituer un mérite personnel au chirurgien qui de nos jours l'adopterait (3).

4° Il est plus heureux en parlant d'un procédé de cathétérisme dans le cas de fausse route au col vésical, qu'il désigne sous le nom de *sondes invaginées*. Il consiste à se servir d'une sonde d'étain de Mayor, dont l'œil est, comme on sait, sur la face concave, à 12 ou 15 millimètres de son extrémité, qui est pleine et sans cul-de-sac. Avec un canif il façonne le bord terminal de l'œil de la seconde, de manière que le canal de cette sonde vienne aboutir au bec par un plan incliné aussi doux que possible. La sonde d'étain, d'abord engagée dans la fausse route, en est retirée de

l'observation des faits dont il est ici question que je résolus de revenir à cette gaine, et c'est un perfectionnement qui était réalisé bien avant ce rapport. J'ajouterai que l'un des opérés chez lesquels l'éjaculation avait cessé de se faire, a vu cette fonction se rétablir au bout de dix-huit mois ou deux ans.

(1) Voir mes *Recherches* de 1856, p. 223.

(2) J'ai fait cette remarque bien avant qu'il fût question de l'écrasement linéaire : on la trouve consignée à la page 706 de la *Gazette médicale* de 1850. Aujourd'hui je suis allé plus loin, et, pour peu que j'aie affaire à un sujet débile, je divise ou j'excise par une simple compression des tissus et par la mortification qui en résulte. C'est la nature qui opère ensuite graduellement la séparation des parties mortifiées, et l'on évite par conséquent toute perte de sang.

(3) Quand on a émis un principe évident, incontestable, il paraît parfois tellement clair qu'on s'imagine n'avoir jamais pu penser autrement. C'est ce

1*

quelques millimètres, et une petite sonde de gomme élastique très-flexible, introduite dans sa cavité, glisse sur le plan incliné préparé, jusque dans la vessie, sans rencontrer la fausse route que peut couvrir la convexité du bec de la sonde d'étain.

5° L'incision et même l'excision des valvules prostatiques ne pourraient aujourd'hui être considérées comme deux méthodes nouvelles appartenant au travail de la Commission dont je suis le rapporteur, si M. Mercier n'avait apporté à son exciseur une modification qui lui donne une beaucoup plus grande sûreté et qui s'oppose à ce que la tumeur ou la valvule prostatique saisie s'échappe des mors de l'exciseur comme un noyau qui glisse entre les doigts. De cet inconvénient il résultait que l'excision ne portait que sur la muqueuse et la couche musculaire, dont le lambeau était seul rapporté par l'instrument. Aujourd'hui M. Mercier loge dans la crête de la pièce mâle de l'exciseur une aiguille-hameçon qu'il peut faire glisser dans la branche mâle et faire pénétrer à travers la base de la valvule prostatique une fois saisie par les mors, ce qui l'empêche de s'échapper et assure l'excision. La première observation de l'exciseur à aiguille est du 18 mai 1851. Le succès de l'instrument et de l'opération fut complet. L'opération se

qui arrive à M. le rapporteur. Il suffit, pour s'en couvaincre, de comparer ce que j'ai écrit sur ce sujet à partir de 1836 et *développé* soit dans la *Gazette médicale* de 1854, soit surtout dans mes *Recherches* de 1856, avec ce qu'on trouve dans les ouvrages de Chopart, Desault, Boyer, Civiale, etc. Avant moi on décrivait des rétentions d'urine produites par un obstacle au col vésical, et d'autres par un défaut de contractilité de la vessie elle-même, défaut indépendant du système nerveux et qu'on désignait sous le nom de *paralysie essentielle* ou *sénile* de la vessie; mais s'il s'agit de cette opinion que toujours, même dans ces derniers cas, la dysurie débute par un obstacle au col de la vessie, et que l'inertie des parois est consécutive à la présence de cet obstacle et à l'évacuation incomplète de l'urine; que, sans cet obstacle, souvent méconnu, comme les valvules, l'inertie essentielle de la vessie serait extrêmement rare, et que, sans cette inertie, la rétention d'urine serait bien moins souvent complète; que par cela même que la dysurie dépend ainsi de deux causes, il suffit quelquefois de s'attaquer à celle qui est secondaire, soit par les injections froides, soit par l'électricité, soit par tout autre excitant, pour voir la miction se rétablir; mais que, la cause première persistant, on est exposé à voir se reproduire les mêmes effets; s'il s'agit, dis-je, de cette opinion, j'affirme qu'elle est plus nouvelle que M. le rapporteur ne paraît le croire. Une preuve, c'est que dernièrement un chirurgien recommandable de Lyon, qui a publié un travail sur la matière, l'attribuait à un homme qui, je n'en doute pas, a pu la concevoir sans mon secours, mais qui certainement ne l'a pas mise au jour avant moi. (Voyez la *Gazette médicale de Lyon*, 1859, n° 21.)

fit avec le plus grand succès dans la maison de santé des Frères Saint-Jean de Dieu. Le lambeau ramené accroché à l'hameçon de l'aiguille était épais de près de 2 centimètres, et la membrane muqueuse qui recouvrait une grande partie de sa périphérie indiquait que l'obstacle avait été excisé dans toute son épaisseur. Le malade a parfaitement guéri ; il a été présenté à M. Robert le 3 juin 1851 ; il vidait très-bien sa vessie sans sonde.

Le 3 juin 1852, une opération semblable fut pratiquée avec l'exciseur à aiguille sur un malade de 64 ans, devant M. Robert, mon collègue, et M. Destrem ; le lambeau était large et épais. Le succès fut aussi très-remarquable ; car le malade, qui a vécu jusqu'en 1855, ne se sondait pas et vidait sa vessie (1).

J'ai vu moi-même M. Mercier opérer par excision un malade affecté de rétention d'urine complète par tumeur de la prostate. Aujourd'hui le malade urine seul, mais ne vide pas complétement sa vessie.

Enfin aujourd'hui même j'ai vu un malade guéri par M. Mercier après trois opérations. Comme je n'ai pas été à même de contrôler la réalité de ce succès, je n'y insiste pas (2).

Mais le succès de la méthode a été constaté deux fois par M. Robert, et dès lors l'utilité de l'instrument modifié devient très-évidente.

M. Robert, dans son rapport de 1852, avait rappelé à l'Académie qu'en 1841, M. Leroy (d'Etiolles) avait fait connaître un inciseur analogue à celui de M. Mercier (3). M. Leroy lui avait donné le nom de *scarificateur* de la prostate hypertrophiée, mais il faut reconnaître qu'il y a loin entre la scarification de la prostate et l'incision profonde et complète des valvules musculaires et prostatiques ; il y a plus loin encore de cette scarification à l'excision de lambeaux épais de la prostate par un procédé régulier et à l'aide d'un instrument facile à manier par tous les chirurgiens. Il

(1) Les détails de ces deux faits se trouvent dans mes *Recherches* de 1856, p. 265 et 268.

(2) Il s'agit ici du frère d'un des médecins les plus honorables de Lille, M. le docteur Doyen, qui me l'avait adressé. Ce malade, ainsi que celui opéré devant MM. Robert et Destrem, n'avait pas uriné une seule goutte sans sonde depuis sept ans, malgré une foule de traitements dirigés par des praticiens des plus connus.

(3) Dans mes *Recherches* de 1856, p. 37, j'ai démontré que si cet instrument avait quelque ressemblance de forme, son mécanisme et sa destination étaient tout différents.

nous paraît donc impossible de ne pas considérer cette opération comme un progrès réel et important d'une des maladies des voies urinaires les plus analogues par leurs effets aux rétrécissements de l'urètre, et nous pensons que M. Mercier a droit à une récompense proportionnée à l'importance de sa découverte (1).

(*Mémoires de l'Académie de Médecine*, t. XXIII, p. LXXXV.)

(1) Après la lecture de ce rapport, l'Académie m'a décerné le premier prix de 4,000 fr.

Malgré les témoignages favorables de ces trois commissions qui m'ont vu pratiquer mes procédés (et je pourrais en ajouter deux autres encore), certains esprits, que je ne qualifierai pas, les décrient journellement et ont exploité contre eux certains accidents d'hémorrhagie survenus dans la pratique de quelques confrères qui ne s'en étaient probablement pas suffisamment rendu compte. Je le déclare hautement, je n'ai jamais perdu un malade d'hémorrhagie; j'ai d'ailleurs imaginé depuis plusieurs années des procédés qui me permettent d'agir sans presque perdre une goutte de sang.

TRAITEMENT

DES

SÉDIMENTS, DE LA GRAVELLE

ET

DE LA PIERRE URINAIRES

CHAPITRE PREMIER.

Composition de l'urine normale.—Origine des concrétions urinaires.

Les solides et les liquides de notre corps se renouvellent continuellement. Chaque jour, à chaque instant, nous ingérons des molécules nouvelles, et des molécules anciennes sont éliminées. L'appareil urinaire est l'agent principal de ce travail d'épuration ; aussi la secrétion à laquelle il donne lieu est-elle un produit fort complexe de matières liquides et solides.

D'après Berzelius, 1,000 parties d'urine contiennent à l'état normal :

Eau............................	933,00
Urée...	30,10
Acide lactique, lactate d'ammoniaque, extrait de viande soluble dans l'alcool, matières extractives solubles dans l'eau.............	17,14
Acide urique...........................	1,00
Mucus vésical............................	0,32
Sulfate de potasse...............	3,71
Sulfate de soude........................	3,16
Phosphate de soude...........................	2,94
Biphosphate d'ammoniaque..................	1,65
Chlorure de sodium........................	4,45
Hydrochlorate d'ammoniaque..............	1,50
Phosphate de chaux et phosphate de magnésie.	1,00
Silice...	0,03
	1000,00

Il est quelques-uns de ces éléments sur lesquels les chimistes ne sont pas parfaitement d'accord. Ainsi l'acidité de l'urine, attribuée par Berzelius à l'acide lactique, est due à l'acide acétique d'après quelques-uns, et à l'acide phosphorique suivant d'autres. On l'a encore attribuée à l'acide urique; mais, outre qu'il est excessivement faible, Proust le croit trop peu soluble pour exister dans l'urine à l'état libre, et il pense qu'il n'y est normalement qu'à l'état de combinaison avec une base alcaline et particulièrement avec l'ammoniaque.

Liebig, et c'est aujourd'hui l'opinion prédominante, pense que cette acidité est due principalement à des phosphates acides; cependant, d'après Lehman, de l'acide hippurique et de l'acide lactique, qu'on rencontre souvent dans l'urine, y contribueraient.

Des analyses postérieures à celles de Berzelius ont complété et modifié ses résultats. On a trouvé dans l'urine de l'acide carbonique, de l'azote et de l'oxygène en solution, des carbonates de chaux, de magnésie, de potasse (surtout chez les enfants), ainsi que des carbonates de soude, des hippurates, de l'oxalate de chaux, de la créatine, de la cystine, du soufre, du phosphore, du fer, du fluate de chaux, une résine noire odorante, etc. En outre, à l'état de maladie et d'une manière accidentelle, on y a trouvé des acides benzoïque, hippurique, rosacique, butyrique, de l'albumine, du sucre, des matières colorantes, vertes, bleues, noires, des globules de sang, de graisse, de pus, du caséum, etc.

D'autre part, on s'accorde généralement aujourd'hui à croire que la proportion de matières solides indiquées par Berzelius est exagérée, surtout chez la femme. Ainsi, A. Becquerel et Rodier ont trouvé en moyenne, sur 1,000 grammes d'urine recueillis chez quatre hommes et mélangés, et sur celle de quatre femmes dans les mêmes conditions :

	Hommes.	Femmes.
Eau	968,815	975,052
Matières autres que l'eau données par l'évap. dir.	31,185	24,948
Urée	13,338	10,366
Acide urique	0,391	0,406
Sels fixes et in-décomposables à la température rouge. { Chlorures... Phosphates... Sulfates.... } { de chaux... de soude.... de potasse.. de magnésie. }	7,695	6,143

Matières organiques qu'on ne peut isoler et doser séparément.	Acide lactique, lactate d'ammoniaque, matières colorantes, extractives, hydrochlorate d'ammoniaque..	Hommes.	Femmes.
		9,261	8,033

L'analyse de M. Robin, qui est trop étendue pour être rapportée ici, s'accorde beaucoup avec la précédente. Toutefois, il ne faudrait pas croire qu'elles diffèrent autant de celle de Berzelius qu'elles le paraissent au premier aperçu. Toutes, en effet, portent sur 1,000 grammes d'urine; mais, pour Berzelius, cette quantité représente la moyenne produite en vingt-quatre heures, tandis que pour les autres, cette moyenne s'élève à 1,250 grammes environ. C'est donc 1/5 qu'il faudrait ajouter aux chiffres de ces dernières analyses avant d'établir la différence réelle. Malgré cela, cette différence est grande.

On a dit pour l'expliquer que Berzelius a sans doute opéré sur des urines rendues le matin, qui sont habituellement plus concentrées. Mais, pour que Berzelius donne le chiffre 1,000 comme représentant la moyenne de vingt-quatre heures, je suis plus disposé à croire qu'il a, en effet, recueilli l'urine de vingt-quatre heures, mais sur un sujet qui n'était pas tout à fait à l'état physiologique. En effet, chez ceux qui excrètent de l'acide urique ou des urates en excès, les urines sont le plus souvent peu abondantes.

Pour M. Nisseron, qui a fait un bon résumé des travaux publiés sur cette matière, 1,250 grammes d'urine rendus en vingt-quatre heures donnent :

Eau	1208,00
Urée.............	21,00
Principes fixes { Acide urique	0,50
Extractifs..... } Sels........... }	20,50

Ces principes fixes sont encore un peu moindres chez la femme.

Plusieurs d'entre eux ne sont solubles dans l'eau qu'en proportions assez restreintes. Ainsi, il faut 1,720 parties de ce liquide pour en dissoudre une d'acide urique. Les urates sont eux-mêmes peu solubles, particulièrement l'urate de chaux; celui de soude exige 1,124 parties d'eau froide et 450 parties d'eau bouillante, et celui d'ammoniaque qui se dissout assez bien dans l'eau chaude, se précipite en quantité par le refroidissement. L'oxalate de chaux, qu'on rencontre fréquemment, mais en petite quantité, est à peu près insoluble, ainsi que le phosphate de chaux et celui de magnésie. Il s'ensuit que, si ces substances viennent à se produire en trop grande abondance, ou si l'eau de l'urine vient à diminuer à l'excès, elles se précipitent et peuvent donner lieu à des corps solides.

Mais ce ne sont pas là les causes principales de cette précipitation.

Les urates et l'oxalate de chaux ne se forment pas dans les reins : M. Garrod en a démontré la présence dans le sang. (*La Goutte*, etc., trad. fr., p. 150.) On comprend pour les premiers, qu'arrivés au contact d'une urine trop riche en acides ou en sels acides plus puissants que l'acide urique qui est des plus faibles, une partie de celui-ci se trouvera dépouillée par eux de sa base, et, devenue libre, perdra par cela même sa solubilité et se précipitera; mais pour l'oxalate de chaux, quelle explication ? M. Smith, de Dorpat, affirme qu'il existe dans l'économie animale un triple composé soluble d'acide oxalique, de chaux et d'albumine (oxalate albumino-calcique) qui, par sa décomposition, laisse cristalliser l'oxalate de chaux. (G. Bird : *De l'Urine*, etc., trad. fr. p. 271.)

M. Robin me semble avoir généralisé cette doctrine quand il dit dans ses *Leçons sur les humeurs* : « L'albumine a la propriété de fixer, en les rendant liquides comme elle, non pas en grande quantité, mais plus que l'eau, de la silice, du phosphate, du carbonate de chaux, des urates, etc. Lorsque le rein vient à excréter outre mesure de ces principes peu solubles dans l'eau, comme ils passent du sang, qui renferme beaucoup de substances coagulables, dans l'urine, qui n'en renferme pas du tout, ils se déposent dans le rein à l'état de graviers ou de calculs. » Je ne sais quel avenir est réservé à cette théorie ; il est certain qu'elle simplifierait bien les choses si elle se confirmait.

En attendant, voici l'explication généralement admise de la précipitation des phosphates. Ceux-ci, arrivant au contact d'une urine acide, passent à l'état acide, deviennent solubles, contrairement à ce qui a lieu pour l'acide urique, et sont éliminés. Mais que, pour une raison quelconque, l'urine cesse d'être secrétée acide, et que surtout elle devienne alcaline, alors les phosphates redevenus neutres perdent leur solubilité et se précipitent. Nous reviendrons plus tard sur les causes de cette alcalinisation de l'urine; je dois même ajouter que, suivant Oween Rees, il n'est pas indispensable que l'urine soit alcaline pour déposer des phosphates terreux : « Certains sels acides et neutres, dit-il, rougissent le papier de tournesol, quoique ne contenant pas d'acide non combiné. » (Bird, p. 306). En tout cas, un calcul phosphatique avec une urine acide serait une bien rare exception. Je saisis cette occasion pour recommander une précaution dont chaque jour je constate l'utilité : j'ai vu bien des fois une décoloration légère du papier bleu de tournesol prise pour un virement au rouge, même par des chimistes distingués. Pour éviter tout doute à cet égard, je plonge dans l'urine un papier de tournesol *rougi*, je l'y laisse de vingt à trente secondes immobile; puis je le retire doucement sans le changer de place. Si l'urine est alcaline, je trouve alors au point d'émergence une tache *bleue* qui met l'alcalinité en pleine évidence.

Des pierres peuvent se produire dans les voies urinaires de six manières différentes :

1° Par la diminution habituelle de l'eau que l'urine doit contenir ;

2° Par l'augmentation de ses principes solidifiables ;

3° Par l'exagération des acides qu'elle renferme normalement,

4° Par son passage à l'état alcalin ;

5° Par l'apparition de substances anormales peu solubles ;

6° Ajoutons enfin qu'il peut s'en former par la précipitation des molécules solidifiables autour de quelque corps étranger venu dans les voies urinaires par les voies naturelles ou de toute autre manière, une plaie, par exemple; autour de caillots sanguins durs et concrets, de fausses membranes pelotonnées, etc., substances qui appellent pour ainsi dire à elles les molécules solidifiables dissoutes dans l'urine et s'en revêtent d'une couche plus ou moins épaisse. Je reviendrai plus tard sur le rôle immense et trop méconnu que certaines eschares membraneuses jouent dans les récidives.

Voilà quelles sont les origines des concrétions qu'on rencontre dans les organes urinaires; ajoutons que souvent le travail est complexe, et qu'un même calcul reconnaît plusieurs origines, diverses causes ayant agi simultanément, successivement, alternativement.

Quoi qu'il en soit, ces concrétions peuvent se développer dans la substance même des reins, les calices, les bassinets, les uretères, la vessie et l'urèthre. Quelquefois il s'en forme dans une partie de la vessie sortie du ventre, herniée ; plus souvent il s'en trouve dans des cellules formées par la hernie de la muqueuse de cet organe dans l'intervalle des faisceaux de sa couche musculaire. Parfois aussi, à la suite de perforations des organes urinaires, des calculs se sont échappés dans les parties voisines et s'y sont développés; dans quelques cas même, il suffit d'un simple épanchement d'urine pour y déterminer des dépôts solides.

Le volume des concrétions urinaires varie beaucoup, depuis celui d'un petit grain de millet jusqu'à celui d'une tête d'enfant. Les plus petits on reçu le nom de *sables*, de *graviers*, et on leur donne ordinairement celui de *calculs*, quand leur grosseur ne peut leur permettre de s'échapper au dehors par les voies naturelles. Dans le premier cas, on dit que le malade a la gravelle ; dans le second, qu'il a la pierre. La gravelle et la pierre ne sont donc que deux degrés d'une même affection.

Beaucoup de graveleux sont imbus de ce préjugé, partagé d'ailleurs par quelques médecins distingués, qu'on ne peut avoir à la fois la gravelle et la pierre : c'est une erreur qui a parfois de graves conséquences. Je conviens cependant qu'il est assez rare de rencontrer des calculs chez ceux qui rendent des sables ou des graviers en abondance, ce qui tient sans doute à ce que la matière solidifiable est alors en tel excès dans l'urine qu'elle s'en précipite trop vite pour s'agréger en corps volumineux. D'un autre côté, il faut bien savoir que la cessation de la gravelle n'annonce pas toujours que la disposition à en faire a disparu. Dans beaucoup de cas, au contraire, c'est l'indice qu'une pierre se forme. En effet,

que pour une cause quelconque, un gravier ne puisse sortir, il joue
alors le rôle du fil qu'on met dans une solution de sucre pour faire
le sucre candi ; il appelle en quelque sorte à lui les molécules solidifiables , et quand il a atteint un assez fort volume, cet appel
est assez énergique pour que toutes les molécules viennent adhérer
à sa surface, au lieu de se précipiter sous forme pulvérulente.

La couleur de ces corps étrangers varie beaucoup : le plus fréquemment elle est rouge, souvent encore elle est blanche, d'autres
fois elle est jaune ou grise, ou d'un brun très-foncé, ou même
noire. Il en est aussi qui sont demi-transparents. Mais on aurait
tort de se baser uniquement sur ces nuances pour établir leur nature et leur traitement médical. Les substances qui les composent
sont presque toutes blanches à l'état de pureté, et leurs diverses
nuances de coloration, dues ordinairement aux matières colorantes
de l'urine, à de la bile ou à du sang, sont loin d'indiquer exactement leur composition intime. En définitive, pour arriver à une
connaissance exacte, c'est presque toujours à l'analyse chimique
qu'il faut avoir recours,

Gmelin a porté à 31 le nombre des substances rencontrées
dans les concrétions urinaires ; mais celles qu'on admet généralement sont l'acide urique, les urates d'ammoniaque, de potasse, de
soude, l'oxalate de chaux, le phosphate de chaux, le phosphate
ammoniaco-magnésien, la silice, la cystine et l'oxyde xantique.
Souvent, on peut même dire presque toujours, plusieurs de ces
substances sont réunies, et presque toujours aussi on trouve une
certaine quantité de matière animale qui, dans quelques cas, est le
seul moyen d'agglutination entre les particules inorganiques.

Il est rare cependant qu'une substance ne prédomine pas, et
alors les concrétions revêtent certains caractères physiques qui,
sans être absolument constants, méritent d'être connus. Nous
allons les exposer ainsi que leurs caractères chimiques les plus
essentiels.

Celles d'*acide urique* sont arrondies ou ovoïdes, généralement
unies, d'une couleur brune, se rapprochant de celle de l'acajou.
Pour peu qu'elles soient volumineuses, elles sont presque toujours
formées de couches concentriques. Chauffées jusqu'au rouge, elles

brûlent sans résidu, elles sont insolubles dans l'eau et solubles dans une forte solution de potasse, sans dégagement d'ammoniaque. Les acides précipitent de cette solution des flocons blancs dans lesquels, à l'aide d'une simple loupe et à plus forte raison du microscope, il est facile de reconnaître l'acide urique comme nous le verrons plus loin.

Ajoutons qu'elles sont insolubles dans les acides acétique, chlorhydrique et dans l'ammoniaque. Enfin, l'acide nitrique ordinaire les dissout avec dégagement de gaz bi-oxyde d'azote, et la matière prend une belle couleur rouge carmin.

Un quart environ des concrétions urinaires sont formées d'acide urique (Fourcroy et Vauquelin); cependant il est rare qu'on n'y rencontre pas une certaine quantité d'urates (Berzelius), et surtout d'urate d'ammoniaque (Chevalier), de l'oxalate de chaux et des phosphates.

Les concrétions d'*urate d'ammoniaque* sont lisses, d'un gris de cendre, sans couches concentriques. Elles dégagent une forte odeur ammoniacale lorsqu'on les brûle ou qu'on les traite par la potasse, ce qui les distingue des précédentes. Elles sont rares à l'état de pureté, moins cependant encore que celles d'*urate de potasse* ou *de soude*.

L'*oxyde urique* a été reconnu, par Marcet et plus tard par Laugier père, dans des graviers d'un jaune cannelle. Il a été rencontré depuis, par Stromeyer, dans un calcul pesant 22 grammes recueilli sur un garçon de huit ans, et tout récemment par le professeur Dulk, de Kœnigsberg. Cette rareté est d'autant plus singulière qu'il paraît que cet oxyde ne diffère de l'acide urique qu'en ce que celui-ci contient un tiers de plus d'oxygène.

L'oxyde urique est assez soluble dans l'eau, ce qui explique peut-être sa rareté, dans la potasse, l'ammoniaque et dans les solutions de carbonates alcalins. Il l'est moins dans les acides minéraux concentrés. La solution aqueuse rougit le papier de tournesol; d'où vient qu'on l'a nommé aussi *acide ureux*. Traité par l'acide nitrique, il fournit un produit qui, évaporé à siccité, laisse un résidu d'un jaune citron brillant, ce qui lui a valu ses premiers noms d'*oxyde xanthique*, de *xanthine* (ξανθός, jaune).

Cette substance se distingue de la cystine par son insolubilité dans l'acide chlorhydrique et l'acide oxalique, et par l'absence de forme cristalline à l'examen microscopique.

Les concrétions de *cystine* sont demi-transparentes, d'un jaune citron ou blanchâtres ; elles rappellent la topaze ou la perle. On croyait à tort qu'elles se formaient dans la vessie, ce qui leur a valu leur nom (*κύστις*, vessie) ; elles naissent le plus souvent, au contraire, dans les calices et les bassinets des reins ou dans les uretères ; aussi sont-elles souvent hérissées de protubérances correspondantes aux calices, ou rappellent assez par leur forme allongée le canal des uretères. En tout cas, elles sont couvertes de mamelons cristallisés et semblent formées par un assemblage de petits cristaux agglomérés sans ordre. La cystine offre cela de remarquable que le soufre fait un quart de son poids (Baudrimont et Malaguti). Jusqu'à ces chimistes, on n'y avait reconnu que de l'hydrogène, du carbone, de l'azote et de l'oxygène. Quoique la cystine diffère sensiblement de l'acide urique par sa composition chimique, Pelouze et Fremy la classent parmi ses dérivés, et ce qui semble venir à l'appui, c'est que Sherman et Bird ont à peine trouvé de l'urée et de l'acide urique dans certaines urines contenant de la cystine. « Cette curieuse substance, dit ce dernier, dérive, suivant toutes probabilités, de l'albumine ou des tissus dont elle forme la base, et semble être le résultat d'un trouble particulier dans la marche de l'assimilation secondaire, trouble essentiellement lié à une élimination excessive du soufre. Il ne semble exister aucune difficulté pour expliquer l'origine de la cystine, en supposant qu'elle soit formée par deux éléments de nos tissus, qui devraient être normalement convertis en urée et en acide urique et qui produisent de la cystine en raison de la présence d'un excès de soufre, résultat probable d'une diathèse scrofuleuse. » (*Op. cit.*, p. 226 et 230.)

La cystine est insoluble dans l'eau et dans les acides végétaux. Elle se dissout dans les acides minéraux et forme avec eux des combinaisons salines imparfaites qui donnent, par l'évaporation, des masses gommeuses ou de belles aiguilles cristallines soyeuses et d'un blanc éclatant. Elle est facilement soluble dans l'ammoniaque, les alcalis fixes et leurs carbonates; elle ne l'est point cependant dans le carbonate d'ammoniaque. En joignant à ces caractères l'odeur pénétrante de phosphore ou d'ail qu'elle répand quand on la brûle sur du platine et surtout la présence du soufre, il est impossible de la confondre avec toute autre matière. On met le soufre en évidence en la traitant par le nitrate de potasse. Dans cette opération, le soufre passe à l'état d'acide sulfurique, qu'on reconnaît au moyen d'un sel de baryte, lequel donne avec cet acide un précipité insoluble.

Les concrétions de cystine ne sont pas extrêmement rares. J'en ai rencontré plusieurs exemples, notamment deux que j'ai déjà cités : l'un jaune, l'autre blanc, recueillis chez deux femmes de trente à quarante ans. L'une, portant un calcul de cystine blanche du volume d'un marron, enveloppé d'une couche de triple phosphate, qui lui donnait un volume de 4 centimètres de diamètre au moins, a été lithotritiée par moi en présence du Dr Jacquemier, son médecin.

Celles d'*oxalate de chaux* sont d'une couleur grise ou brun foncé, comme formées de grains fortement liés ; aussi ont-elles habituellement une surface inégale comme celles des mûres, ce qui leur a valu le nom de *calculs muraux*. Elles sont insolubles dans l'eau froide ou chaude, dans l'acide acétique, dans la potasse ou l'ammoniaque et dans l'acide nitrique étendu. Elles se dissolvent avec effervescence dans l'acide nitrique concentré, et l'ammoniaque précipite la dissolution des cristaux, qui, brûlés sur une lame de platine, donnent de la chaux ramenant au bleu le papier de tournesol rougi (Donné). En les faisant bouillir dans une solution de carbonate de potasse, il se forme du carbonate de chaux qui se précipite, et de l'oxalate de potasse qui reste dissous.

L'oxalate de chaux forme près d'un cinquième des calculs urinaires; cependant il est assez rarement pur.

Les concrétions de *phosphate de chaux* sont ordinairement d'un brun pâle, très-unies et formées de lames irrégulières peu adhérentes. Elles sont insolubles dans l'eau et dans les alcalis, mais solubles dans les acides faibles, ce qui les distingue des précédentes.

Elles sont extrêmement rares à l'état de pureté; cependant Wollaston, Smith et Prout en ont rencontré. Cette substance forme presque entièrement les calculs prostatiques.

Suivant Prout, la diathèse phosphatique semble être celle vers laquelle toutes les autres convergent, et la transition de la diathèse d'oxalate de chaux (qui a lui-même des affinités avec les urates) à la diathèse phosphatique est celle du carbonate de chaux (*On Stomach and renal diseases*. 4ᵉ édit., p. 74).

Mais les *carbonates de chaux* ou de *magnésie* n'ont presque jamais formé de calculs à l'état de pureté. Dans les cas où ils furent rencontrés, ils étaient, sauf quelques exceptions, unis à des phosphates.

Les concrétions de *phosphate ammoniaco-magnésien*, dit *tribasique*, parce qu'à la chaux qu'elles renferment nécessairement se joignent de la magnésie et de l'ammoniaque, se rencontrent quelquefois à l'état de cristaux blancs et demi-transparents, mais le plus souvent à l'état amorphe et presque toujours faciles à écraser. Elles se comportent avec l'eau, les alcalis et les acides comme celles de phosphate de chaux; mais lorsqu'elles ont été dissoutes par un acide et qu'on y ajoute de l'ammoniaque, il se précipite des cristaux prismatiques, tandis que, traitées de la même manière, les concrétions de phosphate de chaux donnent un précipité amorphe et blanchâtre. Elles sont vitrifiables par la chaleur, tandis que celles-ci ne le sont pas. Enfin, si on les triture avec de la potasse, il s'en dégage de l'ammoniaque.

Ces concrétions sont rares à l'état de pureté; mais, mêlées avec les précédentes ou avec les autres matières susceptibles de former des calculs, elles se rencontrent très-fréquemment. En général, elles récidivent souvent et rapidement.

Les concrétions de *silice* ou d'*acide silicique* n'ont jamais été trouvées pures chez l'homme.

Il paraît que Lassaigne en a rencontré une dans l'urèthre d'un mouton. Yellowlay et d'autres en ont trouvé, chez l'homme, en cristaux, formant partie de concrétions calculeuses. Cette substance ne perd presque rien par la calcination; le résidu est insipide, insoluble dans les acides, et devient vitrifiable avec les alcalis.

Bird nous avertit qu'il importe de se tenir en garde à l'égard de ces concrétions. Il n'est pas rare que des individus, et particulièrement des jeunes filles hystériques, voulant induire le médecin en erreur, lui présentent des cailloux roulés comme provenant de leur vessie; quelques-unes même s'en introduisent dans les organes. Le carbonate de chaux (craie) peut donner lieu aux mêmes observations (R. Leroy).

Si l'on ajoute à ce qui précède l'oxalate, le benzoate, l'hydrochlorate d'ammoniaque et de fer que certains expérimentateurs disent avoir trouvés unis à d'autres substances, le calcul fibrineux analysé par Marcet, la matière animale particulière qui colore en brun certaines concrétions, surtout celles d'oxalate calcaire, et la matière grasse reconnue par MM. Chevalier et E. Barruel, on connaîtra les éléments les plus importants qui, quelquefois seuls, le plus souvent associés en plus ou moins grand nombre, forment les concrétions urinaires.

CHAPITRE II.

Des sédiments urinaires qui annoncent une disposition aux concrétions.

Lorsqu'on examine avec soin les urines des personnes chez lesquelles tendent à se former les concrétions que nous venons de passer en revue, il est ordinairement facile d'y trouver des signes à l'aide desquels, si on était consulté à temps, on pourrait souvent prévoir la formation de tel ou tel genre de concrétions urinaires, et par suite de les prévenir. Mais il convient de rappeler ici les illusions auxquelles la plupart des graveleux se laissent si facilement aller. D'ailleurs, en supposant même qu'il en existe déjà au sein des organes, cet examen pourrait encore nous éclairer beaucoup dans le choix des moyens médicaux et même chirurgicaux à mettre en usage.

Lorsque l'acide urique est en excès dans l'urine, celle-ci est presque toujours assez foncée en couleur, parfois d'un rouge brun; elle rougit toujours le papier de tournesol, et sa densité est généralement au-dessus de 1,020. Parfois l'acide urique sort concrété avec l'urine ; le plus souvent, c'est après l'émission de celle-ci qu'il apparaît et forme avec plus ou moins de rapidité au fond et sur les parois du vase un dépôt jaunâtre ou briqueté, dans lequel on peut, souvent avec une loupe, mais toujours avec le microscope, reconnaître des cristaux de forme rhomboïdale ou du moins pouvant être rapportés à quelque modification du prisme rhombique (fig. 1,2,3). Il n'est même pas rare, ainsi que le remarque M. Donné,

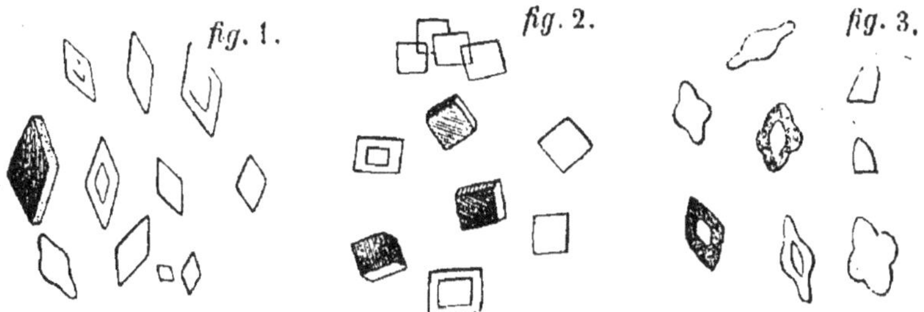

de voir à la surface du liquide et au fond, dans un nuage muqueux, de petites paillettes dorées, isolées ou réunies, groupées ensemble et présentant au microscope les caractères qui viennent d'être donnés.

Quevenne pensait que l'acide urique se précipite aussi à l'état de poudre amorphe ; mais cette poudre, que M. Donné prenait pour de l'urate d'ammoniaque, on s'accorde généralement aujourd'hui à la regarder comme formée d'urate de soude ou de chaux, précipité soluble dans l'urine chauffée et dans l'acide acétique, ce que ne fait pas celui d'acide urique. C'est même un moyen de les séparer quand ils sont mêlés dans le même dépôt.

L'urine riche en urates est généralement plus pâle et moins dense que la précédente; quelquefois cependant elle est très-foncée et très-acide, mais alors souvent le dépôt qu'elle forme contient en même temps beaucoup de cristaux d'acide urique. Quoi qu'il en soit, limpide au moment de l'émission, elle ne tarde pas à se troubler. D'abord ce sont de légers flocons isolés qui se forment dans le liquide aux endroits où le refroidissement se fait le plus vite. Peu à peu ces flocons s'élargissent, se réunissent, deviennent plus épais, et, au bout d'un certain temps, ôtent complétement au liquide sa transparence. Finalement, ils se déposent, l'urine redevient limpide, seulement il s'est formé au fond du vase un dépôt semblable à de la bouillie de macadam, qu'on pourrait confondre avec du pus si, en le faisant chauffer, il ne se dissolvait pas complétement, ce que ne fait pas celui-ci.

Une goutte de cette urine trouble, placée sous le microscope, ne présente au premier coup d'œil qu'une poudre amorphe ; puis on reconnaît des myriades de petits globules excessivement ténus, tantôt sans ordre, tantôt disposés en lignes comme les grains d'un chapelet (fig. 4). Voilà ce qu'on observe journellement et ce qu'au-

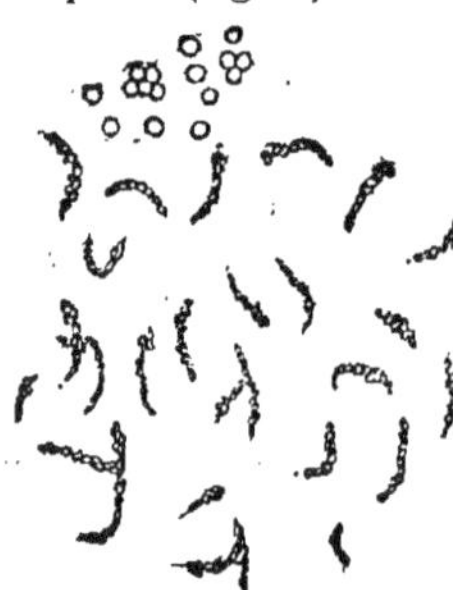

jourd'hui les micrographes regardent comme de l'urate de soude. Quant à celui d'ammoniaque, ils s'accordent à dire qu'il se présente sous forme d'aiguilles réunies quelquefois en étoiles, mais les figures qu'ils en donnent diffèrent beaucoup. Je crois que l'histoire microscopique des urates est encore à revoir.

J'ai dit précédemment que l'oxyde urique ou xanthine ne présente pas de forme cristalline à l'examen microscopique ; cependant M. Bence Jones a trouvé dans l'urine d'un garçon de neuf ans et demi, qui, trois ans auparavant, avait présenté des signes de colique néphrétique, des cristaux microscopiques de la forme des pierres à aiguiser. On aurait pu les prendre au premier coup d'œil pour de l'acide urique; mais, lorsqu'on chauffait l'urine trouble, le sédiment disparaissait avec facilité. Ce sédiment, rassemblé sur un filtre et lavé avec de l'esprit-de-vin, offrait les réactions suivantes : les cristaux étaient solubles dans l'eau et dans l'acide chlorhydrique; dans l'acide azotique, la dissolution avait lieu sans effervescence, et, après l'évaporation, il restait un résidu *jaune*. Comme ces cas sont rares et que, d'ailleurs, l'opinion de Bence Jones n'est pas entièrement partagée par Sherer et Neubauer, je ne m'étendrai pas davantage sur ce sujet.

L'urine de la femme que j'ai dit avoir opérée d'un calcul de cystine blanchie offrait, quand on la regardait à la lumière par réflexion, des myriades de points brillants. Ces points, examinés au microscope, étaient formés par de petites lames hexagonales trans"parentes (fig. 5). L'urine est alors verdâtre ou pâle jaunâtre, géné-

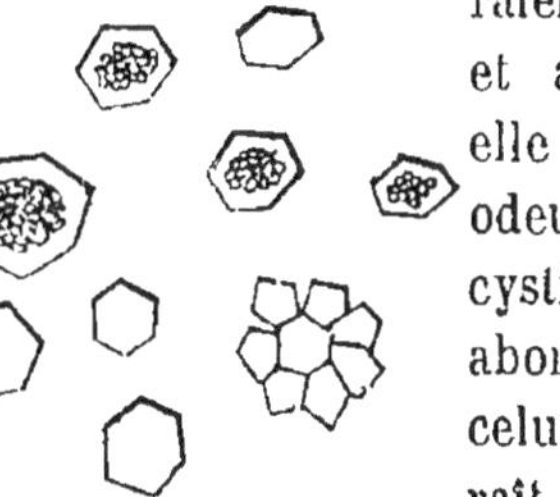

ralement au-dessous de la densité moyenne et assez souvent d'apparence sirupeuse, elle se décompose facilement et donne une odeur d'hydrogène sulfuré. Quelquefois la cystine forme au fond du vase un dépôt abondant, pulvérulent, qu'on distingue de celui des urates pâles en ce qu'il ne disparaît pas par la chaleur, et de celui des phosphates terreux en ce qu'il est insoluble dans l'acide chlorhydrique très-faible, ou dans l'acide nitrique concentré. La cystine se dissout très-facilement dans l'ammoniaque.

Les cristaux d'oxalate de chaux ne sont pas aussi rares dans les urines qu'on le croyait il y a quelques années. Dans la grande majorité des cas l'urine est alors d'une belle couleur ambrée, souvent plus foncée en couleur que dans l'état normal, d'une pesan-

teur spécifique de 1,015 à 1,025 et même 1,030, et généralement
fortement acide; souvent il s'en précipite des urates par le refroidissement. Quelquefois elle est plus pâle que d'ordinaire, et toujours
alors d'une densité très-faible : sur 85 échantillons, Bird l'a vue
9 fois entre 1,000 et 1,015.

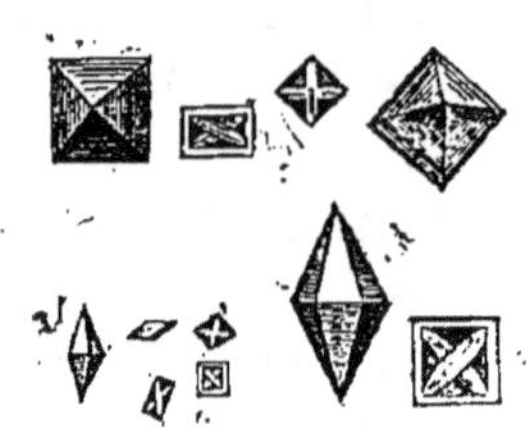

Les cristaux sont, en général, très-petits
et ont la forme d'octaèdres résultant de
deux pyramides à quatre faces réunies base
à base ; ils sont très-brillants, très-nets, à
arêtes vives et d'une régularité parfaite
(fig. 6), insolubles dans l'eau et l'urine
même bouillantes, ce qui ne permet pas
de les confondre avec certains cristaux de chlorure de sodium.

D'après ce qui a été dit plus haut, on est porté à croire qu'il ne
doit apparaître des sédiments phosphatiques que dans des urines
alcalines : c'est effectivement la règle. On en a cependant rencontré dans des urines acides, et Bird prétend même que, dans la
majorité des cas, l'urine qui dépose du triple phosphate est acide
au moment de son émission. Cette précipitation peut tenir à ce
qu'après la miction de la matière muqueuse agit à la manière d'un
ferment sur l'urée qui se transforme en carbonate d'ammoniaque
et neutralise ainsi l'acide dissolvant, ou bien à un autre fait démontré par Rees, à savoir que certains sels acides et neutres réagissent
et rougissent le papier réactif, qnoique ne contenant pas d'acide
non combiné.

En général, l'urine donnant depuis longtemps des dépôts phosphatiques est pâle, souvent semblable à du petit lait et d'une densité assez faible, 1,005 à 1,014.Elle peut, au contraire, être foncée
en couleur et dense quand l'apparition des phosphates n'est qu'accidentelle; souvent alors elle se recouvre d'une pellicule irisée.
Dans les deux cas, elle prend fréquemment, même avant son émission, une odeur fétide. Fréquemment aussi, surtout dans les cas
de pierre, un dépôt blanc sale se forme au fond du vase auquel il
adhère tellement qu'il ne s'en détache que sous forme de longues
traînées d'un mètre parfois de longueur.

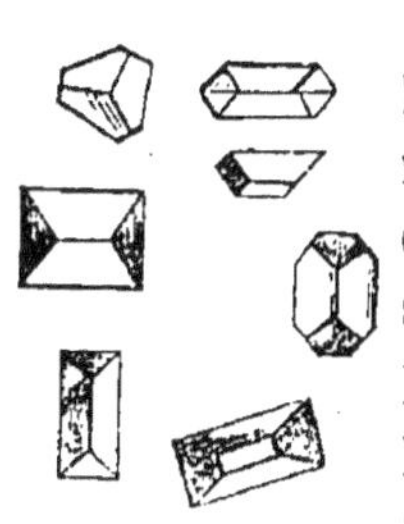

Si l'on examine au microscope la pellicule et le dépôt dont il vient d'être question, on reconnaît des cristaux de formes variées, mais qui dérivent toutes du prisme rectangulaire droit s'il s'agit de triple phosphate (fig. 7) ; s'il était de phosphate de chaux, il serait entièrement amorphe ; mais le plus souvent il y a mélange de ces deux sels.

Les dépôts phosphatiques diffèrent de ceux d'urates en ce qu'ils se dissolvent avec la plus grande facilité, le phosphate ammoniaco-magnésien surtout, dans les acides faibles, tels que l'acide nitrique étendu au huitième, tandis que les urates donnent un précipité d'acide urique cristallisé. Ce qui distingue alors les deux sels phosphatiques, c'est que, si l'on ajoute de l'ammoniaque à la dissolution, il se précipitera des cristaux de phosphate ammoniaco-magnésien dans un cas, et un sédiment amorphe de phosphate de chaux dans l'autre.

On a déjà pu voir par ce qui précéde que des concrétions peuvent se former dans les organes urinaires, tantôt sans altération préalable de ces organes, tantôt par suite d'une maladie dont ils sont le siége ; les premières portent le nom de *primitives*, les autres de *secondaires*.

Les premières tiennent à certains états généraux de l'organisme qu'on désigne sous le nom de *diathèses*, et les diathèses elles-mêmes dépendent très-probablement d'une composition vicieuse du sang causée par un trouble des fonctions qui concourent à sa formation.

Aussi n'est-il pas rare de les voir apparaître dans le tissu sécréteur des reins lui-même, et infiltrer les tubuli ; d'autres fois on les trouve à l'état de corps solides dans les calices, dans les bassinets, dans les uretères et jusque dans la vessie. On a dit que ces dernières commencent toujours dans les reins, surtout dans celui du côté gauche, et que ce n'est que postérieurement qu'elles descendent dans la vessie, où elles grossissent. Je crois, en effet, qu'elles descendent plus souvent du rein gauche que du droit ; mais je ne voudrais pas affirmer qu'il ne s'en forme jamais dans la vessie : on rencontre des calculeux qui n'ont jamais ressenti ces douleurs néphrétiques qui caractérisent ordinairement la descente d'un gravier à travers les uretères.

1***

CHAPITRE III.

Causes des sédiments et concrétions urinaires.

§ I. DES CONCRÉTIONS PRIMITIVES.

On pourrait faire un volume sur ce qu'on a dit des causes qui déterminent une production exagérée d'acide urique; mais, qu'on n'oublie pas que je n'ai qu'un but ici, c'est d'exposer mes opinions. Je ne dirai donc rien de l'hérédité qui est incontestable : on hérite d'une disposition à faire de l'acide urique comme on hérite de tel ou tel trouble fonctionnel, de tel vice de conformation, d'intelligence ou de caractère. On a encore parlé des âges, des sexes, des climats, des professions, des boissons, des aliments, etc. Mais comme, pour moi, ces divers points se réduisent à des questions de digestion, c'est ce sujet que nous allons immédiatement aborder et qui nous fournira l'occasion de passer en revue les autres causes.

Lorsque j'entrepris pour la première fois de résumer mes idées sur la gravelle et la pierre (*Rech. sur le trait. des malad. des org. urin.* 1856), je me trouvai fort embarrassé lorsque j'arrivai à l'étude des causes. Comme bien d'autres, j'avais vécu jusqu'alors sur un certain nombre d'idées courantes; mais lorsque je voulus creuser plus avant la matière, je m'aperçus qu'il n'y avait pour ainsi dire pas d'opinion qui ne se trouvât en présence de quelque opinion contraire, et qu'il me fallait, pour me frayer un chemin au milieu de toutes ces broussailles, faire table rase et chercher dans l'observation des jalons qui pussent me servir de points de repères.

Je ne tardai pas à voir que tous les graveleux éprouvaient ou avaient éprouvé antérieurement et pendant un temps assez long des troubles des voies digestives, et j'exposai mes idées au congrès médico-chirurgical tenu à Rouen en 1863. C'est une partie de ce mémoire que je vais reproduire (*V. le Bull.*, p. 98).

Sydenham, qui a écrit sur la goutte, autre forme de la même diathèse, et dont le travail fait à juste titre autorité, puisque, outre qu'il était un illustre médecin, il a été lui-même, pendant une grande partie de sa vie, tourmenté par la goutte et la pierre ; Sydenham, dis-je, accuse une faiblesse des organes digestifs. « C'est, dit-il dans le langage du temps, un défaut de coction des humeurs par la faiblesse des solides..., un épuisement ou affaiblissement des esprits animaux..., une indigestion par un défaut de chaleur ou des esprits. » (*Méd. prat.*, trad. par Jault, 1774.)

Pierre Desault, de Bordeaux, fait jouer le principal rôle au défaut de perspiration cutanée. Il se base sur ce que, d'une part, les causes débilitantes, assez généralement reconnues comme causes de goutte, diminuent les fonctions de la peau, et sur ce que, d'autre part, c'est surtout pendant le cours de l'hiver que cette affection se manifeste. (*Dissertation sur la goutte* ; 1738.)

Philip Wilson attribue la diathèse urique à l'usage des acides, ou même d'une nourriture trop exclusivement végétale, ou encore aux acides qui se produisent dans certaines dyspepsies. (*On gravel*, 1792 ; et *Medical trans.*, t. vi, 1820.)

Magendie prétend au contraire qu'une nourriture trop animale et trop excitante a une influence non douteuse sur la formation de l'acide urique, substance très-azotée qui, selon lui, serait dans l'urine en proportion des aliments azotés ingérés dans l'estomac, et il affirme même avoir vu l'acide urique disparaître de l'urine d'animaux carnivores nourris pendant trois semaines ou un mois avec des substances non azotées. (*Recherches sur les causes, les symptômes et le traitement de la gravelle*, 1818.) Il rapporte l'observation très-remarquable d'un négociant allemand qui, passant trois fois de la fortune à la gêne et réciproquement, vit trois fois la goutte et la gravelle se produire sous l'influence d'une nourriture abondante et succulente, et disparaître sous le régime des privations. (*Dictionnaire de médecine et de chirurgie pratiques*, t. ix, p. 246.) Cette opinion règne aujourd'hui d'une manière presque exclusive dans nos écoles.

Liebig fait provenir l'acide urique uniquement de la décomposition de nos propres organes. Il pense que, dans les tissus épuisés contenant de la protéine (par exemple, les tissus albumineux), la force vitale n'est plus capable de résister plus longtemps à l'action chimique de l'oxygène qui leur est envoyé par le sang artériel, que

cet oxygène se combine avec leurs éléments et forme divers produits, parmi lesquels l'acide urique est le plus important ; mais que
si alors une quantité plus considérable d'oxygène et d'eau est en-
voyée par le sang artériel, la plus grande partie de l'acide urique
sera convertie en urée et en acide carbonique ; de telle sorte que
les éléments azotés des tissus usés atteindront les émonctoires naturels sous une forme soluble, condition nécessaire pour être excrétés facilement. Ainsi, d'après cette hypothèse, la diathèse urique
proviendrait uniquement de ce que l'oxygène n'arriverait pas en
assez grande abondance dans nos tissus pendant leur décomposition, pour convertir l'acide urique, qui est très-peu soluble, en
urée dont la solubilité lui permettrait de sortir de l'économie avec
facilité. L'auteur fait observer à l'appui que le boa constricteur,
qui est un animal à sang froid et respirant avec lenteur, rend une
urine demi-solide qui est presque entièrement formée de bi-urate
d'ammoniaque, tandis que l'urine du lion renferme à peine
quelques traces d'acide urique. (G. Bird : *Urinary deposits*, trad.
franç., p. 109.)

M. Turk, de son côté, suppose que la goutte est produite par un
trouble survenu dans l'état électrique des organes ; que le défaut
d'équilibre entre les deux électricités, positive et négative, amène
une diminution de la totalité ou d'une partie des sécrétions acides
(urine, transpiration, fluide gastro-intestinal, lait), en même temps
une augmentation de la totalité ou d'une partie des sécrétions alcalines (salive, bile, suc pancréatique, sperme, etc.), et conséquemment une diminution de l'alcalinité du sang. (*Traité de la
Goutte*, 1837.)

Des auteurs ont regardé la gravelle et la pierre comme étant un
résultat d'une maladie des reins, d'une perversion de leur sécrétion. Nauche et après lui Civiale, qui, d'après sa coutume, a emprunté cette erreur à son maître sans le citer, ont été jusqu'à dire
d'une irritation : « Pour ce qui concerne, a écrit celui-ci, la formation des calculs d'acide urique et de l'urate d'ammoniaque dans les
reins..., on a remarqué la prédominence de cet acide et de ses
composés lorsque les organes secréteurs de l'urine étaient sous
l'influence d'une irritation légère, temporaire ou prolongée, mais

sans inflammation proprement dite , sans lésion organique. » Et, plus loin : « Les faits nous disent que les matériaux des concrétions d'acide urique, d'urate d'ammoniaque ou d'oxalate calcaire et d'oxyde cystique naissent dans les reins par une modification ou, si l'on veut, par une perversion de la sécrétion glandulaire. » (*De l'aff. calculeuse;* p. 523, 529 et 541.)

Toutes les autres théories me semblent contenir du vrai et du faux ; mais celle-ci ne repose que sur une observation tout à fait erronée.

Examinons-les.

D'après Sydenham, la goutte et la gravelle seraient dues à un affaiblissement des fonctions digestives; mais j'ai déjà fait voir dans mon *Mémoire sur les causes de l'uréthrite chronique* (UNION MÉDICALE, 1858), que l'acide urique ou des urates apparaissent en très-grande abondance dans l'urine des personnes affectées de dyspepsies acides, de pyrosis, de certaines irritations très-vives de l'estomac que les excitants ne pourraient qu'aggraver. Nous avons vu que Philip Wilson avait reconnu déjà l'influence des acidités intestinales, et Sydenham a dû lui-même observer des symptômes d'irritation; car, après avoir, conformément à sa théorie, conseillé les excitants des voies digestives, il se hâte d'ajouter une remarque qui prouve en quoi elle pèche : « Ces remèdes, dit-il, ne doivent être employés que modérément, parce que, étant âcres et piquants, quoique d'ailleurs bons à l'estomac et favorables à la digestion, ils entretiennent le foyer de la maladie et augmentent la chaleur. (*Loc. cit.*, p. 460.) » S'il est vrai, en effet, que le désordre des voies digestives soit souvent l'effet de causes débilitantes, telles que la vieillesse, l'inaction habituelle, la contention trop grande ou trop prolongée de l'esprit, l'usage excessif, prématuré ou inopportun des plaisirs vénériens, les boissons trop fades, surtout chez les personnes accoutumées à d'autres plus excitantes, etc., il ne l'est pas moins que, plus souvent peut-être encore, il est amené par des irritations trop vives et trop répétées. Sydenham n'a-t-il pas reconnu lui-même que la gourmandise, la trop grande quantité de nourriture et surtout les excès de vin sont des causes fréquentes de la diathèse en question? n'a-t-il pas écrit que la thériaque, qui contient beaucoup d'opium, « est le meilleur moyen » de rétablir les digestions ? Après avoir constaté l'efficacité de remèdes si divers, il aurait dû comprendre que sa théorie d'affaiblissement, de défaut de chaleur de l'estomac, ne rendait pas compte de tout.

Les remarques de P. Desault sont parfaitement justes et sembleraient confirmées par les recherches chimiques modernes. L'acide urique, les urates de soude et d'ammoniaque, qui sont si abondants dans la diathèse dont nous nous occupons, qu'ils en forment, pour ainsi dire, le caractère distinctif, sont des substances très-azotées.

Eh bien, on a constaté que nous exhalons constamment par la peau une grande quantité d'azote (Lhéritier, *Chim. path.*, p. 602). Bischoff a prétendu qu'un tiers de l'azote que nous perdons est éliminé par la peau et les poumons sous forme de carbonate d'ammoniaque. (Bird, *loc. cit.*, p. 46.) Berzelius, dans ses dernières recherches, a trouvé du chlorhydrate d'ammoniaque dans les excrétions cutanées. On a même remarqué que les sueurs visqueuses et critiques qui succèdent à un accès de goutte laissent parfois sur la peau des urates et des phosphates affectant la forme d'une poudre légère et brillante. (L'Héritier, p. 610.) Plusieurs autres ont fait la même observation ; O. Henry a rencontré des acides lactique et phosphorique, du chlorure de sodium, du phosphate de chaux et des traces d'urate de soude. M. Garrod, qui n'a pu trouver de l'acide urique, a observé des cristaux octaédriques d'oxalate de chaux. (*Loc. cit.* 155.) D'ailleurs, la solidarité entre la peau et les reins est un fait d'observation vulgaire, et, s'ils peuvent se suppléer ainsi dans leurs fonctions, ne faut-il pas en conclure qu'il y a une certaine analogie dans le résultat de leurs opérations, par conséquent dans l'élimination de l'acide urique ou de ses dérivés ?

Mais on peut répondre aussi que c'est surtout au commencement de l'hiver que les dyspepsies, les aigreurs, les flatuosités et autres dérangements de l'estomac se manifestent ; que même, en toute autre saison, ce sont des effets assez ordinaires des refroidissements, et qu'en admettant, ce que je suis loin de nier, que le ralentissement des fonctions cutanées diminue l'épuration du sang, cela ne prouve pas qu'il ne se soit introduit dans ce liquide plus

d'éléments à éliminer que ne le comporte l'état normal. La diminution de la sécrétion de la peau n'est donc, à mon avis, qu'un auxiliaire, mais un auxiliaire puissant, j'en conviens, et dont il faut
tenir grand compte dans le traitement préventif de la goutte et de
la gravelle.

Certainement le goutteux, le graveleux semblent surchargés d'a-
cidités, et si leurs sécrétions acides viennent à être diminuées ou
suspendues, leur état ne peut que s'aggraver. Or, la peau est un
des plus puissants, peut-être le plus puissant émonctoire de ces
acidités.

L'influence signalée par Philip Wilson de l'usage des acides
végétaux sur la production de la gravelle l'avait déjà été par Selle
et Gaubius comme cause de la goutte, puisque le premier avait
accusé les vins acidulés et le second l'abus du vinaigre. Cette influence doit être admise bien qu'ils ne traversent pas en nature le
système circulatoire ; mais, d'une part, l'abus qu'on en fait peut
irriter l'estomac et même exagérer les sécrétions acides dont il est
le siége en santé; d'autre part, ces divers acides, ingérés ou sécré-
tés, s'unissent aux bases libres qu'ils rencontrent et passent dans
le sang, sans se décomposer et à l'état de sel, pour arriver aux
organes excréteurs, ou, chemin faisant, ils sont détruits pour donner lieu à de l'acide carbonique, et ne sortent qu'à l'état de carbonates; en tout cas, ils entraînent avec eux une certaine quantité
d'alcalis qui, sans leur intervention, seraient restés dans le sang.

Philip Wilson accuse également le régime végétal ; mais les expériences de Lehman, de Leipzig, accomplies sur lui-même, dé-
montrent que ce régime, de même qu'une alimentation qui serait
entièrement privée d'azote, diminue la quantité d'acide urique ou
d'urée, tandis qu'une diète animale l'augmente (Bird, d'après
Simon's Beitrage, etc., Berlin, 1843), expériences qui concordent
avec celles de Magendie sur des chiens et avec celles de M. Bous-
singault sur des canards.

Je suis loin de nier cependant que l'abus du régime végétal ne
puisse également produire un excès d'acide urique ; mais je pense
que c'est en dérangeant les organes digestifs, en déterminant notamment ces acidités intestinales que notre auteur regarde comme

une autre cause. J'ai observé que, chez les malades affectés de dyspepsie acide, le régime végétal, celui des féculents surtout, réussit généralement assez mal et augmente les aigreurs ; faut-il, comme on l'a fait, en accuser le beurre et l'acide butyrique auquel il peut donner naissance ? Je ne le pense pas ; car plusieurs légumes herbacés également accommodés au beurre ne produisent pas ce même effet, tandis que la pomme de terre cuite sous la cendre et sans beurre ne peut en être suivie.

Quant à la théorie de Magendie, nous avons vu que certains faits viennent à l'appui, mais que d'autres s'y prêtent difficilement. Qu'en conclure sinon que, pour arriver à ses conséquences, il n'a pas embrassé le sujet dans toute son étendue ? Si le régime animal produit plus d'acide urique que le végétal, celui-ci en produit aussi, à moins toutefois que le sujet de l'expérience ou de l'observation n'ait été réduit à un tel état d'exténuation qu'il ne perd plus d'acide urique parce qu'il n'a plus rien à perdre. Or, les chiens de Magendie n'avaient, pendant trois ou quatre semaines et jusqu'à la mort, que du sucre, ou de la gomme, ou de l'huile pour aliment, et de l'eau distillée pour boisson. Peut-on véritablement tirer des conclusions pratiques de pareils faits ? M. Bence Jones, en s'éloignant moins des habitudes de la vie, a trouvé que la quantité d'acide urique qui était, avant le repas de 0 gramme 49 pour 1000 parties d'urine, s'est élevée à 1 gramme 022 immédiatement après une nourriture animale, et à 1 gramme 110 après une nourriture végétale. (G. Bird : *trad. cit.*, p. 109.) Ainsi, c'était celle-ci qui en avait donné le plus, non pas sans doute parce qu'elle en contenait davantage les éléments, mais parce que, très-probablement, la digestion en avait été moins complète.

On comprend dès lors que, dans certaines conditions, les deux régimes puissent produire de l'acide urique en excès, surtout s'ils ne sont pas suffisamment tempérés l'un par l'autre. L'homme est fait pour un régime mixte : ses goûts et la disposition anatomique de ses organes masticateurs et digestifs le prouvent. Si donc on le soumet à une alimentation exclusive, les organes souffrent et la fonction se fait mal. Il en sera de même, à plus forte raison, si l'on pèche sous le rapport de la quantité et de la qualité.

Magendie lui-même convient qu'il est des personnes qui, « par leur régime alimentaire et leur genre de vie, sembleraient ne devoir jamais être atteintes de la gravelle, et qui pourtant en souffrent. » Il cite même, d'après Scudamore, les pauvres d'un district du comté de Sussex, chez lesquels la gravelle est fréquente, bien qu'ils soient maigres et qu'ils se nourrissent presque exclusivement d'aliments végétaux et de bière dure, tandis que la maladie épargne les autres habitants (1). Il reconnaît que certaines personnes rendent des graviers chaque fois qu'elles font un exercice violent et inaccoutumé ; qu'il n'est pas rare de voir s'en produire chez d'autres sobres et d'ailleurs bien portantes, « si elles ont une digestion laborieuse, accompagnée d'éructations, de rapports amers ou acides, de pyrosis, etc. Je connais, ajoute-t-il, une dame qui rend environ deux gros de graviers rouges avec son urine le lendemain du jour où il lui est arrivé de manger de la salade. Béclard m'a rapporté l'histoire d'un individu qui expulse un ou deux petits calculs par l'urèthre chaque fois qu'il fait usage de fruits crus. » Et cependant jusqu'où va sa préoccupation ! il termine en disant : « Je ne considère pas comme cause de la gravelle la dyspepsie qui l'accompagne fréquemment, ainsi que plusieurs maladies chroniques ; car tout porte à croire que la dyspepsie et la gravelle, qui existent simultanément sur le même sujet, sont deux effets des mêmes causes. » (*Dict.*, etc., p. 255-6.) Il semble qu'il fasse effort pour fermer les yeux à la vérité : deux maladies peuvent être l'effet d'une même cause ; mais l'une ne succède pas invariablement à l'autre, comme dans les cas cités par Magendie lui-même. Je ne veux pas dire toutefois que l'estomac ne puisse

(1) J'ai soigné, il y a quelques années, d'un rétrésissement de l'urèthre, un malade jeune encore, et des plus sobres, dont les articulations étaient horriblement déformées par des dépôts goutteux. Il m'a affirmé que, dans le village qu'il habite, sur les côtes de la Bretagne, tous les ouvriers sont sujets à ces dépôts, tandis que, dans la classe aisée, on n'en compte qu'un, encore est-ce un viveur dans toutes les acceptions du mot. Je n'ai pu, d'après les renseignements qu'il m'a donnés, me faire une idée de la cause ; mais très-probablement qu'il serait facile de la trouver sur les lieux dans quelque vice de régime. Ainsi, l'alimentation exclusivement végétale, et surtout la bière dure dont il vient d'être parlé, étaient-elles bien favorables à la digestion ?

souffrir, comme les autres organes, de la diathèse dont il est la source.

La théorie de Liebig soutient encore moins l'examen. D'une part, il n'est pas exact de dire que l'acide urique ne provient que de la décomposition de nos tissus, puisque des expériences de Magendie, de Lehman et de B. Jones, citées plus haut, prouvent l'influence évidente de l'alimentation sur sa quantité. Si, d'autre part, son excès dans l'organisme ne tenait qu'à une insuffisance de l'oxygène, c'est surtout de désordres vers les organes respiratoires qu'il devrait être précédé, et cette coïncidence est assez rare pour que nul médecin n'ait été tenté de les prendre pour base d'une théorie; tandis qu'il en est bien peu qui, d'une manière ou d'une autre, n'aient fait jouer un grand rôle à la digestion. Et puis, au boa signalé par Liebig, Bird n'a-t-il pas opposé les oiseaux maritimes dont l'urine ressemble beaucoup à celle des serpents par sa composition, sans qu'on puisse en accuser chez eux la lenteur de la respiration et l'insuffisance d'oxygène ?

Cependant, il paraît certain que les éléments provenant de la décomposition de nos tissus qui, dans les conditions physiologiques, sont en très-grande partie rejetés au dehors sous forme d'urée, n'arrivent pas tous à ce degré d'oxygénation quand cette décomposition est trop rapide, et que beaucoup restent à l'état d'acide urique, substance beaucoup moins soluble. C'est ce qui fait que notre urine en est presque toujours surchargée à la suite d'un violent exercice, d'une course forcée, etc., surtout si l'on n'a pas soin de maintenir le jeu normal des organes respiratoires, et si les fonctions de la peau sont brusquement arrêtées. Mais cet état, presque toujours passager, ne donne lieu qu'à des accidents transitoires, comme de l'oppression, de la gêne de la circulation, ou même à des inflammations aiguës des organes respiratoires, etc., et non pas à une maladie constitutionnelle comme la diathèse urique. On ne s'est jamais avisé de dire que de violents exercices fussent une prédisposition à la goutte, à la gravelle et à la pierre : loin de là.

Malgré ces objections à la doctrine de Liebig, il n'en est pas moins vrai que la possibilité de modifier l'acide urique par l'oxygène fournit des indications précieuses pour le traitement.

Quant à la doctrine électro-chimique que Turck a présentée d'une manière fort ingénieuse, il est facile de voir, pour peu qu'on examine les faits sur lesquels il l'appuie, ou bien qu'ils sont trop peu nombreux, ou bien qu'il les a vus à travers le prisme de son imagination. Sans parler du mucus des intestins grêles, qu'il affirme être acide et qui est alcalin, de l'avis de tous les physiologistes, du lait qu'il dit également acide tandis qu'il ne le devient que quelque temps après sa sortie des organes qui le produisent, la diminution des sécrétions acides et l'augmentation des sécrétions alcalines sont loin d'être aussi tranchées qu'il le prétend.

Il est certain que tout ce qui gêne la perspiration cutanée favorise le développement de la diathèse urique ; cependant on ne peut nier qu'il y a des goutteux qui transpirent beaucoup et que, chez d'autres, la sécheresse de la peau est plutôt effet que cause de la diathèse. Il est également positif que si, chez beaucoup de goutteux, la manifestation des accès a été précédée d'une diminution de l'acidité de l'urine, il ne l'est pas moins que souvent cette diminution a été précédée d'une acidité trop grande, quelquefois même de sable ou de graviers uriques, et que ce sont cette excessive acidité, ce sable, ces graviers qui, en modifiant la vitalité des reins, ont diminué ou détruit leur faculté épuratoire. De même pour les acidités d'estomac : loin d'être sécrétées en moindre abondance, elles sont souvent considérablement augmentées, à ce point que des auteurs, nous l'avons vu, ont accusé cet excès d'être la source de la goutte ou de la gravelle.

D'un autre côté, l'augmentation des sécrétions alcalines est-elle mieux démontrée ? Souvent, en effet, la salive est plus abondante ; mais cela se remarque surtout dans le pyrosis, les aigreurs d'estomac, comme si la nature s'efforçait tout simplement de neutraliser les acidités excessives de cet organe en y faisant couler une plus grande quantité de liquide alcalin. Malheureusement, il n'est pas rare que cette propriété se soit alors considérablement amoindrie, et qu'il ne résulte de cet effort médicateur qu'une surcharge, une réplétion qui se terminent par des régurgitations ou des vomissements. Dans beaucoup d'autres circonstances, la salive est au contraire peu abondante, visqueuse, la bouche d'une sécheresse re-

marquable et la langue couverte d'un enduit épais. On en pourrait
dire autant de la bile : dans la plupart des cas, elle est rare,
épaisse, d'où une constipation habituelle et la sécheresse des matières fécales : les flux bilieux, auxquels certains goutteux sont
assez sujets, ne sont qu'un phénomène consécutif et le résultat
d'une complication. Quant au pancréas, nos connaissances relativement à ses fonctions sont encore trop imparfaites pour qu'on
puisse s'en faire un argument dans un sens on dans l'autre. Enfin,
pour ce qui concerne la sécrétion spermatique, il est bien vrai que
l'abus des organes génitaux peut devenir cause de goutte, de gravelle, de pierre ; mais ne serait-ce pas par l'affaiblissement qui en
résulte pour l'estomac comme pour les autres organes ? Quand, avec
un excès d'acide urique ou d'urate, une hypersécrétion spermatique se produit indépendamment de la volonté, il n'est presque
jamais besoin d'invoquer une influence électrique : elle est l'effet
de causes plus facilement appréciables.

Est-ce à dire que les modifications de nutrition et de sécrétions
qui se produisent dans la diathèse urique ne s'accompagnent d'aucune perturbation électrique ou nerveuse ? Je ne le pense pas ; je
dis seulement que les faits sur lesquels on s'appuie n'ont pas été
suffisamment observés et pesés.

Passons maintenant à la théorie d'une sécrétion d'acide urique
par les reins malades.

S'il est vrai qu'on observe assez souvent des douleurs dans leur
région en même temps que l'émission de sable ou de gravelle, plus
fréquemment encore on rencontre une indolence complète. Si l'irritation était alors cause, elle existerait toujours : ce n'est, au
contraire, qu'un effet du contact sur la muqueuse d'une urine
anormale, jouissant de propriétés irritantes. Aussi arrive-t-il souvent qu'une émission momentanée de sable rouge ne s'accompagne
d'aucun trouble, d'aucun nuage muqueux dans l'urine, tandis qu'il
ne manque presque jamais de s'en produire quand cette émission
se prolonge : j'ai démontré que bien des uréthrites chroniques ne
reconnaissent pas d'autre cause, et cependant, dans l'urèthre, le
contact du liquide âcre n'a lieu que d'une manière passagère et
intermittente.

L'auteur a été conduit par sa théorie à élever des doutes sur un des résultats les plus anciens, les plus positifs de l'observation, je veux parler de l'analogie, de la consanguinité, pour ainsi dire, de la gravelle urique et de la goutte. (*Traité de la pierre*, p. 65.) Mais rappelons-nous que Garrod a trouvé l'acide urique en abondance dans le sang des goutteux, et s'il a en même temps constaté son absence dans l'urine pendant les accès de goutte, cela ne prouve-t-il pas que ces accès ont fait explosion quand les reins irrités, loin de produire une hypersécrétion d'acide urique avec les urines, ont cessé, au contraire, d'excréter les acides, d'épurer le sang, et de faire, pour ainsi dire, l'office de soupape de sûreté ? C'est ainsi que j'ai pu me rendre compte d'accès de goutte que j'ai vu parfois survenir à la suite d'une séance de lithotritie, ou même après l'introduction d'une bougie. C'est sans doute ainsi qu'on voit la goutte se produire avec la disparition de la gravelle et réciproquement (1).

Vainement Civiale fait remarquer que, s'il n'est pas rare en effet de voir des goutteux rendre des graviers d'acide urique, il ne l'est pas non plus que les personnes « atteintes depuis longtemps de goutte et épuisées par les souffrances » rendent de la gravelle « plus spécialement phosphatique, » ce fait prouve précisément en faveur de l'idée qu'il combat : ces phosphates se sont précipités parce que les reins, enflammés par des urines trop acides, sont devenus le siége d'une sécrétion alcaline. (V. p. 17, 58.)

Pour moi, la diathèse urique dépend d'une élaboration insuffisante des aliments, de digestions dont les produits ne sont pas assez complétement transformés pour entrer dans la composition de nos tissus, et qui, n'arrivant pas même à l'état d'urée dont la solubilité faciliterait l'élimination, restent à un degré inférieur d'oxydation, à celui d'acide urique. A. Becquerel revient à plusieurs reprises sur la diminution habituelle de l'urée dans les

---

(1) J'ai émis il y a peu d'années, dans l'*Union médicale*, cette opinion que si, chez des sujets disposés à la goutte et au rhumatisme, il survient une arthrite blennorrhagique, cela tient à ce que la blennorrhagie a retenti sur les reins et suspendu la production des acides dont ils étaient auparavant les organes éliminateurs.

urines qui contiennent de l'acide urique en excès. (*Séméiotique des urines*, p. 199 et *passim*.) Cet acide s'empare de la soude du sang auquel il est mêlé et dont la fluidité se trouve ainsi diminuée, et porte ensuite le trouble dans les différentes fonctions de l'organisme, particulièrement celles de la circulation, de l'innervation et de la nutrition; si donc on dit que les seuls signes avant-coureurs de la goutte sont des digestions difficiles et des crudités d'estomac, n'est-il pas évident qu'il y a là une filiation qui n'a pas été saisie?

Comment des digestions pénibles, accompagnées d'aigreurs d'estomac, de pituites, de développement de gaz, d'éructations, de borborygmes, de flatuosités, quelquefois de vomissements, de constipation opiniâtre ou de diarrhée, donneraient-elles lieu à un chyme bien élaboré? Comment ce chyme ne deviendrait-il pas nuisible pour les organes qu'il parcourt et pour ceux qui ont, avec ces derniers, des rapports de connexion et de sympathies fonctionnelles, tels que le foie, la rate et le pancréas? Comment de tout ceci résulterait-il un chyle normal, capable de se convertir lui-même en un sang parfaitement pur? De là des embarras de la circulation, surtout dans le cœur et le cerveau, oxygénation imparfaite, nutrition viciée de tous les organes, puisque tous vivent par le sang; de là, en un mot, des perversions fonctionnelles de toute sorte.

Or, il est extrêmement rare qu'on n'observe pas tout ou partie des troubles précédents chez les goutteux et les graveleux. Seulement, je dois prévenir qu'il faut souvent apporter, dans leur interrogatoire, beaucoup d'attention et quelquefois même d'insistance. Il est peu de fonctions, en effet, sur lesquelles, soit par insouciance, soit par passion, on se fasse aussi fréquemment illusion. Il n'est pas rare, d'ailleurs, que les désordres digestifs soient passés et même oubliés quand on est appelé à en soigner les effets et qu'il faille recourir aux proches du malade ou à son médecin pour les lui rappeler. Chez deux écrivains que j'ai lithotritiés il y a peu d'années, il devint évident, à force d'interrogations et de renseignements, que l'origine de leur pierre remontait à l'époque où chacun d'eux s'occupait nuit et jour d'un ouvrage de longue haleine, époque où des troubles digestifs avaient même été suivis de l'expulsion de graviers. L'auteur de *Ciel et Terre* ne travaillait toujours qu'au lit et les pieds plus élevés que la tête.

Quelles sont les causes ordinaires de ces troubles ?

Le plus souvent ce sont les aliments ou les boissons qui pèchent par la quantité ou par la qualité.

Des gens affectés de goutte ou de gravelle, les uns mangent habituellement beaucoup trop, de manière à former dans l'estomac une masse volumineuse que les sécrétions gastrique, hépatique, pancréatique, etc., pénètrent difficilement, incomplétement, que les contractions péristaltiques des intestins ne meuvent et ne délayent qu'avec peine ; d'autres mangent beaucoup trop souvent, ne donnent à leurs organes digestifs aucun temps de repos ; de sorte que les excitations, se succédant sans interruption, finissent par dégénérer en irritation habituelle et maladive ; d'autres mangent beaucoup trop vite et ne mâchent pas assez leurs aliments ; de sorte que ceux-ci, mal broyés, résistent physiquement aux dissolvants gastriques, et, peu insalivés, sont mal disposés à subir leur action chimique ; chez un certain nombre, ce sont les dents qui font défaut ; d'autres usent fréquemment de mets trop réfractaires au travail digestif, ce qui produit les mêmes effets que les repas trop copieux ou trop rapprochés, et, ce qui les produit peut-être encore plus vite, c'est l'usage habituel de condiments trop excitants.

Quant aux boissons, les uns en prennent trop et délayent ainsi le fluide gastrique au point d'annihiler ses propriétés ; d'autres les prennent trop irritantes : vins purs et abondants, liqueurs alcooliques, absinthe, etc. J'ai remarqué que les vins blancs, les vins rouges acides, la bière et le cidre disposent aux aigreurs d'estomac d'une manière toute particulière, et je ne doute pas qu'ils contribuent à la fréquence de la goutte et de la gravelle dans les pays où l'on en fait largement usage, malgré l'abondance d'urine qui en résulte. Je soupçonne aussi fortement le café, qui, dit-on, précipite la digestion, mais qui, je crois bien, précipite plutôt les aliments par les contractions intestinales qu'il provoque et ne leur donne pas le temps de subir une élaboration suffisante. D'un autre côté, l'eau et les boissons aqueuses, chaudes surtout, sont pour beaucoup d'estomacs, dans nos régions tempérées, une cause de débilité fâcheuse.

Chez d'autres malades, ce ne sont pas les substances ingérées qu'il faut accuser. Leur régime est des mieux réglés sous tous les rapports; mais, par suite de circonstances diverses, leurs organes digestifs sont dans un tel état qu'ils élaborent mal la petite quantité d'aliments choisis qu'on leur confie. Les personnes atteintes de gastro-entérite, d'hépatite chronique, etc., voient très-souvent de l'acide urique et plus souvent encore des urates en abondance dans leur urine. Or, un premier résultat de l'inflammation des muqueuses ou des glandes, c'est une modification de la qualité et de la quantité de leurs sécrétions. Celles d'un estomac, d'un foie ou d'un pancréas enflammés ne sont donc plus physiologiques et ne peuvent donner lieu à des digestions normales.

Un second résultat non moins évident, c'est qu'un estomac enflammé se révoltera au contact des aliments, et que, s'ils ne sont pas expulsés par des vomissements, ils seront poussés dans les parties inférieures du tube digestif trop rapidement pour avoir auparavant subi une transformation convenable, lors même que d'autres causes ne s'y opposeraient pas. Il est clair également que, si ce sont les intestins grêles qui sont malades, quelque bonne que soit la composition du chyme qui leur arrive, là s'arrêtera la métamorphose, et la chylification sera imparfaite. La gravelle et la pierre ne sont pas rares chez les personnes sujettes à la diarrhée.

D'un autre côté, s'il est incontestable que les organes digestifs peuvent pécher par excès, ne doit-on pas admettre aussi qu'ils puissent pécher par défaut ou simplement par perversion de leurs facultés? Une diminution de sécrétion ou de contractilité n'est-elle pas cause, en partie du moins, de cette constipation opiniâtre qu'on remarque chez tant de gens affectés de diathèse urique? C'est à des désordres intestinaux que beaucoup de goutteux ou de calculeux succombent. Or, celui qui en signale assez fréquemment le début, c'est un ballonnement considérable du ventre, une sorte d'inertie qui fait que les substances introduites dans l'estomac y tombent comme dans un tube inorganique, et y séjourneraient indéfiniment si d'autres substances ingérées ne poussaient les premières. On voit quelquefois alors cette accumulation, jointe à des gaz produits par la fermentation de ces substances non digérées, donner au ventre un développement tel que les organes respiratoires en sont considérablement gênés. J'ai vu et publié des cas de mort survenue presque subitement dans des conditions de ce genre (*L'Examin. médical*, 1841). Serait-ce enfin trop risquer que d'attribuer un grand rôle à l'inertie du tube digestif pour expliquer la fréquence de la goutte, de la gravelle et de la pierre, chez quelques personnes trop sédentaires ou qui sont condamnées à l'inaction par une maladie des membres inférieurs.?

Quelquefois, le régime alimentaire est assez bien ordonné; les organes digestifs sont sains; mais des circonstances particulières s'opposent aux bons effets qui devraient résulter de cette harmonie. Les uns, aussitôt après le repas, se mettent à fumer, privent par cela même leur estomac de la salive qui lui est si nécessaire, ou bien y ingèrent de l'huile empyreumatique et de la nicotine, agents si nuisibles. Le tabac pourrait bien encore agir, comme je l'ai dit du café, en précipitant trop vite le cours des aliments : ce sont des lavements de tabac que nous administrons quand nous avons besoin de provoquer de fortes contractions des intestins. Un malade m'a raconté qu'il va très-difficilement à la selle quand l ne fume pas après son repas, mais qu'alors il rend des matières mal digérées.

D'autres, au lieu de favoriser par une douce promenade à l'air libre la respiration et la circulation, qui ont avec la digestion une solidarité si étroite, s'étendent dans un fauteuil auprès du feu ou même d'un poêle, et dorment, respirant ainsi, avec la torpeur du sommeil, un air raréfié et vicié; d'autres, au contraire, se livrent, soit à une équitation rapide, soit à d'autres exercices violents qui produisent le ballottement des aliments dans l'estomac et détournent l'influx nerveux vers d'autres points; d'autres se mettent immédiatement à un bureau, travail qui, par l'immobilité et l'inclinaison du corps en avant, gêne les mouvements intestinaux, diminue le nombre et l'étendue de ceux de la respiration et concentre vers le cerveau le sang et les forces. Les abus vénériens, surtout après le repas, exercent l'influence la plus funeste, et cependant combien de fois n'est-ce pas après un repas trop copieux qu'on s'y livre avec le plus d'excès! Les chagrins opiniâtres, les insomnies, les contentions habituelles d'esprit, surtout la nuit, ont également un effet pernicieux.

Eh bien, si chacune des causes que nous venons de passer en revue peut affecter la digestion d'une manière si fâcheuse, qu'est-ce donc quand plusieurs, quand beaucoup se trouvent réunies? qu'est-ce enfin quand à ces causes il vient s'en joindre de secondaires? Ainsi, nous avons vu la funeste influence de l'hiver : eh bien, quand se livre-t-on le plus aux plaisirs de la table? en hiver; quand passe-t-on le plus de soirées, de nuits même dans les théâtres, les salons, ou bien autour de tables de jeu? en hiver; quand le séjour des grandes villes, la fréquentation des bals convient-il le plus au rapprochement des sexes? en hiver. Bref, l'homme, infiniment moins bien guidé par sa raison que les animaux par l'instinct, fait plus que jamais, en hiver, ce qu'il devrait éviter alors plus qu'en toute autre saison.

On a véritablement lieu d'être étonné que les désordres gastriques ne soient pas encore plus communs et plus graves quand on songe à ce que l'estomac doit faire et à ce qu'on lui fait faire; quand on compare ce que serait le régime de l'homme à l'état de nature à celui que suivent habituellement, je ne dis pas certains hommes vicieux, mais beaucoup d'hommes réputés modérés de la civilisation. Trop généralement on croit être sobre quand on n'abuse pas des boissons spiritueuses; et tel qui rougirait d'en faire le moindre excès ne se fait aucun scrupule de manger bien au delà du nécessaire. On a presque élevé la gourmandise à la hauteur d'une qualité, et le moyen de la provoquer à l'égal d'une science; mais c'est une aberration profonde, et je ne sache pas qu'aucun de ceux qui s'y sont laissés aller ait atteint l'âge de plus de cent ans, comme Cornaro, homme délicat et valétudinaire, qui se fit l'adepte et l'apôtre d'une sobriété extrême.

Ne nous étonnons donc pas que la goutte et la gravelle soient le privilége de l'homme civilisé, et surtout du riche, à ce point que la première a reçu le nom de *morbus dominorum!*

Il est un fait qui pourrait paraître en contradiction avec ce que je viens de dire, c'est que la pierre est plus fréquente chez les enfants pauvres que chez les enfants riches; mais c'est bien ici le cas de dire que l'exception confirme la règle.

D'abord, l'enfant d'une mère qui ne doit le pain qu'elle mange qu'à son travail quotidien reste bien plus longtemps couché que celui qui est soigné par un nombreux personnel. Or, sans parler de la chaleur du lit et du maillot qui rend les urines plus rares et plus concentrées, croit-on que cette immobilité prolongée favorise les digestions? Et puis, quelle nourriture a cette mère exténuée par le travail, et quel lait donne-t-elle? On le sait, d'ailleurs, tous les estomacs ne s'accommodent pas de tous les laits; aussi n'est-il pas rare de voir des enfants qui, à peine ont-ils quitté le sein, vomissent. Que cela dépende de l'estomac de l'enfant ou du lait (1), quand cette sorte de répulsion a été constatée chez un enfant de la classe aisée, on change de nourrice jusqu'à ce qu'on ait rencontré la convenance qu'on cherche. Que cela se présente au contraire chez un enfant pauvre, force est de continuer et d'augmenter l'irritation des organes digestifs par la persistance de la même cause; ou si l'on cesse, c'est pour remplacer le lait de la mère par d'autres aliments, des bouillies, des soupes, beaucoup trop indigestes pour de si faibles organes. Les effets fâcheux d'une mauvaise alimentation se font surtout sentir à l'époque de la dentition, où se produisent si fréquemment ces dérangements des organes digestifs dans lesquels, avons-nous dit précédemment, l'urine est très-chargée d'acide urique ou d'urates. Il est vrai que les calculs des enfants sont très-souvent formés d'oxalate de chaux. Mais nous avons reconnu également la grande parenté qui existe entre l'acide urique et l'acide oxalique. L'abus de l'oseille, qu'on a accusé, ne pourrait en être, en tout cas, qu'une cause assez rare, surtout dans le jeune âge.

Un dernier fait me resterait à expliquer : comment ces troubles digestifs amènent-ils la production d'un excès d'acide urique ?

(1) Nous avons déjà eu occasion de dire que le lait est alcalin au sortir de ses vaisseaux ; il est probable que cette alcalinité peut diminuer ou disparaître dans certains états de santé de la nourrice. Cela seul aurait une grande influence sur sa digestibilité. Dans des cas de ce genre, j'ai réussi en faisant prendre du bi-carbonate de soude à celle-ci, et il n'y a pas longtemps qu'un de mes amis m'adressait les plus vifs remercîments pour lui avoir donné ce conseil.

Il serait téméraire de rien affirmer dans l'état actuel de la science ; cependant je crois que les suppositions suivantes ne sont pas trop hasardées.

Nous avons vu que très-souvent les irritations intestinales amènent une production surabondante d'acidités, surtout quand les fonctions de la peau ne se font pas convenablement. Il est impossible, dès lors, que ces acidités, se trouvant en contact avec des sécrétions alcalines telles que la salive, la bile, etc., ne s'emparent pas d'une partie au moins de la base qui leur donne leur propriété distinctive.

Il est établi d'autre part que, dans beaucoup de cas, la salive, d'alcaline qu'elle est à l'état normal, devient neutre et même acide. M. Donné avait signalé ce changement comme lié à une phlegmasie de l'estomac (*Hist. physiol. et path. de la salive*, 1836); mais d'autres observateurs l'ont rencontré dans des circonstances « où il n'existait que des troubles sympathiques plus ou moins prononcés des fonctions de cet organe. » (*Dict. de méd.*, t. XXVIII, p. 63; 1844.)

Il est très-probable qu'on en pourrait dire autant de la bile s'il était aussi facile de la soumettre à l'expérimentation. Ce qu'il y a de certain, c'est que son alcalinité peut diminuer considérablement, d'où résulte alors une viscosité insolite. L'apparition, dans quelques cas, de gouttelettes de graisse, de granulations ou de masses grenues formées par la matière colorante (Kölliker : *Élém. d'histologie*, tr. fr., p. 481), la condensation de la cholestérine sous forme de calculs, qui sont très-fréquents dans la diathèse urique, annoncent à coup sûr une diminution de l'alcalinité normale. Turgot, Louis XVIII, avaient à la fois des calculs dans la vésicule biliaire et dans la vessie, et combien d'autres on pourrait citer !

Peut-être pourrait-on faire encore la même supposition au sujet de la sécrétion pancréatique. On sait qu'elle a beaucoup d'analogie avec la salive.

Enfin, il serait également possible qu'il en fût de même des fonctions des dernières portions du canal intestinal, et que ce fût pour cette raison que Turck, qui avait surtout porté son attention sur des goutteux, regardait comme acide ce produit que tous les physiologistes affirment être alcalin. Un fait certain, c'est que la diarrhée, qu'on voit quelquefois survenir dans la diathèse urique avancée, s'accompagne fréquemment de pseudo-membranes dont la formation doit tenir à un défaut d'alcalinité des humeurs.

En définitive, que, pendant le travail de la digestion, les acides affluent en trop grande abondance dans le tube intestinal, ou que les alcalis n'y arrivent pas en proportion convenable, il est évident que les produits du travail digestif ne parviendront dans le sang qu'insuffisamment alcalinisés, par cela même incomplétement transformés, et trop peu fluides pour que l'acte respiratoire puisse s'exercer sur eux dans toute sa plénitude. Il semble alors que tout, dans l'organisme, tende à la solidification.

Je ne disconviens pas qu'il y a des malades chez lesquels la filiation de la diathèse dont nous nous occupons est difficile à saisir; mais cela est très-rare, et je suis convaincu qu'elle le serait davantage encore si l'on pouvait pénétrer assez profondément dans leurs habitudes et suppléer à ce qui leur manque d'esprit d'observation. Combien de fois, à cette première question : *Digérez-vous bien ?* me fut-il répondu : — *Ah! Monsieur, je digérerais du fer !* Et puis, quand j'entrais dans les détails, quand je demandais si, après les repas, on éprouvait de l'assoupissement, des éructations, des aigreurs, du ballonnement de ventre, etc., etc., on commençait à s'apercevoir qu'on avait été dans une complète erreur à cet égard.

Enfin, les dispositions héréditaires nous expliqueraient très-certainement un bon nombre d'exceptions, si l'on pouvait être suffisamment édifié sur les mystères des familles. Car, de même que, sans avoir une maladie du cerveau, nous naissons avec des capacités intellectuelles très-diverses, de même nous apportons en naissant des aptitudes digestives fort inégales. Que cela dépende de la quantité ou de la qualité des sécrétions destinées à dissoudre les aliments et à opérer leur métamorphose, ou que cela provienne de l'état des solides, par exemple, de la contractilité plus ou moins grande des parois intestinales, qui change plus ou moins souvent leurs points de contact, il est parfois difficile de le décider. En tout cas, nous héritons moins de la pierre que des dispositions à l'avoir : une preuve, c'est que souvent les enfants de mêmes parents l'ont ou ne l'ont pas, suivant leur genre de vie. On connaît néanmoins quelques exemples d'enfants qui sont nés avec la pierre. Ainsi, le docteur Buialski, de Pétersbourg, dit qu'on fut obligé de lui extraire un gravier trois jours après sa naissance. (*Tabulæ anatom.-chirurg. oper. lithotom. et lithotr. exponent.* In-folio, Pétersbourg, 1852.) Il faut dire cependant que, dans ces cas, c'est le sang de la mère et non un sang propre à l'enfant qui a fourni les éléments de la concrétion; ce qui le prouve, c'est que M. Buialski est devenu sexagénaire sans récidive de la pierre, sans doute parce que son genre de vie ne fut pas le même que celui de sa mère. Ceci ne manque pas d'une certaine importance quant au pronostic.

Un autre fait qui me paraît incontestable, c'est que les personnes lymphatiques, à fibre molle, sont les plus sujettes à la diathèse urique, et que beaucoup qui n'échappent, étant jeunes, qu'avec peine à la scrofule ou à la phthisie sont, dans un âge plus avancé, victimes de la goutte ou d'autres maladies de même origine. On a signalé, dans ces derniers temps, une sorte d'antagonisme entre ce qu'on appelle l'arthritis, c'est-à-dire la diathèse urique et la phthisie pulmonaire. Peut-être cet antagonisme est-il plus apparent que réel, et donnerait-on une idée plus juste des faits en disant que, si les accidents des deux maladies se rencontrent rarement ensemble, c'est qu'ils appartiennent à deux phases ou à deux degrés différents du même état constitutionnel. Baumes avait déjà reconnu une parenté entre la scrofule, le rachitis et la goutte (*Traité du vice scrof.*, p. 116). « Le rachitisme et la goutte, dit Portal, ont des rapports qu'on ne peut méconnaître. » (*Considérations sur quelques maladies héréditaires*, p. 30.)

C'est incontestablement la dernière moitié de la vie, celle où toutes nos fonctions perdent de leur énergie, et où, néanmoins, par une fâcheuse aberration, on abuse le plus des organes digestifs, que la gravelle et la goutte apparaissent habituellement. Mais, d'accord avec Hippocrate, qui a dit : *Puer podagrâ non tentatur antè venereorum usum* (*Aph.* 30, sect. VI), on a soutenu que les enfants n'ont jamais cette dernière maladie. Je conviens qu'il est assez rare, en effet, d'observer chez eux l'ensemble de symptômes qu'on désigne sous le nom de goutte ; mais il n'en est pas de même de la diathèse urique, et je suis convaincu que, si leurs articulations sont si rarement prises, cela tient non-seulement à l'activité plus grande de leurs organes digestifs et respiratoires, mais encore à celle de leurs organes épuratoires, tels que la peau et les reins. Nous avons déjà vu qu'ils ont assez fréquemment la pierre. Hippocrate lui-même l'a observée chez eux (*Aph.* 26, sect. III), malgré qu'on n'eût probablement de son temps rien d'analogue à notre affreux maillot. Beaucoup d'affections cutanées, si communes chez eux, ne reconnaissent pas d'autres causes qu'un vice des digestions, et si l'on examinait leur urine avec plus de soin, notamment pendant les dérangements digestifs dont beaucoup sont atteints aux diverses époques de la dentition, on y trouverait très-souvent un excès d'acide urique ou d'urates. J'ai déjà publié dans mon *Mémoire sur les causes de l'uréthrite chronique* des remarques du docteur Christ. Fleming qui ne laissent pas de doute à cet égard. « L'irritabilité de la vessie, dit-il, est beaucoup plus fréquente chez les jeunes enfants qu'on ne pourrait le croire au premier abord. Le petit malade porte constamment les mains aux organes affectés ; il paraît souffrir durant la miction. Cet acte est fréquent, urgent, et l'enfant paraît soulagé quand il est accompli. Lorsque l'urine tombe sur le parquet ou le linge, elle devient rapidement trouble et blanchâtre ; chez quelques-uns même il en est ainsi au moment de l'émission. Si l'enfant se met sur le vase pour un besoin, il a de la tendance à y rester plus qu'il n'est nécessaire. Il perd ses forces et son embonpoint, son appétit est précaire, il a un grand désir de boire. La quantité d'urine qu'il rend est très-variable, quelquefois insuffisante. Sa qualité varie également : elle est pâle parfois, et d'autres fois foncée en couleur ; tantôt elle est claire ; souvent elle forme un sédiment abondant. Si maintenant on recherche avec soin, ajoute notre auteur, on trouvera que plusieurs de ces enfants sont nés de parents *goutteux* et très-sujets à la *dyspepsie* ; que ce sont des enfants dont le régime et les habitudes de vie sont irréguliers, appartenant aux plus humbles positions sociales, mal vêtus, malpropres (v. p. 47)....

Nous avons ici les diathèses lithique, oxalique, phosphatique, et chacune a une influence spéciale. Enfin, à peu d'exceptions près, et la présence du sucre dans l'urine des enfants en est une digne de remarque, il n'est pas de dérangement d'urine observable chez l'adulte que je n'aie rencontré chez les enfants dans ses formes les plus exagérées, aussi bien pour la disproportion entre les éléments nouveaux que pour l'introduction de substances anormales... Les dépôts d'acide urique, d'urate d'ammoniaque et d'oxalate de chaux sont les plus fréquents. » (*The Dublin quat. journ. of med. science*, feb. 1853.)

Relativement à l'influence des sexes, on a également répété avec Hippocrate : *Mulier podagrâ non laborat nisi cùm menstrua defecerint. (Ap.* 29, sect. VI.) Cette assertion a, plus encore que celle qui concerne les enfants, le tort d'être trop absolue. Que, pendant la période de la vie où les femmes sont menstruées, elles soient plus rarement affectées de goutte que les hommes, c'est certain ; mais qu'elles n'en soient jamais affligées, cela n'est pas. Cullen prétend même qu'elles n'en sont atteintes qu'avant la cessation de leurs évacuations périodiques, et que, chez celles qu'il a vues attaquées de la goutte, les règles étaient plus abondantes qu'à l'ordinaire. (*Inst. de méd. prat.*, traduites par Pinel, t. I, p. 227.) L'auteur anglais me paraît être tombé dans une autre exagération. J'ai, il est vrai, moins souvent occasion d'observer des femmes que des hommes ; néanmoins, je ne crois pas me tromper en disant que celles qui présentent des symptômes, je ne dis pas seulement de goutte, mais de diathèse urique, sont en général peu réglées, soit primitivement, soit consécutivement. Ne pourrait-on pas se demander si, dans les cas auxquels il fait allusion, l'abondance des règles n'avait pas amené la goutte en affaiblissant les forces digestives ? A mon avis, la femme doit d'être plus rarement que l'homme affectée de diathèse urique à l'épuration menstruelle peut-être, et à ce que sa constitution, sa peau notamment, participent de celles de l'enfant ; mais surtout à sa sobriété habituelle. Quand elle en est atteinte, c'est le plus souvent à ses habitudes sédentaires qu'il faut s'en prendre. Du reste, la gravelle n'est pas rare chez elle, et si la pierre l'est plus à proportion, c'est que son canal, court et dilatable, laisse passer les graviers bien plus facilement que celui de l'homme. Mais, une fois la pierre formée, elle peut acquérir chez elle des dimensions considérables. Je dirai même, remarque déjà faite par Fr. Colot (*De la taille*, p. 289), que c'est chez des femmes que j'ai rencontré les pierres rénales et vésicales les plus grosses que j'aie vues. Elle était si volumineuse chez l'une d'elles, que j'ai opérée dans les environs de Limoges, qu'il me fut impossible de l'extraire par une taille vésico-vaginale, tant elle était fortement enclavée, et il fallut recourir à la taille hypogostrique. Il paraît qu'une péritonite survint au bout de quelques jours, et la malade succomba. La pierre, sans les nombreux débris qui en avaient été détachés par les tentatives d'extraction, pesait 180 grammes. La réserve naturelle à la femme pourrait bien n'être pas étrangère à cet énorme volume : celle-ci se plaignait de sa *névralgie* depuis plus de 25 ans.

Ce que j'ai précédemment exposé relativement aux fâcheux effets de la mauvaise saison me dispense d'y revenir. Je rappellerai seulement que c'est quand l'humidité s'associe au froid pour entraver les fonctions de la peau, c'est-à-dire à la fin de l'automne et aux approches du printemps, que la diathèse urique se manifeste le plus. L'absence et surtout la cessation prématurée des vêtements chauds en favorisent l'explosion.

Il en est de même des climats : les plus propices au développement de la diathèse urique sont, non pas les plus froids, mais ceux où le froid s'associe à l'humidité, où par cela même les fonctions de la peau se font moins bien et où l'on est instinctivement plus porté à surcharger et à surexciter les organes digestifs, en même temps qu'on l'est moins à sortir et à prendre de l'exercice en plein air, surtout après le repas du soir.

Nos auteurs classiques nous disent que la gravelle et la pierre existent dans tous les pays, que cependant elles sont plus rares dans les régions très-froides et dans celles qui sont très-chaudes. Rien de plus. Mais, si nous entrions dans les détails, nous verrions, j'en suis persuadé, que le climat n'a que peu d'influence directe. Si la gravelle et la pierre sont plus rares dans les pays chauds que dans les climats tempérés, c'est qu'en général les habitants y sont plus sobres. Mais les calculs sont fréquents *partout où il y a des gens qui peuvent manger au delà du nécessaire et se livrer ensuite à l'oisiveté,* faire la sieste, comme dans la basse Egypte, dans la Perse, dans les Indes. Quant aux pays froids, je dirai que, si l'on y mange beaucoup, la température oblige beaucoup au mouvement. Aussi, qu'au lieu de s'y livrer, on se calfeutre avec de bons poêles après les repas, comme en Angleterre, en Ecosse, en Danemark, en Suède, en Russie, les calculs seront fréquents.

Le docteur Gross, dans un appendice à son *Treatise on the urinary diseases,* a très-largement traité cette question de la fréquence de la pierre selon les pays ; mais, pour qu'on pût tirer de son travail quelques conséquences utiles, il aurait fallu qu'il nous renseignât mieux sur les habitudes hygiéniques de chacun d'eux. Il nous dit, pour prouver « l'influence mystérieuse du climat, » que la pierre est très-commune en Hollande, où l'on fait grand usage de genièvre, tandis que, ce qui prouve que cette liqueur n'en est pas cause, les colons bataves de Java, qui ont les mêmes habitudes que les habitants de la mère-patrie, en sont presque entièrement exempts. Mais ils ont dû rechercher si, pendant que les uns digèrent assoupis dans une chambre bien close, les autres ne le font pas en plein air, etc.

Il rapporte aussi de nombreuses statistiques qui prouvent que la race nègre est bien moins exposée à la pierre que la blanche, « malgré sa gloutonnerie, son avidité pour les liqueurs spiritueuses, son excessive incontinence et l'usage d'eau de toute espèce. » Cela peut être ; mais il ne faudrait pas oublier le travail auquel cette race était astreinte quand l'auteur écrivait. Il rapporte que, dans l'Ohio, la majeure partie des calculeux sont des fermiers, des laboureurs et gens adonnés aux occupations mécaniques ; mais peut-être, en cherchant dans leur genre de vie, en eût-il trouvé la raison. Ainsi nos cultivateurs ont la très-mauvaise habitude de dormir immédiatement après leurs repas, aussi bien après celui du milieu du jour qu'après celui du soir, et la pierre n'est pas non plus très-rare parmi eux.

Les professions sédentaires sont, toutes choses égales d'ailleurs, celles qui sont le plus exposées à la diathèse urique. Qu'on suppose, en effet, qu'un homme se livre à un travail de bureau au sortir de table. D'abord la contention d'esprit détournera de l'estomac l'influx nerveux qui lui est alors nécessaire; sans parler des troubles des sécrétions destinées à la digestion, les contractions péristaltiques du tube intestinal seront sans aucun doute diminuées. Qu'on joigne à cela l'inclinaison du corps en avant et la compression du ventre qui en résulte, et l'on comprendra combien les matières alimentaires doivent cheminer difficilement.

De plus, le refoulement du diaphragme vers la poitrine amoindrit l'amplitude des mouvements inspiratoires, et si l'on ajoute que leur nombre diminue en même temps par le fait de la préoccupation cérébrale, on comprendra que tout se réunit alors pour faire un mauvais chyle d'abord, et pour que ce chyle, mal préparé, soit mal épuré par la combustion respiratoire. De là un sang de mauvaise qualité et toutes ses conséquences. Aussi les savants, les artistes, les prêtres, les jurisconsultes, les notaires apportent-ils un fort contingent aux statistiques de la pierre. Si nous descendons dans l'échelle sociale, nous verrons que les plus sujets à la pierre sont aussi les hommes à professions sédentaires, les cordonniers, les tailleurs, etc.

J'ai déjà dit que ce qui prédispose le plus la femme à la diathèse urique, ce sont ses habitudes sédentaires, qui font souvent que la bonne mère de famille qui travaille tranquillement et sans relâche au foyer domestique se porte moins bien que celles qui, constamment occupées de leurs plaisirs, sont constamment en mouvement. Heureusement, je le répète, que sa grande sobriété fait jusqu'à un certain point équilibre.

Les statisticiens ont remarqué que la gravelle et la pierre sont très-rares dans l'armée et dans la marine. D'autres ont répondu qu'elles ne le sont pas chez les amiraux, généraux, etc. Il suffirait, pour s'entendre, de bien distinguer la partie active et celle qui ne l'est plus ou qui du moins ne l'est que d'une manière intermittente : la première, composée d'hommes d'élite dans toute la force de l'âge, et qui, si elle se livre quelquefois à des excès, les compense largement par l'exercice, le grand air; la seconde, au contraire, qui, déjà sur le versant de la vie, se ferait un cas de conscience de ne pas goûter dans toute leur plénitude le repos et les plaisirs domestiques auxquels elle aspirait tant au milieu de ses fatigues mêlées quelquefois de privations. Remarquons que cette vie sédentaire produit, chez ces hommes jusqu'alors pleins d'activité, des résultats plus fâcheux encore et plus prompts que chez ceux qui y sont habitués. On me dira : Et Napoléon, qui ressentit pour la première fois la veille de la bataille de Waterloo les effets des pierres qu'on trouva plus tard dans sa vessie, avait-il donc pris sa retraite ? Non, c'est vrai ; mais Napoléon, qui mourut d'une affection organique de l'estomac, venait de passer dix mois à l'île d'Elbe, dans une inaction mêlée Dieu seul sait de quels ennuis, de quelles préoccupations d'esprit, de quelles insomnies !

Il me reste peu de chose à dire sur les causes des autres calculs primaires.

Pourquoi c'est-il de l'acide urique qui se précipite dans certains cas, et des urates à bases diverses dans d'autres ? Pourquoi c'est-il de l'acide urique qui se forme dans l'immense majorité des cas et un oxyde urique dans quelques autres seulement ? Voilà des questions auxquelles la science ne donne pas encore de réponse.

Quant à l'oxalate de chaux, nous sommes peut-être un peu plus avancés : « Puisque, dit G. Bird, un excès d'urée et même d'acide urique coexiste dans beaucoup de cas avec les dépôts d'oxalate de chaux, il est probable que l'un ou l'autre de ces états exceptionnels de la secrétion est produit par la même influence morbide... Comme la quantité d'oxalate de chaux déposée de l'urine est toujours la plus grande possible après un repas copieux et manque souvent dans l'urine du matin ; que cet oxalate disparaît souvent sous l'influence d'une diète régularisée pour reparaître lorsqu'on revient à une nourriture insalubre, on peut admettre avec raison que ce sel provient, dans la majorité des cas, primitivement des éléments mal assimilés de l'alimentation. » Nous avons vu que le docteur Fleming a constaté fréquemment l'acide oxalique dans l'urine des enfants dont les pierres contiennent si souvent de l'oxalate de chaux.

Il ne faut pas oublier, toutefois, que l'acide oxalique est très-répandu, le plus répandu peut-être de tous les acides dans la nature végétale : la famille des polygonées, à laquelle appartiennent la rhubarbe, la bistorte, la patience et l'oseille, plusieurs lichens, la tomate, le navet, le céleri, l'oignon, le cresson, les haricots verts, les groseilles rouges, etc., etc., en contiennent de notables quantités ; de sorte qu'il est presque impossible qu'il n'en entre pas en proportion plus ou moins grande dans notre organisme par l'alimentation végétale, et comme, contrairement aux autres acides végétaux, il traverse la circulation sans se décomposer et qu'il s'unit à la chaux partout où il la rencontre, il ne faut ni s'étonner, ni s'effrayer quand on en reconnaît passagèrement dans les urines. Attribuer, comme on l'a fait, les calculs de ce genre, qu'on observe fréquemment chez les enfants pauvres, au régime végétal auquel on les soumet, est une erreur : ce ne sont pas des légumes contenant de l'acide oxalique qu'on leur donne, mais des soupes, des panades, des bouillies, des fécules. On a même quelque raison de croire que les végétaux où l'acide oxalique se trouve à l'état d'oxalate de chaux ne sont pas ceux qui donnent lieu à la présence de ce sel dans l'urine, sans doute parce que, n'étant pas soluble, il n'est pas facilement absorbé : les oignons sont dans ce cas, la rhubarbe également ; il est vrai que l'action purgative de celle-ci pourrait elle-même faire obstacle à l'absorption. Magendie a vu la gravelle oxalo-calcaire survenir chez un homme qui, « pour se rafraîchir », mangeait chaque jour un grand plat d'oseille ; mais l'acide oxalique est uni dans ce végétal à la potasse et non pas à la chaux.

Enfin sur la formation de la cystine, sur la source de cette grande quantité de soufre qui la distingue, nous ne savons absolument rien. « Cette curieuse substance, dit G. Bird, suivant toutes les probabilités, dérive de l'albumine ou des structures dont elle forme la base, et semble être le résultat d'un trouble particulier dans la marche de l'assimilation secondaire, trouble essentiellement lié à une alimentation excessive de soufre... Par l'examen de ses propriétés chimiques il ne semble exister aucune difficulté pour expliquer l'origine de la cystine, en supposant qu'elle soit formée par ceux des éléments de nos tissus qui devraient être normalement convertis en urée et en acide urique (v. p. 21) et qui produisent de la cystine en raison de la présence d'un excès de soufre, résultat probable d'une diathèse scrofuleuse. Il existe de bonnes raisons pour justifier cette opinion que sa production est éminemment liée à l'état scrofuleux et remarquablement héréditaire. Dans une famille composée de plusieurs membres, tous à la même époque étaient affectés de cystinurie, et dans une observation relatée, on put suivre, avec exactitude suffisante, la cystine pendant trois générations.... » (*Op. cit.* p. 230.)

Les femmes dont j'ai parlé précédemment avaient toutes deux une santé fort détériorée et elles moururent peu d'années après avoir été délivrées de leur calcul. L'usage démesuré d'aliments contenant beaucoup de soufre, tels que les œufs, les choux, les haricots, ne pourrait-il pas être pour quelque chose dans la production de la cystine ? Je ne fais ici qu'une simple question.

§ II. — CAUSES DES CONCRÉTIONS SECONDAIRES.

Nous avons vu que si l'urine vient à passer à l'état alcalin, elle peut donner lieu à la précipitation de certains sels, notamment des phosphates alliés à diverses bases, à la chaux principalement. C'est parce que ces concrétions exigent une modification antérieure de l'urine qu'on les dit *consécutives* ou *secondaires*.

Ce sont les causes de cette modification que nous allons rechercher.

Un des premiers effets de l'inflammation des reins, c'est de faire cesser l'acidité de leur sécrétion. Or, une des causes les plus fréquentes de cette inflammation c'est l'acidité extrême dont est le plus souvent douée l'urine, qui donne des dépôts abondants d'acide urique ou d'urates.

J'ai déjà maintes fois insisté sur les inflammations des organes urinaires dues à l'âcreté de l'urine dans la diathèse urique, notamment dans mon *Mémoire sur les causes de l'uréthrite chronique*. Rien donc de plus facile à comprendre que le mélange fréquent de phosphates à l'acide urique et aux urates dans les calculs des goutteux. L'acide urique est précipité, quand l'urine est acide; puis, qu'un excès d'acidité irrite les reins au point d'y déterminer une inflammation chronique, l'élimination des acides est entravée, l'urine devient alcaline, et la précipitation des phosphates commence, pour faire place, à son tour, à la première aussitôt que les reins reviennent à un état plus normal, et ainsi de suite. De là une sorte d'alternance entre les dépôts d'acide urique ou d'urates et ceux de phosphates. Peut-être que ceux d'urates appartiennent aux époques de transition, c'est-à-dire à celles où l'urine n'est plus assez acide pour précipiter l'acide urique, ni assez alcaline pour précipiter les phosphates.

Je ferai remarquer ici que les accès de goutte sont ordinairement précédés de la suppression de l'élimination de l'acide urique et des urates par les urines, tandis que la disparition de ces accès est précédée souvent par la réapparition de ces dépôts. Il y a donc là un exemple de cette alternance que je signale.

Nous avons vu que la dyspepsie est une des causes les plus ordinaires des dépôts d'acide urique et d'urates dans les urines. Or, sans arriver au point de constituer la diathèse goutteuse, ne pourrait-elle pas, surtout quand elle est surexcitée par des causes passagères : travaux d'esprit, chagrins, excès de tous genres, etc., produire une irritation des reins ?

Bird parle d'un pasteur, grand, maigre, brun, aux yeux vifs, d'apparence phthisique, et souffrant d'une dyspepsie habituelle ; il était obligé de prêcher plusieurs fois chaque dimanche. L'urine qu'il rendait le samedi soir et le dimanche matin était normale, *sauf un dépôt d'urates*; avant que les fonctions du dimanche fussent achevées, il éprouvait invariablement une fatigue extrême, *accompagnée de sensation douloureuse dans la région lombaire*, avec flatulence et embarras gastrique. L'urine, à ce moment de la journée, était presque constamment d'une couleur ambrée foncée et *déposait des phosphates* en abondance. L'urine du lundi contenait moins de ces sels, qui disparaissaient le jour suivant pour reparaître encore le dimanche d'après sous les mêmes influences. Le malade ne guérit qu'en rompant ses habitudes par un voyage. (*Op. cit.*, 316.)

Le même auteur a constaté des cristaux de triple phosphate dans l'urine de patients à peine guéris d'affections aiguës et surtout du rhumatisme articulaire aigu. Schœnlein et Simon en ont vu dans l'urine de personnes convalescentes de pleurésie ou de pneumonie ; mais ne sait-on pas que ces diverses affections s'accompagnent habituellement d'abord d'une abondante excrétion d'acide urique et d'urates par les urines.

On a dit que la décrépitude sénile suffisait pour altérer les urines et amener le dépôt des phosphates ; mais cet âge s'accompagne si fréquemment de maladies des voies urinaires que je crains qu'on n'ait pas suffisamment fait la part de chacune de ces conditions.

Prout a également signalé comme cause d'alcalescence des urines et de concrétions rénales les maladies traumatiques ou spontanées de la moelle épinière et la dépression de l'énergie nerveuse, dépression en vertu de laquelle l'urine se décomposerait dans les organes comme elle le ferait hors de l'économie, et l'urée s'unirait aux éléments de l'eau pour former du carbonate d'ammoniaque, substance éminemment alcaline. Il est certain que, dans les paralysies dues à une maladie de la moelle épinière, l'alcalinité ne tarde généralement pas beaucoup à se produire ; cependant cela n'a pas toujours lieu aussi vite et aussi régulièrement qu'une pareille cause devrait le faire supposer, et, comme la rétention d'urine est presque toujours le premier effet d'une lésion de cet organe (1), l'alcalinité qu'on observe ne rentrerait-elle pas purement et simplement dans la catégorie que nous allons étudier ? « J'ai examiné, dit Rayer, l'urine d'un grand nombre d'individus atteints de paralysie avec atrophie des membres, produite par des affections de la moelle épinière et de ses membranes, et j'affirme que, le plus souvent, j'ai trouvé l'urine acide lorsqu'il n'y avait pas d'inflammation de la vessie. (*Mal. des reins*, I, p. 112.) » J'ai fait la même observation.

La stagnation d'urine, en effet, ne manque presque jamais

---

(1) Le premier effet sur la miction d'une interruption subite de l'influx nerveux, c'est la rétention d'urine, rétention quelquefois telle que la vessie se romprait plutôt que d'en laisser passer une goutte ; l'incontinence ne vient que postérieurement. J'ai donné une explication de cette singulière succession dans un *Mémoire sur la paralysie et l'inertie de la vessie* (*Gaz. méd.* 1854).

d'amener l'alcalinité de ce liquide. Je dis la stagnation, parce que, dans mes *Recherches* de 1856, j'ai consigné cette remarque que les obstacles au col de la vessie, même légers, amènent beaucoup plus vite ce résultat que le rétrécissement uréthral le plus étroit. Cela tient évidemment à ce que les premiers commencent presque toujours, même sans gêne apparente, par amener la stagnation d'une certaine quantité d'urine dans la vessie, tandis qu'un rétrécissement, même quand il exige de très-violents efforts d'expulsion, est compatible avec une évacuation complète : il suffit qu'on y mette le temps nécessaire. Or, l'expérience m'a démontré que la vessie devient bien plus vite malade avec une hypertrophie de la prostate qu'avec un rétrécissement de l'urèthre. Il faut donc croire que cette petite quantité d'urine stagnante joue un grand rôle : en s'altérant, elle irrite la muqueuse de la vessie, et celle-ci sécrète alors une quantité croissante de mucus, finalement du pus, liquides alcalins qui changent la nature de l'urine. Le professeur Dumas, de Montpellier, a même ajouté que le mucus putréfié agit comme ferment et détermine, ainsi que nous l'avons déjà vu plus haut, la transformation de l'urée en carbonate d'ammoniaque. (*Statiq. chim.*, 1841, p. 39.)

M. Bence Jones a fait une remarque fort importante, si elle se confirme. Selon lui, l'urine est rendue alcaline par l'ammoniaque, quand la cause est locale, et par un alcali fixe, quand elle est générale. Dans les deux cas, le papier de tournesol rougi qu'on y plonge devient bleu ; mais, si on le chauffe au feu, il redevient rouge dans le premier par l'évaporation de l'ammoniaque, ce qu'il ne fait pas dans le second, l'alcali n'étant pas volatil. Il ajoute que ce sont des cristaux de phosphate triple qui se forment quand l'alcalinité est due à l'ammoniaque, tandis que c'est un dépôt abondant et dense de phosphate de chaux quand elle provient d'un autre alcali.

Ici, je dois signaler un fait singulier et bien important à connaître. Quelques années avant sa mort, Leroy-d'Étiolles avait remarqué avec justesse que l'évacuation d'une vessie depuis longtemps distendue donne quelquefois lieu à l'explosion d'une inflammation rénale fort grave. Cela n'a pas seulement lieu pour les reins, mais aussi pour la vessie, et se rattache, je crois, à un ordre de faits que j'ai fait connaître en 1844, p. 141 de mes *Recherches sur les valvules du col de la vessie.* Il est avéré que quelquefois des malades se présentent avec une énorme distension de la vessie méconnue jusqu'alors; on les sonde, on vide l'organe, on trouve l'urine limpide, acide, et le lendemain, sans autre cause connue, on la trouve muqueuse, purulente même, et parfois mêlée de sang : d'où j'ai tiré cette conséquence qu'il faut se garder, en cas pareil, de laisser la vessie vide, qu'il faut y pousser une certaine quantité d'eau et ne la ramener que graduellement et en plusieurs jours à sa capacité normale. Autrement, le sang des veines nombreuses, longues et fluxueuses qui rampent sous sa membrane muqueuse ne peut rentrer dans la circulation générale aussi vite que la membrane musculeuse se resserre; il distend, par conséquent, les vaisseaux qui, en diminuant fortement de capacité, le forcent à s'infiltrer dans les tissus et même à s'épancher dans la vessie comme l'eau d'une éponge dans la main qui la comprime. Rien d'étonnant que dans de pareilles conditions la muqueuse de cet organe s'enflamme brusquement, et que cette inflammation gagne les reins. (J'ai publié un mémoire sur ce sujet dans *l'Union méd.* du 5 janv. 1861.)

Je n'ai pas besoin de dire que le séjour d'une sonde à demeure, celui de corps étrangers introduits soit par une plaie, comme balles, débris de vêtements, etc., soit venus des intestins comme os, aiguilles avalés, soit introduits par l'urèthre comme bouts de sonde, porte-crayons, tubes de verre, fétus de paille, cure-oreille, aiguilles, haricots, etc., soit formés dans les voies urinaires, tels que calculs, caillots sanguins, surtout s'ils ont été durcis par des injections coagulantes, comme dans certains cas d'hématurie, peuvent enflammer, ulcérer la vessie, et ouvrir ensuite une double source de phosphates, l'une en produisant des sécrétions muqueuses et purulentes qui en contiennent, et l'autre en alcalinisant les urines qui en laissent précipiter. Aussi deviennent-ils presque toujours des noyaux de calculs, et, comme, en raison de leur solidité, ils appellent, pour ainsi dire, à leur surface toutes les molécules concrescibles qui se trouvent dans leur sphère d'attraction, les concrétions dont ces corps étrangers se recouvrent sont assez complexes : elles sont ordinairement formées de phosphate ammoniaco-magnésien, de phosphate de chaux, et plus rarement de carbonate de chaux ou d'urate d'ammoniaque.

On a accusé les alcalis employés pour dissoudre les calculs primitifs d'amener, au contraire, à leur surface la précipitation de concrétions secondaires ; c'est un point sur lequel nous reviendrons à propos du traitement curatif.

Les concrétions de carbonate de chaux, qui ne sont pas rares chez les herbivores, le sont excessivement chez l'homme. Néanmoins, on en trouve assez souvent de petites quantités dans celles de phosphates, ce qui donne lieu de penser que ce sont les mêmes causes qui les produisent. On en attribue généralement la formation à l'acide carbonique du carbonate d'ammoniaque résultant de la décomposition de l'urée ; mais, puiqu'il existe habituellement de l'acide carbonique libre dans l'urine, cette décomposition est-elle véritablement indispensable ? Je laisse à de plus compétents le soin de décider.

Les mêmes observations s'appliquent au carbonate de magnésie, qui est encore plus rare.

CHAPITRE IV.

Caractères physiques des calculs urinaires. Leur marche, leurs complications.

Une fois un noyau de calcul formé, il grossit presque toujours indéfiniment, si on ne l'extrait pas, jusqu'à ce qu'il entraîne la mort du malade. Cependant on dit en avoir vu s'arrêter dans leur accroissement, rétrograder même ; bien plus, on cite un ou deux cas dans lesquels l'urine, redevenue saine, avait dissous des calculs bien constatés. Gruithuisen parle d'un officier chez lequel Pott aurait reconnu une pierre avec la sonde, et qui serait revenu guéri d'un voyage aux Barbades. Mais c'est un fait si rare que peut-être n'est-ce qu'une erreur de diagnostic, ou bien un cas de fragmentation spontanée, comme ceux dont il sera question en parlant du traitement médical. Le volume d'une pierre peut n'avoir d'autre limite que la capacité extrême de l'organe qui le renferme. On en a vu qui dépassaient le volume d'une tête d'enfant. Ceux que nous rencontrons le plus souvent varient entre celui d'un œuf de perdrix et celui d'un œuf de poule.

Leur nombre varie également beaucoup : ordinairement, il n'y en a qu'un ; il y en a parfois plusieurs centaines de grosseurs diverses : rarement alors il y en a de volumineux.

Leur forme est aussi très-variable. Ceux des reins sont très-irréguliers quand ils arrivent à une certaine grosseur ; ils se composent habituellement d'une partie principale, correspondante au bassinet et surmontée d'un nombre variable de protubérance ou cornes formées dans les calices. Ceux des urethères sont ordinairement fusiformes, comme un grain de blé, une graine de pignon d'Inde et au-dessus. Rutty a même donné la figure d'une pierre ayant le volume et la forme des deux dernières phalanges de l'index, canaliculée et arrêtée à l'orifice inférieure de l'uretère (*Des parties qui servent de passage à l'urine*, pl. IV, fig. 2). Quant à celles de la vessie, elles sont généralement ovoïdes, un peu aplaties, quelques-unes presque rondes. D'autres cependant ont des formes très-diverses, en raison presque toujours de certaines conditions de l'organe où elle se sont développées. Ainsi j'en ai vu de tout à fait plates, circonstance importante à connaître ; une entre autres était de la forme, de la largeur et de l'épaisseur d'une pièce de 2 francs. Une de ce genre avait la forme d'un croissant et s'était développée derrière une tumeur prostatique dont elle embrassait le pédicule par sa concavité ; quelques-unes présentent des facettes, ce qui annonce qu'il y en a d'autres, qu'elles se sont mutuellement gênées dans leur développement au point de contact et même qu'elles subissaient une espèce d'usure par leur frottement ; car souvent ces facettes sont plus lisses que le reste et comme éburnées ; d'autres enfin offrent une rainure circulaire plus ou moins marquée, ce qui annonce que, développées dans une cellule ou hernie de la muqueuse de la vessie à travers les faisceaux musculaires écartés, elles ont, après les avoir remplies, grossi du côté de l'ouverture de communication de manière à former dans la vessie même une proéminence plus ou moins grande, comme le ferait un bouton à deux têtes ; j'en possède une de la grosseur d'un œuf, qui doit la rainure circulaire dont elle est creusée au frottement des sondes élastiques dont le malade se servait habituellement ; elle était en travers dans le bas-fond. Il n'est pas rare que les pierres *enchatonnées* amènent de grandes difficultés dans la pratique. Nous y reviendrons.

Sous le rapport de la surface, il existe aussi des variétés. Les unes sont assez lisses, telles que les pierres d'acide urique ou d'urates, et mêmes quelques-unes de phosphate calcaire ; d'autres sont presque toujours raboteuses : telles sont celles d'oxalate de chaux, qui, pour cela, ont été comparées à une mûre et nommées *mûrales* ; cependant il n'est pas rare que des calculs d'urates soient très-raboteux à la surface. J'en possède un, entre autres, que, pour ses aspérités, on pourrait prendre pour un calcul mûral, et qui cependant, analysé par M. Adam, pharmacien en chef de l'hôpital Beaujon, fut trouvé composé pour la plus grande partie d'urate de chaux et d'ammoniaque avec une certaine proportion de phosphate ammoniaco-magnésien. Il ne contenait pas trace d'oxalate de chaux. Ce calcul s'était formé autour d'une tige métallique. (*Bull. soc. anat.* 1864, p. 450.)   2***

D'autres enfin ont la forme la plus irrégulière, sont hérissées de cristaux, de stalactites ; ce sont les concrétions de triple phosphate et celles de cystine.

La couleur offre également des variétés et donne une idée assez exacte de leur composition. Toutes les nuances entre le roux-acajou et le jaune clair peuvent se présenter, et elles annoncent habituellement l'acide urique ou des urates de soude, de potasse ou de chaux. La cystine a aussi le plus souvent une couleur jaune ; mais elle n'est pas mate comme la précédente ; elle est brillante et même un peu transparente ; j'ai déjà dit qu'avec les mêmes apparences, la cystine est blanche dans quelques cas. Bien plus souvent les calculs blancs sont des phosphates ou des carbonates. Mais cette couleur est habituellement mate alors, excepté dans les calculs de phosphate ammoniaco-magnésien, où elle s'accompagne fréquemment d'une apparence brillante et cristalline. D'autres calculs sont d'un brun foncé : ce sont ceux d'oxalate de chaux ; ceux d'urate d'ammoniaque sont d'une couleur grisâtre et comme ardoisée.

Néanmoins, il ne faut pas ajouter à ces couleurs une croyance trop absolue ; car presque toutes ces substances sont blanches quand elles sont pures, et leurs différentes nuances de coloration sont dues aux matières colorantes de l'urine, à de la bile, à du sang ; aussi a-t-on vu, dans de rares circonstances, des calculs noirs, bleus, verts. J'en ai un échantillon qui est véritablement rose.

Et d'ailleurs il est bien rare qu'un calcul soit entièrement composé d'une même substance : souvent les dépôts alternent, se succèdent, et presque toujours, pour peu que les malades attendent que les organes s'enflamment, les pierres, quelle qu'en soit primitivement la composition, se couvrent d'une couche de phosphate plus ou moins épaisse. Quelquefois même, en raison de quelque circonstance particulière, l'inflammation disparaît, le dépôt phosphatique cesse et une nouvelle couche semblable aux premières vient à son tour la recouvrir.

Il s'ensuit que presque tous les calculs sont formés de couches concentriques tantôt homogènes, tantôt de nature diverse. Il est cependant des substances qui ne paraissent pas se prêter à ce genre de stratification : ainsi les calculs d'oxalate de chaux et ceux de cystine semblent plutôt formés par l'union intime de petits grains agglomérés. Ils se recouvrent peut-être, toute proportion gardée, moins souvent que les autres de phosphate de chaux ; cependant cela peut se rencontrer, et j'ai déjà parlé d'une concrétion volumineuse de cystine blanche qui en était enveloppée d'une couche épaisse.

Parfois deux ou un plus grand nombre de calculs adjacents se recouvrent d'une enveloppe commune et ne forment plus qu'un seul calcul à plusieurs noyaux. M. Bourdillat donne la figure d'un calcul appartenant au musée de l'hôpital Necker, du volume et de la forme d'un gros œuf de poule, ayant la consistance et le poli du marbre, et dont la petite extrémité, un peu allongée, était engagée dans le col de la vessie. Ce calcul, sur l'un des côtés duquel on a scié et détaché un segment pour en voir l'intérieur, présente cela d'extraordinaire que, dans une coque homogène et continue de 4 millimètres d'épaisseur, on remarque un très-grand nombre d'éclats fragmentés spontanément, les uns encore adhérents aux parois de la coque, les autres libres et mobiles (*op. cit.*, p. 87). Nous reviendrons sur ce sujet.

Des concrétions peuvent se former dans l'urèthre, notamment dans la région prostatique ; néanmoins la plupart y viennent de la vessie soit à l'état de calculs, soit à l'état de fragments, après la lithotritie. Ils peuvent s'arrêter dans toutes les parties du canal ; mais cependant il y a, pour ainsi dire, des lieux d'élection où ils s'arrêtent de préférence. Depuis longtemps, je répète que le col de la vessie est beaucoup plus dilatable qu'on ne pense et que, dans un âge avancé, la région prostatique peut acquérir beaucoup d'ampleur. Il en résulte que, fréquemment, des pierres ou fragments s'y arrêtent, leur volume ou leur tassement ne leur permettant pas d'aller plus loin. Quelques-uns même s'y arrêtent également malgré leur faible volume ; voici pourquoi : le bord postérieur de l'orifice vésical fait souvent une saillie d'un, deux centimètres et même plus au-dessus du canal. Il s'ensuit que, si une petite pierre vient à se loger dans l'angle que forme cette saillie avec la paroi postérieure de la région prostatique, elle se trouve soustraite à l'impulsion de l'urine, qui souvent alors est très-faible en raison de l'obstacle que cette saillie apporte à son cours.

Plus bas, un autre obstacle se présente, c'est l'occlusion habituelle de la région membraneuse par les muscles qui l'entourent.

Un troisième point, où l'arrêt se fait très-souvent, c'est au niveau de la racine des bourses, là où la partie bulbeuse de la région spongieuse, devenant pénienne, perd de son ampleur en même temps que ses parois prennent de la densité.

Un quatrième point, c'est le méat qui est presque toujours la partie la plus étroite du canal.

Enfin, les rétrécissements accidentels de l'urèthre sont une cause fréquente d'arrêt.

Généralement, les calculs de l'urèthre sont allongés ; d'abord parce que cette forme favorise leur migration de la vessie dans le canal ; ensuite parce qu'ils ont plus de facilité à s'accroître vers leurs bouts que sur leur circonférence, qui est en contact avec les parois ; enfin, parce qu'ils sont parfois formés de plusieurs graviers qui, arrêtés l'un derrière l'autre, ont fini par se trouver réunis par une couche commune déposée par l'urine autour d'eux.

Parfois la mobilité, qu'ils doivent à la région où ils se trouvent, ne leur permet pas de s'unir ; ils s'articulent, pour ainsi dire, l'un sur l'autre.

Dans certains cas, l'urine en sortant détermine des sillons longitudinaux à leur surface. Rien d'impossible qu'on en rencontre de canaliculés comme le calcul uréthral de Rutty, dont il a été question plus haut. M. Liégeois m'en a fait voir un qui, du volume d'un gros œuf de poule, remplissait outre mesure la partie profonde du canal, et qui était formé de trois calculs réunis par une enveloppe commune : le plus profond, et aussi le plus volumineux, était perforé d'un large canal pour donner passage à l'urine. On a trouvé l'urèthre entièrement rempli de concrétions calculeuses, plus ou moins longues et se touchant par des facettes régulières et lisses. On en a même vu se prolonger jusque dans la vessie sous forme de champignon de cinq ou six centimètres de diamètre. L'intéressante monographie de M. Bourdillat sur les calculs de l'urèthre contient des figures de ces différentes espèces.

Le premier effet d'une concrétion arrêtée dans l'urèthre est de le dilater; quelquefois elle finit ainsi par avancer peu à peu et sortir; mais, d'autres fois, elle se creuse une véritable cellule, et, le plus souvent, c'est dans la paroi inférieure. Elle finit même quelquefois par l'ulcérer, la perforer et déterminer une infiltration urineuse, si la crevasse a eu lieu tout à coup; un abcès circonscrit, si elle s'est faite graduellement.

Tantôt alors, le travail ulcératif continuant, l'abcès s'ouvre au dehors et le calcul sort; tantôt les parois de cet abcès s'épaississent, s'organisent, et le corps étranger se trouve enkysté. Du reste, il suffit qu'un abcès se forme d'une manière quelconque pour que l'urine, en y pénétrant, puisse y déposer des matières solidifiables et déterminer une concrétion. Un jeune enfant avait été taillé, dans le service ou j'étais interne, en 1837, et on lui avait retiré une moyenne pierre d'oxalate. Il lui était resté depuis une incontinence d'urine. Pourquoi? Je ne sais; mais, douze ou quinze ans après, il vint me revoir, et une pierre blanche, de phosphate probablement, se faisait jour au périnée; il ne voulut pas consentir à ce que je lui en fisse l'extraction. On trouve à la page 41 du **T. i** du *Compendium de chirurgie*, deux exemples de tumeurs du scrotum prises pour des sarcocèles, et qui se trouvèrent, l'une après l'ablation, l'autre après l'autopsie, n'être qu'un calcul volumineux dû à une infiltration d'urine par une perforation ancienne de l'urèthre.

Enfin, il s'arrête quelquefois, et même il peut se former de véritables calculs sous le prépuce, surtout quand son orifice est très-étroit. Rarement il n'y en a qu'un : Deschamps dit en avoir vu un qui entourait la couronne du gland en forme d'anneau. (*Op. cit.*, t. IV, p. 309.) Le plus souvent, il y en a plusieurs : Litre dit avoir vu sortir d'un prépuce incisé « un nombre presque incroyable de pierres à peu près rondes. » (*Mém. acad. des Sc.*) Souvent ces pierres multiples sont à facettes.

Je me hâte d'ajouter, et Deschamps en a fait la remarque, qu'on pourrait prendre pour des pierres la matière sébacée accumulée et durcie. C'est ce que je rencontrai chez un garçon d'une douzaine d'années, auprès duquel j'avais été appelé par le docteur Fabrége.

Inutile de dire que les calculs de l'urèthre peuvent amener graduellement les plus graves désordres dans le reste de l'appareil urinaire et même dans les organes génitaux.

J'ai fait connaître dans le cours de ma description les petites particularités que présentent les calculs de la vessie chez la femme. Il en est une cependant que je dois signaler d'une manière toute spéciale. Il n'est pas rare que le bas-fond, peu soutenu du côté du vagin, fasse une procidence plus ou moins saillante, une véritable hernie à l'entrée de la vulve. En raison de la difficulté avec laquelle cette poche se vide, les graviers ont une grande tendance à s'y accumuler, à y séjourner, et par cela même à y prendre du développement. Nous verrons plus tard combien il importe de ne pas oublier cette circonstance.

Les calculs de l'urèthre chez la femme sont beaucoup plus rares que chez l'homme, et cela se comprend aisément si l'on réfléchit qu'elle est moins exposée à la pierre d'une part, et que de l'autre son canal est d'une dilatabilité telle qu'on en a vu sortir spontanément des concrétions énormes : on en cite de plus de cinq onces (Lecat) et un même de douze onces (Clauder). Malheureusement, ces dilatations forcées sont pour la plupart suivies d'incontinence d'urine.

Le méat paraît la partie la plus difficile à franchir : c'est là que les calculs s'arrêtent habituellement.

Quand un calcul s'est enveloppé dans des organes sains, il finit presque toujours, au bout d'un certain temps très-variable, par y causer des altérations plus ou moins grandes ; à plus forte raison en est-il ainsi quand ces organes étaient déjà malades avant la présence du corps étranger.

Leurs effets dans les reins sont longtemps nuls s'ils ne gênent pas le cours de l'urine ; mais, dans le cas contraire, ils déterminent successivement la dilatation des calices et des bassinets, des inflammations, des excoriations, une exhalation sanguine, des dépôts phosphatiques, des ulcérations, des abcès, et même une perforation qui permet au pus, à l'urine, quelquefois au calcul, de se faire jour dans les parties voisines et même au dehors. Un mémoire intéressant de Lafitte, inséré dans le t. II des *Mém. de l'Acad. de chir.*, contient trois observations où pareille sortie fut suivie de guérison.

Des phénomènes semblables peuvent se produire dans les uretères, mais ces conduits sont très-étroits ; aussi, lorsqu'un gravier tant soit peu volumineux traverse l'un d'eux, ce n'est qu'en le dilatant graduellement. Mais cette dilatation, produite et entretenue par l'urine accumulée derrière, persiste, au moins en partie, après l'arrivée de ce gravier dans la vessie ; de sorte que le passage devient plus facile pour ceux qui pourraient descendre ultérieurement. Toutefois, le corps étranger ne peut pas toujours effectuer ce passage ; alors on a vu l'uretère, distendu par de l'urine puruleute, acquérir derrière l'obstacle des dimensions extraordinaires et augmenter indéfiniment jusqu'à ce que la rupture ou la mort s'ensuive. Dans d'autres circonstances, le rein s'atrophie, se désorganise et se transforme peu à peu, ainsi que son canal excréteur, en un cordon fibreux, l'autre rein fonctionnant alors pour deux. Mais on comprend combien la situation deviendrait grave si un nouveau gravier venait à son tour intercepter le passage de l'urine de ce côté. Al. Mouro rapporte l'observation d'un homme âgé qui, ayant eu plusieurs attaques de gravelle dont il paraissait rétabli, en fut repris et cessa d'uriner ; il tomba en léthargie et mourut. On trouva le rein gauche très-petit et ne formant qu'une poche dont la membrane était mince. L'uretère, de ce côté, était très-petit, dur et plein de graviers de couleur brune. Le rein droit était d'une grosseur monstrueuse, plein d'urine, et l'uretère si dilaté qu'il fut pris d'abord pour un intestin. Il était bouché à un quart de pouce de son orifice inférieur par une petite pierre nichée entre les tuniques mêmes de la vessie. (*Obs. de méd. de la Soc. d'Édimbourg*, t. VI, p. 257.) M. Gigon, d'Angoulême, rapporte qu'un vieillard goutteux avait eu plusieurs coliques néphrétiques du côté droit avec suspension d'urine pendant vingt-quatre heures. Le 25 décembre 1855, violente douleur à gauche et anurie complète. On diagnostique une pierre dans l'uretère gauche, et cependant pourquoi point d'urine lorsqu'on ne trouve rien vers le rein droit ? Le ventre se ballonne. Le 9 janvier, l'urine revient assez abondamment ; mais les progrès de la tympanite étouffent le malade. A l'autopsie, on trouve le rein gauche rouge et volumineux, un calcul dur dans l'uretère à 7 ou 8 centimètres de son origine, et quatorze petits dans les calices. A droite, rein atrophié, uretère obstrué par un calcul adhérent aux parois et poreux. (*Union méd.*, fév. 1856.)

Dans la vessie, il n'est pas rare, surtout chez les enfants, qu'il n'en résulte longtemps aucune altération appréciable. D'autrefois, les modifications se bornent à une légère hypertrophie des parois, particulièrement de leurs faisceaux musculaires. Mais, chez d'autres malades, le frottement, le ballottement du corps étranger provoquent dans ces faisceaux une contracture telle que la vessie reste dans un état perpétuel de resserrement.

De là deux effets fâcheux. D'abord, la muqueuse, épaissie elle-même, ne peut se resserrer comme la couche musculaire ; conséquemment, elle se fronce et forme des mamelons saillants dans la vessie, des bosselures noirâtres que j'ai vu prendre pour des polypes, des fongus. En second lieu, ces mamelons, se trouvant eux-mêmes fortement pressés contre la pierre, plus directement irrités que le reste par ses frottements, s'érodent en fournissant du sang, du pus, dont la présence détermine la précipitation de phosphates (v. p. 17), et ceux-ci, se déposant à l'état naissant, molécule à molécule, s'enchevêtrent avec les villosités et les inégalités de diverses sortes que présente la muqueuse ulcérée, et forment à sa surface des plaques adhérentes quelquefois fort étendues. Je ferai voir, en m'occupant du diagnostic et du traitement, combien ce sujet a d'importance.

Les mêmes sels se déposent à la surface du corps étranger, et en augmentent ainsi rapidement le volume ; quelquefois même, si celui-ci est immobile, la précipitation qui se fait à la fois sur lui et sur les points de la muqueuse avec lesquels il est en contact opère une adhérence entre ces surfaces de nature si diverse. Ledran, Howship, C. Bell en ont donné des exemples, et j'en ai vu moi-même un cas incontestable : il fut difficile de détacher le calcul du bas-fond dans une taille périnéale ; l'une de ses faces était rouge et recouverte de débris organiques dont on put constater les adhérences en les soumettant à un filet d'eau. Si de pareilles adhérences peuvent se produire quand la pierre est libre, à plus forte raison, doit-on les admettre quand elle est enchatonnée.

Dans quelques cas, le travail d'ulcération continuant à se faire soit dans la vessie, soit dans la cellule, il se produit une perforation, et l'urine, quelquefois même le calcul se fraient une voie dans les tissus et organes voisins, spécialement dans le rectum. Covillard en cite un exemple : appelé auprès d'un jeune homme qui ne pouvait, dit-il, ni pisser, ni fienter, il lui introduisit le doigt dans le fondement et y sentit une dureté fixe. Persuadé que c'était une pierre, il lui pressa sur l'hypogastre, et, aussitôt, il distingua une pierre, qu'il fit sortir par le siége avec le doigt. Comme le malade souffrait toujours, il le fit aller à la selle, et il rendit encore deux pierres par le fondement ; elles étaient grosses comme des œufs de pigeon. Il guérit, sauf une légère fistule qui se terminait au siége, par laquelle il sortait quelque peu d'urine sans douleur. (*Obs. iatrochirurgiques*, éd., de Thomassin, p. 288.)

De mon côté, j'ai rencontré à l'autopsie une petite pierre dans une cellule vésicale qui s'ouvrait dans le rectum.

D'autres fois encore, sans même que la muqueuse soit ulcérée, la couche musculaire s'enflamme, le tissu cellulaire interfibrillaire et même sous-péritonéal s'infiltre de pus ; parfois même celui-ci se rassemble en foyer, une péritonite se déclare.

Mais, presque toujours, avant cette période, l'inflammation gagne les uretères, les reins, et, si cette extension a lieu des deux côtés, l'urine devient rare, purulente, d'une fétidité extrême ; un véritable empoisonnement spontané arrive ; toute l'économie se prend, principalement le cerveau et les intestins, et la mort ne tarde jamais à survenir.

CHAPITRE V.

Symptômes et signes des concrétions urinaires.

Quand une personne compte parmi ses parents des goutteux, graveleux ou calculeux; ou bien quand, sous l'influence des causes diverses que j'ai exposées précédemment, elle éprouve habituellement des troubles des fonctions digestives, tels que dyspepsie, gastralgie, rapports nidoreux, éructations acides ou flatulentes, pituites le matin, ballonnement du ventre et besoin de dormir après le repas; gargouillements quelque temps après; constipation habituelle ou diarrhée fréquente; quand elle est sujette à des étourdissements, des battements de cœur, à de l'oppression; quand, avec un certain embonpoint, la face est habituellement très-rouge, ou que la peau est pâle, blafarde et assez souvent le siége d'éruptions dartreuses; quand les besoins d'uriner sont assez fréquents; que l'urine, en général peu abondante, mais foncée en couleur, est très-acide et donne par le refroidissement les dépôts rouge ou blanc sale que j'ai décrits; il est grand temps d'avoir l'attention éveillée sur l'appareil urinaire.

Quand les graviers, plus ou moins volumineux, sortent tout formés avec l'urine, la maladie est de toute évidence, et il ne faut pas s'abuser alors même que l'excrétion de ces graviers cesserait de se faire, ainsi que je l'ai déjà expliqué.

Les pierres qui siégent dans les reins ne s'annoncent quelquefois que par un sentiment de fatigue, de roideur, de pesanteur dans la région de celui de ces organes qui en est le siége. M. Palézon signale comme un symptôme important et de grande valeur un torticolis ou des douleurs contusives, de la roideur des muscles de la nuque. Dans d'autres cas, les lombes sont le siége de douleurs parfois même très-vives, déchirantes, rarement continues, le plus souvent par accès; de la fièvre se déclare, l'urine devient purulente, la langue se sèche et le malade tombe dans un état de prostration qui se termine par la mort. Parfois de l'empâtement se forme dans la région du rein malade sensible à la pression;

dans le flanc et dans la région lombaire, un véritable et vaste abcès se forme, qu'il faut s'empresser d'ouvrir aussitôt qu'on le peut, car on en a vu se faire jour dans le péritoine ou les intestins. Il est arrivé plus d'une fois qu'un ou plusieurs calculs sortirent ainsi et que la guérison s'effectua; mais plus souvent aussi le malade meurt d'épuisement.

Les mêmes phénomènes peuvent se produire quand le calcul occupe les uretères; mais c'est surtout alors qu'on observe les accès de douleurs excessives, déchirantes, accompagnées d'agitation continuelle, de fièvre, de crampes d'estomac, de vomissements répétés, de rétraction du testicule correspondant, de douleur à l'extrémité de la verge, etc., accès si connus sous le nom de *coliques néphrétiques.* Ces accès, le plus souvent, se terminent au bout de quelques heures ou de quelques jours, et font place à un calme réparateur qui s'accompagne ordinairement d'un flux abondant d'urine assez souvent sanguinolente; mais ils reparaissent au bout de quelques jours et quelquefois même au bout de plusieurs mois pour cesser de nouveau, reparaître encore et ne cesser définitivement qu'après trois ou quatre crises semblables. Il y a longtemps que Nuck, C. Bartholin, L. Caldani, avaient donné l'explication anatomique de cette singulière alternance. Mais elle avait disparu complétement de la science, lorsque M. Gigon, d'Angoulême, la retrouva il y a quelques années et la crut nouvelle (*Union méd.*, fév. 1856). Des injections forcées lui ont démontré que les uretères, que nos auteurs nous décrivent comme des canaux cylindriques, ne le sont pas, mais s'élargissent sensiblement vers leur milieu; au-dessus et au-dessous, ils sont plus étroits, et encore ces parties étroites offrent-elles souvent des dilatations fusiformes. Par suite, on comprend aisément que lorsqu'un calcul arrive à un rétrécissement et le bouche, l'urine, en s'accumulant par derrière, produit ces douleurs déchirantes qui caractérisent l'accès; mais peu à peu les tissus cèdent et se dilatent, le calcul fait irruption dans la dilatation qui se trouve au-dessous, et l'urine passe à côté. Tout marche bien tant que le corps étranger n'arrive pas au rétrécissement suivant; mais alors les accidents se reproduisent, et ainsi de suite tant que le calcul n'a pas franchi le dernier obstacle, qui est ordinairement l'orifice de l'uretère dans la vessie.

Resterait une question à résoudre : les coliques néphrétiques ne peuvent-elles être produites que par des graviers? J'en doute. Ce qu'il y a de certain, c'est que beaucoup de personnes voient la colique cesser en même temps qu'elles rendent une petite quantité de sable très-fin. J'ai des clients qui se sont trouvés dans ce cas il y a déjà bien des années, et qui, depuis ce temps, n'ont éprouvé aucun symptôme de pierre. Le canal des uretères est si fin qu'on comprend aisément qu'il puisse être bouché par du sable. Mais des coliques néphrétiques peuvent-elles se produire sans gravier ni sable? J'en suis convaincu, et l'un des premiers j'ai fait connaître des faits de ce genre à la page 321 de mes *Recherches* de 1856, publiées dans les premiers jours de mai; j'ai rapporté l'histoire d'un Smyrniote de trente ans qui avait une cystite chronique avec douleur obtuse habituelle dans la région des reins. Ce qui l'alarmait surtout, c'est qu'au moindre écart de régime, pour la moindre fatigue, sa douleur de reins devenait si violente qu'il se roulait sur son lit en poussant de hauts cris; en même temps, fièvre très-forte, besoins continuels d'uriner auxquels il ne pouvait satisfaire. Une exploration de la vessie fut suivie, dans la journée, d'accidents semblables véritablement atroces. Je m'assurai que la vessie était absolument vide. Traitement antiphlogistique et narcotique. Le lendemain, tout avait disparu. Un mois après, une injection d'une solution de nitrate d'argent au 30° fut suivie de phénomènes en tout pareils. A partir de ce moment, la position s'améliora, et de nouvelles injections et cautérisations n'amenèrent plus les mêmes accidents. En voyant cet appareil effrayant de symptômes, ma première idée fut qu'il s'agissait d'une colique néphrétique; mais comment comprendre que les deux uretères fussent oblitérés chaque fois et simultanément par un gravier? Il n'en a jamais rendu. J'aimai mieux croire que, chaque fois que la vessie était irritée, les deux uretères se trouvaient spasmodiquement oblitérés à leur passage à travers la tunique charnue. Quelques jours seulement avant l'apparition de mon volume, qui contient 623 pages, de Crozant, alors inspecteur des eaux de Pougues, publia, dans l'*Union médicale* des 12 et 15 avril, des faits analogues; seulement il les attribua à une oblitération des uretères par du mucus visqueux. Avec ce mucus, il serait presque aussi difficile qu'avec des graviers d'expliquer l'oblitération toujours simultanée des deux uretères.

Une fois le calcul dans la vessie, le calme semble revenu définitivement. Souvent il sort par l'urèthre, surtout chez la femme; mais, s'il reste dans la vessie, il grossit comme je l'ai expliqué, et, au bout d'un temps plus ou moins long, un nouvel ordre de phénomènes se manifeste.

Les calculs de la vessie s'accompagnent de symptômes très-variables; quelquefois il n'en existe aucun, et d'autres fois, chose bizarre, il y a de la douleur, mais dans un endroit fort éloigné. Ainsi J. Hunter rapporte que le père de lord Cavendish ressentait dans le bras gauche une douleur qui était liée à l'existence d'un calcul vésical; c'était le seul signe qui lui révélât le besoin d'uriner (*OEuvres*, tr. fr., t. I, p. 369). Prout paraît avoir observé plusieurs fois une douleur à la plante des pieds (*Tr. de la grav. et du calcul vés.*, trad. fr., p. 275). Le plus souvent ces calculs s'annoncent par de la pesanteur au périnée et sur le rectum, de la douleur dans le bas-ventre, s'irradiant quelquefois vers la région lombaire ou sacrée; mais c'est alors surtout que les malades éprouvent à l'extrémité de la verge un sentiment de chatouillement pénible qui les porte à se titiller le gland, à se tirailler le prépuce, sentiment qui va croissant à mesure que l'émission approche de sa fin, et se prolonge encore quelque temps après. Ces sensations acquièrent plus d'intensité quand le malade fait des mouvements brusques; il y en a qui sentent alors distinctement comme un corps étranger qui se déplace. Fabrice d'Aquapendente dit même avoir, dans un cas où il y avait treize pierres, entendu le bruit de leur choc à distance (*OEuv. chir.*, p. 702; 1674). Je ne sache pas que d'autres aient fait la même remarque.

Les organes tendent eux-mêmes à s'irriter : souvent les érections deviennent plus fréquentes, longues, fatigantes, et parfois les besoins du coït immodérés. Les douleurs acquièrent une intensité de plus en plus grande ; dans quelques cas, elles deviennent atroces, et on a remarqué que c'est principalement quand la pierre est phosphatique. Pour moi, je crois que cette coïncidence a lieu principalement parce que ces pierres coïncident elles-mêmes avec un état très-fâcheux de la membrane muqueuse. Les envies d'uriner sont de plus en plus rapprochées et impérieuses ; elles sont telles quelquefois que le malade urine continuellement, sorte d'intolérance de la vessie que beaucoup confondent à tort avec l'incontinence d'urine, laquelle, du reste, existe véritablement dans quelques cas où la vessie, remplie par le corps étranger, est incapable de garder quelques cuillerées de liquide, lors même que l'irritation ne l'expulserait pas à chaque instant, ou bien quand la pierre est située de telle sorte qu'elle empêche le col de se fermer, ou bien quand elle y est engagée et qu'elle est creusée d'un canal ou d'une rainure où l'urine passe, comme dans un exemple cité dans le chapitre précédent.

Quelques malades urinent avec facilité; quelques-uns même urinent mieux qu'ils ne le feront après avoir été débarrassés, mieux peut-être qu'avant d'avoir la pierre. C'est un fait singulier que j'ai le premier signalé, et dont j'ai déjà publié quelques exemples, un entre autres dans la *Gazette médicale* de 1850. Le malade qui en fait le sujet n'avait pas besoin de sondes tant qu'il fut affecté de la pierre ; mais avant même d'en être entièrement guéri, il a été pris d'une rétention complète qui persista cinq mois et céda instantanément à l'excision que je lui fis d'un obstacle au col de la vessie. Un second à peu près semblable se trouve à la page 254 de mes *Rech.* de 1856. Quelques-uns expliqueront peut-être de pareils faits par l'irritation du col de la vessie pendant la lithotritie ; mais je pense que cela tient surtout à ce que celle-ci, n'étant pas stimulée par la présence de la pierre, se contracte moins énergiquement et lutte avec moins d'avantage contre la résistance de son orifice uréthral. En voici la preuve : M. R... avait une pierre vésicale et un engorgement de la prostate. Tant qu'il eut sa pierre, sa vessie se vidait complétement, tandis qu'auparavant l'émission était fort incomplète et qu'elle est redevenue telle depuis (*Ibid.*, p. 326). Cette observation se retrouvera plus loin dans son entier.

Le plus souvent l'urine sort plus difficilement qu'à l'état normal,

par un jet petit et interrompu, malgré *les positions les plus diverses*, les efforts les plus violents, à ce point que souvent des gaz,
des matières fécales et le rectum lui-même se précipitent par
l'anus. Les auteurs disent que cette dysurie est due à ce que le
corps étranger est poussé contre le col de la vessie et l'obstrue.
Cette explication est probablement vraie pour quelques cas, mais
elle ne l'est pas pour le plus grand nombre; autrement, il suffirait
toujours à un calculeux de se coucher sur le côté ou sur le dos
pour uriner avec aisance. Cela tient le plus souvent à une contracture du col de la vessie provoquée par la présence du corps étranger. Aussi ai-je rencontré plusieurs valvules musculaires de cette
région qui n'avaient pas d'autre cause, et c'est à elles qu'est due
la gêne pour uriner qu'on remarque chez un certain nombre de
sujets qui ont été débarrassés de leur pierre sans opération divisant le col de la vessie. Civiale, qui avait, je me plais à le dire,
signalé l'influence du spasme du col vésical sur l'arrêt de l'urine
chez les calculeux (*T. aff. calc.*, p. 459), n'en entrevit pas toutes
les conséquences : il attribuait ce fonctionnement difficile de la
vessie à une *inertie résultant de la présence de la pierre*, ce qui se
comprend difficilement.

Enfin, je l'ai déjà dit, celle-ci finit presque toujours par enflammer la vessie, si elle ne l'était déjà, et même par l'ulcérer. L'urine
devient muqueuse, purulente : c'est principalement dans ces cas
qu'on la voit devenir glaireuse par le développement de l'ammoniaque, et même sanguinolente, surtout après qu'une marche
rapide, une course à cheval ou en voiture ont imprimé des mouvements à la pierre. Si cet état se prolonge, alors arrivent les
complications que j'ai décrites, la fièvre hectique, l'épuisement et la
mort.

L'aggravation des différents symptômes ne se fait cependant
pas toujours avec régularité; souvent le régime et les habitudes du
malade ont une grande influence à cet égard ; mais quelquefois
on voit, sans cause connue, survenir un calme assez grand pour
faire croire à une guérison. On a cherché à expliquer ce phénomène : tantôt on l'a attribué à ce que la pierre s'était fixée dans
une cellule qui la rendait immobile; tantôt à ce qu'elle était devenue

adhérente à la muqueuse ; tantôt on a pensé qu'en grossissant elle s'était fixée elle-même dans quelque coin du réservoir urinaire : Buialski a connu simultanément trois calculeux qui lui dirent avoir été beaucoup plus tourmentés de retention d'urine dans les premières années de leur maladie que plus tard. (*Op. cit*, p. 16.)

Ces différents symptômes doivent faire soupçonner l'existence d'un corps étranger ; mais, même réunis, ils ne sauraient donner une certitude. — Ainsi, cette sensation désagréable à l'extrémité de la verge, qui était regardée comme assez caractéristique pour que des chirurgiens se fussent décidés sur ce seul indice à pratiquer la taille, j'ai démontré, dans mes *Recherches* sur les valvules (p. 158), que toutes les irritations du col de la vessie peuvent y donner lieu. — Cette augmentation des douleurs à la fin de la miction qu'on attribue, non sans raison, à ce qu'alors la vessie vient coiffer et serrer la pierre, on la voit se produire dans des cas de simple inflammation de la vessie ou même de son col, ce que j'ai attribué à ce que la muqueuse, sensible et tuméfiée, se trouve comprimée par le spasme de la couche musculaire ambiante. — L'arrêt brusque du jet urinaire, de simples douleurs vers le col de la vessie ont causé des méprises semblables (*Ibid.* p. 40). Or les valvules musculaires de cette région, les hypertrophies de la prostate s'accompagnent souvent des mêmes symptômes. — Les hématuries elles-mêmes, outre qu'elles manquent souvent, peuvent encore se produire, même par l'exercice, dans des cas où il n'y a pas la moindre concrétion, dans de simples inflammations de la vessie ou de son col. Nos sens ne peuvent donc seuls nous donner la certitude indispensable ; je dis indispensable, car, si nous ne devons pas courir les risques de pratiquer des opérations inutiles, nous ne devons pas plus, en conseillant des traitements impuissants lorsqu'une opération seule pourrait guérir, exposer les malades à s'abuser et à perdre un temps précieux, peut-être irréparable.

En explorant la vessie par le rectum chez l'enfant, et par le vagin chez la femme, on peut assez souvent sentir un calcul vésical ; mais rarement le doigt atteint assez haut chez l'homme. On parvient chez lui, et pas toujours sans peine, au bas-fond ;

mais cela ne suffit pas, à moins que le calcul ne soit très-volumineux ou engagé dans le col. Ajoutons qu'une tumeur, ou même une simple hypertrophie de la paroi vésicale ou de la prostate pourraient induire en erreur. L'examen direct par la vessie est donc le moyen le plus sûr. C'est d'une sonde qu'on se sert habituellement pour cela.

Les sondes peuvent avoir des formes différentes et même être faites de matières diverses. Ainsi souvent on sent une pierre avec une simple sonde en gomme élastique, surtout si on a la précaution de faire mettre le malade debout et de faire écouler l'urine. Le corps étranger est alors poussé par la vessie contre la sonde, et les mouvements qu'on imprime à celle-ci donnent quelquefois un frottement si rude qu'il est bon de faire une injection avant de la retirer. Mais le plus souvent les sondes exploratrices, auxquelles on donne encore alors le nom de *cathéters,* sont faites en argent ou en acier. M. H. Thompson préfère ce dernier métal, parce qu'il a plus de poids et de solidité. (*The enlarged prostate,* p. 284.) Certes, une sonde doit avoir la solidité nécessaire ; mais avec cela elle doit avoir le moins de poids possible. Il faut bien savoir que le choc perçu se partage dans la masse de l'instrument et qu'il se transmet d'autant moins aux doigts que cette masse est plus grande. J'en aurais déjà fait faire en aluminium, si je n'eusse craint pour la solidité.

Beaucoup de praticiens ne se servent que des algalies ordinaires de trousse, lesquelles, il y a quelques années, avaient une courbure bien plus grande encore que celles d'aujourd'hui ; mais ces dernières elles-mêmes produisent de fréquents mécomptes. On cite, et j'ai vu de mes propres yeux, des pierres du volume d'un œuf de poule qui furent méconnues par des praticiens des plus exercés. Cela tient à ce que, le bec de ces sondes étant trop long, on ne peut lui imprimer des mouvements de rotation dans la vessie, et par conséquent le porter sur les côtés et jusque dans le bas-fond. C'est donc avec le talon qu'on est obligé d'explorer les parties déclives ; de sorte que, si un calcul s'y trouve logé, surtout s'il est en partie couvert par une de ces saillies prostatiques qu'on rencontre si souvent derrière le col de la vessie, il échappe

3*

au contact de l'instrument, ou ne donne qu'une sensation peu distincte. Civiale lui-même, pour s'être, en cela comme en tout, montré hostile à tout progrès venant de ses rivaux, et préconisé une sonde présentant, « à son extrémité oculaire, une courbure de trois pouces de rayon » (*T. aff. calc.*, p. 468), commettait journel-lement des erreurs semblables, et je pourrais citer des malades que j'ai opérés devant MM. Serres, Velpeau, Coffin, Lailler, Vernois, etc., chez lesquels il avait méconnu des calculs du volume d'une mandarine. Est-il nécessaire d'ajouter que, s'il en est ainsi pour des calculs volumineux, à plus forte raison en est-il de même pour des graviers ou fragments ? De là beaucoup de récidives après la lithotritie. Un célèbre chirurgien laissa, malgré cinq explorations très-attentives, une grande cuillerée de fragments dans la vessie du professeur A. Garnier, client du docteur Vigla, dont l'histoire a été présentée sous un jour tout à fait faux dans une brochure d'un ancien inspecteur des eaux de Contrexéville, qui rédigeait à cette époque des leçons de Civiale. C'est la sortie de quelques-uns de ces fragments qui détermina le malade à s'adresser à moi. Cinq séances, toutes fructueuses, furent encore nécessaires pour le dé-barrasser. Malheureusement, il lui était survenu depuis long-temps une néphrite chronique qui finit par l'emporter, mais plus d'une année après mon traitement.

Ce fut un lithotomiste, par conséquent un spécialiste, Tolet, qui, n'ayant pas senti une pierre avec une sonde ordinaire, eut le pre-mier l'idée d'explorer avec une autre sonde « dont le bec, depuis le commencement de la courbure, n'était pas si long, et, par ce moyen, tournait facilement dans la vessie. » (*T. de la Lithotomie*, p. 78; 1682). Rien de plus, et cette remarque, quoique rappelée un siècle après dans le *Traité de la Taille* de Deschamps, passa inaperçue jusqu'à ce qu'elle eût été reproduite par deux spécia-listes encore : Heurteloup et Leroy-d'Étiolles. Tous deux reconnu-rent que le bec des algalies est trop long, et, en conservant à peu près leur courbure, le premier donna de sa sonde exploratrice trois figures portant l'une un bec long de 4 centimètres, la seconde de 5 et la troisième de 6, celui-ci décrivant, en tournant sur son axe, un cercle de 9 centimètres de diamètre, et les autres à proportion.

(*Principles of lithotrity*; London, 1831.) Le second, qui, du reste, n'est venu qu'après, a dit : « Pour remplir d'une manière convenable le but auquel on la destine, une sonde exploratrice doit être courbée suivant un angle de 45" au moins ; la longueur de la partie courbe ne dépassera pas 17 ou 18 lignes. » (*De la Lithotripsie*, p. 34 ; 1836.) Je reproduis la figure qu'il en donne (fig. 8).

Fig. 8.

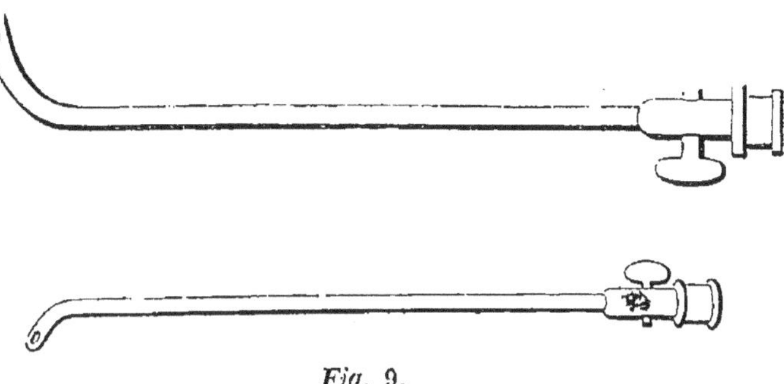

Fig. 9.

Plus tard, grâce à la faible élasticité de cette phrase, il a fait des figures grandement différentes de la première qu'il a complètement fait disparaître (texte et figure). Je reproduis l'une d'elles (fig. 9).

Fig. 10.

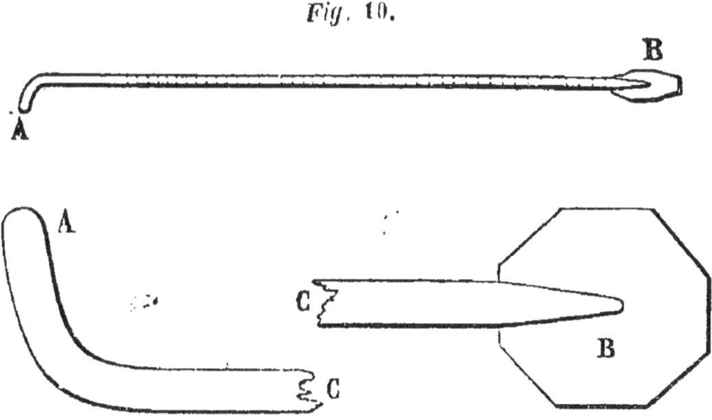

Pour moi, marchant dans une autre voie, je fus conduit à faire fabriquer une sonde dont le bec, formant avec la tige un angle de 110 degrés, n'avait pas plus de 15 à 16 millimètres de longueur (v. fig. 10), et cette sonde, imaginée en 1836 pour l'exploration du col de la vessie, je ne tardai pas à m'apercevoir qu'elle était également préférable à toute autre pour la recherche de la pierre. C'est ce que nous verrons dans un instant. Cet instrument est généralement connu sous le nom de *sonde coudée*, que je lui ai donné, et auquel quelques personnes veulent bien associer le mien (1).

On peut explorer avec le talon de cette sonde comme on le fait avec celles à long bec; mais cette recherche est bien moins douloureuse, parce que son bec ne frotte pas continuellement les parois de la vessie comme celui des précédentes, et les sensations qu'elle donne sont bien plus distinctes, parce que ce bec ne rencontre pas à chaque instant des colonnes charnues ou autres saillies qui jettent de l'incertitude dans les sensations, et surtout les placages calcaires qui peuvent si facilement tromper.

D'ailleurs, ce n'est pas ainsi qu'elle me sert le plus souvent, et qu'elle me rend les plus grands services; c'est en faisant, après qu'elle est arrivée dans la vessie, tourner son bec tantôt à droite, tantôt à gauche, en lui imprimant même des mouvements de rotation complets, comme des tours de clef, que j'explore les côtés et le bas-fond. Quand ces recessus sont profonds, il suffit de porter

(1) J'ai lu, non sans quelque surprise, dans un *Traité récent de la pierre*, à propos de sonde « à bec court et courbé assez brusquement, » que Tolet avait donné, en 1689, « une planche qui représente bien la sonde qu'il faut employer. » Or, j'ai deux éditions de Tolet : celle indiquée plus haut et une autre de 1708, et dans toutes deux se trouvent les mêmes planches, et dans ces planches ne se trouvent que deux sondes : l'une pour l'homme, à double courbure, absolument semblable à celle de nos cathéters pour la taille, et une pour la femme, non moins ressemblante à nos sondes de femme actuelles. Ce n'est qu'à celle-ci que M. Dolbeau a pu faire allusion; mais s'il eût consulté l'explication de la planche, il eût pu lire : « Sonde cave et courbe seulement au bec pour sonder les femmes, » et il ne se serait pas exposé à faire suspecter la bonne foi d'un collègue, dont il n'a jamais eu à se plaindre, par ceux qui le croiront sur parole, à faire suspecter la sienne par ceux qui vérifieront les textes. Au reste, un livre posthume, paru il y a quelques jours, pourrait bien nous donner la clef de ceci et de quelques autres choses encore. Nous aurons occasion d'y revenir.

l'extrémité externe de l'instrument, soit à gauche, soit à droite, soit en haut, pour pénétrer jusqu'au fond des parties droite, gauche ou inférieure de l'organe. Dans les mouvements de rotation, le bec ne touche pas les parois de la vessie ou les frôle à peine; il s'ensuit que, quand on croit avoir senti quelque chose, on répète le même mouvement un peu plus brusque, un peu plus sec, et on obtient un choc et un son bien plus distincts qu'avec ces mouvements de glissement qu'on peut seuls imprimer aux sondes à long bec.

Toutes ces manœuvres sont possibles, même quand la vessie est vide d'urine ou raccornie, car j'ai démontré que le bas-fond ne peut s'effacer, fixé qu'il est à « l'aponévrose supérieure du périnée, sur laquelle quelques fibres musculeuses superficielles de la vessie prennent naissance, en dehors des vésicules séminales et dans la direction d'une ligne qui s'étendrait des parties latérales du col à l'embouchure des uretères. » (*Rech.* de 1841, p. 12.) Quand un calcul remplit le réservoir urinaire presque en entier et qu'on veut en apprécier le volume, il est bien moins dangereux de passer derrière avec mon cathéter qu'avec tout autre, parce que, le dos du bec marchant en avant, on est bien moins exposé à blesser la vessie que si c'était l'extrémité de ce bec, comme cela a lieu avec toutes les sondes moins courbées.

On a reproché à cette sonde d'être difficile à introduire. J'ai le premier reconnu qu'elle exige une certaine expérience; mais c'est là précisément ce que mes détracteurs ne veulent pas se donner la peine d'acquérir. Un jour, un de nos premiers chirurgiens des hôpitaux, qui ne vit plus, *me fit demander* mon inciseur du col de la vessie, que je lui envoyai immédiatement. Immédiatement aussi, il fit son opération, et tout alla bien jusqu'au moment où il fallut retirer l'instrument; mais alors, ne sachant plus comment le fermer, il le retira tout ouvert et, furieux, le jeta dans la salle. Hé quoi! il y a des gens qui se croient la science tellement infuse qu'ils ne se donnent pas la peine d'étudier le mécanisme des instruments dont ils se servent! Soyons donc un peu plus modestes. Quand un instrument offre des avantages, un chirurgien est inexcusable de ne pas en étudier la manœuvre; or, les avantages de la sonde à bec court et brusque sont incontestables : 1° quand une hypertrophie de la prostate ou d'autres obstacles qui coexistent si souvent avec la pierre, sont au col de la vessie, elle les franchit *bien plus sûrement* que toute autre et expose bien moins aux fausses routes, parce qu'elle se présente à ces obstacles par le dos et non par l'extrémité du bec ; 2° quand des fausses routes de ce genre ont été faites antérieurement, le meilleur moyen de les éviter, c'est encore ma sonde, parce que, se présentant à elles par le dos et non par l'extrémité de son bec, elle court bien moins risque de s'y engager ; 3° elle est le seul moyen de donner une idée nette de ces obstacles à formes si diverses, parce qu'une sonde, même à petit bec, mais à courbure moins anguleuse, n'est pas nettement arrêtée au col de la vessie quand on l'attire contre son orifice, et qu'on n'a par conséquent pas de point de repère pour apprécier la hauteur des tumeurs ou l'épaisseur des valvules ; et remarquons que c'est le plus souvent entre ces affections et la pierre que nous avons un diagnostic à porter (1) ; 4° on conviendra qu'une sonde moins courbée atteint bien plus difficilement les recessus latéraux de la vessie et qu'elle ne peut même jamais atteindre le bas-fond quand la portion sus-montanale de la prostate est le siége d'une tumeur ; 5° avec celle-ci explorerait-on aussi facilement une cysto-cèle vaginale où des calculs se trouvent si souvent, ou bien une cellule des parois de la vessie ? En attendant qu'on m'ait prouvé que ces avantages sont illusoires, je maintiens qu'un chirurgien n'est pas pardonnable de préférer un instrument imparfait à un meilleur par cela seul qu'il n'a pas l'habitude de le manœuvrer.

La position horizontale est la plus commode pour cette explora-tion et la moins douloureuse. On ne doit se permettre d'examiner un malade debout que lorsqu'on n'a rien trouvé, bien qu'il existe les plus fortes présomptions. Amussat père a encore conseillé, dans ces cas, de le faire mettre sur les genoux et les mains (*Leçons,*

(1) M. Dolbeau reconnaît lui-même que « les sondes dites coudées sont les plus propices pour constater la présence des valvules » (*Op. cit.*, p. 134). Comme il ne dit pas où il a trouvé cette remarque, je serais curieux de savoir si c'est aussi dans l'ouvrage de Tolet, car je me crois un peu inté-ressé dans la question.

p. 214). Cette position peut être utile, en effet, quand une pierre
est cachée derrière les tumeurs prostatiques dont je viens de parler ; mais elle doit être fort incommode pour le malade et pour
le chirurgien, et j'espère qu'avec les nouveaux moyens elle sera
rarement nécessaire.

Je fais donc coucher le malade sur le dos, sur un lit de hauteur
convenable, et le bassin un peu élevé au moyen d'un coussin qui
ne se prolonge pas sous les cuisses au delà des ischions, pour ne
pas gêner dans l'abaissement de l'extrémité externe. Le chirurgien
ne saurait se mettre trop à son aise : de là dépend très-souvent le
succès.

On doit se placer à droite du malade : c'est le seul moyen de
bien exécuter les dernières manœuvres, qui sont les plus délicates.
Si l'on craint que la vessie ne contienne pas suffisamment d'urine,
on fait une injection.

Puis, de la main gauche, on saisit la verge derrière le gland,
entre le pouce et l'index, ou mieux entre le médium et l'annulaire regardant en haut, si le gland se découvre difficilement ou
si son orifice est difficile à ouvrir, parce qu'alors le pouce et
l'index restent libres pour renverser le prépuce ou écarter les lèvres
du méat. La sonde, saisie vers le milieu de la tige, entre le pouce
et les deux premiers doigts de la main droite, est présentée au canal de côté, c'est-à-dire le pavillon dirigé vers l'aine gauche du
patient; puis, sitôt que le bec est engagé tout entier dans le canal,
je conseille de ramener la tige à 25 degrés environ de la verticale
et de pousser suivant une ligne qui, des doigts conducteurs, doit
tomber sur le milieu de la portion recourbée. De cette manière,
si l'on ne tient pas la tige trop fortement saisie, le bec se tournera
de lui-même dans la direction du canal, et on aura en outre l'a-
vantage que les parois latérales, étant libres toutes deux, obéissent, l'une à la pression du bec, l'autre à celle du talon, de sorte
que le canal fait une espèce de zigzag, et que la pression, se trouvant partagée, devient moins douloureuse. Lorsqu'on est arrivé
au bulbe, il suffit d'incliner légèrement le pavillon vers l'abdomen pour tourner le bec vers la vessie. Il est utile alors de saisir
la tige de la main gauche, pour que la droite, devenue libre, puisse

appuyer doucement sur le talon par le périnée et engage le bec dans la portion membraneuse. Cela fait, on reprend la sonde de la main droite pour la pousser dans la vessie; mais alors commence le temps le plus difficile de l'opération.

En effet, si l'on se contentait d'abaisser l'extrémité externe, le bec, qui est très-court, irait immédiatement arc-bouter contre la paroi pubienne de la région membraneuse; si, au contraire, on se bornait à pousser suivant l'axe de la tige, le talon irait butter contre la paroi postérieure. C'est donc d'une habile combinaison du mouvement d'abaissement avec celui d'impulsion que dépend le succès. Dans quelques cas, au lieu de combiner les mouvements, je me suis bien trouvé de les exécuter alternativement. On arrive ainsi, le plus souvent, sans encombre jusque dans la vessie.

Quand on rencontre au bord postérieur de son ouverture une de ces saillies dont j'ai parlé, valvule ou tumeur, il est bon de s'arrêter un instant. On s'assure alors que le dos du bec presse bien contre la face uréthrale de l'obstacle; puis, au lieu d'abaisser l'extrémité externe et de pousser en même temps pour passer par-dessus cet obstacle, il vaut mieux retirer l'instrument de trois ou quatre millimètres, abaisser l'extrémité externe pour appuyer le bec contre la paroi antérieure du col de la vessie et pousser ensuite. Par cette manœuvre, on est sûr que le bec n'est pas dans une fausse route existant à la face uréthrale de l'obstacle, ou que les tissus de celui-ci ne feront pas devant le bec un pli qu'il pourrait perforer. Toutefois, il faut prendre garde aussi de ne pas abaisser trop fortement l'extrémité externe de manière à ce que le bec déprime en godet la paroi antérieure; c'est elle alors qu'on pourrait lacérer dans le dernier mouvement d'impulsion.

Je ne dis pas que cette manœuvre n'est pas un peu plus pénible pour le malade, mais aussi quelles immenses compensations! Je les ai décrites précédemment. On peut, pour plus de sécurité encore, quand le canal est large, se servir d'une sonde coudée avec un bec renflé en olive.

Arrivé dans la vessie, je commence par chercher à droite, à gauche et dans le bas-fond, comme il a été dit. Si je ne trouve rien, je pousse directement le talon contre la paroi postérieure, je presse même de manière à la déprimer un peu, et je lui imprime en même temps de légères secousses, afin de faire tomber la pierre sur ce point. Si je ne sens rien, je retire un peu l'instrument en le faisant tourner sur son axe, tantôt à droite, tantôt à gauche, et même je lui imprime des mouvements de rotation complets. Je réitère cette manœuvre autant de fois que je le juge nécessaire; puis j'enfonce de nouveau l'instrument en le dirigeant vers les recessus latéraux, qui recèlent si souvent le corps étranger.

Un fait que je n'ai vu signalé nulle part, c'est que le recessus latéral gauche a très-souvent plus de profondeur que le droit ; de sorte que les instruments s'y meuvent avec plus de facilité. On comprend combien cette disposition est utile à connaître quand on pratique la lithotritie.

Une circonstance qu'il n'est pas rare de rencontrer, c'est que ce n'est pas quand le bec est tourné en arrière qu'on rencontre la pierre; c'est, au contraire, quand il regarde en avant, tellement qu'on pourrait la croire suspendue à la paroi antérieure; mais je me suis assuré qu'il n'en était rien, et que cela tenait ou bien à ce que la sonde avait pénétré derrière elle, ou bien à ce que, placée de côté, elle tombait au devant de l'instrument au moment où celui-ci arrivait dans la vessie. J'ai même vu que ce n'est pas simplement un effet du hasard ; car j'ai rencontré cette particularité plusieurs fois chez les mêmes malades, notamment chez un client que m'avait confié mon habile collègue, M. Boinet.

Ces explorations doivent être faites la vessie étant médiocrement remplie d'urine ou d'un liquide préalablement injecté. Ashmead a même conseillé des injections d'air pour rendre la collision plus facile à entendre, au moyen du sthétoscope appliqué sur l'hypogastre. Je ne sais quel avantage on pourrait retirer de cette pratique avec les moyens que nous possédons actuellement. Ce qu'il y a de certain, c'est que dans des cas de cystite purulente, ces injections ne seraient pas sans inconvénients. Quoi qu'il en soit, si les recherches ont été sans résultat, il est bon d'évacuer le liquide en presque totalité et de les réitérer avec plus de prudence encore, afin de ne pas exercer sur les parois vésicales des frottements trop rudes. Si l'on ne rencontre rien, on retire la sonde.

Mais je suppose qu'on ait cru sentir le contact d'un corps étranger, il faut laisser l'instrument en place ; puis, après s'être recueilli, recommencer la manœuvre qui a donné cette sensation. Lorsque enfin on s'est assuré de l'existence de ce corps et de sa position, on pousse le cathéter au delà. Cela fait, on le retire doucement en lui imprimant de petits mouvements répétés et brusques de rotation, de manière que le bec heurte le corps solide dans les différents points du trajet qu'on lui fait parcourir. Si le cathéter est gradué à son extrémité, comme je l'ai déjà conseillé aux fabricants, on juge facilement, au bout de la verge, de combien il est sorti depuis le moment où il a commencé à accuser la présence du calcul jusqu'à celui où il a cessé de le faire, et on a l'un des diamètres de celui-ci ; si l'on répète plusieurs fois cette manœuvre après avoir déplacé la pierre soit avec la sonde, soit en faisant prendre au patient diverses positions, on finit presque toujours par connaître les autres. Si on n'y parvenait pas, il suffit, le plus souvent, de se rappeler que la plupart des calculs représentent des ovoïdes un peu aplatis, et que le diamètre qu'on perçoit le plus souvent ainsi est le moyen pour avoir une idée approximative du tout.

Le signe pathognomonique de la pierre est donc le choc sec, sans élasticité, que l'instrument communique à la main au moment du contact, et que l'expérience ne tarde pas à distinguer de toute autre cause d'arrêt. Presque toujours ce choc produit un bruit éclatant, perceptible à distance, et l'opérateur l'entend mieux encore s'il pose son oreille sur la région inférieure du ventre. Les ajutages qu'on a imaginé d'appliquer au pavillon de la sonde pour renforcer le bruit ou le transmettre directement à l'oreille sont inutiles, pour ne pas dire plus. Le calcul est-il volumineux ? on n'a pas besoin de cela ; est-il, au contraire, petit ? il arrive que, se transmettant à travers un appareil rendu pesant, vacillant et embarrassant par ces ajutages, le léger choc produit se perd, devient incertain, nul même, ou bien il est masqué par d'autres bruits.

Avec un peu d'habitude, le cathéter permet encore d'apprécier jusqu'à un certain point la dureté de la pierre, sa forme et ses inégalités. Grosse, elle donne un son fort et plein, et annonce une résistance au déplacement; petite, le son est faible et on sent qu'elle cède facilement à la percussion; dure, elle donne un son sec, presque métallique; friable, un son plus mat, accompagné d'une sorte de crépitation. Lorsqu'il y en a plusieurs, cette multiplicité est presque toujours accusée par une espèce de cliquetis au contact de l'instrument, ou même celui-ci en sent à droite et à gauche; mais, pour peu qu'elles soient nombreuses, il est difficile d'en préciser le nombre. On reconnaît en outre qu'elles sont adhérentes ou enchatonnées, quand on ne peut les déplacer soit avec la sonde, soit en faisant prendre au malade des attitudes diverses.

Je conviens que parfois l'obstacle existant derrière le col vésical était tellement abrupte et saillant qu'il m'a été difficile et même impossible de le franchir; mais presque toujours alors je n'ai pas été plus heureux avec les sondes métalliques ordinaires. Dans quelques cas j'ai vaincu la difficulté en introduisant une bougie élastique, et dans cette bougie le mandrin droit d'acier que j'ai conseillé pour renverser en arrière et aplatir la portion surmontanale de la prostate hypertrophiée; mais dans quelques autres, qui, pour toute ma carrière, s'élèvent à peine au nombre de trois ou quatre, l'impossibilité a été absolue.

M. Delcour, de Bordeaux, était soigné, depuis six mois environ, dans la maison de santé du docteur Plouviez, par un spécialiste des plus habiles, qui jamais n'était parvenu à faire entrer une sonde métallique dans sa vessie. Comme je traitais avec succès un malade dans cette maison, il prit le parti de se confier à moi. J'essayai à mon tour de franchir le col de la vessie; mais ce fut également en vain, aussi bien avec les sondes courbes ordinaires qu'avec les sondes coudées. Je résolus donc de mettre à exécution un projet que j'avais conçu longtemps auparavant, à la suite d'un insuccès semblable que j'avais éprouvé sur un malade de Gaillon (*V*. fig. 11).

Comme les sondes élastiques à grande courbure pénétraient bien, j'en pris une solide et volumineuse (d'environ 8 millimètres de diamètre) A B, sur laquelle je fis avec un bistouri une incision longitudinale bien nette, s'étendant, sur la face concave, dans une longueur de 3 centimètres, et se terminant à l'extrémité vésicale, celle-ci comprise, *a b*. J'entourai son extrémité externe d'un fil ciré formant un bourrelet bien fixé et assez volumineux C.

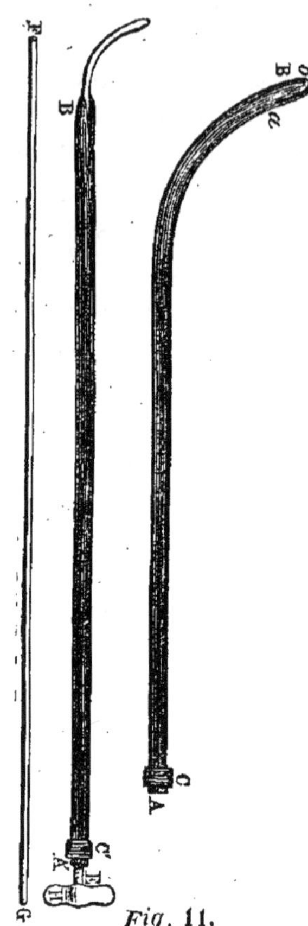

Fig. 11.

J'avais fait faire une sonde à petit bec en acier, de 3 millimètres de diamètre, à courbure un peu moins anguleuse que la sonde coudée, mais longue de 75 centimètres, formée de la portion principale, longue de 40 centimètres E B, et d'une autre de 35 droite et se vissant sur la précédente, F G. Un pavillon H mobile peut se visser à l'extrémité de l'une ou de l'autre.

Muni de ces deux pièces, je procédai à l'exploration en présence du docteur Plouviez. Je commençai par fixer le pavillon à l'extrémité externe de la tige exploratrice, et j'entourai celle-ci d'un tampon d'ouate serré fortement avec un fil circulaire, mais pouvant malgré cela glisser sur l'acier poli.

Cela fait, j'introduis la bougie et je pousse une injection qui pénètre par la fente de son extrémité ; je remplis la vessie. Aussitôt et vivement j'engage dans son canal la tige exploratrice, et, de suite, je pousse le tampon d'ouate contre l'extrémité de la bougie pour empêcher l'injection de sortir. — Pendant qu'avec la main gauche je presse fortement ce tampon contre le bourrelet dont j'ai muni le bout externe de la bougie, de la droite, j'introduis le cathéter dans celle-ci en lui donnant une direction convenable, et j'arrive ainsi, sans grande difficulté, dans la vessie, à travers la fente du bec de la bougie. Aussitôt je retire celle-ci sur le cathéter et j'amène son extrémité externe dans la région prostatique, comme on le voit en A' B'. Dès lors le liquide ne pouvait plus sortir.

Peut-être aurais-je pu de la sorte faire mon examen ; mais je craignais que le frottement de la tige exploratrice dans la bougie ne donnât des sensations capables de me tromper : je retirai donc complétement celle-ci de la manière suivante :

Je dévisse le pavillon H, et, à sa place, je visse la tige droite F G, je fais glisser la bougie sur elle et je la retire ; je dévisse ensuite la tige droite et j'adapte de nouveau le pavillon au cathéter maintenu en place par M. Plouviez, et, à partir de ce moment, je fais mon examen comme dans les cas ordinaires. Je trouvai une pierre du volume d'un œuf de pigeon.

L'embonpoint du sujet me détournant de la taille hypogastrique, et l'énorme volume de la prostate de la taille périnéale, je résolus, malgré toutes les difficultés, d'essayer la lithotritie, espérant que, tant par la méthode de la dépression, que je rappelais il n'y a qu'un instant, qu'en annulant les contractions périnéales par le chloroforme, je parviendrais à faciliter l'introduction des instruments. En effet, déjà trois séances avaient réussi au delà de mes espérances : à l'aide d'un brise-pierre à mors long et à larges cuillers, j'avais extrait la grande majorité de la pierre, le malade se trouvait beaucoup mieux et m'avait même exprimé sa reconnaissance par une charmante pièce de vers que je conserve précieusement ; malheureusement, à une quatrième séance, je saisis un fragment, le noyau sans doute, qui, en raison de sa dureté et de la largeur des mors de l'instrument, ne put être broyé par la compression. Je voulus recourir à la percussion ; mais, ne comptant plus sur une pareille difficulté qui ne s'était pas présentée jusque-là, je n'avais pas mon étau. D'un autre côté, il m'en coûtait beaucoup de lâcher une pierre que je tenais si bien et que j'aurais peut-être beaucoup de peine à reprendre. Que faire ? Dans cette perplexité, je donnai quelques coups de marteau avec toutes les précautions possibles, pendant que M. Plouviez, dont la force est très-grande, maintenait l'instrument. Le fragment éclata et je le ramenai en grande partie ; mais, à partir de ce moment, la cystite augmenta, les reins se prirent, et ce cher et intéressant malade succomba. Aujourd'hui, je me demande si je n'ai pas été trop audacieux et si je n'aurais pas dû plutôt pratiquer la taille ; mais, je le répète, la taille offrait bien des chances contraires ; quant à laisser le malade sans opération, il souffrait trop pour cela.

Depuis cette époque, une circonstance particulière, que je rapporterai en parlant du broiement des pierres enchatonnées, me fit faire une modification de ma sonde coudée, modification qui, nous le verrons, m'a déjà rendu des services de plusieurs sortes, notamment dans les cas qui nous occupent (fig. 12). Elle est en acier (1). Je fis aplatir d'un côté à l'autre et même évider le centre de son bec comme dans la figure ci-jointe. Ce bec, avec une largeur d'un centimètre et une épaisseur de deux millimètres, pénètre parfaitement dans le canal, et, pour me borner au sujet actuel, il a plusieurs avantages : 1° il fait que, tout en diminuant l'angle qu'il forme avec la tige, ce qui rend le talon moins brusque, plus arrondi, il plonge néanmoins encore mieux dans le bas-fond, derrière les tumeurs prostatiques ; 2° s'il existe derrière le bord postérieur du col vésical une fausse route et que ce bec la rencontre, comme il s'y présentera par un grand diamètre, il aura bien plus de chances qu'un bec rond de passer par dessus ; 3° arrivé dans la vessie, comme j'explore surtout par des mouvements de rotation, il rase les parois vésicales par une surface bien plus large qu'une sonde ordinaire, d'où moins de risque de les blesser et plus de chance de rencontrer la pierre ; 4° s'il la choque, c'est par une surface large et concave, et de là plus de résistance, plus de bruit

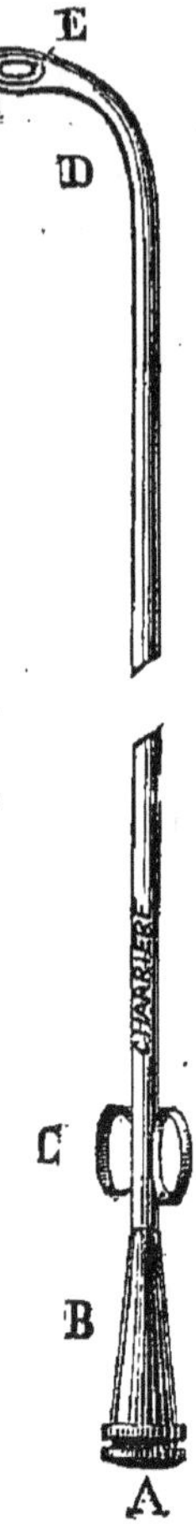

Fig. 12.

(1) Celle qui est représentée ici est en argent et canaliculée pour permettre d'injecter ou de vider la vessie à volonté. Le canal s'ouvre intérieurement dans l'évidement du bec en E, où se trouve un point noir ; l'orifice extérieur est fermé par un simple bouchon A : un robinet aurait été plus pesant et plus embarrassant. Cette sonde convient parfaitement pour les explorations ; mais, si on l'employait à des usages qui exigent une certaine force, il vaudrait mieux la fabriquer en acier et lui faire un pavillon semblable à celui de mon premier cathéter. (*V.* p. 83).

qu'avec un instrument cylindrique qui ne la choque que par une surface très-étroite et tend même à glisser devant ou derrière. C'est à ce point qu'aujourd'hui encore que je suis prévenu, il me fait presque toujours croire plus gros qu'ils ne sont les calculs qu'il rencontre, défaut qui n'est qu'une qualité, quand on va à la recherche de concrétions petites ou de fragments.

Si je ne remplace pas simplement le premier cathéter par celui-ci, c'est qu'il ne peut le suppléer pour l'exploration du col de la vessie, dont les déformations simulent quelquefois et compliquent souvent la pierre.

Depuis l'invention de la lithotritie, on a appliqué les différents lithotriteurs au diagnostic de la pierre. Civiale a conseillé d'injecter *deux ou trois onces* de liquide dans la vessie, d'y introduire une pince à trois branches, d'ouvrir celles-ci et de les faire circuler de manière qu'en tournant, elles appuient sur tous les points à la fois (*T. de lithotritie*, p. 88, 1847). C'était, suivant lui, « l'explorateur vésical le plus parfait que nous possédions ! » Malheureuse vessie !

Quant à l'instrument courbe à deux branches, il est véritablement utile, et il arrive quelquefois qu'il saisit un calcul qu'on n'avait pas senti avec la sonde. Mais ce n'est presque qu'à cela que se borne son utilité ; bien souvent, au contraire, on ne sent pas avec lui un petit calcul ou un fragment que les sondes à bec court accusent de la manière la plus distincte. L'infériorité de cet instrument est encore bien plus grande s'il s'agit de reconnaître la position et la direction du corps étranger. Ceci s'explique parfaitement. D'abord ce lithotriteur, avec les pièces dont il est muni à son extrémité externe, offre toujours une certaine masse ; or, que devient un léger frôlement réparti dans cette masse pour la main qui la fait mouvoir ? imperceptible. D'un autre côté, les lithotriteurs d'adultes sont toujours bien plus volumineux qu'un cathéter à exploration (ceux d'enfants ne sont pas assez longs) ; il s'ensuit qu'ils éprouvent dans le canal une constriction qui amortit singulièrement les sensations qu'ils transmettent.

J'ai été si souvent frappé de ces inconvénients que j'ai fait fabriquer un explorateur formé de deux branches comme le lithotriteur précédent; il a cela de particulier que ses mors sont plats et munis seulement de quelques aspérités pour empêcher le glissement de la pierre, que son bec n'est ni moins courbé, ni plus long, ni plus volumineux que celui de mon cathéter explorateur, que sa tige est moins grosse encore; enfin, que l'extrémité externe de chaque branche n'est munie que d'une petite rondelle pour toute armature. Ces rondelles sont percées, sur le côté correspondant au dos de l'instrument, d'un trou propre à recevoir une vis destinée à rapprocher les deux becs du mors, ce qui me permet, comme on le verra dans la suite, de remplir plusieurs autres indications fort importantes (fig. 13).

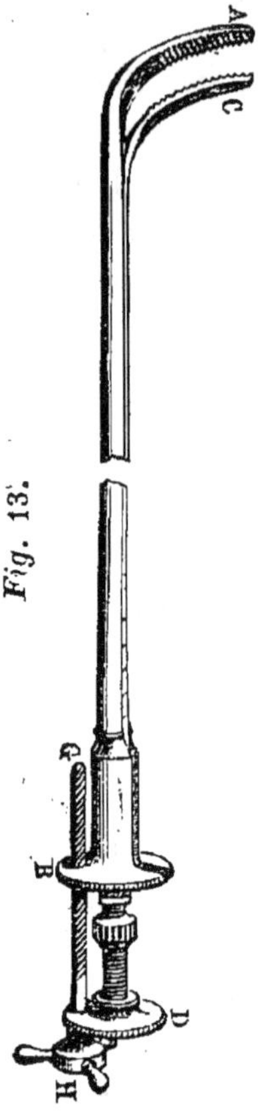

Quand j'ai introduit ce cathéter à deux branches dans la vessie, j'agis d'abord comme avec le premier, et, si je trouve un calcul, j'écarte les deux branches pour en mesurer le diamètre; si je n'en trouve pas, je recommence les mêmes manœuvres, les mors étant éloignés d'un centimètre ou deux, et souvent ce qui avait échappé au bec simple n'échappe pas au bec double. Si je ne rencontre rien encore, j'explore les différents points de la vessie en écartant et rapprochant successivement les branches, de manière à saisir ce qui aurait pu ne pas être senti. Un écrou mobile, qu'on voit entre les rondelles B et D, met à volonté les mors dans l'impossibilité de se rapprocher complétement et de pincer la vessie. On comprend qu'il serait difficile à un corps étranger d'échapper à ces différentes recherches. Ajoutons qu'on peut, avec cet instrument, reconnaître la multiplicité des calculs en en saisissant un entre ses mors et en allant ainsi à la recherche des autres, comme l'a conseillé M. Petrequin.

Nous avons vu comment on peut mesurer le diamètre antéropostérieur d'une pierre. Leroy d'Étiolles a prétendu mesurer le diamètre transversal, comme avec un compas, à l'aide d'une sonde formée « de deux tubes à petite courbure, dont l'un renferme l'autre, et pouvant décrire des cercles en sens inverse. » Avec tant soit peu de réflexion et quelques expériences sur table, l'auteur aurait vu que son procédé est on ne peut plus infidèle : je ne perdrai pas mon temps à le réfuter.

J'ai dit que, bien des fois, des calculs volumineux avaient échappé aux mains les plus exercées, faute d'instruments convenables; d'autres fois, le contraire a lieu. On a cru à la présence de calculs dans des cas où il n'en existait pas, et on a même pratiqué des opérations graves dont plusieurs ont été suivies de terminaison fatale.

Les causes les plus fréquentes de ces erreurs sont certaines affections du col de la vessie sur lesquelles mes *Recherches* ont jeté quelque lumière.

Les premières sont les valvules vésico-uréthrales. Comme elles s'accompagnent de tous les signes rationnels qui ont été attribués à la pierre, il est arrivé plusieurs fois que des chirurgiens, désespérés de ne pouvoir trouver la cause de pareils symptômes, se sont décidés à pratiquer la taille, bien convaincus qu'ils ne pouvaient être produits que par une pierre (*V.* mes *Rech. sur les valv.*, p. 39). J'espère qu'à l'avenir les praticiens, suffisamment avertis, ne tomberont plus dans de pareilles méprises. D'ailleurs, à l'aide de mon cathéter coudé, il est très-facile de constater ces valvules et de s'assurer qu'il n'existe pas de corps étranger; car il ne faut pas, aussitôt qu'on a reconnu la présence d'une valvule, s'en tenir là et cesser les recherches : très-souvent les deux maladies se compliquent; toutes deux peuvent être cause ou effet l'une de l'autre. Il n'est même pas sans importance pour le pronostic de remonter à l'origine de cette complication; car, quoiqu'une valvule secondaire puisse être devenue permanente, on a cependant plus d'espoir de la voir disparaître après l'extraction du corps étranger que quand c'est elle qui en a précédé et déterminé la formation.

Une autre cause très-commune d'erreur, ce sont les tumeurs prostatiques qui font saillie dans la vessie, au pourtour de son ori-

3**

fice uréthral. L'erreur ici est même plus excusable que dans le cas précédent, en ce que, outre les signes rationnels dont il a été question, il se peut encore que la sonde transmette la sensation d'un corps étranger. Ripault, de Dijon, a publié un cas de ce genre (*Gaz. méd.*, 1842, p. 478). Une main un peu exercée trouve bien, habituellement, une différence entre la résistance élastique de ces tumeurs et celle d'une pierre, mais parfois, comme pour rendre l'erreur inévitable, ces tumeurs s'incrustent d'une couche phosphatique qui donne, par le choc de l'instrument, le son, mais surtout le frottement caractéristiques (V. *The monthly journal*, juillet 1844, p. 609). Malgré cela, ma sonde ne permet pas de les méconnaître, par la raison que son bec ne peut faire le tour du col de la vessie qu'en passant par dessus par un mouvement d'ascension proportionnel à leur élévation ; tandis que si, au contraire, on avait affaire à un calcul appliqué sur quelque point de l'orifice, le bec pourrait toujours circuler entre eux.

Une troisième cause d'erreur, ce sont les mamelons saillants, les colonnes charnues dont il a été question précédemment. P. Guersant a parlé d'un enfant dont la vessie était couverte d'une couche crétacée telle qu'on crut à la pierre et qu'on le tailla (*Avantages et inconvénients de la lithotomie et de la lithotritie*, p. 8). Que penser de cette vessie d'un enfant de cinq ans, que Blanc dit cartilagineuse et si dure qu'elle rendait un son comme la pierre, ce qui décida à l'opération? (*Journal de Desault*, t. II, p. 133.) Prout décrit une tumeur fongueuse située près de l'orifice de l'un des uretères et contenant (*sic*) une grande quantité de phosphate de chaux. Un chirurgien fut appelé, et, si l'on ne fit rien, c'est qu'une hémorrhagie survint à la suite du cathétérisme et finit par épuiser le malade (*On stomach*, p. 375). A la suite d'une opération de taille infructueuse, un nègre de quinze ans mourut. « On trouva, dans la partie interne et postérieure latérale du fond de la vessie, un kyste osseux, gros comme une châtaigne, rempli d'une substance pierreuse qui formait un corps rond et dur, dont on entendait le bruit lorsqu'on frappait avec le bout de la sonde ; ce corps était engagé dans la membrane interne de la vessie dont il était recouvert par une base large qui s'élevait du fond de ce viscère

et qui portait sur le rectum, de manière que, dans les déjections
de l'anus et de la vessie, et dans certaines situations du corps, il
bouchait l'entrée de l'urèthre et irritait cet orifice jusqu'à y causer
les accidents dont on avait accusé une pierre dans la vessie (*Mém.
acad. de chir.*, t. I). Si ces altérations pathologiques ont pu en
imposer avec les sondes ordinaires, qui ne pouvaient exécuter dans
la vessie que des mouvements très-bornés, il n'en sera plus de
même avec le cathéter à petit bec, qui permet toujours d'apprécier
leur immobilité et de s'assurer que leur consistance et leur sono-
rité ne sont pas celles d'une véritable pierre.

Les signes des concrétions engagées ou formées dans l'urèthre
sont une gêne de l'émission urinaire proportionnée en général au
volume du corps étranger et à l'étroitesse du canal, une douleur
fixe en un point de celui-ci, et presque toujours une tumeur dure
que le doigt peut sentir en le promenant sur le trajet du canal,
depuis le méat jusque près de l'anus, et même en l'enfonçant dans
cet orifice pour explorer les régions membraneuse et prostatique. Je dois ajouter que ce dernier examen a beaucoup plus
d'importance qu'on pourrait le croire d'après les descriptions
fausses que nous donnent tous les auteurs. A les entendre, il y
aurait une épaisseur variable et quelquefois assez grande de tissu
graisseux entre ces régions et le rectum. C'est une erreur : ces organes sont constamment accolés, et ils sont même liés simultanément à l'aponévrose moyenne du périnée par un tissu aponévrotique que j'ai nommé *nœud central du bassin*. C'est à partir de
cette adhérence que le rectum change de direction pour se porter
en arrière et aboutir à l'anus. Ensuite, je ne ferai que rappeler ce
que j'ai surabondamment démontré, quoiqu'on professe et qu'on
représente tous les jours le contraire, c'est qu'au niveau du verumontanum et au-dessous, la prostate, derrière l'urèthre, n'a pas
plus de 3 à 6 millimètres d'épaisseur (*V.* mes *Recherches* de 1841
et surtout *Gaz. hebd. de méd. et chir.*, 1857). Je le dis hautement
et j'ai la ferme confiance qu'on ne me démentira jamais, pièces en
main : au-dessous de la portion sus-montanale de la prostate,
dont l'épaisseur varie beaucoup selon les âges, au-desssous du passage des canaux éjaculateurs par conséquent, et jusqu'à l'aponé-

vrose moyenne du périnée, on ne trouvera jamais un intervalle de plus Je 6 à 8 millimètres entre les cavités urétrale et rectale, tandis que les meilleures planches représentent, non pas entre ces cavités, mais entre leurs parois, un espace qui n'a pas moins de 15 à 25 millimètres. Comment comprendre que ces dispositions soient tellement ignorées quand on pratique journellement, sur cette région les opérations les plus graves? Conséquemment on sent, dans les cas qui nous occupent, sur le trajet de l'urèthre une saillie dure plus ou moins volumineuse, quelquefois remplissant la prostate, d'autres fois donnant à la pression un sentiment de crépitation quand il y a plusieurs concrétions ou fragments.

Un autre signe, c'est l'arrêt qu'une bougie de gomme élastique ou de cire éprouve souvent au niveau de l'obstacle, ou, si elle passe, la sensation de grattement qu'elle transmet au doigt ou l'empreinte que ce grattement y a laissée. Enfin, il est rare que cette concrétion ne soit pas annoncée par le choc d'un cathéter métallique ou d'un stylet. Parfois cependant, surtout quand le corps étranger s'est creusé une cellule latérale ou un abcès, ou même quand la prostate est simplement dilatée et qu'il s'est logé dans l'excavation que forme la paroi postérieure, il arrive que la sonde ordinaire passe sans accuser sa présence; mais, dans tous ces cas, il est presque impossible qu'il échappe à mon explorateur, soit à son talon, soit à son bec, qu'on peut diriger là où on soupçonne l'ouverture de communication.

M. Ségalas et Blandin ont donné comme signes des concrétions situées dans la prostate, l'un le priapisme, l'autre une semi-érection. Mais on aurait tort d'y ajouter trop de foi. Ces érections, qui ont surtout lieu pendant le sommeil, se produisent dans un assez bon nombre de cas d'inflammation de la région prostatique. Un confrère à qui j'ai extrait, il y a quelques années, un calcul prostatique dont il sera question plus loin, ne dormait pas depuis deux ans sans être en érection; mais cela a continué après l'extraction. Ce confrère est tombé, quinze ou dix-huit mois après, dans un état de paralysie générale, et comme j'ai vu plusieurs autres malades dont, sans calcul prostatique, la paralysie avait été précédée d'érections, je me demande si ces érections n'ont pas été le premier effet appréciable de l'affection spinale; d'autres même se demanderaient si elles n'en ont pas été la cause.

Pour peu qu'un calcul du prépuce ait de volume, celui-ci se tuméfie et se déforme quelquefois régulièrement, mais le plus souvent d'une manière irrégulière; on sent au-dessous des téguments une ou plusieurs masses dures, insensibles à la pression, le plus souvent mobiles, et quelquefois donnant la sensation de corps solides frottant l'un sur l'autre. Il est rare que le jet urinaire ne soit pas gêné, parfois même arrêté complétement quand la pierre vient boucher l'orifice préputial, ordinairement très-étroit. Enfin, un stylet introduit dans cet orifice donne la sensation d'un corps solide, bien différente de celle que donneraient des pelotons de matière sébacée, quelque condensés qu'on les suppose. Chez un éminent cardinal, un phymosis extrêmement étroit avait développé tous les accidents d'une rétention d'urine portée au plus haut point. Je trouvai, après l'incision du prépuce, plusieurs plaques calcaires adhérentes à la surface du gland et derrière sa couronne. Ces plaques ne tardèrent pas à se détacher; mais les ulcérations qui leur succédèrent furent très-longues à guérir.

CHAPITRE VI.

Pronostic des sédiments et concrétions urinaires.

Le pronostic varie suivant diverses circonstances.

Les sédiments d'acide urique, d'urates ou d'oxalate de chaux que j'ai démontrés tenir la plupart du temps à des troubles digestifs assez faciles à modifier par un meilleur régime quand on s'y prend à temps, sont moins graves que ceux de phosphates, qui annoncent quelquefois une diathèse fâcheuse, ou tout au moins une inflammation chronique des voies à urinaires, ou même une perversion de la sécrétion rénale. Cependant, quand l'inflammation catarrhale ne s'étend pas au delà de la vessie, le moyen que j'ai trouvé de les modifier promptement diminue singulièrement la gravité du pronostic. Je dois encore dire, et c'est un fait que j'ai signalé dès 1856, que l'apparition des urates me paraît un degré plus avancé de la maladie que celle de l'acide urique; aussi, le retour de celle-ci est toujours un bon signe (*V.* p. 59).

J'ai constamment vu celles de cystine s'accompagner d'une santé précaire, de mauvaises digestions dont la cause est encore inconnue. J'ai dit que des auteurs anglais les croient liées aux scrofules.

Quand les concrétions sont en petite quantité et accidentelles, elles méritent évidemment moins d'attention que quand, par leur abondance et leur continuité, elles annoncent une diathèse bien prononcée.

Plus elles sont arrêtées profondément, moins elles sont accessibles à nos moyens chirurgicaux et moins nous avons de ressources, par conséquent. Le pronostic sera encore plus sérieux si elles occupent les deux reins ou les deux uretères, que si elles n'existent que d'un seul côté.

Pas n'est besoin de dire que quand des organes s'enflamment, s'ulcèrent, se perforent ; quand des abcès se développent dans leur voisinage, la position est des plus graves, bien que ce soit quelquefois un moyen de guérison, par la sortie du calcul.

Parmi celles de la vessie, les adhérentes et surtout les enchatonnées sont plus à craindre que celles qui son mobiles, à plus forte raison celles qui sont dans des hernies de la vessie. Celles de la cystocèle vaginale sont cependant encore assez accessibles à la chirurgie. Les enchatonnées le sont aussi quelquefois : j'en fournirai un remarquable exemple ; mais le plus souvent c'est une condition très-fàcheuse.

Il n'est pas rare qu'en raison de circonstances accessoires, et notamment de l'étroitesse de l'urèthre, les concrétions de ce canal soient plus dangereuses que certaines de la vessie.

Enfin, leur volume joue évidemment un grand rôle au point de vue de leur sortie spontanée ou de l'extraction artificielle, et, quand elles sont volumineuses, leur dureté doit être aussi prise en grande considération ; celles d'oxalate de chaux passent pour les plus dures : ce sont elles, en effet, qui résistent le plus à la scie, à la ràpe et par conséquent au lithotribe à trois branches ; mais, en raison de leur structure granuleuse, il arrive assez souvent qu'elles se désagrégent plus facilement sous l'action du marteau que certaines d'acide urique à couches concentriques. Celles de phosphate et surtout de phosphate triple, et celles de cystine s'écrasent aisément. Nous reviendrons sur ces divers points quand nous nous occuperons du traitement chirurgical.

Les concrétions urinaires sont, toutes choses égales d'ailleurs, moins dangereuses chez la femme que chez l'homme. Il est évident que je ne parle pas de celles des reins.

Quand on n'avait que la taille pour extraire celles qui ne pouvaient sortir, le pronostic était infiniment moins grave chez les enfants que dans un âge plus avancé, ce qui tient en grande partie, je l'ai dit à la page 165 de mes *Recherches* de 1841, aux vaisseaux, notamment aux plexus veineux de leur bassin qui sont infiniment moins développés que chez l'adulte, et surtout que chez le vieillard, et moins disposés par conséquent à l'inflammation, aux résoptions urineuse et purulente. Mais, par suite des progrès de la lithotritie, l'état de la question n'est plus tout à fait le même. D'une part, cette opération est moins facile chez les enfants à cause de leur indocilité et de l'étroitesse de leur canal : nous verrons que le chloroforme n'est pas d'une grande ressource dans ces circonstances. D'autre part, je prouverai que, dans l'âge le plus avancé, et même avec de très-fâcheuses complications, la lithotritie est applicable avec succès dans la grande majorité des cas.

Une complication bien fâcheuse, non-seulement parce qu'elle annonce une altération grave de la sécrétion urinaire, mais encore parce qu'elle est souvent une cause de récidive, ce sont ces incrustations calcaires dont certaines vessies sont plaquées pour ainsi dire. Mais ce sujet est si important, que je me réserve de reproduire *in extenso*, à la fin du traitement, le mémoire que j'ai lu sur ce point à l'Académie de médecine, en 1864.

Les rétrécissements de l'urèthre aggravent toujours la position d'un calculeux. S'ils sont franchissables et assez dilatables pour laisser passer un cathéter, on peut toujours recourir à la taille sans excepter la taille périnéale ; mais, même dans ce cas, ils gênent la lithotritie. Il ne faut pas oublier que quand, par une méthode quelconque, on a donné au rétrécissement le diamètre des parties voisines, on ne lui a pas rendu la même souplesse : les instruments de lithotritie passent bien ; mais s'il vient à s'engager des fragments volumineux dans le canal, ils auront beaucoup plus de chance de s'arrêter derrière le point induré que dans les parties saines. Toutefois, moyennant quelques précautions qui seront indiquées, on peut broyer avec succès la plupart des pierres accompagnées de rétrécissement.

Dans les premiers temps de la lithotritie, les valvules du col de la vessie, les hypertrophies de la prostate étaient une complication des plus graves, puisque, empêchant l'urine de passer, elles arrêtaient à plus forte raison la sortie des débris les plus fins et devenaient une contre-indication presque absolue à l'emploi de la lithotritie. Mais le perfectionnement des moyens d'extraction, et notamment l'invention de ma sonde à double courant ont bien changé la face de la science à cet égard, et j'en suis même à me demander si, au point de vue de l'opération, ces complications ne sont pas plutôt un bien qu'un mal. Quand le canal est parfaitement libre et que la vessie se vide jusqu'à la dernière goutte, celle-ci, pour peu qu'elle soit prise d'irritation, se contracte à chaque instant et expulse les quelques gouttes d'urine qu'elle contient sans que le malade puisse y résister ; elle coiffe alors constamment les fragments qui, par leurs aspérités, entretiennent cet état d'irritation. Dans le cas, au contraire, où elle ne se vide pas complètement, il reste toujours entre les fragments et la vessie une couche de liquide qui s'oppose à ce contact offensif. Seulement les fragments sortent moins bien et ont besoin d'être extraits pour la plupart. Nous indiquerons la conduite à tenir dans ces diverses circonstances.

Quant à l'inflammation chronique, à l'ulcération, au raccornissement de la vessie, à son cancer, et surtout quant à l'inflammation et à la suppuration des reins, ce sont des complications des plus sérieuses, qu'on ne saurait prévenir avec trop de soin.

Inutile de dire que l'état général du sujet a la plus grande importance ; il n'en est pas de même de l'âge, qui me paraît en avoir assez peu : mes opérés les plus vieux, des octogénaires, ont presque tous guéri, sans doute parce que leur âge lui-même annonçait des constitutions d'élite.

CHAPITRE VII.

Traitement curatif des sédiments et préservatif des concrétions urinaires.

Lorsqu'un individu a lieu de craindre la gravelle ou la pierre, soit qu'il y ait dans sa famille une prédisposition marquée, soit qu'on lui ait déjà extrait des calculs ou qu'il ait rendu des graviers, soit même que ses craintes n'aient d'autre base que des douleurs néphrétiques, des urines annonçant de la tendance à former des dépôts, il importe d'aller au devant du mal et de le prévenir s'il est possible.

La cause la plus fréquente des concrétions primitives, ai-je dit, est la diathèse urique, et celle-ci est tantôt héréditaire, tantôt acquise. Mais si nous réfléchissons que beaucoup de faits prouvent que la diathèse héréditaire n'est souvent qu'une diathèse acquise par nos ancêtres ; que, à part quelques circonstances tout à fait exceptionnelles, ce n'est pas de la maladie que nous héritons, mais des dispositions constitutionnelles qui y prédisposent, on en conclura qu'elle peut presque toujours être combattue avec avantage par un régime de vie approprié. Aussi n'est-ce pas sans une profonde surprise que je lis, dans un ouvrage récent sur la pierre, cette sentence désolante : « Quant à l'alimentation des calculeux, elle ne paraît pas avoir d'influence sur la reproduction de leur maladie ; l'expérience a démontré que les individus qui s'étaient soumis à des privations multiples dans le but de consolider et de rendre définitive leur guérison, n'avaient pas pour cela été à l'abri d'une récidive. » Mais n'y a-t-il donc qu'une seule cause de récidive? Est-ce que la seconde et la troisième pierre sont toujours de la même nature que la première? Et si cela n'est pas, si cela est même loin d'être, pourquoi prétendre annuler toutes les causes de récidive par la seule influence de l'alimentation? Si cette phrase avait été écrite par un spécialiste, les soi-disant encyclopédistes ne manqueraient pas de répéter leur adage favori que « le spécialisme rétrécit l'esprit. » Et puis ces privations dont on nous parle étaient-elles toujours rationnelles? Et en supposant qu'elles le fussent, ce dont je doute fort, d'après les idées régnantes, n'avaient-elles donc jamais besoin de quelques adjuvants?

Nous avons vu que la diathèse urique est la source de presque toutes les pierres primitives, qu'elle résulte de mauvaises digestions et que celles-ci sont elles-mêmes dues à un désordre des organes digestifs, désordres quelquefois de cause inconnue, mais, dans la très-grande majorité des cas, déterminés par un régime vicieux.

De là deux grandes indications : 1° faire cesser immédiatement la cause de ces désordres ; 2° réparer en même temps ceux-ci autant qu'il est possible.

Quant aux causes de ces désordres, je m'y suis étendu trop longuement dans mon 3ᵉ chapitre pour avoir besoin d'y revenir. Il suffit de les avoir signalées, pour faire comprendre que la première chose à faire c'est d'y mettre fin. Il en est une cependant sur laquelle je ne puis glisser, d'abord parce qu'elle est de la plus haute importance, et ensuite parce que mon opinion diffère sur des points très-essentiels de celles qui sont généralement admises : je veux parler du régime alimentaire.

En thèse générale, du moment que des organes ne fonctionnent pas bien, il ne faut pas leur donner trop à faire ; autrement ils le feront tout à fait mal. Il importe donc de manger peu et de ne jamais perdre de vue que ce n'est pas ce qu'on mange qui nourrit, mais ce qu'on digère bien. Il ne faut pas beaucoup pour vivre et même se bien porter, et « ce qui excède la quantité nécessaire pour nous nourrir, dit Cornaro, n'est qu'un levain de maladie et de mort. » (*Conseils pour vivre longtemps*, etc., trad. fr. de 1772.) Il raconte que, né délicat et ayant eu toute sa vie beaucoup d'inclination pour la bonne chère, il devint sujet à plusieurs maladies, « comme douleurs d'estomac, coliques, *goutte*. » Il avait une fièvre lente et une altération insupportable vers l'âge de 35 à 40 ans. Désespérant de guérir, il se mit à prendre « en pain, soupe, jaunes d'œufs et viande, la pesanteur de 12 onces, et buvant 14 onces de vin. Au bout d'un an il était guéri. Agé presque de 80 ans, ses parents et amis prétendant qu'il mangeait trop peu, il

augmenta ses aliments et son vin de 2 onces, et 10 ou 12 jours
s'étaient à peine écoulés que des accidents très-graves l'obligèrent
de revenir à son précédent régime. Bien plus, à mesure qu'il se
sentit vieillir, il diminua peu à peu la quantité de ses aliments,
jusqu'à ne prendre à chaque repas qu'un jaune d'œuf, et encore ne
le mangeait-il qu'en deux fois sur la fin de sa vie. « Par ce moyen,
dit une petite nièce, il se conserva sain et même vigoureux jusqu'à
l'âge de cent ans. Son esprit ne diminua point, il n'eut jamais
besoin de lunettes et ne devint point sourd. Et, ce qui n'est pas
moins véritable que difficile à croire, sa voix se conserva si forte
et si harmonieuse que, sur la fin de ses jours, il chantait avec autant
de force et d'agrément qu'il faisait à 20 ans... Enfin, on peut dire
qu'étant en bonne santé, ne souffrant aucune douleur, ayant même
l'esprit et l'œil fort gais, il lui survint un petit évanouissement qui
lui tint lieu d'agonie, le 26 avril 1566... Sa femme mourut
quelques années après lui. Sa vie fut longue, et sa vieillesse aussi
heureuse que celle de son époux. »

Certes, je ne soutiendrai pas que, pour se bien porter, il faillit
absolument se mettre au régime de Cornaro ; lui-même le dit :
« Je ne prétends pas que tout le monde soit obligé de manger
aussi peu que moi, ou se prive de bien des choses dont je n'use
point. Je mange très-peu parce que mon estomac est délicat, et je
m'abstiens de certains mets parce qu'ils me sont contraires. Ceux
à qui ils ne nuisent pas ne sont point obligés de s'en priver. » Ce
que je veux démontrer, en citant cet exemple, c'est l'importance
d'un régime bien approprié, et de ne pas obéir aveuglément à des
besoins qui sont souvent imaginaires ou factices.

Beaucoup de ceux qui sont le plus disposés à la diathèse urique
sont des personnes lymphatiques, chez lesquelles les actions organiques se font avec lenteur, les digestions comme le reste ; et, ce
qui contribue à en tromper beaucoup, c'est que leur estomac,
pourvu de peu de réaction, leur permet l'ingurgitation d'une masse
d'aliments sans manifester trop de malaise. Il s'ensuit qu'il ne faut
pas manger jusqu'à réplétion, à sa faim, comme on dit.

Ceci nous conduit à une autre observation. « Il y a des gens,
dit l'auteur, dont je viens d'esquisser rapidement la vie, qui, sen-

tant leur estomac devenir de moins en moins capable d'une bonne digestion, ne veulent pas pour cela diminuer leur nourriture. Ils diminuent seulement le nombre des séances qu'ils étaient accoutumés de faire à table, et parce qu'ils se trouvent incommodés de deux ou trois repas par jour, ils croient conserver leur santé en n'en faisant qu'un, afin, disent-ils, que l'intervalle d'une réfection à l'autre facilite la digestion des aliments qu'ils auraient pris en deux fois. Ainsi, ils mangent tant dans cet unique repas que leur estomac, surchargé de viandes, s'en trouve accablé et en convertit le superflu en mauvaises humeurs, qui engendrent les maladies et la mort. » Je ne trouve qu'un mot à rectifier dans ce passage : ce n'est pas le *superflu,* c'est le *tout* qu'il faudrait dire. Rien, dans de pareilles digestions, ne se transforme en chyle véritablement pur.

Il faut donc que les repas soient proportionnés aux forces digestives et convenablement espacés, car ce serait une autre erreur que de commencer une digestion quand la précédente est à peine terminée. En ne laissant à l'estomac aucun temps de repos, en ajoutant une excitation à une autre, cet organe ne tarde pas à être pris d'une irritation secrétoire d'abord, puis d'une véritable inflammation, qui se propage souvent au reste du tube digestif et même au foie et au pancréas par leurs conduits excréteurs. Pour me prêter autant que possible aux exigences sociales, je conseille l'un ou l'autre des régimes suivants : ou bien, et c'est celui que je préfère, trois repas : une simple collation le matin, une autre le soir, et un seul repas à la fourchette au milieu du jour; ou bien deux repas à la fourchette : l'un vers dix heures du matin, et l'autre qui ne devrait jamais dépasser six heures du soir.

Quant au choix des aliments, bien des idées fausses règnent dans la science. Conformément à la théorie de Magendie, on met les malades au régime végétal, et comme ils ne se sentent pas nourris et que d'ailleurs on ne leur fixe pas de limites, ils avalent des légumes outre mesure, et c'est là souvent ce qu'ils nomment leurs privations. Or, rappelons-nous les expériences de M. Bence Jones. (Voir p. 36.) Et d'ailleurs quelles viandes leur concède-t-on? des viandes blanches en général et du veau en particulier. Or, c'est un fait bien démontré pour moi que ce que ces malades digèrent le mieux ce sont les viandes faites, celles d'animaux adultes. Les viandes, je ne dirai pas blanches, car celles de certains animaux le sont toute leur vie, mais jeunes, sont molles, riches en gélatine, qui n'existe pas dans le sang, et résistent beaucoup au travail digestif. Je me trouve ici en contradiction avec beaucoup de médecins; mais qu'on réfléchisse et qu'on se rappelle combien de personnes ne peuvent en manger sans avoir de la diarrhée. Ce n'est ni du bouillon de bœuf, ni du bouillon de poule qu'on donne comme laxatifs, mais des bouillons de veau ou de poulet jeune. Du bœuf, du mouton et des poulets de 7 à 8 mois au moins, voilà ce qui doit faire la base de l'alimentation, mais en quantité modérée. J'ajouterai que la chair musculaire doit être préférée à tout le reste, surtout rôtie. Moleschott l'a dit avec raison : « Comme les principes alimentaires également solubles (dans les liquides digestifs) sont d'autant plus digestibles qu'ils correspondent mieux à certaines parties du sang, un aliment est d'autant plus nutritif dans son ensemble que le mélange de ses parties alimentaires correspond mieux à la composition du sang... La viande maigre est l'aliment qui répond le mieux à ces conditions. » (*De l'Alimentation*, trad. fr., p. 95.) Quant aux organes internes, ils sont, sans exception, tous plus ou moins indigestes. Les viandes grasses, telles que le canard privé et même sauvage, surmenées comme le gibier, ne doivent être permises qu'avec de grandes restrictions. J'en dirai autant du porc; cependant quelques estomacs s'accommodent assez bien du jambon fumé; par contre, il en est auxquels le mouton, qui est gras, convient peu.

Le lait, et particulièrement celui de vache, qui est le plus employé, est un aliment complet, c'est-à-dire qu'il contient tous les éléments nécessaires à l'entretien du corps. On y trouve de l'eau, des substances azotées, le caséum, ayant la même composition élémentaire que nos propres tissus, et pouvant concourir à leur entretien; du sucre, qui, dans l'acte respiratoire, produit la chaleur propre du corps par ses réactions avec l'oxygène de l'air; une matière grasse, le beurre, ayant une destination principale analogue; des phosphates de chaux et de magnésie, des sels de potasse et de soude à l'état de chlorure et de phosphates, enfin une petite quantité de fer et de soufre.

C'est une substance qu'on conseille souvent aux estomacs débilités ; cependant il s'en faut que tous s'en trouvent bien : alcalin au moment de la traite, il ne tarde pas à s'y produire de l'acide lactique ; il est presque constamment acide quand on le prend. Or, si l'estomac qui le reçoit est le siége d'une dyspepsie, et surtout d'une dyspepsie acide, il ne tarde pas à se former un caillot volumineux et compacte qui ne se laisse que très-difficilement pénétrer par le suc gastrique. C'est pour cela que beaucoup de personnes éprouvent des aigreurs après son ingestion et que quelques-unes mêmes le vomissent si on n'a pas eu la précaution d'y mêler une certaine quantité d'eau de chaux, de bicarbonate de soude ou de potasse (*voyez* *p.* 47). Il y a avantage dans quelques cas à mêler le lait avec quelque fécule qui le divise et rend son caillot plus pénétrable : je ne parle pas du pain, qui, lui-même très-riche en gluten, résiste beaucoup à l'action digestive. Il paraît que, lorsqu'on le mêle au café, le tannin de celui-ci forme avec le caséum un magma plus indigeste encore.

Le beurre, substance grasse, donnant lui-même facilement lieu à de l'acide butyrique, ajoute encore à ces difficultés.

C'est probablement parce qu'ils contiennent ces substances en plus grande quantité que les laits de brebis et de chèvre sont plus lourds, tandis que ceux d'ânesse et de cavale, qui n'en contiennent que fort peu, sont mieux supportés par les estomacs faibles. On voit qu'on ne peut permettre le lait en certaine quantité qu'à la condition d'en bien surveiller les effets. Comme il est diurétique, souvent l'urine s'éclaircit pendant son emploi ; mais j'ai rarement vu l'état général s'améliorer, et même quelquefois une sorte de lourdeur, d'empâtement général m'a forcé de le suspendre.

Après ce qui vient d'être dit, je n'ajouterai rien relativement au beurre et au fromage récent ; mais il n'en est pas de même du fromage fermenté. On en compte de bien des sortes ; mais dans toutes l'acidité a fait place à l'alcalescence due au développement de sels ammoniacaux et à une huile âcre particulière. Quel rôle jouent ces sels ? Quel rôle la pepsine provenant de la présure employée à la coagulation du caséum? Quel rôle cette huile particulière? Quel rôle encore les substances aromatiques qu'on ajoute à quelques-uns ? Ce qui me paraît évident, c'est que le fromage fermenté, qui manque rarement sur la table du riche, et qu'on rencontre souvent seul sur celle du pauvre, joue un grand rôle dans l'alimentation de presque tous les peuples, qu'il est un excellent excitant des forces digestives et qu'il est souvent l'un des premiers aliments que les convalescents digèrent. Je ne laisserai cependant pas ignorer qu'il a eu des adversaires ardents, entre autres Lessius. (*De la Sobriété*, etc., *trad. fr.* 1772.)

Quant aux œufs, c'est un utile aliment ; le blanc exige un bon estomac, mais surtout quand il est coagulé. Le meilleur moyen de ne pas en être incommodé, c'est ou de les manger à peine tournés, ou mieux encore de ne manger que le jaune, comme le faisait Cornaro. Ils contiennent d'ailleurs beaucoup de soufre et sont par conséquent venteux. Je me suis demandé précédemment si l'abus des œufs ne disposerait pas à la cystine (p. 58).

Comme les œufs, le lait et le beurre, le poisson rentre, aux yeux du médecin, dans la classe des aliments gras ; mais tous ne sont pas d'une digestibilité également facile. « La chair des poissons, dit Moleschott, devrait, à cause de sa pauvreté en fibrine et de sa richesse en albumine soluble, passer pour très-digestible ; mais sa graisse phosphorée le rend difficilement soluble dans les sucs digestifs.» « Par leur nature, dit Gaubert, les poissons offrent un aliment léger ou lourd : ceux à chair tendre non abreuvés de graisse sont dans le premier cas ; ceux qui sont compactes et huileux dans le second. La qualité des eaux où les poissons vivent a encore une grande influence sur leur digestibilité : ainsi de deux poissons de la même espèce, l'un, pêché dans une eau vive et courant sur un lit de sable, sera de goût agréable et de facile digestion ; l'autre, pêché dans une eau stagnante et bourbeuse, sera d'un mauvais goût, visqueux et indigeste. » (*Hygiène de la digestion*, p. 511.) Je ne serais pas surpris si j'apprenais un jour que les habitants du village dont j'ai parlé p. 37, où tous les gens peu aisés sont goutteux, doivent leur fâcheuse constitution à l'usage trop exclusif de poissons de mauvaise qualité. Mais les meilleurs ne fournissent pas une nourriture suffisamment réparatrice, et il arrive souvent, après un repas fait exclusivement de poisson, de ressentir au bout d'une ou deux heures l'épuisement qui réclame une nourriture d'une autre espèce, ce qui porte, surtout si l'on donne toujours la même, à surcharger, à fatiguer les organes digestifs et ne fournit en définitive à l'économie que des aliments de mauvaise qualité. Cependant il ne faut pas proscrire le poisson d'une manière absolue, parce qu'en en faisant un usage modéré, il offre des ressources et varie l'alimentation, surtout si l'on sait choisir. Nous venons de voir ce qui fait la digestibilité de la chair de poisson; je pourrais m'en tenir à ces indications générales et renvoyer à l'ouvrage que je viens de citer; j'en signalerai cependant quelques-unes des meilleures espèces : ce sont la barbue, le turbot, le gardon, le carrelet, le brochet, la dorade, l'éperlan, la limande, l'ombre, la perche, le rouget, la truite. Le thon, le saumon, l'anguille, le maquereau, la raie doivent être évités. Je trouve même que la sole, qu'on conseille si souvent, a une réputation un peu usurpée.

Les huîtres passent pour être extrêmement faciles à digérer, et c'est même souvent le premier aliment qu'on conseille aux malades. Si j'en crois un certain nombre d'observations, c'est un de ces aliments qui passent facilement sans être digérés. Qu'on remarque ce raffinement des gourmands qui mangent une soupe au lait pour en avaler davantage. Le lait, à mon avis, agit seulement dans ce cas comme laxactif et facilitant leur passage.

Ajoutons que, pour peu qu'il y ait d'irritation des voies urinaires, les huîtres l'aggravent par l'excès de sel marin qu'elles font ingérer, de ce sel qui, lorsqu'on en use modérément, est si favorable à la digestion que M. Burggraeve en a fait presque une panacée universelle. (*Amélioration de la race humaine*; 1860.)

Quant aux crustacés, ils sont on ne peut plus indigestes.

M. Payen a rangé les substances alimentaires dans l'ordre suivant, en commençant par les plus faciles à digérer : poissons de mer et de rivière, volaille, gibier, crustacés, veau, agneau, bœuf, mouton, porc, sanglier; il ajoute comme étant de difficile digestion : le saumon, l'anguille, le canard et autres oiseaux d'eau, ainsi que les viandes fumées et salées. (*Des subst. alim.*, 3ᵉ édit.,

p. 19.) Je suis convaincu qu'il aurait fait subir à sa liste beaucoup de changements s'il eût joint à sa science profonde de la chimie quelque peu de pratique de la médecine.

Les aliments gras bien choisis ont donc l'avantage de pouvoir fournir, sous un petit volume et sans efforts des organes digestifs, tous les éléments nécessaires à l'entretien du corps ; mais, quoique la chair musculaire contienne une notable quantité de potasse, il pourrait arriver que le chyle, et par suite le sang et les humeurs qui en résulteraient, n'eussent pas toute la fluidité voulue si l'on n'y ajoutait une certaine quantité de légumes. On sait que la constipation est fréquente chez ceux qui se mettent à un régime animal exclusif. Un plat maigre est donc nécessaire.

Je partage, au point de vue alimentaire, les légumes en deux classes, les herbacés et les féculents.

Je conseille les herbacés aux personnes sujettes à la constipation, qui est l'état le plus habituel dans la diathèse urique. Ces végétaux, tels que les choux de toute espèce, le cardon, la chicorée et la laitue cuites, les épinards, l'oseille, les haricots verts, les artichauts cuits, les asperges, etc., ne fournissent que peu d'éléments à la nutrition et contiennent une notable quantité de cellulose qui traverse les intestins comme substance inerte et facilite les garde-robes. Ils contiennent en outre, les uns de l'acide malique, les autres de l'acide oxalique, qui facilitent la dissolution dans l'estomac des principes albumineux de la viande. « Enfin, dit Moleschott, l'action dissolvante de ces acides, qui opère sur la fibrine de la viande, est secondée par un riche contenu de chlorures et de sels. Dans le chou blanc et l'asperge, la salade et le chou de Bruxelles, la potasse l'emporte de beaucoup, tandis que, dans l'épinard, le poids de la soude est le double de celui de la potasse. Le chou de Bruxelles se distingue par beaucoup de chaux et de magnésie, tandis qu'on a trouvé dans les tiges et les feuilles de la salade, dans le choufleur et les asperges, des traces de manganèse, métal qui offre avec le fer la plus grande analogie. Faut-il s'étonner que tous ces légumes, dont les restes solides représentent souvent à peine le dixième du poids de la partie fraîche, et qui, en l'absence de corps albumineux non solubles, contiennent plus de sels que d'albumine, et régulièrement quelques acides organiques, soient regardés, à côté de la viande, comme des aliments propres à rendre le sang plus léger ? D'abord par eux-mêmes ils fournissent très-peu au sang, comme le prouve la faiblesse musculaire des habitants des tropiques qui se nourrissent de végétaux ; en outre, ils aident à la dissolution des corps albumineux de la viande dans le canal digestif, et même, *après s'être mêlés au sang, ils peuvent maintenir à l'état liquide* l'albumine et la fibrine. » (*Op. cit.*, p. 135.)

Tout ceci rentre parfaitement dans mes idées ; cependant j'ai quelques remarques à faire pour les cas qui nous occupent. Comme il s'agit d'estomacs délicats, je proscris les choux, qui, l'auteur le reconnaît, sont venteux et d'une digestion difficile ; j'autorise cependant quelquefois la choucroute, qui, dans la fermentation qu'elle a subie, a perdu du soufre, origine de ses propriétés indigestes et venteuses, et donné naissance à de l'acide lactique, qui favorise la dissolution gastrique des principes albumineux. Pour peu qu'il y ait d'irritation de la vessie, et surtout quand le microscope accuse de l'oxalate de chaux dans les urines, je proscris encore l'oseille, dont le sel ne manquerait pas d'augmenter l'intensité de l'une et la quantité de l'autre. J'en fais autant du radis, et surtout du radis noir, du raifort, des artichauts crus, des salades crues, surtout du cresson, qui jouit dans le public d'une réputation si peu méritée, de la chicorée et de ses dérivés, comme la barbe de capucin, l'escarole, parce qu'elles passent difficilement et troublent la digestion. (Du reste V. p. 109.) Enfin je mets en garde contre les asperges, pour peu qu'il y ait d'irritation des voies urinaires. Je ne saurais dire combien est répandu et fâcheux le préjugé contraire.

Au lieu d'une constipation habituelle, avons-nous au contraire une tendance à la diarrhée, c'est aux légumes féculents que nous devons nous adresser. Les vertus de l'eau de riz, des lavements avec les décoctions de son ou d'amidon, etc., sont de connaissance vulgaire. Mais alors deux catégories se présentent à notre choix : dans l'une se trouvent les fèves, les haricots, les pois et les lentilles ; dans l'autre les céréales, les pommes de terre, les navets, la carotte, les salsifis et autres racines.

Les premiers contiennent en quantité un corps albumineux qu'on nomme légumine, de l'amidon, et on y trouve en outre tous les chlorures et les sels qui existent dans le sang, surtout des phosphates d'alcalis et de terres en très-grande abondance. Ce sont donc des légumes essentiellement nourrissants. Avant leur entier développement, ils sont d'une digestion assez facile ; mais, arrivés à maturité, et surtout quand ils sont secs, il n'en est plus de même, principalement si on les fait cuire dans de l'eau de puits, de fontaine et même de rivière, qui sont toutes plus ou moins séléniteuses : la chaux s'unit à la légumine et en fait un corps très-dur, extrêmement indigeste et flatulent. C'est donc de l'eau de pluie qui convient en pareil cas : la légumine s'y dissout en quantité notable. Décortiqués et concassés, ils cuisent beaucoup mieux.

Merat et Delens disent la lentille moins venteuse et plus légère que les haricots ; je ne sais, mais j'ai vu des personnes ne pouvoir manger des lentilles sans ressentir une assez vive irritation dans le rectum. En somme, je crois qu'il vaut mieux laisser ces légumes aux estomacs robustes.

La seconde catégorie contient de l'amidon, des matières azotees ou gluten, de la dextrine ou matière sucrée, des matières grasses, de la cellulose et des matières minérales, mais en proportions diverses selon les espèces, ce qui leur donne aussi des propriétés diverses. Le gluten est généralement en proportion inverse de l'amidon. Le blé, et surtout le blé dur, contient le plus de gluten, jusqu'à 22 pour 100 ; le riz, le maïs en contiennent le moins 7 et 12 pour 100 ; le seigle, l'orge et l'avoine tiennent le milieu, 12 à 14. Par contre, le riz contient 89 d'amidon, et le blé de 53 à 58. Quant à la cellulose, qui a son importance, tandis que l'avoine en renferme 7 parties, le maïs près de 6, et l'orge près de 5, le blé n'en a que 3, et le riz que 1.

Ainsi le blé, qui contient le plus de gluten, est la plus nourrissante des céréales ; mais il faut savoir que « le gluten se dissout plus difficilement dans nos sucs digestifs que la fibrine des muscles, et qu'il s'accorde moins avec les substances albumineuses du sang. Il met donc plus de temps à se transformer que celles-ci. » (Moleschott.) Une conséquence importante, c'est que, bien que le gluten ne soit pas autant exposé à se durcir que la légumine sous l'influence des eaux calcaires, les estomacs délicats doivent user modérément du pain, et c'est probablement cette raison qui fait qu'on a accusé l'abus de cet aliment de disposer à la diathèse urique. Quant aux pâtisseries, elles doivent être proscrites ; car, outre que c'est une pâte peu fermentée et assez souvent peu cuite, elle contient du beurre, des œufs, des amandes qui ajoutent à son indigestibilité; et cependant, chose des plus illogiques, j'ai remarqué qu'à Vichy, que j'ai visité il y a une quinzaine d'années, on mange énormément de pâtisseries; par contre, on s'y tient en garde contre une goutte de vinaigre. Les médecins du lieu devraient bien éduquer un peu leurs restaurateurs. Le sucre, qui y entre assez souvent, favorise plutôt la digestion qu'il ne l'empêche, quand il est en quantité modérée. Moleschott attribue ce résultat à ce qu'il se transforme en acide lactique. En effet, une boisson, même de l'eau modérément sucrée, facilite une digestion pénible.

Avec les céréales, tantôt en grains, tantôt en farines, tantôt en pâtes, on fait encore des potages très-variés. En général, quand le corps est dérangé, ce sont les plus riches en amidon qu'il faut choisir. On n'a pas assez remarqué que, dans la diathèse urique, il y a une grande tendance au refroidissement, surtout quand il existe de la diarrhée (1). Or, un aliment riche en amidon, substance calorifique, et pauvre en gluten, qui est réfractaire aux forces digestives, convient parfaitement alors : l'orge, le maïs se trouvent bien dans ce cas; mais ils contiennent tous deux beaucoup de cellulose et le dernier une grande quantité de matières grasses. Le riz est celui qui remplit le mieux les conditions voulues; le plat gras fournit les matières azotées qui lui manquent. On peut en dire autant de l'arrow-root, du tapioca, du sagou, du

---

(1) Beaucoup de personnes atteintes de la diathèse urique éprouvent, entre une et cinq heures du matin, un refroidissement avec sécheresse de la peau, agitation, insomnie, crampes dans les jambes, etc. Qu'on remarque que c'est aussi à cette heure que se manifestent le plus souvent les accès de goutte, d'asthme, etc.

4*

salep, ainsi que des pommes de terre, des patates, des navets, des salsifis, des carottes. Quoique, de l'avis de Moleschott, celles-ci soient les plus digestibles, j'ai cependant remarqué que ce sont elles qu'on retrouve le plus tôt dans les fèces des personnes qui commencent à digérer mal les légumes. Est-ce à leur tissu compacte qu'elles le doivent, ou bien est-ce simplement un effet de leur couleur? En attendant des observations ultérieures, je ne les conseillerais pas à des personnes disposées à la diarrhée.

Après ces deux plats, quelques fruits bien mûrs et à dose modérée peuvent être utiles; ils fluidifient nos humeurs en introduisant dans le corps des principes sucrés, aromatiques et salins, des sels de potasse, surtout du malate, du citrate, du tartrate ou du nitrate. Les fraises, qui contiennent beaucoup de ce dernier, ont même été vantées contre la goutte et la gravelle. « Mais, dit M. Payen, ces diverses substances, réparties en faibles proportions dans les sucs et dans les tissus, accompagnées toujours de produits acides et de ferments, offrent des inconvénients réels lorsque l'on veut, bien à tort, faire servir les fruits à remplacer une grande partie, quelquefois même la presque totalité de la nourriture habituelle. » De là ces troubles digestifs qui ne manquent presque jamais dans la saison des fruits; ceux qui sont peu mûrs ont souvent des effets pernicieux. Il faut encore distinguer parmi les fruits : les noix, les amandes, les noisettes, qui contiennent des huiles, sont extrêmement indigestes; les marrons, les châtaignes le sont presque autant et donnent souvent des aigreurs d'estomac; j'en dirai autant du concombre, du melon, de la pomme, de la pêche. En général, la poire se digère mieux, puis les fruits acidules; mais ceux-ci renferment si peu de matières alimentaires qu'ils ne peuvent utiliser le fluide gastrique dont ils provoquent la sécrétion, et de là des rapports ou de la diarrhée.

En général, il ne faut donc user des fruits qu'avec modération. Beaucoup gagnent à être cuits et même mêlés au sucre, sous forme de compotes ou de confitures.

Je ne terminerai pas ce sujet sans dire quelques mots des condiments au point de vue hygiénique. La première réflexion qui se présente, c'est que, si quelques-uns sont nécessaires et quelques autres utiles, la plupart ne servent qu'à exciter un appétit factice et à faire manger au delà du nécessaire, à engendrer par conséquent des maladies, surtout celle que nous étudions.

Les plus importants de tous sont les condiments salins, notamment le chlorure de sodium ou sel marin, qui est presque le seul employé. Cependant les chlorures d'aluminium, de magnésium, de calcium, de potassium, le sulfate et le nitrate de potasse peuvent être utilisés. La saveur de la plupart des aliments a besoin d'être relevée par eux, et ce n'est pas seulement un effet de l'habitude; car chacun sait avec quelle avidité les animaux lèchent les objets salés ou salpêtrés. Fournissent-ils des alcalis au sang? Ce n'est pas probable; car, outre que leur acide est bien plus puissant que ceux qu'ils rencontrent dans le sang, on les retrouve en nature dans l'urine, ce qui a parfois des inconvénients. (V. p. 113). Leur usage immodéré a, dans tous les cas, celui d'exciter une soif vive et de dessécher les muqueuses.

J'ai déjà plusieurs fois parlé des bons effets des acides organiques. Les plus employés comme condiments sont le vinaigre, le verjus, le jus de citron, etc. Sans être aussi nécessaires que les condiments salins, ils sont encore très-utiles en favorisant la digestion. Le vinaigre dissout les corps albumineux, et, en même temps, il change rapidement en une masse gélatineuse le gluten et la fibrine ; aussi est-il un assaisonnement utile pour le poisson et rend-il la viande tendre. Comme les acides peuvent changer en sucre la cellulose et l'amidon, il facilite la digestion de la salade. Beaucoup de personnes ne la digèrent pas fraîche et la digèrent assaisonnée de la veille. Toutefois, il change, même en grande quantité, la légumine en une substance insoluble ; aussi faut-il le prohiber dans la soupe de pois, de haricots et de lentilles. (Moleschott, p. 200.) Je n'ai pas besoin de rappeler les diverses préparations qu'on fait surtout avec le premier de ces acides ; mais leur abus pourrait irriter et même altérer la membrane muqueuse du tube digestif, et leur effet dissolvant s'étend jusqu'au sang. Exemple : les jeunes filles qui en prennent pour se faire maigrir.

Les condiments sucrés sont aussi utiles, et ils ont même cet avantage que ce sont ceux dont on peut abuser avec le moins de danger.

Les condiments stimulants, tels que le poivre, la moutarde, la muscade, le macis, la coriandre, la cannelle, le clou de girofle, le thym, le laurier, l'anis, le genièvre, la vanille, l'ambre, l'ail, le persil, la pimprenelle, etc., ne sont que d'une utilité douteuse quand ils sont employés à petite dose en état de santé, mais d'une nocivité incontestable quand la dose en est un peu forte, ou que l'estomac ou les organes urinaires sont irrités. Quant au raifort, au cochléaria ou au piment, au caviar, au garum, etc., on devrait soigneusement s'en abstenir. Ce qui a fait la réputation des deux premiers, c'est leur action contre le scorbut ; mais il ne s'agit pas ici de cette maladie, qui est, on pourrait presque dire, l'opposé de celle dont nous nous occupons.

Je n'ai pas besoin de m'étendre sur l'importance des boissons dans l'alimentation de l'homme : c'est à la faveur de liquides que les principes nourriciers vont porter la vie dans tout notre organisme et subvenir à toutes nos secrétions. Aussi, du moment que les liquides ne sont pas en assez grande abondance pour que les solides circulent librement, le besoin de boire se fait sentir. On doit prévoir conséquemment que ce besoin est très-vif chez les personnes atteintes de diathèse urique, et c'est en effet ce qui a lieu : les goutteux et les graveleux sont en général très-altérés.

Et pourtant, il importe qu'ils ne satisfassent à ce besoin qu'avec prudence. La gêne de la circulation tient plus chez eux à la dissolution imparfaite des éléments solides du sang qu'à une quantité insuffisante de liquides. De là vient que, s'ils boivent à grands verres, il en résulte une tension des vaisseaux, qui fait que l'excès de liquides s'écoule immédiatement par les organes d'excrétion, principalement par la peau et les reins, et qu'ils ne sont pas désaltérés pour plus de temps que s'ils eussent beaucoup moins bu chaque fois. Il faut donc le faire quand on a soif, mais peu à la fois et non par verres entiers, comme beaucoup en ont coutume.

En se gorgeant de liquides on a quelquefois la chance d'entraîner au dehors des graviers déjà formés ; mais en buvant avec modération, surtout aux repas, on a moins de chance d'en faire, puisque, pour bien digérer, il faut que le suc gastrique ait un certain degré de concentration, et qu'on le lui ôte par des boissons trop abondantes. Il faut bien savoir d'ailleurs que, si nos organes d'excrétion sont ainsi surexcités, ce n'est pas seulement le trop-plein de liquides qu'on perd ainsi, mais qu'ils entrainent avec eux plus d'éléments solides, ce qui est une autre cause d'affaiblissement.

Ajoutons que l'excessive replétion des vaisseaux, l'évaporation d'une grande quantité de liquide par les voies pulmonaires doivent ralentir l'oxygénation des matières albumineuses et la combustion des graisses.

C'est l'*eau* qui sert de véhicule aux éléments solides du sang ; l'eau est, par conséquent, la boisson la plus naturelle à l'homme.

Toutefois, une eau absolument pure ne serait pas la meilleure. On peut vivre avec elle comme le font les marins quand ils sont obligés d'avoir recours à de l'eau distillée ; mais celles des sources et des rivières sont bien plus agréables, plus légères et plus salubres en raison des substances minérales et gazeuses qu'elles contiennent, telles que silice, alumine, oxyde de fer, carbonates de chaux, de magnésie, de soude, sulfates de chaux, de magnésie, de soude, de potasse, chlorure de sodium, azotates de potasse, de soude et de magnésie ; des substances gazeuses s'y trouvent également, telles que de l'acide carbonique et de l'air, avec cette particularité qu'il contient plus d'oxygène que celui de l'atmosphère. Toutefois celles qui contiendraient trop de principes minéraux, surtout en sels de chaux, outre qu'elles ne cuiraient pas bien les légumes, seraient dures et crues. Les eaux de puits sont souvent dans ce cas ; on les a accusées de produire la pierre ; je crois que c'est une erreur. Mon village natal ainsi que plusieurs autres, dont un de 1,600 âmes, occupent la partie la plus élevée d'un plateau situé entre la Seine et l'Yonne, à 8 kilomètres de l'une et de l'autre. Au-dessous de l'humus se trouve une couche de craie très-épaisse qu'aucun des puits, qui ont de 40 à 50 mètres de profondeur, ne traverse complétement. Ces puits sont donc dénués de sources, et les habitants n'ont d'autre eau potable que celle qui a suinté à travers cette masse calcaire et qui est par conséquent extrèmement dure. Eh bien, depuis plus de 40 ans que j'ai embrassé la carrière médicale, je n'ai connu sur ce plateau qu'un homme affecté de pierre et cet homme était loin de passer pour laborieux ; toute proportion gardée, j'en ai connu beaucoup plus dans les petites villes et villages situés sur les bords de la Seine et de l'Yonne.

L'eau de pluie, qui a entraîné en se vaporisant une certaine quantité des sels précédents et s'est chargée dans l'air d'une petite quantité d'ammoniaque, est celle qui, lorsqu'elle a été bien recueillie, réunit le mieux les conditions d'une excellente eau. On doit éviter soigneusement, mais pour d'autres raisons, celles qui traversent des terrains chargés de matières organiques et y ont pris une odeur et une saveur désagréables.

Une bonne eau potable doit être limpide, fraîche, sans odeur, incolore, exempte de saveur fade, salée ou styptique ; elle est aérée, dissout le savon sans former de précipité opaque, et cuit bien les légumes secs. Beaucoup d'hommes, même laborieux, sont arrivés sains et robustes à une vieillesse fort avancée sans avoir usé d'une autre boisson.

Néanmoins, il est peu de pays maintenant dans lesquels on ne cherche à donner à l'eau des propriétés excitantes, soit en y développant de l'alcool par la fermentation de quelque substance sucrée ou glycogène, soit en y faisant infuser des plantes douées de cette propriété stimulante.

A la première catégorie, qui est très-nombreuse, appartiennent principalement le vin, l'eau-de-vie et la bière ; à la seconde, le café, le thé et le chocolat. J'ai parlé plus haut du lait, qui est plutôt un aliment.

Le *vin*, produit de la fermentation du raisin, contient en sels du bi-tartrate de potasse, du tartrate d'alumine et de chaux, du malate de chaux, des chlorures de potassium, de sodium et de calcium, du sulfate de potasse, du phosphate et du carbonate de chaux, de la magnésie, du fer et du manganèse. Par la fermentation il s'y est développé de l'alcool, de l'éther combiné avec un acide particulier qu'on nomme œnanthique et qui donne au vin son bouquet. On y trouve en outre des acides acétique, tartrique, malique, tannique, des matières colorantes jaune, bleue et rouge, et une matière azotée ; les blancs possèdent la matière colorante jaune seulement, moins de sels et d'acide tannique, et plus de matière azotée que les rouges.

Plusieurs auteurs, et dernièrement encore M. Garrod, ont fortement accusé l'usage du vin de développer la diathèse urique ; mais quand ils pénètrent dans les détails, ils ne peuvent en trouver la cause ni dans les sels, qui, la plupart alcalins, sont plutôt propres à prévenir cet effet, ni dans les acides, puisque le porto et le xérès, qui en contiennent le moins, passent pour les plus fâcheux, tandis qu'on a été jusqu'à vanter les vins les plus acides, tels que ceux du Rhin et de la Moselle, comme des préservatifs de la gravelle et de la pierre ; ni dans l'alcool, puisque en Écosse et en Irlande, où la boisson alcoolique la plus usitée est le wiskey, la goutte et la gravelle sont beaucoup plus rares qu'en Angleterre, où l'on boit des bières fortes, et où les affections uriques sont même plus communes qu'en France, et surtout qu'en Espagne et en Italie, où l'on ne boit que du vin. Il faut donc en conclure que ce n'est pas par sa nature même que le vin agit, mais parce que c'est un liquide irritant, que les grands buveurs de vin ne se font pas faute habituellement de repas copieux, et que cette grande quantité de vin et d'aliments fait une masse réfractaire aux forces digestives. Or, cette dernière influence, que je regarde comme prépondérante, est tenue au contraire au second plan par les auteurs les plus accrédités. Ainsi M. Bennett dit que si la goutte est très-rare parmi le peuple d'Edimbourg, et en général dans toute l'Ecosse, cela tient *en partie* à la sobriété des habitants, mais *surtout* à ce que leur seule boisson alcoolique est le wiskey, et qu'ils ne font pas usage des bières fortes et des vins capiteux dont la classe ouvrière de Londres use au contraire si largement. (*Clinical lectur.*, etc., 1858, p. 916.) La même remarque a été faite au sujet des ouvriers de Dublin (*Todd, On the urin. org.*, p. 407. — Duncan : *Dublin quat. journ.*, mai 1865) ; mais ceux-ci ont-ils bien le moyen de faire des excès de table ?

Mon opinion est que le vin n'est pas nuisible quand on en est très-sobre, ainsi que du reste, et qu'on le mêle à l'eau dans la proportion d'un quart ou d'un tiers au plus ; qu'il a une action directe sur l'estomac, qu'il stimule légèrement, et une autre plus générale par son alcool, qui, porté dans le sang, et, avec lui, dans les poumons, s'y trouve décomposé par l'oxygène, transformé en eau, en acide carbonique avec production de chaleur. Il corrige par conséquent ce défaut de calorification qu'on observe chez le vieillard et en général chez tous ceux qui sont atteints de diathèse urique. Les vins de Bordeaux et de Bourgogne, qui contiennent environ 12 à 13 pour cent d'alcool, sont les plus convenables.

Lequel, dans les cas dont nous nous occupons, doit-on préférer du vin rouge ou du vin blanc, du vin vieux ou du vin nouveau?

Beaucoup de personnes préfèrent le vin blanc au vin rouge, parce qu'il est plus léger, et que, par ses qualités diurétiques, il peut hâter la sortie des graviers. A cet égard il peut assurément remplir quelques indications ; mais, comme moyen de faciliter les digestions et de prévenir la formation de l'acide uriqne, le rouge doit incontestablement être préféré, surtout quand, en vieillissant, il a perdu une partie de ses sels et de sa verdeur. Je dois dire cependant que Cornaro, qui avait eu le temps de s'observer, préférait le vin nouveau : une fois même « trois ou quatre jours de vin nouveau lui rendirent la vigueur que le vin vieux lui avait ôtée. » Ne serait-ce pas en facilitant les selles ? L'auteur n'en dit rien. Le vin blanc est absorbé plus vite et excrété plus vite aussi ; il en résulte qu'il désaltère moins de temps, et que son action générale, trop vive immédiatement, a moins de durée.

Quant à *l'eau-de-vie* et autres liqueurs du même genre, telles que rhum, wiskey, genièvre, etc., ce qui vient d'être dit du vin leur serait applicable si, à cause de la grande quantité d'alcool qu'elles contiennent sous un faible volume, il n'était pas encore plus facile d'en faire abus. En petite quantité, et surtout mêlées à de l'eau sucrée sous forme de grog, c'est une excellente boisson que je conseille de préférence à toute autre pour se désaltérer, dans l'intervalle des repas, aux personnes affectées de maladies des voies urinaires. Mais, quand on les prend à trop fortes doses et trop concentrées, outre l'ivresse et ses suites, le delirium tremens, elles amènent l'endurcissement, le raccornissement de la muqueuse de l'estomac, le ratatinement du foie, l'atrophie et l'état granuleux des reins, d'où perte d'appétit, hydropysie, etc.

On a dit que, pendant que l'alcool circule avec le sang, l'oxygène respiré se porte sur lui de préférence aux substances albumineuses et aux graisses, qu'il modère ainsi leur décomposition ; de sorte que, s'il ne nourrit pas par lui-même, il empêche de se *dénourrir*. « L'alcool, dit Moleschott, est une caisse d'épargne pour les tissus. Il suit de là qu'il y a cruauté à enlever au salarié, qui gagne à la sueur de son front une nourriture insuffisante, les moyens par lesquels il peut la conserver longtemps. Qu'on lui donne une nourriture abondante et il pourra se passer d'eau-de-vie. Mais tant qu'on n'aura rien fait pour que le travail nourrisse le travailleur, c'est se moquer que de lui interdire les boissons spiritueuses pour songer à les remplacer par un véritable aliment. » Voilà certes un démocratisme digne d'un auteur traduit par M. Flocon : resterait seulement à savoir si, avec le temps et l'argent que l'ouvrier dépense au cabaret pour conserver ses vieilles molécules, il ne gagnerait pas à l'atelier de quoi s'en procurer de nouvelles.

Le *cidre* est le produit de la fermentation de la pomme ou de la poire ; la première de ces boissons contient environ moitié moins d'alcool que le vin, et la seconde presque autant, ce qui la rend plus enivrante. On y trouve en outre de la glycose, de l'albumine et autres matières azotées, de la chaux combinée, de l'acide pectique, de la pectine, des sels de potasse, des matières grasses et une huile essentielle. « Dans tous les pays où on en use habituellement, dit Aulagnier, la pierre et la gravelle sont rares. » (*Dict. des Aliments*, 1839.) Évidemment l'auteur en juge par supposition : la pierre est très-fréquente dans les pays à cidre. C'est une excellente boisson, mais dont la qualité est bien éphémère : « Trop jeune, le cidre est flatulent, cause des coliques, des diarrhées et même la dysenterie lorsqu'on en abuse. » (Merat et Delens, *Dict. de mat. méd.*, II, p. 284.) « *Dans le cours d'une année*, les cidres laissés en barriques et soutirés au fur et à mesure de la consommation deviennent graduellement plus acides. Ces changements affectent peu les personnes qui en font un continuel usage, mais doivent exercer une influence défavorable sur la santé, du moins si l'on en juge par les effets de l'eau acidulée par le vinaigre, qui a été reconnu moins salubre pour les troupes en campagne que l'eau alcoolisée avec un peu d'eau-de-vie. » (Payen, *loc. cit.*

Il y a longtemps que j'ai remarqué et signalé les aigreurs d'estomac causées par le cidre, et quelques-unes de leurs conséquences. (*Sur les causes de l'uréth. chr.*, 1858.) On voit, en effet, que des digestions faites dans de pareilles conditions doivent donner des urines peu normales.

La *bière* est le produit de la fermentation des céréales, de l'orge habituellement, et du houblon. Elle contient, mais en quantités très-variables selon les espèces : de l'eau, de l'alcool, de la dextrine, de la glycose, des matières azotées, des sels de potasse, de chaux et de magnésie, du chlorure de potassium, un principe amer et une essence aromatique.

Les bières légères sont une bonne boisson qui peut remplacer un mélange d'eau et de vin; mais il s'en faut qu'elles soient toujours bien faites, et on peut dire d'elles comme du cidre que trop récentes elles donnent des coliques, et gâtées, elles tournent à l'acide. Néanmoins, « on a dit que l'usage de la bière préserve de la gravelle et du calcul ; on la croit aussi préservatrice de la goutte, propriétés qui nous paraissent fort douteuses. » (Merat et Delens, *loc. cit.*, II, p. 596.) Parmi les causes de la goutte, M. Garrod place après les vins alcooliques les bières fortes telles que le stout et le porter. Il parle d'un homme de vingt-huit ans, affecté d'une goutte intense et portant à l'un des pieds un abcès goutteux profond, qui buvait régulièrement treize litres et demi de bière par jour (*loc. cit.*, p. 292). Du reste, je serais disposé à croire que la diathèse urique produite pendant l'usage de boissons diurétiques si abondantes doit se manifester plutôt sous forme de goutte que sous celle de concrétions urinaires. Ce que je reproche le plus à la bière, c'est son action irritante sur les voies urinaires qui la rend véritablement funeste s'il existe déjà une irritation ou un corps solide prêt à la provoquer. On croit qu'elle renferme un principe, provenant probablement du houblon, capable de produire des uréthrites très-intenses.

Lehman a signalé l'existense de l'oxalate de chaux dans le cidre, les vins blancs et surtout dans les bières chargées d'acide carbonique ; serait-ce là la cause de leur action irritante sur les organes urinaires ?

L'infusion de *café* torréfié est une boisson délicieuse dont on fait aussi grandement usage. Elle contient une substance azotée qu'on nomme caféine, des acides chlorogénique, tannique, phosphorique, silicique et sulfurique, de la dextrine, du caramel, de la graisse fondue, de la potasse, de la chaux et de la magnésie combinées avec les acides précédents et du chlorure, enfin une essence aromatique insoluble qui lui donne son odeur suave. On y a signalé une très-petite quantité de légumine.

On s'accorde à la regarder comme favorisant la digestion ; cependant chacun peut observer l'apparition fréquente de sable rouge dans les urines quelque temps après un repas arrosé de café : est-ce parce que ces repas sont assez souvent copieux ? Je ne me permettrai pas de le décider ; cependant je ferai remarquer que le café est un stimulant assez énergique de la contraction intestinale, et que, si cette propriété présente des avantages chez ceux dont les intestins sont paresseux, il en est d'autres chez lesquels, en faisant cheminer les aliments trop vite, elle pourrait leur ôter le temps de subir dans chaque partie du canal digestif les métamorphoses qui doivent s'y opérer. D'un autre côté, M. Moleschott fait observer qu'elle trouble facilement la digestion parce que son acide tannique précipite les corps albumineux dissous. L'un des auteurs du *Dict. de mat. méd.* déjà cité dit « avoir éprouvé sur lui-même que le café réveille les douleurs de goutte et qu'il faut s'en abstenir dans cette maladie. » (Merat et Delens, t. II, p. 352.) Enfin, quand les organes urinaires sont irrités, n'oublions pas l'agitation nerveuse et l'insomnie que beaucoup de personnes en ressentent et surtout ses propriétés diurétiques.

Néanmoins je crois que le café peut être utile dans diverses circonstances, par exemple quand les intestins sont paresseux ; quelquefois il est indispensable, comme dans certains cas de migraine, d'asthme, etc., phénomènes liés souvent à la diathèse urique. Mais alors je conseille de le prendre une heure environ après le repas, quand déjà le premier temps de la digestion est fait.

On a dit de lui, comme de l'alcool, qu'il rend plus stables les éléments de notre organisme. (V. p. 125.)

On le mêle souvent au lait ; mais c'est une mauvaise pratique :

l'acide tannique forme avec le caséum un composé indigeste, véritablement laxatif pour un certain nombre de personnes. Cadet-Gassicourt propose d'y substituer une préparation qu'il donne comme au moins aussi agréable et moins nuisible : c'est le mélange d'un jaune d'œuf frais, d'une tasse de café, d'une tasse d'eau et de sucre.

L'infusion du *thé* a beaucoup d'analogie de composition avec celle du café ; aussi ce qui vient d'être dit de l'une s'applique-t-il en grande partie à l'autre. Ajoutons que les personnes disposées à la diathèse urique doivent s'abstenir avec beaucoup de soin des thés verts.

Le *chocolat*, rangé par quelques auteurs parmi les boissons, est plutôt un aliment ; nous n'en dirons ici que quelques mots. On y trouve une substance azotée nommée théobromine, de l'albumine, de la stéarine, de la cellulose, de la dextrine, de l'amidon, une substance colorante rouge et un peu d'eau. Mais sa préparation, même à l'eau, est plus lourde à l'estomac que les infusions précédentes ; le lait le rend encore bien plus indigeste. La raison en est qu'il contient beaucoup de matières grasses, et que si la caféine ou théine est peu soluble dans l'eau froide, la théobromine l'est très-peu, même dans l'eau chaude, où la première se dissout facilement (Moleschott). Sa grande digestibilité est donc un préjugé que les fabricants exploitent ; cependant on peut en user de temps en temps, le matin, comme aliment, en ayant soin de n'y point mettre de lait.

Il ne suffit pas de bien choisir ses aliments et boissons, d'en bien proportionner la quantité aux forces digestives ; j'ai dit encore (V. p. 45) que le sommeil après le repas et même l'immobilité, la position assise, surtout quand on est penché sur un bureau, sont on ne peut plus préjudiciables à la digestion. Ce point a pour moi tant d'importance que je suis toujours tenté, quand je fais une prescription pour un cas de ce genre, de la commencer par ces mots : immédiatement après chaque repas, promenade d'une heure à l'air libre (1).

(1) Je ne saurais trop m'élever contre l'habitude prise depuis quelques années par nos établissements universitaires de faire coucher les enfants aussitôt après le repas du soir. Combien de mauvais estomacs on prépare à la nouvelle génération !

On ne manque jamais de m'objecter : mais quand le temps ne le permet pas ? — C'est à vous d'aviser, suis-je obligé de répondre ; mais la nécessité n'en existe pas moins alors ; elle n'en existe même que plus, parce que c'est quand les influences atmosphériques sont le plus défavorables qu'on a le plus besoin de lutter contre elles, et que c'est par le mouvement dans un air pur qu'on lutte avec le plus de succès. Quand on ne peut absolument pas sortir, il faut tâcher d'y suppléer chez soi et redoubler de sobriété.

Beaucoup vont plus loin et m'ont dit : mais l'animal dort après ses repas ; c'est donc une loi de nature.

D'abord, il ne peut pas être ici question de l'animal domestique. Si celui-ci contracte nos défauts, il contracte aussi, et souvent c'est par contrainte, beaucoup de nos maladies, la gravelle et la pierre en particulier. Chacun sait combien souvent on rencontre des graviers dans le foie et les rognons du bœuf ; des pierres ont été observées chez le cheval, le chien, et il n'y a pas longtemps qu'on m'en a donné une trouvée dans la vessie d'un cochon, animal qu'on tue pourtant bien jeune. Chez les carnivores sauvages, la quantité d'urée est considérable, tandis qu'au contraire la proportion d'acide urique se réduit souvent à rien. (*V.* p. 32) ; « Mais elle augmente promptement dès qu'on prive ces animaux de leur liberté, par exemple lorsqu'on les tient enfermés dans une cage. » (Neubauer et Vogel, *loc.*, *cit.*, p. 8.) S'il leur arrive aussi, dans leurs déserts, de dormir après avoir mangé, c'est qu'alors qu'ils ont rencontré une proie, ils s'en gorgent. Mais, mieux guidés que l'homme par leur instinct, ils ne se remettent en chasse que quand ils ont faim ; et souvent, avant d'avoir eu l'occasion de faire une nouvelle curée, il leur faut du temps, des courses, pendant lesquels se détruit l'acide urique qu'ils ont pu faire. Pour l'homme et les animaux domestiques, ce n'est plus cela : Ils mangent tous les jours et même plusieurs fois par jour, sans laisser à leurs organes le temps de se débarrasser du superflu et de prendre quelques moments de relâche.

Est-ce que d'ailleurs il est un homme au monde qui n'ait pas senti combien, après un repas trop copieux, on se trouve bien d'aller respirer au dehors ? Et si cela est si sensible alors, pourquoi en serait-il autrement dans les circonstances ordinaires de la vie ? Cette promenade, je l'ai déjà dit (p. 45), facilite la circulation des matières intestinales, accélère les mouvements respiratoires et augmente leur étendue ; de sorte qu'un air plus pur pénétrant dans les poumons en plus grande abondance, l'hématose est plus prompte, plus complète, de même que la combustion se fait plus vite en plein air. On voit par là que l'exercice fait avant les repas ne supplée pas entièrement, quelque utile qu'il puisse être, à celui qu'on doit faire après. Tissot a donc eu tort de lui donner la préférence (*De la santé des gens de lettres*). Il peut même avoir l'inconvénient, si l'on n'y prend garde, de faire manger trop par l'appétit qu'il provoque, et de porter ensuite irrésistiblement au sommeil par la fatigue qui en est l'effet.

Je ne ferai que rappeler ce que j'ai dit p. 45 des inconvénients de fumer au sortir de table.

Un point bien important encore c'est celui des garde-robes. Nous avons vu que la plupart de ceux qui sont affectés de diathèse urique n'y vont que difficilement. Or, s'il arrive qu'on y manque un jour, les matières durcissent et la défécation a moins de tendance encore à se faire le lendemain, jusqu'à ce que leur fermentation amène, au bout de plusieurs jours, une irritation intestinale, de la diarrhée et une véritable débâcle. C'est ce qu'il faut éviter avec grand soin. On doit donc aller à la selle tous les jours, et autant que possible à la même heure ; le tube digestif s'y habitue bientôt, comme aux heures des repas.

L'heure que je conseille, c'est le soir avant de se mettre au lit ; d'autres préfèrent le matin. Voici mes raisons : 1° on dispose plus sûrement de son temps le soir que le matin ; 2° le soir, cet acte est préparé par l'exercice de la journée ; 3° s'il se produit une congestion vers les organes du bassin, si la vessie et son col sont enflammés, si des hémorrhoïdes, fréquentes en pareils cas, sortent et fluent, si la muqueuse du rectum fait procidence, ces accidents se dissiperont bien mieux en se mettant en décubitus horizontal immédiatement après qu'en se tenant ensuite dans la position assise ou verticale ; 4° enfin, le sommeil sera plus tran-

quille si les intestins viennent de se débarrasser. On se met donc
sur la chaise percée avant de se coucher, lors même que le besoin
ne s'en ferait pas sentir, et souvent alors il |se déclare sans effort.
L'attente est-elle inutile ; on prend un lavement (à la température
ambiante, s'il n'y a pas de contre-indication), et, s'il est lui-même
sans effet, on prend le soir même, ou mieux le lendemain, de
très-bonne heure, soit un autre lavement avec trois ou quatre
cuillerées d'huile, de miel ou de mélasse, ou bien une ou deux
cuillerées de glycérine, etc.; ou bien, enfin, quelque léger laxatif
par la bouche ; mais il faut éviter avec le plus grand soin
tous ces moyens vantés sous le nom de pilules de santé, d'élixir
de longue-vie, etc., médicaments qui contiennent tous des purgatifs âcres et que j'ai vus exercer à la longue sur le canal digestif,
particulièrement sur le duodénum et sur le foie, des effets déplorables.

A ces moyens de diététique générale il est bon, souvent, d'en
ajouter de spécialement dirigés contre les différentes maladies primitives ou secondaires des organes digestifs.

Outre les inflammations aiguës ou chroniques incontestées des
organes digestifs, cancers, etc., il existe très-fréquemment certains
groupes de troubles digestifs encore vaguement déterminés, connus
sous les noms de *cardialgie, gastralgie, entéralgie, dyspepsie*, et qui,
étudiés avec ardeur et succès depuis une quarantaine d'années, ont
donné lieu à de nombreux volumes. Je ne ferai que citer ici ceux
de Barras, de Vignes, Chomel, Beau, de MM. Nonat et Guipon. On
comprend que je ne puis entrer ici dans les détails et que je dois
me contenter de donner quelques aperçus. Je ferai seulement remarquer qu'aucun de ces auteurs, chose des plus bizarres ! ne
parle de l'acide urique et des urates dont l'urine de la plupart des
dyspeptiques est chargée. Bien mieux : parmi les auteurs qui ont
traité de la goutte, il en est bien peu qui ne parlent de la dyspepsie ;
parmi ceux qui ont traité de la dyspepsie, aucun ne parle de la
goutte.

Ce que j'ai dit des causes de la diathèse urique pourrait être, à
mon sens, mieux intitulé : *Des causes de la dyspepsie*. Pour moi,
je suis convaincu que, plus on remontera à la source des amoin--

drissements des facultés digestives, plus on s'assurera que Broussais n'avait pas autant de tort qu'on croit, et que c'est pour avoir
envisagé l'inflammation de l'estomac d'une manière trop étroite,
pour n'avoir pas assez suivi les diverses formes protéiques qu'elle
peut revêtir, qu'il s'est laissé vaincre par ses adversaires. C'est
une erreur de croire que *le moyen de guérison indique toujours la
nature du mal* : souvent la constitution du sujet et les effets mêmes
de la maladie nous guident mieux dans le choix du remède. Est-
ce que certains ulcères, évidemment consécutifs à une inflammation, ne se trouvent pas mal des antiphlogistiques et des émollients,
et ne cèdent pas admirablement aux toniques et aux excitants? Il
y a déjà longtemps que je répète que ces maladies si communes,
qu'on appelle névralgies du col de la vessie, ne sont que des inflammations chroniques de cette région qui, suivant la constitution
du sujet, suivant son état général, mettent plus ou moins en jeu
le système nerveux et déterminent plus ou moins de douleur, plus
ou moins de spasme.

Il en est de même de l'estomac : sous l'influence d'un mauvais
régime, on le fatigue, on l'irrite. Cette irritation a d'abord pour
effet d'augmenter ses sécrétions, sa contractilité, sa sensibilité, et
selon que, en raison de certaines dispositions individuelles, telle
ou telle de ces facultés sera prédominante, on aura des groupes
divers de symptômes qui n'auront de commun, en apparence,
que les mauvaises digestions, la *dyspepsie*.

Si c'est le trouble de la sécrétion du fluide gastrique qui prédomine, on aura des aigreurs, du pyrosis, en un mot les symptômes attribués à la *dyspepsie acide*, et même, si cette exagération
de la sécrétion acide se prolonge dans l'intervalle des repas, le
contact de ces liquides produit sur l'estomac un malaise qui porte
à manger très-souvent, parce qu'en effet, en les absorbant, les
aliments amènent un sentiment de bien-être, jusqu'à ce que de
nouvelles sécrétions portent le malade à recourir au même moyen :
de là un certain nombre de cas de *dyspepsie boulimique*.

Si c'est la sécrétion gazeuse qui est surtout surexcitée, on aura
la *dyspepsie flatulente*. L'estomac est, pendant le travail digestif,
distendu, saillant à la région épigastrique, et donne un son tympa-

nique à la percussion. Quelquefois même il refoule le diaphragme, le cœur, et gêne la respiration. J'ai publié, avec le Dr Dechambre, quelques cas de mort presque subite qui n'avaient pas d'autres causes. (L'*Exam. méd.*, 1841.) Le plus souvent, cette distension se termine par des éructations abondantes, le plus souvent inodores; d'autres fois, après avoir déterminé des borborygmes plus ou moins douloureux, les gaz se font jour par l'anus.

Je crois que parfois ces gaz résultent d'une véritable fermentation des aliments, quand le fluide gastrique tarde trop à les soustraire à l'empire des lois purement chimiques, et que c'est alors surtout que ces gaz sont fétides. Il en est de même quand les aliments contiennent beaucoup de soufre.

D'autres fois, c'est sur la sécrétion du fluide muqueux que l'irritation agit principalement, et l'on a la *dyspepsie pituiteuse.* Les malades rendent tantôt en se levant, tantôt après avoir mangé, un liquide gommeux, filant, sans saveur ou simplement de saveur amère, et, ce qu'ils remarquent eux-mêmes avec surprise dans cette dernière circonstance, c'est que ce liquide est rarement accompagné d'aliments. M. Chomel a dit l'avoir trouvé même alcalin, et il en a fait un genre de *dyspepsie alcaline*; néanmoins, il est mêlé plus souvent d'une certaine quantité de fluide gastrique, ce qui lui donne une réaction acide. Il ne faudrait pas toutefois confondre ces cas avec d'autres, avec des dyspepsies si acides qu'il semble que la nature essaye elle-même d'en neutraliser le produit en provoquant une salivation abondante dont l'estomac se trouve à chaque instant rempli et forcé de se débarrasser.

Ces dyspepsies avec perversion des sécrétions sont celles qui m'ont paru s'accompagner le plus souvent de sédiments et de concrétions urinaires. Du reste, il est rare qu'elles n'existent pas, l'une ou l'autre, à un degré plus ou moins prononcé, en même temps que celles qui vont suivre.

Quand l'irritation porte principalement son action sur la contractilité musculaire, on a ce que M. Guipon a appelé *dyspepsie spasmodique.* Les sujets nerveux sont particulièrement disposés à cette forme que M. Chomel a comparée aux crampes musculaires qui sont si fréquentes dans la diathèse urique. C'est une sensation

4**

douloureuse de crampe, de tortillement, de pincement, de morsure, d'arrachement, etc., que les malades éprouvent à l'epigastre
et même beaucoup plus bas ; sensation qui augmente parfois, mais
qui plus souvent diminue par la compression de l'abdomen.
M. Guipon dit qu'elle cesse aussitôt la digestion terminée, et que
M. Nonat a eu tort d'avancer qu'elle peut survenir dans l'état
de vacuité de l'estomac (p. 102). J'ai vu naguère avec le docteur
Finot un exemple de ce genre. On dit : c'est un non-sens. Cela
peut être ; mais la seule conséquence à tirer de là, et M. Guipon
est de cet avis, c'est qu'on a eu tort de répudier presque toutes
les formes de gastrite pour les ranger dans la classe des dyspepsies. Notre malade éprouvait un malaise, une angoisse indicibles
pour rendre, par les vomissements, une petite quantité de mucus
filant, clair, et cependant quelquefois mêlé de bile teinte de sang.
M. Nonat a donné à cette forme le nom de *dyspepsie irritative.*

Dans quelques circonstances l'orifice supérieur ou cardiaque de
l'estomac participe à cet état d'irritation et de spasme, et les
vomissements ne se faisant qu'avec une extrême difficulté, la
douleur et l'angoisse se trouvent portées au comble. C'est ce qu'on
a appelé *dyscardialgie.*

Les dérangements du reste du canal digestif n'ont pas des
symptômes aussi caractéristiques que ceux de l'estomac, dont ils
sont le plus souvent la conséquence. Celui qu'on observe dans la
grande majorité du cas, c'est une constipation opiniâtre qui peut
tenir, comme je l'ai déjà dit, soit à un défaut d'alcalinité des
humeurs, à une bile trop peu abondante et trop épaisse, soit à une
atonie des intestins, à un défaut de contractilité. Ce qui atteste
dans beaucoup de cas la nature irritative de cette maladie, c'est sa
propagation fréquente au foie par les canaux biliaires, la sensation
pénible que les malades ressentent dans cette région, la teinte
jaunâtre de l'urine et de la peau qui devient dans quelques cas
véritablement ictérique.

Cette constipation est souvent interrompue par des alternatives
de diarrhée qui déterminent une sorte de débâcle ; finalement, la
diarrhée devient continuelle et présente ceci de véritablement remarquable qu'on rencontre presque toujours dans les matières des

productions psendo-membraneuses abondantes, que j'ai été tenté de rapporter précédemment à un défaut d'alcalinité des secrétions intestinales (v. p. 49).

Dans certaines circonstances, et surtout chez les jeunes gens, les intestins accusent de véritables spasmes et des douleurs très-vives, névralgiques.

En général, les dyspepsies caractérisées surtout par une prédominance des symptômes spasmodiques et douloureux se manifestent assez rarement passé le milieu de la vie ; elles ne s'accompagnent pas non plus aussi habituellement de la production de dépôts dans les urines. Quelquefois même celles-ci sont pâles et limpides, sans être pour cela toujours bien tolérées par la vessie. Seraient-ce là de ces cas où le phosphate acide de soude est surabondant ? Il y aurait là pour un chimiste des recherches utiles à faire.

On comprend que, suivant la prédominance de tel ou tel des symptômes que nous venons de passer si rapidement en revue, l'hygiène générale exposée précédemment exigera quelques modifications, ou plutôt quelques additions.

Y a-t-il dyspepsie acide ; c'est surtout sur le régime animal qu'il faudra insister ; le féculent serait, au contraire, nuisible et augmenterait les aigreurs. On sera même souvent obligé de multiplier davantage les repas pour donner, pour ainsi dire, de l'emploi aux sécrétions acides exubérantes, qui, sans cela, deviendraient offensives pour la muqueuse et aggraveraient le mal qui leur a donné naissance. Mais chacun de ces repas sera très-léger ; autrement ils feraient eux-mêmes ce qu'on s'efforce de prévenir, c'est-à-dire qu'ils ne se borneraient pas à neutraliser les acidités, mais qu'ils en activeraient la production en entretenant l'irritation stomacale.

C'est alors que les alcalins sont surtout indiqués : ils ont le quadruple avantage de permettre à l'estomac de rentrer peu à peu dans l'ordre, en neutralisant les acides qui entretiennent son irritation ; de ramener le sang à des conditions plus normales ; de prévenir ainsi les funestes conséquences que son défaut d'alcalinisation peut entraîner pour tous les organes et les diverses sécrétions ; de maintenir en dissolution les urates, en neutralisant les acides qui précipiteraient l'acide urique, enfin de rendre l'urine moins offensive qu'elle ne serait pour l'appareil urinaire.

Une demi-cuillerée ou une cuillerée à café de magnésie décar-bonatée ou de craie préparée, associée à quelques centigrammes de calomel, et prise avant chaque repas, suffit quelquefois pour neu-traliser les aigreurs et faciliter les selles. Cependant je me défie en général des laxatifs et des purgatifs, en si minime quantité qu'ils soient, au moment des repas : je crains que les phénomènes de la digestion n'en éprouvent quelque perturbation. Les eaux bi-car-bonatées calcaires, légèrement sulfatées et ferrugineuses de Saint-Galmier, Pougues, Evian, Luxeuil, Bussang, Contrexéville et Vittel peuvent encore être utiles dans les cas légers ; mais, pour peu que les aigreurs aient d'intensité, on doit préférer les eaux bi-carbonatées sodiques, telles que, en commençant par les plus légères, celles de Soultzmatt, Saint-Alban, Vals (source Saint-Jean), Couzan, Vichy (grande grille, hôpital), Vals (Rigolette, Précieuse), Vichy (Célestins) et Vals (Marquise, Madeleine). Ces eaux seront prises aux repas, coupées avec un quart, un tiers au plus de vin vieux rouge, si c'est seulement alors que les aigreurs se mani-festent ; on devra également les administrer le matin, entre les repas, et le soir si leur production est incessante. On peut rem-placer ces eaux par les bi-carbonates de soude ou de potasse, à la dose de deux à quatre grammes. On emploie plus souvent le premier en France et le second en Angleterre. On les fait dissoudre dans un demi-verre ou un verre d'eau, et, si on ajoute quelques gouttes de jus de citron, il en résulte une boisson gazeuse facile à prendre. Quelques-uns vantent les acétates, les citrates, les tar-trates de ces sels ; M. Bouchardat donne la préférence au benzoate. On préconise aussi depuis quelques années les sels de lithine ; mais je les ai encore trop peu employés pour émettre une opinion. G. Bird dit que l'usage prolongé ou intempestif des alcalins peut *certainement* amener la formation de l'acide oxalique. (*Op. cit.*, p. 197.)

Les viandes faites, en petite quantité, avec quelques légumes her-bacés seront la nourriture exclusive ; le lait et le beurre ne devront être employés qu'avec circonspection, parce qu'ils aigrissent facilement sur l'estomac ; il en est de même des féculents. La thériaque, fort vantée par Sydenham (v. p. 33), peut être employée, dans ces cas, à petites doses, avant les repas.

Cependant si, en raison des substances excitantes qu'elle renferme, on lui préférait quelque autre préparation d'opium, on le pourrait, à la condition de bien surveiller la constipation qui existe presque toujours dans les dyspepsies acides et que les préparations opiacées tendent encore à augmenter. G. Bird vante, dans la gastrodynie avec ou sans pyrosis, l'usage de 3 centigrammes de nitrate d'argent ou de 5 centigrammes d'oxyde d'argent pris immédiatement avant le repas. (*Op. cit.*, p. 184.) Je ne les ai pas employés ; mais, d'après l'efficacité de ces préparations sur les autres muqueuses, je suis grandement disposé à les essayer à l'avenir. Depuis longtemps déjà le colchique a été préconisé comme un spécifique contre la diathèse urique : j'y reviendrai plus loin. En tout cas, je ne pense pas qu'il soit prudent de l'administrer dans les cas dont nous nous occupons, à cause de l'extrême susceptibilité de l'estomac.

Quand la dyspepsie est flatulente, une ou deux cuillerées de charbon de Belloc, avant ou après chaque repas, font souvent merveille comme absorbant ; mais il est essentiel, pour ne pas être obligé de prolonger trop longtemps ce traitement désagréable, de lui associer quelques modificateurs de la muqueuse gastrique, tels que la poudre de noix vomique à doses fractionnées, ou son dérivé la strychnine ; les acides minéraux, tels que l'acide nitrique, l'acide chlorhydrique ou mieux encore, selon Prout, l'acide nitro-chlorhydrique à petites doses. G. Bird fait observer à ce sujet que « l'agent réellement actif n'est pas un simple mélange des deux acides comme celui qu'on obtiendrait en les mêlant ensemble, mais le composé particulier connu sous le nom d'eau *régale*, provenant de la décomposition mutuelle des deux acides. Aussi doit-on les prescrire dans la proportion d'une partie d'acide azotique, et 2 ou 3 d'acide chlorhydrique, avec la recommandation de laisser le mélange au moins quelques minutes avant de l'étendre davantage dans un véhicule pour les besoins thérapeutiques. » (*Op. cit.*, p. 284.) Les ferrugineux sous différentes formes peuvent être aussi grande-

4***

ment utiles. C'est ici surtout que conviennent les eaux minérales bi-carbonatées calcaires que j'ai énumérées précédemment. Le fer qu'elles renferment, les sulfates alcalins qui en corrigent les effets constipants, tout les rend précieuses en pareils cas, même l'absence presque complète de gaz qui les distingue. Malheureusement cette pénurie d'acide carbonique fait qu'elles perdent leur fer dans l'embouteillage et que leur usage à domicile est bien moins efficace qu'à la source. On a remarqué qu'étendu d'eau ou dans quelque infusion aromatique et stimulante, l'alcool fait souvent grand bien ; les alcoolats connus sous le nom d'eaux de mélisse ou de Cologne sont, à la dose de quelques gouttes dans de l'eau ou sur un morceau de sucre, des remèdes vulgaires quand l'estomac est distendu par des gaz. Ne serait-ce pas dans des cas de ce genre que le colchique a obtenu les succès qui lui ont valu sa réputation contre la diathèse urique ? L'arsenic, à la dose d'un milligramme en pilule chaque jour, a réussi entre les mains de M. Germain, de Château-Thierry, à rétablir l'appétit et les fonctions digestives dans beaucoup de cas où les autres moyens avaient échoué. C'est à sa présence qu'on attribue aujourd'hui l'efficacité de certaines eaux jusqu'à présent inexplicable (Plombières, Mont Dore, etc.). La source Dominique, à Vals, qui contient de l'arséniate de fer, est très-utile contre les dyspepsies.

La plupart des moyens qui viennent d'être énumérés peuvent également convenir contre la dyspepsie *pituiteuse*. Il en est un cependant qui trouve ici son application spéciale, comme le charbon de peuplier dans la précédente, c'est le sous-nitrate de bismuth à la dose de 50 centigrammes à 1 gramme, avant chaque repas. Les amers, tels que l'infusion ou la macération de gentiane, de quassia, de quinquina, etc., peuvent être aussi fort utiles, surtout associés aux acides minéraux quand les acides de l'estomac font défaut. La pepsine, proposée par M. Corvisart contre les dyspepsies, me paraît principalement utile dans celle-ci, quand la digestion des viandes se fait difficilement, ainsi que la diastase ou maltine, quand ce sont surtout les féculents qui résistent au travail digestif. On les a associées toutes deux à du vin de quinquina, dont on prend un verre à madère au milieu du repas. Je crois que ce sont surtout ces perversions des sécrétions de la muqueuse stomacale que le nitrate d'argent pourrait modifier avantageusement ; mais je répète que je n'en ai pas encore fait l'essai.

Ce sont elles encore qui se compliquent assez souvent d'un défaut de contractilité de la couche musculeuse, ce qui leur a valu dans certains cas le nom de *dyspepsies atoniques*. Il faut alors insister sur les aromatiques et les stimulants, et particulièrement sur les excitants de la contractilité musculaire, tels que la noix vomique. C'est très-probablement dans ces cas qu'ont obtenu leurs succès les purgatifs drastiques à petites doses, comme ils se trouvent dans les pilules écossaises, de Franck, de Morisson, etc. Mais il faudrait bien s'en garder pour peu qu'il y ait de disposition irritative ; car j'en ai vu résulter de très-mauvais effets sur le **duodénum** et les voies biliaires.

La dyspepsie spasmodique ou irritative paraît avoir été beaucoup plus fréquente à l'époque où le traitement anti-phlegmasique de Broussais était dans toute sa vigueur.

Aujourd'hui encore c'est surtout chez les sujets débilités qu'on l'observe : on sait, en effet, que c'est chez eux que le système nerveux est le plus irritable. Vignes, que j'ai opéré d'une valvule du col de la vessie (V. mes *Rech. sur les valv.*, etc., 2e édit. p. 388) a depuis lors publié un traité des névroses des voies digestives, où il a parfaitement étudié cet état. Pour lui, l'efficacité des infusions aromatiques, et notamment de la mélisse, est une pierre de touche. Si le malade s'en trouve bien, il prescrit une potion composée d'eau commune 60 grammes, eau distillée de mélisse 30 grammes, sirop diacode 30 grammes, à prendre en deux fois, par moitié, le même jour. — Quand la maladie est plus grave, il remplace cette potion par une autre que voici : eau distillée de menthe 30 grammes, infusion de mélisse 60 grammes, sirop de morphine 30 grammes, eau de fleurs d'oranger 15 grammes. — Il lui est arrivé maintes fois de remplacer toute potion par l'application, au creux de l'estomac, de 30 centigrammes d'acétate de morphine étendus sur un emplâtre de sparadrap et laissés en place pendant 4 à 5 jours. « Son action thérapeutique était d'ordinaire plus lente que celle des potions, mais elle était aussi certaine, et il n'a jamais été nécessaire de la renouveler chez la même personne. » Tous les auteurs qui ont écrit sur ce sujet donnent aussi la préférence aux opiacés. M. Guipon vante en outre l'aconit et surtout la stramoine. Quelques gouttes d'éther ou de chloroforme, les anti-spasmodiques, tels que la valériane, le valérianate de zinc, l'eau de laurier-cerise, le castoréum, l'asa fœtida, peuvent être utiles, ces deux derniers surtout, administrés en lavement dans les dyspepsies nerveuses intestinales. Dans un certain nombre de cas, le sulfate de quinine est indiqué, soit comme tonique, soit à cause de ses propriétés anti-périodiques. Beau fait observer qu'il suffit quelquefois de mieux nourrir les malades ou de remplacer des aliments liquides par des solides pour voir cesser leur gastralgie. Un vésicatoire volant sur les points douloureux lui a aussi réussi.

Il est évident que quand l'état névralgique complique quelqu'une des dyspepsies précédentes, il faut aussi combiner les agents thérapeutiques.

Nous avons vu, dans les considérations précédentes, les moyens de faire un bon chyle en favorisant les digestions, ceux de transformer ce chyle en bon sang en rendant la respiration aussi complète que possible. Resterait à faire voir comment, en supposant, ce qui arrive fréquemment, qu'on n'ait pas atteint toute la perfection désirable, on doit chercher à débarrasser le sang de tous les éléments impurs qu'il contient encore. Les deux voies que la nature emploie habituellement pour cela sont la peau et les reins ; aussi, dans l'état physiologique, existe-il une solidarité frappante entre leurs fonctions : si celles de la peau sont très-actives, les reins ne produisent que peu d'urine, et réciproquement. Mais comme l'élimination par les reins de matériaux susceptibles de les irriter et de s'y concréter n'a déjà que trop de tendance à se faire, surtout dans certaines saisons et dans certaines conditions hygiéniques exposées précédemment, c'est vers la peau qu'il faut surtout les attirer.

Le travail corporel modéré, la gymnastique, l'escrime, la balle, le massage, etc., n'ont pas seulement pour résultat de faire entrer les bons éléments du sang dans la composition de nos tissus et de décharger ainsi la circulation, mais encore d'exciter la peau et d'activer sa faculté dépuratoire.

Les bains chauds, surtout les bains alcalinisés avec 3, 4 ou 500 grammes de carbonate de potasse ou de soude, additionnés ou non de plantes aromatiques, et même quelques bains de vapeur, peuvent être utiles, en excitant les sécrétions de la peau et en désobstruant ses pores ; mais il faut prendre garde aux congestions cérébrales, qui ne sont que trop imminentes chez les dyspeptiques.

Les bains froids, de rivière ou de mer, peuvent être d'une grande ressource, mais à la condition d'être courts et d'être suivis d'une forte réaction, qu'on provoquera par des frictions vigoureuses sur la peau et qu'on entretiendra par l'exercice.

Un moyen que je recommande très-souvent, ce sont des frictions sèches, faites matin et soir sur tout le corps, et jusqu'à rubéfaction, soit avec une brosse douce, soit avec un gant de crin, soit avec de la laine ou un torchon de toile neuve très-dure.

Autant que possible le malade doit se frictionner lui-même pour joindre le mouvement à la friction. Par devant, rien de plus facile ; par derrière, cela se fait encore aisément à l'aide du morceau de toile en question qu'on saisit par les angles opposés, ou mieux d'une large et épaisse bande de coutil, sur l'une des faces de laquelle est adaptée une véritable brosse flexible. Quand le malade n'y répugnera pas trop, il sera presque toujours bon de faire précéder les frictions sèches soit de lotions froides avec une éponge imbibée d'eau simple ou mieux alcalinisée, soit de frictions avec un linge mouillé et tordu.

La plupart des malades frissonnent à la seule idée de ces lotions et frictions humides ; mais on s'y habitue très-vite, même en hiver, et bien des malades qui s'enrhumaient facilement avant d'en faire usage ne s'enrhument plus après. Si l'on a la précaution d'entretenir la réaction que donne cette pratique par de l'exercice le matin, et en se mettant au lit immédiatement après le soir, on ne saurait se faire une idée des bons effets qu'on en obtient.

J'ai dit p. 117 que les gens affectés de diathèse urique ont une grande tendance au refroidissement dans la seconde moitié de la nuit. Il leur importe donc de bien se couvrir, surtout les membres inférieurs, et souvent, quand il y a sécheresse de la peau, insomnie, agitation générale, cette précaution, jointe à quelques gorgées d'infusion diaphorétique ou même d'eau simple, suffit pour provoquer une douce transpiration et ramener le calme.

L'hydrothérapie, qui est l'art d'administrer l'eau sous différentes formes et dans les conditions les plus favorables pour en obtenir les meilleurs résultats, est l'une des belles conquêtes de la thérapeutique moderne; aussi n'ai-je pas été surpris de lire dans l'un des derniers numéros de l'*Union médicale* un excellent mémoire de M. Tartivel, médecin de l'établissement de Bellevue, dans lequel il rapporte nombre de cas de dyspepsie guéris par ce moyen.

Pour favoriser l'emploi de ces diverses pratiques, il faut des vêtements ni trop chauds, ni trop froids, mais qui mettent à l'abri des variations brusques de température; habiter dans des lieux salubres, où règne d'habitude un bon air, plutôt sec qu'humide; le froid, surtout le froid humide, les vents du sud trop chauds, ceux d'est, du nord, de nord-ouest sont très-contraires dans ces maladies; l'habitation dans les grandes villes, surtout dans les quartiers populeux et resserrés, dans les appartements exposés au nord, et qui n'ont pas assez d'air, toutes les mauvaises exhalaisons sont nuisibles aux gastralgiques, et sont propres à faire développer ces maladies si elles n'existent pas déjà. « Certains climats, tels que les côtes de la Normandie et de la Bretagne, entretiennent et favorisent le développement de ces affections; les côtes de l'Ecosse et même de toute l'Angleterre et de l'Irlande sont dans le même cas. Ces pays sont la patrie du spleen, affection que je considère comme étant de la même nature que les gastro-entéralgies hypocondriaques; j'en dirai autant des climats du Nord, tels que la Suède, la Norwége. » J'extrais ce passage de l'ouvrage de Vignes, ancien médecin de la marine, qui a pratiqué dans la plupart des ports de mer, notamment à Brest et à Bordeaux, pour faire voir combien il faut de précautions pour retirer de bons effets des bains de mer, où il est de mode aujourd'hui que tous les dyspeptiques se rendent. Beaucoup m'ont dit s'en être trouvés mal, sans doute parce qu'ils ne s'étaient pas mis suffisamment en garde contre les variations brusques de température. Pour moi, quand on n'est pas trop débilité et que les voies urinaires ne sont pas encore le siége de complications trop graves, je regarde les voyages comme étant d'une efficacité plus sûre : ils font changer d'air à chaque instant, et fournissent à l'esprit et au corps des motifs chaque jour nouveaux d'activité.

Si l'on se conformait exactement aux différentes recommandations que je viens de donner, beaucoup moins d'acides, notamment d'acide urique et d'urates, arriveraient à l'appareil urinaire, et par conséquent beaucoup moins de causes d'irritation et de dépôts. Si néanmoins il s'y en présentait encore en excès, il faudrait alors en neutraliser les effets irritants et les retenir en dissolution ; c'est encore par les alcalins que nous y parvenons; mais alors il faut consulter l'estomac. Si des aigreurs les nécessitent, il faut les administrer quand ces aigreurs se produisent, même aux repas; si, au contraire, la dyspepsie n'est pas accompagnée d'aigreurs, si surtout elle est alcaline, c'est le matin et dans l'intervalle des repas qu'il faut en recommander l'emploi. On comprend que, dans le premier cas, ils peuvent amener une cure radicale et que leurs effets, dans le second, sont simplement palliatifs ou préventifs de complications du côté des voies urinaires.

Ces règles d'hygiène et de thérapeutique ne garantiront pas seulement des sédiments, de la gravelle et de la pierre urinaires, mais de bien d'autres maladies encore ; ce qui n'étonnera pas si l'on réfléchit que le sang se répand dans toutes les parties du corps, qu'il est l'aliment de tous les organes, et que, s'il est altéré dans ses propriétés physiques ou chimiques, chaque organe doit en souffrir à sa manière et suivant ses prédispositions. Or, il est moins fluide que dans l'état de santé, n'étant alcalinisé que d'une manière insuffisante, et il est nécessairement moins riche en éléments nourriciers, une partie considérable de ceux dont il se compose n'ayant pas atteint le degré de transformation nécessaire pour s'assimiler à nos tissus. C'est avec justesse que Beau fait observer qu'on attribue souvent la dyspepsie à l'anémie, tandis que c'est le contraire qu'on devrait faire dans la plupart des cas.

Or, de l'augmentation de densité du sang résultent l'embarras de la circulation, tous les signes de la pléthore, la dyspnée, l'oppression, les accès d'asthme, des battements tumultueux et des anévrysmes du cœur, l'angine de poitrine, la rareté et la modification des sécrétions, la dilatation des vaisseaux, leurs flexuosités, leur état variqueux, la fréquence des hémorrhoïdes, etc.; et des embarras de la respiration et de la circulation peuvent résulter l'albuminurie et le diabète sucré (1).

Des changements dans la composition élémentaire du sang résultent des modifications des sécrétions avec tendance à la formation de concrétions, non-seulement dans l'urine, mais encore dans la bile, la synovie des articulations, dans celle des gaines tendineuses, dans les milieux réfringents de l'œil et dans l'épaisseur des tuniques vasculaires. La peau, en raison, sans doute, de sa fonction éliminatoire, devient souvent le siége de dartres, de furoncles, d'anthrax ; l'éruption la plus fréquente et la moins signalée est le pytyriasis du dos et du cuir chevelu ; aussi beaucoup de dyspeptiques deviennent-ils chauves de bonne heure. Au contact prolongé d'une urine trop irritante, les reins, la vessie et l'urèthre deviennent le siége d'une inflammation chronique, et beaucoup de raisons me portent à croire que la prostate, qui n'augmente pas sensiblement de volume envahie par une inflammation franche, s'hypertrophie sous l'influence d'une irritation qui stimule l'action sécrétoire de ses granulations, qu'une véritable phlegmasie tend plutôt à détruire. Sous la double influence de l'irritation de l'urèthre qui se propage aux vésicules séminales, et de la fluidité trop grande du sperme due à l'anémie, des pertes seminales et même l'impuissance ne sont pas rares.

Ce n'est pas tout : des changements de nutrition ne tardent pas à se produire dans nos tissus, et les plus délicats sont affectés les premiers. Dire que les congestions cérébrales, les apoplexies, les ramollissements du cerveau sont fréquents dans la diathèse urique, chez les goutteux, par exemple, serait ne répéter que ce que tout le monde connait. Mais ce que l'on sait moins, c'est que les maladies

---

(1) J'ai émis cette opinion dès 1860 ; on en trouvera la preuve à la page 81 de l'ouvrage de M. Roubaud intitulé : *de l'identité d'origine de la gravelle, de la goutte, du diabète et de l'albuminurie.*

de la moelle épinière sont également très-fréquentes, surtout dan s
la région terminale; à ce point que M. Bizet y a placé le siége
primordial de la goutte, regardant, à tort sans aucun doute, tous
les autres symptômes comme des névroses qui en seraient la conséquence. (*Nouv. cons. sur la goutte*, 1842.)

Du reste, je ne doute pas non plus qu'avant même d'être appréciables à nos moyens d'investigation, ces changements dans la
nutrition intime de la pulpe nerveuse ne puissent opérer des changements très-manifestes dans ses fonctions, et que l'hypochondrie,
l'épilepsie, l'hystérie, la folie même, ne puissent en être le résultat.
J'ai, pour le prouver, rassemblé un grand nombre d'observations,
les unes recueillies par moi, et les autres tirées d'ouvrages dont les
auteurs écrivaient avec de tout autres idées, ce qui ne leur en
donne que plus de valeur. Pour exemple de ce que j'avance,
voici un court abrégé d'une très-longue narration qui se trouve
dans un livre de Pomme, médecin fort connu du siècle dernier.

Mlle Antheman, âgée de 19 ans, attaquée « d'une douleur
violente au gros doigt du pied droit » pendant un mois et demi,
tomba dans une faiblesse à laquelle succédèrent des convulsions
affreuses, qui redoublaient sitôt qu'on la pinçait ou qu'une seule
goutte d'eau tombait sur elle. Puis survint du délire avec trismus,
hémiplégie droite, contracture du bras et de tout le membre inférieur, phénomènes qui se réveillaient chaque fois qu'on la saignait,
et on était forcé de le faire à presque toutes les époques mens-
truelles. Elle resta 11 jours dans cet état, sans manger : vomissements, crachements de sang, suffocation ; une fois, assoupissement si
profond qu'une épingle enfoncée profondément dans les chairs n'é-
tait pas sentie. Comme Mlle.... ne se maintenait pas dans les bornes
d'un régime sévère, huit années se passèrent dans des alternatives
de chutes et rechutes. Alors, éruption générale semblable à la
rougeole. Des bains prolongés amenèrent une détente, mais délire
avec exaltation de toutes les facultés intellectuelles. « Cette fille
n'avait pu faire un vers dans son état naturel, tandis que, dans le
paroxysme, elle en faisait à milliers. » A une époque, les règles
apparurent brusquement et le sang suinta par l'œil, la peau du
crâne, l'oreille, le nez, le nombril, le jarret et le pied, toujours du

côté paralysé. Attaques de catalepsie. Après dix ans de maladie, un régime délayant rendit une sorte de santé ; mais, au bout de ce temps, une rétention d'urine survint, causée par des graviers qui obstruaient l'urèthre. Enfin, une pierre du volume d'une châtaigne sortit, suivie de nombreux et larges lambeaux membraneux. A dater de cette époque, la malade se trouva à peu près guérie. (*Traité des aff. vaporeuses*, p. 83, 3ᵉ éd., 1767.) Voilà, certes, une maladie bien bizarre ; mais si l'on réfléchit qu'elle *débute par une douleur au gros orteil*, chez une fille *qu'il était difficile de maintenir dans les limites d'un régime sévère*, et qu'elle se *termine par l'expulsion de graviers et d'une pierre*, peut-on douter de l'influence d'une diathèse urique ? Il fallait sans doute une prédisposition ; mais cette diathèse a été cause déterminante.

Je persiste d'autant plus dans cette manière de voir qu'un homme d'un esprit éminent, Beau, partant, dans son *Traité des dyspepsies*, d'un point de départ très-différent du mien, est arrivé à des idées tout à fait semblables, si semblables que je suis obligé de rappeler que les miennes ont été exposées au congrès médical de Rouen et imprimées en extrait dans son bulletin en 1863, tandis que l'ouvrage de Beau ne date que de 1866.

En résumé, bien régler les fonctions digestives pour produire un chyle qui arrive dans le sang aussi bien élaboré que possible, favoriser la respiration pour détruire le carbone et les matières albumineuses qui pourraient se trouver en excès dans ce mélange, porter vers les organes éliminateurs, vers la peau surtout, les éléments qui n'auraient été qu'imparfaitement oxygénés, et enfin dissoudre par des alcalis ceux qui n'auraient été ni suffisamment oxygénés ni éliminés, voilà les vrais moyens de prévenir les maladies dépendant de la présence dans l'organisme d'un excès d'acide urique ou de ses dérivés, oxyde urique ou xanthine, acide oxalique. J'ai exposé (p. 58) les quelques remarques thérapeutiques qui m'ont été suggérées par la composition de la cystine.

Quant aux concrétions phosphatiques nous avons vu qu'elles sont presque toujours de formation secondaire et consécutives à une maladie des organes urinaires.

Cependant, il n'en est pas toujours ainsi : dans des cas rares, il faut le dire, elles résultent d'une cause générale et sont véritablement primitives. Pourquoi, en effet, l'urine ne donnerait-elle pas des dépôts phosphatiques quand on en voit se former, et quelquefois simultanément, dans la plupart de nos organes ? M. Baud parle d'un enfant de neuf ans, issu de parents flétris par la syphilis constitutionnelle, élevé dans la plus profonde misère et l'abjection la plus complète, qui présentait sur de larges surfaces du corps des plaques phosphatiques adhérentes à la peau, principalement sur la tête et sur les bras. « Cette matière, dit-il, en tout semblable aux concrétions blanches des urines, quand elles sont desséchées à l'air libre, formait des couches irrégulières, mamelonnées, de près de 2 centimètres d'épaisseur en quelques points, et qui se renouvelaient en peu de jours quand elles avaient été détachées par le frottement. Je ne pus analyser à fond les urines de cet enfant qui, selon l'expression de ses parents, *pissait de la chaux*; je pus seulement m'assurer qu'elles étaient alcalines et qu'elles faisaient effervescence au contact d'un acide comme celles des animaux herbivores, où l'on trouve toujours des carbonates de chaux unis aux phosphates (*Contrexéville*, p. 74, 1868). J'ai vu un cadavre dont une foule d'organes, même des muscles, étaient incrustés de matières calcaires. Je ne sais quel était l'acide uni à la chaux, mais il n'est pas extrêmement rare de rencontrer des sujets dont l'urine donne des dépôts phosphatiques si abondants que toutes les muqueuses urinaires en sont recouvertes et même la peau des parties voisines, les poils, le linge, etc. Je ne pourrais certifier que ces dépôts n'ont pas été précédés de quelques inflammations du côté des organes urinaires; toutefois, il me semble difficile de se figurer des dépôts si abondants sans une diathèse particulière.

Wilson Philip, qui prétend qu'un régime fortement animalisé diminue le dépôt d'acide urique (v. p. 31), soutient qu'il tend au contraire à augmenter celui des phosphates ; et Magendie, qui rejette la première proposition, semble partager la seconde : « Si, dit-il, on prive un chien de nourriture animale ou azotée pendant 20 ou 25 jours, son urine ne contient plus de phosphate. »

(*Dict. de méd. et chir. prat.*, t. ix, p. 125.) Conformément aux idées de Liebig, Bence Jones pense que « la quantité des phosphates urinaires peut être diminuée par l'abstinence des substances végétales, qui contiennent beaucoup de phosphates, telles que le pain, surtout le pain noir et les pommes de terre. » (*On gravel*, 1843. — *Ann. de ther.*, même année.) Ces théories chimiques sont loin de concorder, comme on le voit; tenons-nous en donc plutôt à l'observation.

Prout insiste sur ce fait que c'est presque toujours chez des personnes faibles et débilitées, épuisées par de longues maladies, que ces dépôts s'observent, chez celles qui sont disposées aux scrofules, à l'ostéomalacie, au rachitisme, ou affectées de syphilis constitutionnelle; ce que M. Baud explique, ce me semble avec raison, par un apauvrissement organique, qui fait que les acides dérivés des principes riches de notre économie sont produits et excrétés en proportions de plus en plus faibles (*ibid.*, p. 253). En effet, tandis que le phosphate acide de chaux est soluble, le phosphate neutre, qui est moins riche en acide phosphorique, ne l'est pas.

Prout, qui regarde le phosphore comme immédiatement lié aux tissus nerveux et à leurs fonctions, semble rattacher la maladie qui nous occupe à leur perturbation ; mais les symptômes qu'il signale, l'irritabilité nerveuse, le spasme des organes respiratoires, l'action péristaltique spasmodique et excessive des intestins accompagnée de borborygmes et de flatulence et quelquefois de selles semi-fluides copieuses et épuisantes, la fatigue et la douleur dans le dos au plus léger exercice doivent-ils véritablement tous être placés sur le même rang, et ne serait-on pas fondé à considérer les troubles des voies digestives comme l'origine de tous les autres? L'anxiété morale et la crainte, dit l'auteur, sont souvent causes d'un dépôt phosphatique dans l'urine ; il en est de même de quelques médicaments, de l'abus des diurétiques et des sels dont l'acide est d'origine végétale et destructible, de l'usage longtemps continué des alcalins et des mercuriaux. Brodie dit avoir vu une seule dose de calomel rendre l'urine alcaline (*On the urin. org.*, 3ᵉ édit., p. 210). Mais est-ce que tout cela ne peut avoir une mauvaise influence sur la digestion et sur ses résultats ? Chez un vieillard souffrant de dyspepsie avec pyrosis *depuis son adolescence*, et rendant depuis plusieurs années une urine presque semblable à du lait par son opacité, G. Bird a pu recueillir en assez peu de temps 30 grammes de phosphate de chaux. Ce patient avait subi les traitements divers de presque tous les médecins des hôpitaux de Londres *depuis plus de cinquante ans* sans que son urine eût été jamais en meilleur état. (*Op. cit.*, p. 333.)

Prout range encore parmi les causes des dépôts phosphatiques la goutte et l'hérédité goutteuse, de telle manière que cette tendance prend différentes formes chez les divers membres d'une même famille et chez le même individu à différentes périodes de sa vie ; que, tandis que l'un souffre d'un dépôt de phosphate, un autre est sujet à la goutte, un autre à l'asthme, un troisième aux affections cutanées, etc. Je ne reviendrai pas sur les doutes que j'ai élevés, p. 58, au sujet de l'action directe de cette cause. Je dirai de même que l'alcalescence de l'urine et la précipitation des phosphates, que Brodie et lui attribuent aux excès vénériens, pourraient bien être consécutives soit à des troubles des voies digestives, soit à des restes d'uréthrites anciennes. Enfin, pour confirmer ce que j'ai dit relativement à l'influence que ces auteurs attribuent aux affections du système nerveux et particulièrement de la moelle épinière, quel que soit le point qui ait été lésé, ramolli, etc., j'ajouterai ce qui suit : « Une femme affectée de *paralysie complète* rendait avec l'aide du cathéter une urine fétide, alcaline et phosphatique. G. Bird lava la vessie au moyen d'une irrigation d'eau tiède ; laissant ensuite l'urine séjourner pendant une heure dans ce réservoir, il retira au bout de ce temps 30 grammes d'une urine pâle et *acide*. » (*Op. cit.*, p. 323.) Déjà Rayer avait écrit : « J'ai examiné l'urine d'un grand nombre d'individus atteints de paralysie avec atrophie des membres produite par des affections de la moelle épinière et de ses membranes, et j'affirme que le plus souvent j'ai trouvé l'urine acide lorsqu'il n'y avait pas d'inflammation de la vessie » (*Mal. des reins*, t. I, p. 113, 1839). J'ai fait quelques observations tout à fait confirmatives de celles qui précèdent. Si maintenant je rappelle ce que j'ai dit (p. 45 et 60) relativement à l'influence de la diathèse urique sur la production des maladies de la moelle épinière et sur celle des inflammations des voies urinaires, ne suis-je pas en droit de demander si des faits de ce genre incomplétement analysés n'ont pas amené beaucoup de méprises ?

En général, les dépôts phosphatiques primaires sont graves ; cependant le pronostic varie selon la cause, et, quand celle-ci est remédiable et passagère, la goutte, par exemple, il ne faut pas trop s'en effrayer. Un jeune homme bien conformé, n'ayant jamais eu de maladies vénériennes, mais affecté habituellement de garde-robes fréquentes et semi-liquides, vînt me consulter il y a quelques semaines pour une inflammation chronique du col et du corps de la vessie. Guéri de cette maladie par des injections d'azotate d'argent, ses urines devinrent d'une limpidité parfaite au moment de l'émission ; mais elles continuèrent pendant un certain temps, surtout le matin, de donner par le repos un précipité abondant, qui ne me présenta, au microscope, que des cristaux prismatiques de phosphate ammoniaco-magnésien, sans traces de pus. Elles étaient alcalines. Je mis alors ce malade au régime hygiénique tracé précédemment et à l'usage du sous-nitrate de bismuth avant chaque repas. A mesure que les selles se régularisèrent, la santé générale s'améliora et les urines redevinrent acides, quoique encore un peu pâles. Malgré cela, elles présentaient encore assez habituellement le matin un dépôt qui, examiné au microscope, m'offrit de gros cristaux octaédriques d'oxalate de chaux. Comme la guérison est complète à tous égards, que penser de cette sentence de G. Bird : « quand les phosphates, ce qui est rare, disparaissent de l'urine et sont remplacés par de l'oxalate de chaux, ce changement doit toujours donner de grandes appréhensions pour l'avenir du malade ? » (*Loc. cit.*, p. 338.) L'avenir le dira.

P. Wilson et Magendie, d'accord sur le principe, le sont naturellement sur le traitement préservatif de la gravelle blanche ou phosphatique. Quant à M. Bence Jones, il remplace le pain et les pommes de terre par des pois, des fèves et du riz qu'on doit manger abondamment. Ce qui me paraît plus certain, et ce que Prout avait déjà signalé (*loc. cit.*, p. 276), c'est que, la constitution du malade étant presque toujours profondément affaiblie, un régime animal et analeptique lui convient mieux que tout autre et se digère mieux. Il passe même souvent plus facilement peu cuit que très-cuit, à l'état solide que sous forme liquide ; de sorte qu'on ne devra user des bouillons et des soupes qu'avec réserve.

Prout se loue des vins blancs, des généreux dans les saisons et les climats froids, des légers dans les saisons et les climats chauds. Les bons cidres, les poirés et en général les boissons contenant de l'acide oxalique lui paraissent avoir une efficacité spéciale pour arrêter les dépôts phosphatiques. Je n'oserais appuyer cette recommandation. J'ai remarqué bien des fois que les dépôts phosphatiques étaient moindres dans les urines le lendemain d'un repas tonique et arrosé d'une certaine quantité de vin généreux ; mais je crois avoir remarqué aussi que ce mieux n'était que momentané et qu'il ne tardait pas à être suivi d'une recrudescence inflammatoire. De nouvelles observations à ce sujet me semblent nécessaires.

Ce que j'ai dit précédemment de l'hygiène trouve encore ici son application.

En raison de l'irritabilité nerveuse habituelle en pareils cas, les sédatifs sont généralement indiqués ; la débilité réclame des toniques de diverses sortes ; enfin l'alcalinité de l'urine devrait être corrigée par des acides. Ces trois classes de remèdes, associées selon les circonstances, amènent ordinairement la guérison des cas légers et améliorent souvent ceux qui sont plus graves. Les sédatifs que Prout préférait dans les premiers étaient la jusquiame et le camphre seuls ou associés ; tandis que, dans les seconds, il employait les préparations d'opium et surtout la liqueur sédative de Battley associées avec différentes infusions toniques. Bird préfère la morphine à l'opium cru, et il préconise en outre le sulfate de zinc, comme nous le verrons.

Quant aux acides, si l'on pouvait en faire arriver dans l'urine, on préviendrait, par un choix convenable, la précipitation de ces sels. Malheureusement ils n'ont pas répondu à l'attente des expérimentateurs. Les acides végétaux se détruisent ou se neutralisent dans la circulation, et les acides minéraux n'y pénètrent pas, en raison sans doute de la propriété qu'ils ont de coaguler les matières albumineuses, propriété d'ailleurs providentielle, puisque, s'ils pénétraient dans le sang, ils le coaguleraient et causeraient la mort. Il paraît cependant que l'acide phosphorique fait exception. Bird dit que l'acide nitrique lui a paru posséder la propriété de ne pas troubler sensiblement les fonctions gastriques et rendre quelquefois l'urine acide, ou du moins diminuer sa réaction alcaline (*Op. cit.* p., 342). Ce dernier effet ne serait-il pas qu'indirect et le résultat d'une heureuse modification des voies digestives (*v.* p. 137) ? Est-ce parce qu'il ne coagule pas l'albumine que l'acide phosphorique a semblé amoindrir l'alcalescence de l'urine ? Ure a recommandé l'acide benzoïque comme propre à détruire l'alcalinité de l'urine par sa transformation en acide hippurique ; mais G. Bird n'a pu réussir avec ce médicament ; il fait observer que l'acide hippurique demande 400 parties d'eau pour se dissoudre et n'atteint pas l'urine à l'état libre, mais combiné avec l'ammoniaque. (*Op. cit.* p. 343.)

C'est donc la recherche des causes qui fournira les principales indications du traitement.

Quand on a lieu de croire que la diathèse phosphatique a sa source dans un vice des fonctions digestives, les règles de traitement que j'ai exposées au sujet de la diathèse urique sont en général applicables. Toutefois, s'il y a une tendance habituelle à la diarrhée avec aigreurs d'estomac, on devra préférer à tout autre alcali l'eau de chaux et les eaux minérales dans lesquelles la chaux prédomine. Le sous-nitrate de bismuth rend aussi alors de grands services. S'il y a constipation, les purgatifs et surtout les plus actifs doivent être administrés avec précaution. Prout a vu les plus fâcheuses conséquences succéder à l'emploi des mercuriaux et même à de petites doses de calomel ; cependant c'est par des mercuriaux doux « comme quelques centigrammes de pilules hydrargyriques, avec la rhubarbe et l'huile de ricin » que G. Bird conseille de tenir les intestins libres (*ibid.*, p. 336). Le premier conseille surtout celle-ci : il veut qu'on évite avec soin les sels neutres et surtout ceux à acide végétal, tels que le tartrate de potasse et de soude ; il rejette également les poudres de Sedlitz, et je crois avoir aussi remarqué que les laxatifs magnésiens agacent plus la vessie que le sulfate de soude, peut-être parce qu'ils fournissent un élément à la formation des phosphates triples. L'huile de ricin faite à froid, à la dose d'une, deux ou trois cuillerées à café, l'infusion de thé de Saint-Germain, une ou deux grandes cuillerées de graine de lin ou de moutarde blanche, quelquefois de très-petites doses de noix vomique ou de strychnine, mais, avant tout, l'usage rationnel de lavements froids simples ou additionnés de deux à quatre cuillerées d'huile, ou de miel, ou de mélasse, etc., tels sont les moyens que je conseille le plus souvent contre la constipation. S'il y a au contraire diarrhée, le sous-nitrate de bismuth avant chaque repas sera très-utile. On pourra même y associer de petites doses de thériaque ou de diascordium. Si c'est la production de gaz qui prédomine, le charbon de Belloc est très-utile. Enfin, quand il y a des pituites sans saveur ou simplement amères, les acides minéraux, que j'ai dit n'avoir point d'action directe sur l'alcalinité de l'urine, peuvent devenir indirectement très-efficaces en modifiant la vitalité de la muqueuse gastrique. La mixture de gentiane avec l'acétate d'ammoniaque et quelques gouttes de teinture de jusquiame constituent, selon Bird, un toni-laxatif et sédatif efficace. Si les intestins sont irritables, il remplace la mixture de gentiane par l'infusion de cascarille ou de serpentaire, et, dans les cas de gastrodynie, il dit avoir obtenu un grand soulagement par l'administration de deux centigrammes d'oxyde d'argent avec très-peu d'opium avant les repas. « A mesure que la convalescence se dessine, ajoute-t-il, les malades se trouvent bien du sulfate de zinc, en commençant par 5 centigrammes, trois fois par jour, en pilules avec l'extrait de jusquiame ou de gentiane, et augmentant la quantité tous les trois ou quatre jours, jusqu'à 25 centigrammes au plus par dose. » (*Ibid.*, p. 336.)

S'il devenait évident qu'une affection de la moelle épinière est le point de départ de la diathèse phosphatique, on devrait diriger contre elle un traitement spécial. C'est surtout alors que les frictions vigoureuses sur tout le corps, et principalement sur le trajet

5*

de la colonne vertébrale, sont très-avantageuses, surtout quand on les fait précéder de lotions, de bains de pluie, de douches chaudes ou froides. On peut même recourir à des emplâtres, à des cautères ou à des moxas dans le voisinage de la région malade.

Les sédiments et graviers phosphatiques font la grande majorité des dépôts et concrétions secondaires. Or ceux-ci, malgré leur grande fréquence, ne nous arrêteront pas longtemps, puisqu'ils reconnaissent presque toujours une même cause, l'inflammation des organes urinaires. Il ne faut cependant pas perdre de vue que cette cause peut être aidée dans ses effets par une des prédispositions à la formation des phosphates que nous venons d'étudier.

De là, trois indications : 1° rechercher si l'une de ces prédispositions existe ; 2° rechercher la cause de l'inflammation et y remédier s'il se peut ; 3° traiter l'inflammation elle-même.

1° Ce qui vient d'être dit au sujet de la diathèse phosphatique me dispense de m'étendre sur cette indication. Je dirai seulement qu'il ne faut jamais la perdre de vue, parce que, s'il est peu de sujets chez qui cette diathèse puisse à elle seule déterminer des concrétions, il en est beaucoup au contraire chez lesquels elle intervient d'une manière puissante, pour peu qu'une cause déterminante vienne la mettre en jeu. Personne n'ignore, par exemple, qu'il est des hommes qui porteraient une sonde à demeure pendant plusieurs semaines sans incrustations, tandis qu'il en est d'autres qui ne la porteraient pas trois jours.

2° Si la cause de l'inflammation catarrhale qui détermine la précipitation des phosphates est une diathèse urique ou oxalique, on trouvera longuement exposés au commencement de ce chapitre les moyens d'y remédier. Quand cette inflammation doit son origine à un obstacle au cours de l'urine, il faut commencer par faire disparaître celui-ci, et, s'il s'agit d'un rétrécissement de l'urèthre, d'une valvule musculaire du col de la vessie, ou d'une hypertrophie de la prostate, on trouvera dans mes *Recherches* de 1841, 1844, 1845 et 1856 des détails qu'il me serait impossible de présenter ici même en résumé. J'ai parlé, p. 60, des cas où la rétention d'urine a sa cause dans une maladie du système nerveux. Quand ce sont des corps étrangers venus du dehors ou formés dans les voies urinaires qui ont produit ou entretiennent le catarrhe, on les extrait par les moyens qui seront exposés dans la suite de cet ouvrage. La cause ayant ainsi disparu, souvent le catarrhe et les phosphates disparaissent sans traitement particulier.

3° Mais parfois la cause est irrémédiable, quelquefois même c'est l'intensité de l'inflammation qui s'oppose à son traitement. Dans d'autres circonstances la cause a pu être détruite, mais l'inflammation n'en persiste pas moins. Enfin, il peut arriver que cette cause nous échappe, comme lorsque des inflammations aiguës, des blennorrhagies passent à l'état chronique sans raison appréciable : dans tous ces cas il faut que le traitement s'adresse à l'inflammation elle-même.

Quand la cause de la stagnation de l'urine dans la vessie ne peut être détruite, il faut suppléer à ce que la nature ne peut faire par l'emploi des sondes, sujet que je crois avoir considérablement perfectionné dans les ouvrages précédents et plus encore dans mon *Mémoire sur les sondes élastiques* (broch. in-8° et *Gaz. méd.*, 1863). En introduisant méthodiquement ces instruments chaque fois que le besoin d'uriner se fait sentir, quand la rétention est complète, ou bien une ou deux fois dans les vingt-quatre heures quand elle n'est que partielle, on ne permet plus à l'urine de se décomposer et de laisser se précipiter les phosphates. On peut même mettre à profit cette introduction pour faire des injections simples ou très-légèrement acidulées (de trois à cinq gouttes d'acide azotique ou chlorhydrique par verre d'eau) dans le but de laver la vessie des matières catarrhales, et même de dissoudre les particules phosphatiques déjà précipitées. Mais ces opérations doivent être faites avec le plus d'adresse et de prudence possible ; autrement elles pourraient devenir elles-mêmes une cause d'accidents redoutables (*v.* p. 62). J'ai conseillé, quand la vessie est considérablement distendue, de ne la vider d'abord qu'incomplétement ou du moins de ne le faire que peu à peu. (*Union méd.*, janv. 1861.)

Un corps étranger qui pénètre dans la vessie venant du dehors ou des organes voisins y reste quelquefois longtemps sans provoquer d'inflammation et même sans s'incruster ; mais, quoiqu'il puisse en être ainsi de ceux qui se forment dans les organes urinaires eux-mêmes, souvent au contraire la précipitation des phosphates se fait avec rapidité et la pierre prend un accroissement rapide, pour plusieurs raisons : 1° la formation préalable d'une pierre indique que l'urine contient en abondance des éléments solidifiables ; 2° quand une urine engendre une pierre, elle a généralement de longue date des qualités acrimonieuses qui ont dû disposer la muqueuse à s'enflammer ; 3° la forme le plus souvent ronde des noyaux primitifs leur donne beaucoup de facilité à obéir aux mouvements du corps et à produire des frottements sur cette membrane ; 4° il est probable aussi que l'attraction moléculaire est plus grande alors qu'elle ne le serait entre des substances de nature plus disparate.

Mais ce n'est pas toujours à la surface seule du corps étranger que les phosphates se précipitent ; c'est fréquemment encore à celle de la muqueuse elle-même, ainsi que je l'ai expliqué (*v.* p. 72).

C'est généralement par l'extraction du corps étranger qu'on doit commencer le traitement et c'est ce qui fera l'objet des chapitres suivants ; mais on ne le peut pas toujours, et quelquefois l'inflammation est telle que c'est elle qu'il faut attaquer d'abord.

Ajoutons enfin que si on laissait persister cette inflammation après l'ablation du corps étranger, on serait exposé à voir, et souvent dans un temps peu éloigné, se produire de nouvelles concrétions secondaires. Ce point est donc de la plus haute importance dans le traitement préventif et curatif des sédiments et concrétions urinaires. Or, comme il a été l'objet de développements longs et nouveaux dans mes *Recherches* de 1856, p. 277, je me bornerai ici à quelques additions.

J'ai dit dans cet ouvrage que lorsqu'une membrane muqueuse est en contact continuel avec un liquide aussi âcre et même désorganisateur que l'est une urine ammoniacale, il est à peu près impossible de la ramener à des conditions meilleures par une médication générale. J'ai fait voir que les moyens locaux eux-mêmes, notamment les injections extrêmement variées qui ont été proposée avant moi, sont presque sans effet réel dans les cas graves, et que si parfois ils ont paru donner quelques bons résultats, c'est presque uniquement parce que l'emploi régulier des sondes, que leur application nécessite, a permis de vider et de nettoyer la vessie, de prévenir la stagnation prolongée de l'urine, sa décomposition, et la production de matières ammoniacales et corrosives ; aussi les catarrhes vésicaux ont-ils continué de garder leur réputation d'incurabilité. Depuis peu de temps on a beaucoup vanté, notamment M. Reliquet (*Opér. des voies urin.*, p. 297), les injections d'acide phénique, à la dose d'un millième, terme moyen ; mais elles m'ont paru, dans les nombreuses expériences que j'en ai faites, n'avoir pas plus de propriétés curatives que la décoction de suie préconisée par Giboin. Néanmoins la propriété désinfectante qu'elles possèdent fait que je les préfère à toute autre comme injections journalières quand l'urine a une odeur fétide.

Les seules injections véritablement curatives que je connaisse aujourd'hui sont encore celles que j'ai proposées dans mes *Recherches sur les valvules du col de la vessie* publiées en 1844, 1848, et dans divers écrits postérieurs, notamment dans mes *Recherches* de 1856 : ce sont celles de teinture d'iode, de deuto-chlorure de mercure et de nitrate d'argent. Les premières, dont l'idée m'avait été suggérée par un succès de M. Van Wageninge dans un cas d'hématurie et deux autres de M. Van Steenkiste dans des cas de leucorrhée fort abondante, tous trois publiés dans les *Annales méd. chir. de Bruges* de 1842, p. 245, et consignés par moi dans *l'Examinateur médical* du 15 mai 1843, ont été depuis employées heureusement en France par MM. Boinet (*iodothérapie*, 1855), et Demeaux (*Monit. des hóp.*, 1855, p. 124), et par moi. Je ne conteste donc pas leur valeur ; mais je les crois moins fidèles que celles de nitrate d'argent. Celles de deuto-chlorure de mercure m'ont paru différer peu de celles-ci dans leur action ; cependant j'y ai aussi presque complétement renoncé, parce qu'elles m'ont semblé plus douloureuses et que j'ai craint les inconvénients de leur absorption.

Je me borne donc aujourd'hui presque exclusivement à celles de nitrate d'argent qui, bien employées, n'ont d'autre inconvénient que celui de noircir les mains de l'opérateur et le linge quand on les emploie à fortes doses; mais on y remédie facilement à l'aide du cyanure ou de l'iodure de potassium. Depuis bientôt trente ans je les ai mises en usage des milliers de fois et dans les circonstances les plus diverses, chez des enfants, des vieillards, dans des catarrhes avec hématurie, rétention d'urine et même avec des cancers ou des pierres de la vessie, et il est excessivement rare que je n'en aie pas obtenu au moins un grand soulagement. Je ne les emploie qu'avec réserve quand l'inflammation s'étend jusqu'aux reins, et cependant c'est, je crois, par préjugé, car elles m'ont paru plutôt fixer l'inflammation, la circonscrire, que lui donner de l'extension. J'ai certainement moins vu de néphrites après les injections de nitrate d'argent qu'après celles d'eau froide, que tant de chirurgiens, d'après Civiale, emploient journellement.

Toujours je lave la vessie à grande eau avant de les faire, et surtout dans l'un des premiers jours qui suivent. Ces précautions sont importantes, surtout quand l'excrétion urinaire n'a pas toute la liberté désirable, pour prévenir les inconvénients qui pourraient résulter de la coagulation du mucus. Comme il arrive souvent quand on s'engage sans guide dans une voie nouvelle, j'ai oscillé entre les faibles doses que j'ai employées d'abord, et les fortes que j'ai surtout préconisées dans mes *Recherches* de 1856. Aujourd'hui je suis revenu à cette idée qu'on peut se borner à de faibles doses dans la plupart des cas : une solution de 25 à 50 centigrammes d'azotate d'argent dans 125 grammes d'eau distillée me sert pour trois injections, que je fais à trois ou quatre jours d'intervalle, et ces trois injections suffisent le plus souvent.

Quand la maladie n'est pas guérie après cinq ou six, il est à craindre de ne plus arriver à guérison complète ; c'est alors qu'il convient d'essayer de plus fortes doses et je suis arrivé à 5 ou 6 grammes pour la même quantité d'eau sans fâcheux résultat pour la vessie ; mais il faut prendre garde alors qu'elles n'agissent directement sur la *portion spongieuse* de l'urèthre.

Quant au procédé que j'emploie pour faire ces injections, je l'ai minutieusement décrit dans mes *Recherches* de 1856. J'aurai du reste occasion de revenir plusieurs fois sur leurs bons effets dans la suite de cet ouvrage.

Ce que j'ai dit des concrétions de carbonate de chaux et de magnésie, p. 63, explique mon silence sur leur traitement. Je ne dirai rien également des concrétions secondaires d'urate qu'il n'est pas rare de rencontrer autour des corps étrangers venus du dehors et qui ont séjourné un certain temps dans la vessie sans y développer une inflammation notable. Tel était le cas d'un calcul du volume de deux œufs de pigeon que j'avais commencé à broyer à l'hôpital Beaujon. Une première séance avait très-bien réussi, lorsqu'une néphrite gauche emporta le malade. « La vessie présenta une coloration gris-blanchâtre avec çà et là des traces d'injection ; elle n'était pas enflammée. » Nous trouvâmes la pierre, que je conserve, traversée dans toute sa longueur par une tige d'acier. Le calcul, formé de couches gris-blanchâtres concentriques, était composé, d'après l'analyse de M. Adam, pharmacien de l'hôpital, en grande partie d'urate de chaux et d'ammoniaque, avec une certaine proportion de phosphate ammoniaco-magnésien, sans trace d'oxalate de chaux. (V. *Bull. Soc. anat.*, 1864, p. 450.)

CHAPITRE VIII.

De l'extraction des corps étrangers qui, arrivés dans les voies urinaires, peuvent devenir le noyau de concrétions.

Il est peu de sujets sur lesquels chirurgiens et fabricants d'instruments de chirurgie aient plus exercé leur esprit inventif ; mais, en cela comme presque toujours, ce n'est qu'en dernier lieu qu'on est arrive aux moyens les plus simples. Je me garderai bien de décrire ici tout ce qui a été fait pour opérer cette extraction ; j'exposerai principalement les résultats de mon expérience.

J'ai déjà dit qu'à l'exception de quelques corps étrangers parvenus dans la vessie à travers les tissus, presque tous y arrivent par l'urèthre soit dans un but de traitement, soit comme instruments d'une passion déréglée ; sur 391 faits rassemblés par M. Denucé, 258 appartiennent à cette seconde catégorie. (*Jour. de méd. de Bordeaux*, 1856, 2ᵉ vol.) C'est surtout chez la femme que ces derniers se rencontrent, en raison sans doute de la facilité plus grande du passage, mais probablement aussi parce qu'elles ont beaucoup plus de difficultés morales à vaincre pour satisfaire leurs passions par des moyens naturels.

Quelques-uns de ces objets s'arrêtent à l'urèthre ; d'autres vont jusque dans la vessie.

Quant aux premiers, il faut distinguer ceux qui sont ronds ou courts et ceux qui sont longs.

Les premiers ne présentent rien de particulier ni dans leur marche, ni dans leur extraction. Quoiqu'on ne l'ait pas dit, tout le monde paraît s'accorder à penser que, s'ils s'enfoncent et gagnent les parties profondes, c'est parce qu'on les pousse, et que ce sont même souvent des tentatives d'extraction qui les ont fait pénétrer plus avant. Leur extraction doit se faire à peu près comme celle des fragments arrêtés dans le canal après la lithotritie, et comme ce sujet sera traité fort au long, je me borne à y renvoyer

En ce qui concerne les corps allongés, leur marche et leur extraction méritent qu'on s'y arrête.

A l'égard de leur marche, les opinions sont partagées ; avant moi on avait déjà remarqué que quelques-uns semblent entraînés spontanément vers la vessie ; mais on avait admis une sorte de succion sans chercher à se rendre un compte plus exact de ce singulier phénomène. Voici ce que j'en ai dit à la page 608 de mes *Recherches* de 1856 :

« On a observé depuis longtemps que certains corps allongés (remarquons que cela n'a jamais lieu par les corps ronds tels que les graviers) sont quelquefois comme attirés dans la vessie. Un de mes malades me disait, sans que je lui en fisse la demande, que lorsqu'il avait une grosse sonde métallique dans le canal, il lui semblait que *celui-ci voulût l'avaler*. Mais ce n'est bien certainement que la partie profonde qui est le siége de ce phénomène. Quand un corps étranger a passé de la région spongieuse dans la région membraneuse et au delà, c'est qu'il y a été poussé, souvent même par les manœuvres opérées pour l'extraire, et comme ces corps sont habituellement introduits par un bout arrondi et plus lisse que l'autre, il s'ensuit que la moindre propulsion les fait avancer, tandis qu'à moins des plus grandes précautions, une impulsion *a tergo* n'a d'autre résultat que de les faire arcbouter contre les tissus antérieurs. Des sondes élastiques, même volumineuses, ont passé en totalité dans la vessie. Dans un fait que j'ai observé en 1847 (*v. ibid.*, p. 325), on n'a pu savoir comment les choses se sont passées ; mais, dans d'autres cas, on a eu la certitude que le corps n'a pas été poussé dans cet organe, et qu'arrivé à une certaine profondeur, il a achevé ce trajet spontanément. Voici ce qui se passe alors selon moi :

« J'ai démontré que le col de la vessie se ferme par une traction de son bord postérieur au-dessus de l'antérieur. Ceci admis, supposons qu'une sonde ait pénétré dans le canal au delà du méat, et que ce mouvement du bord postérieur s'exécute avec énergie, il tendra à la faire basculer et glisser sur le bord antérieur, et à l'entraîner vers la paroi antérieure de la vessie. Elle montera donc à chaque contraction, et, ne reculant jamais (pour la raison exposée en premier lieu), elle finira par être absorbée en entier.

« Eh bien, cette contraction est quelquefois des plus violentes. E. Home, qui ne connaissait pas la disposition anatomique que j'ai signalée, avait déjà noté, chez deux jeunes gens à canal irritable, que les bougies de cire qu'on laissait quelque temps en place avaient « leur extrémité courbée en haut, et qu'une rainure » étroite et transversale existait sur la face inférieure, tandis qu'il » n'en existait pas en dessus. » Le second malade craignait même que la bougie ne vînt à être coupée en travers et que sa pointe ne restât dans la vessie. (*On strictures*, t. I, p. 345 et suiv.) Ces contractions se sentent tellement lorsque le canal est traversé par une tige droite comme celle de ma sonde coudée, que j'ai été quelquefois pris de la crainte instinctive de la voir céder et que je ne chassais cette crainte qu'en réfléchissant à la force de l'instrument. »

M. Denucé pense que les corps étrangers ont une tendance irrésistible à passer dans la vessie en vertu d'une prétendue loi physiologique qui ferait que tous les canaux excréteurs, après des contractions expulsives, jouiraient de mouvements anti-péristaltiques. (*Loc. cit.*)

L'année suivante, M. Demarquay, d'après une théorie semblable à la première partie de la mienne, fait jouer un grand rôle à l'érection qui, en allongeant le canal au-devant du corps étranger, l'entraîne en arrière quand elle vient à cesser. (*Gaz. hebd. de méd. et chir.*, 1857, p. 57.) Mais cette explication n'est évidemment applicable qu'à une certaine catégorie de faits, et de plus ne rend pas compte du passage définitif dans la vessie.

Civiale fut plus simple encore : il prétendit que, de même que les corps qui s'engagent par l'orifice interne marchent en avant, de même ceux qui s'engagent par l'orifice externe cheminent en arrière. Mais M. Ségalas n'eut pas de peine à lui démontrer qu'une pareille théorie est à chaque instant dementie par les faits, et il donna à son tour une explication basée en premier lieu sur les manœuvres imprudentes d'extraction et sur l'érection, comme nous l'avons vu tout à l'heure ; puis, arrivés dans la région membraneuse, « les corps allongés, dit-il, peuvent être saisis par cet anneau musculeux et être attirés dans la vessie, les muscles bulbo-caverneux y aidant , ainsi que cela a lieu pour le bol alimentaire soumis à l'action des muscles du pharynx. » (*Acad. de méd*. 26 juin et 17 juillet 1860.) Dans cette théorie l'action de l'anneau musculeux de la région membraneuse me semble difficile à comprendre, et je ne vois pas d'ailleurs ce qui pousse le corps étranger au delà du col de la vessie. M. Foucher, qui a imprimé un fort bon mémoire sur ce sujet, trouve ces explications « fort ingénieuses, seulement peut-être trop exclusives. » Mais il est facile de voir que c'est la mienne qui fait presque tous les frais de la combinaison qu'il propose. (*Bull. thérap*. 186..).

Pour moi, plus j'y réfléchis plus je pense, aujourd'hui comme en 1856, qu'en ajoutant à mon explication l'érection qui agit comme l'allongement de la verge dans les fausses manœuvres, elle est la seule, quoique la première en date, qui rende compte des faits. Un chirurgien de Lyon très-distingué, M. Bron, l'admet purement et exclusivement. (*Gaz. des hôp*. 1863. p. 326.)

Ces corps sortent quelquefois seuls, même chez l'homme, et on a observé des faits assez extraordinaires à cet égard ; dans quelques circonstances ils perforent les organes, et on en a vu sortir par ces perforations ; mais le plus souvent ils y restent, s'y incrustent de matières calcaires et amènent les désordres les plus graves si l'art n'intervient pas à temps. Sur 386 cas, M. Denucé a constaté 37 fois l'expulsion spontanée, le plus souvent chez des femmes ; 21 fois la mort pour terminaison. Quant aux moyens d'extraction, la lithotritie a opéré une révolution des plus favorables : l'auteur le démontre par un calcul bien simple. Sur 249 faits qui ont nécessité la taille ou l'extraction par les voies naturelles, 127 sont antérieurs à 1830 et 122 postérieurs. Or, la première catégorie comprend 100 tailles et 27 extractions ; la seconde 21 tailles et 101 extractions.

Quand l'extrémité est encore près du méat, il suffit souvent de serrer la verge sur le corps étranger pour empêcher celui-ci de fuir, et de le saisir avec une pince quelconque ; j'ai même une fois retiré une sonde élastique cassée dans le bulbe en la faisant comprimer contre la symphise pubienne par le rectum, pendant que j'allais à sa recherche avec une pince ordinaire à mors croisés, mais très-longue et très-effilée. La pince à gaine de Hunter, ou plutôt de Hales (*fig.* 14), convient très-bien en pareils cas ; seulement la manœuvre de cet instrument, qui exige l'emploi des deux mains, n'est pas aussi facile qu'on pense, et je préfère de beaucoup la nouvelle pince à trois articulations de MM. Robert et Collin, qu'il est facile de porter jusque dans la partie la plus reculée du canal (*fig.* 15).

Troja a retiré une sonde cassée dans la portion pénienne en raccourcissant la verge sur elle et en mettant ainsi son extrémité à nu. (*Lezioni intorno ai mali della vescica* ; t. II, 2e part., p. 219.) J'en ai retiré une d'une profondeur plus grande encore en opérant d'une main, sur les portions périnéale et pénienne de l'urètre, une manœuvre analogue à celle des couturières pour faire cheminer un passe-lacet dans une coulisse, pendant qu'avec l'autre main je comprimais fortement la portion profonde du corps étranger à

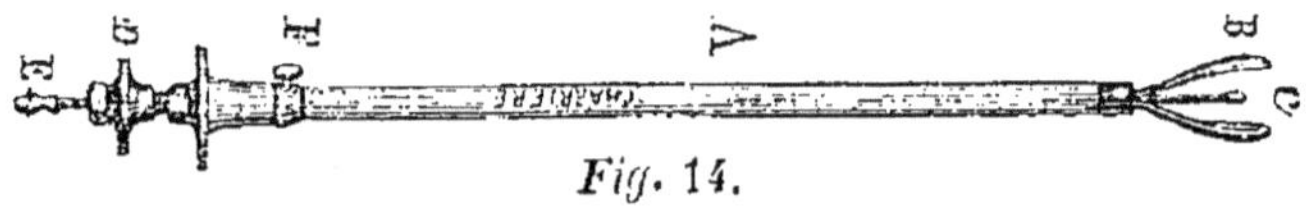

Fig. 14.

travers les tissus. Mais certaines conditions, notamment l'embonpoint du sujet, peuvent s'opposer à cette pratique et forcer de recourir à d'autres moyens d'extraction. Un moyen bien simple pour les sondes et autres corps creux serait une simple tige cylindrique de métal, ayant 8 millimètres de diamètre et terminée par une vis conique. On l'introduirait après avoir effacé ses aspérités avec du suif ; son bout effilé s'engagerait facilement dans le tube ; une fois engagée la vis n'aurait plus besoin que d'un mouvement de rotation pour pénétrer plus avant, et je crois que le tube, pour peu qu'on le pressât par le périnée ou par le rectum, serait suffisamment fixé pour que la vis pût y mordre et y adhérer.

Quand l'extrémité antérieure du corps à extraire est pointue comme une aiguille, une épingle, les moyens précédents sont inapplicables, excepté la pince, et encore a-t elle rarement réussi, parce qu'il est rare que la pointe ne se fiche pas dans les chairs. Un gagne-denier s'était introduit dans l'urèthre une épingle de

6 pouces et demi de long et grosse à proportion ; sa pointe était à un pouce et demi du méat ; Desault, à qui il s'adressa, essaya de l'extraire avec des pinces ; mais il ne le put, parce que la pointe s'était engagée dans les parois du canal.

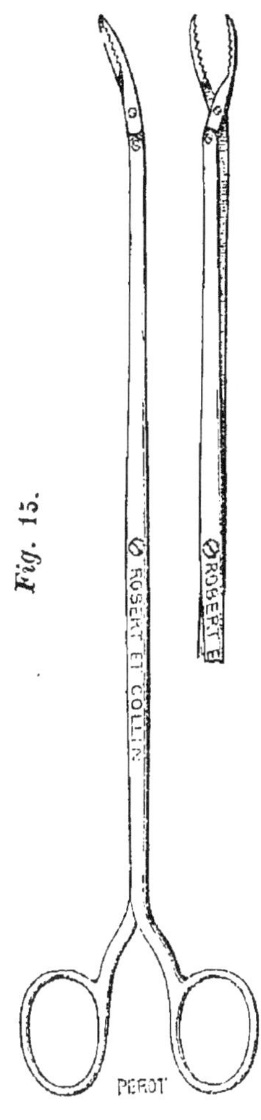

Fig. 15.

« Alors Desault s'avisa d'un expédient qui lui réussit : il appuya fortement un doigt sur la partie inférieure de l'urèthre où répondait la pointe de l'épingle, qu'il fixa par ce moyen ; puis, ayant poussé les branches de la pince plus avant, il saisit l'épingle à environ un pouce de la pointe, la recourba en forme d'anse, et la tirant à lui, il en fit sur le champ l'extraction. Quoique la pointe de l'épingle eût traversé l'urèthre et la peau, cependant le malade assura qu'il n'avait pas éprouvé de douleurs bien vives. » (*Dict. des sc. méd.*, t. 56, p. 298.) Malgré cette affirmation, il n'est guère probable que l'incurvation par un pareil procédé, que la rentrée de cette portion dans le canal et l'extraction de l'anse qu'elle formait n'aient pas été longues et très-douloureuses. Combien est plus simple le procédé décrit par Samuel Cooper, et qui consiste à faire traverser les parois par toute la longueur de l'épingle, jusqu'à ce qu'il ne reste plus que la tête dans le canal ; cela fait, de tourner cette tête vers le gland et de la faire ainsi sortir la première. (*Dict. de chir.*, t. II, p. 583 ; 1828.) M. Boinet a le premier employé ce procédé en France (*Gaz. méd.*, 1841), et moi-même j'ai montré à la Société anatomique une longue épingle de châle à tête de verre que j'avais extraite de la même manière. Seulement, il m'avait fallu faire une très-petite ponction à la peau pour effectuer la sortie de la pointe (*Bull. soc. anat.*,1860, p. 354.) Dieffenbach a extrait une aiguille de la même manière. Dans ce cas, le procédé

est encore plus simple, puisqu'il n'y a pas de version à opérer.
Il y a 18 ans environ, j'eus à faire une extraction un peu plus
compliquée : il s'agissait d'une épingle à cheveux double qu'une
jeune fille s'était introduite dans la vessie. Ses deux extrémités
étaient encore à 1 centimètre et demi dans l'urèthre, qu'elles
distendaient par leur élasticité. Ma première idée fut de l'aller
saisir avec des pinces à sa courbure, de la repousser et de lui
imprimer une version, mais trouvant la vessie vide et contractée, je craignis de rencontrer des difficultés, et je me bor-
nai à tirer fortement sur l'épingle avec mes pinces de manière à
faire sortir les pointes à travers les parties molles. Je les attirai
ensuite de plus en plus, et quand la courbure fut arrivée à l'endroit où les pointes s'étaient enfoncées dans les chairs, j'écartai
fortement les branches et je coupai l'une d'elles, de manière que
je pus extraire le reste comme on extrait une aiguille courbe.
M. Demarquay critique ce dernier temps de l'opération pratiquée
par M. Soulé, de Bordeaux, sur un homme : Il eût préféré, dit-il,
tourner l'anse vers le gland et la faire sortir par le méat. Je ne suis
pas de son avis ; en tout cas, je ne pouvais agir sur une femme
comme il le dit, puisque je n'aurais pu relever les pointes en haut.
Une fois, en présence du docteur Dicharry, une sonde élastique qui
était en place depuis quelque temps s'étant rompue à sa courbure
au moment où je la retirais, j'introduisis mon explorateur à
deux becs (*v.* p. 96) et je constatai que l'extrémité était encore dans
la région prostatique. J'appuyai en conséquence son talon contre
la paroi postérieure, à gauche de la sonde ; puis j'amenai le
mors mâle vers l'antérieure. Cela fait, je tournai les mors à droite
et je fus assez heureux pour saisir immédiatement la sonde à
2 ou 3 centimètres de son extrémité rompue et la ramener au
dehors. Ceci fut si vite fait qu'aucune des personnes qui étaient
dans la chambre ne s'aperçut de l'accident. Cependant je crois
que la pince de MM. Robert et Collin eût mieux convenu dans cette
circonstance, avec la précaution, bien entendu, de ne pas pousser
la sonde dans la vessie.

J'arrive aux corps étrangers engagés dans cet organe. Quand ils
sont courts et peu volumineux, on peut les extraire avec ce même

explorateur, ou, à défaut de lui, avec un petit brise-pierre à mors plats, ou avec ma sonde évacuatoire qui sera décrite plus loin. Quand ils sont trop gros pour sortir par l'urèthre, on les dissout, si la dissolution en est possible sans attaquer la vessie. Ledran, ou plutôt Lalouette, son gendre, imagina de dissoudre un fragment de sonde de plomb dans les organes en y injectant du mercure. Il paraît que des expériences que fit celui-ci sur des animaux furent suivies de succès, mais qu'on retrouva la bougie après la mort de l'homme qui en avait été l'occasion ; seulement, on ne sait pas si la jalousie ne s'en serait pas mêlée (*V.* Deschamps, t. I, p. 314). M. R. Leroy, ayant eu à extraire un bâton de cire à cacheter, fit des expériences sur quelques dissolvants. Les huiles fixes, dont le séjour prolongé dans la vessie n'eut aucun résultat fâcheux, n'ont pas un effet aussi sensible que l'avancent les chimistes. Les huiles volatiles et essentielles, telles que l'essence de térébenthine, de menthe, d'absinthe, etc., exercent sur cette substance une action plus manifeste, mais encore trop lente relativement au temps que la vessie peut tolérer leur contact ; car un bâton de cire placé dans un vase, et complétement baigné par l'une de ces essences, n'a pas été dissous entièrement au bout de vingt-quatre heures. L'alcool lui-même à 36°, pour dissoudre un bâton aussi gros que celui dont il s'agit, met dans un vase au moins deux heures ; mais, outre le danger, l'urine sécrétée enlèverait bientôt à l'alcool une partie de sa force en l'étendant, et rendrait ainsi la dissolution plus lente. On pourrait, il est vrai, se demander s'il était absolument nécessaire de tout dissoudre en une seule fois ; cependant, si l'on réfléchit qu'une cystite était à craindre, et qu'à la température de la vessie la cire à cacheter est assez molle pour se laisser pétrir par un brise-pierre à cuillers, on ne peut qu'approuver l'auteur de s'être décidé pour ce dernier mode d'extraction.

Une substance qui, il y a une vingtaine d'années, a donné beaucoup de mal aux chirurgiens, c'est la gutta-percha, dont on eut l'idée de faire des sondes. Cette substance subit avec le temps une altération qui la rend aussi cassante que du verre. Aussi beaucoup de ces sondes se sont-elles rompues dans la vessie, et fut-il presque toujours impossible de les extraire autrement que par la taille. Peut-être serait-on parvenu à les dissoudre ; mais, ce qui vaut mieux, on y a renoncé.

Il n'est pas rare que des balles de plomb tombent dans la vessie à la suite de plaies par armes à feu. Les uns ont alors pratiqué la taille, d'autres ont conseillé de les morceler avec un brise-pierre tranchant et d'en extraire les fragments. Le premier parti me semble dangereux, et je crois que le second donne de bien grandes chances qu'il en reste. En cas pareil, j'agirais autrement : il y a longtemps que je dis que le col de la vessie est bien plus dilatable qu'on ne pense, et je suis persuadé qu'en saisissant une balle de plomb au moyen de mon explorateur à deux mors il serait facile de l'amener dans la région prostatique, d'où on l'extrairait ensuite par une boutonnière faite à la région membraneuse, ou, *vice versâ*, de faire la boutonnière d'abord et d'introduire ensuite par elle l'instrument extracteur. D'ailleurs, les balles de fer et d'acier ne peuvent être morcelées.

Les corps engagés dans la vessie sont-ils allongés? divers procédés ont été mis en usage.

Chez une fille de dix-neuf ans, qui s'était introduit une épingle à cheveux double dans la vessie, M. Hilton, chirurgien de Guy's hospital, n'ayant pu extraire ce corps étranger avec des pinces, dilata l'urèthre par l'écartement de leurs branches, après avoir chloroformisé la patiente, et put ainsi introduire à deux reprises, d'abord l'annulaire, puis l'index dans la vessie. Il détacha ainsi cette épingle accrochée à droite, la fit mouvoir, et, plaçant l'extrémité du doigt au niveau de sa courbure, il put l'extraire sans aucune lésion à l'aide d'une tige à crochet mousse, formant ainsi, avec le doigt sur lequel elle était appuyée, une anse complète dans laquelle elle se trouvait accrochée. (*Gaz. méd.*, 1863, p. 243.)

M. Bron raconte qu'en 1852 Barrier, ayant à extraire de la vessie d'une femme de trente ans un étui en palissandre rempli d'aiguilles, fit d'abord plusieurs manœuvres infructueuses. Mais ayant remarqué avec quelle facilité les instruments franchissaient le canal, il eut l'idée d'introduire directement le doigt dans la cavité vésicale, ce qu'il fit sans difficulté. Combinant alors les manœuvres directes avec l'action de l'indicateur gauche introduit dans le vagin, il amena une extrémité de l'étui au niveau de l'orifice du canal, où il pénétra poussé par les contractions de la vessie. M. Bron, de son côté, ayant à extraire de celle d'une blanchisseuse de vingt et un ans une croisoire (aiguille en ivoire, longue de 11 centimètres, ayant la forme d'un fuseau et le volume d'un gros porte-plume, mousse d'un bout et pointue de l'autre), constata d'abord sa position après avoir chloroformé la malade. Cette croisoire reposait en avant, un peu à gauche, à la partie supérieure du pubis, et refoulait par son extrémité opposée la paroi postérieure de la vessie. Avec le doigt indicateur profondément introduit dans le vagin, on sentait la saillie qu'elle faisait en arrière, un peu à droite. Il eut d'abord l'idée de la saisir par les deux bouts avec des pinces introduites simultanément, et, en refoulant le postérieur tandis qu'il attirerait l'autre en bas, d'amener celui-ci dans la direction du canal ; mais cette manœuvre ne réussit pas. Appuyant alors l'indicateur gauche sur la saillie qu'on sentait dans le vagin, de la main droite armée d'une pince à anneaux il saisit la croisoire en se rapprochant autant que possible de son extrémité antérieure. A ce moment, combinant la pression du doigt indicateur gauche avec un double mouvement de propulsion en arrière et de traction en bas fait par la main droite, il produisit le mouvement de bascule qu'il désirait et retira la croisoire. (*Loc. cit.*)

Mais ces procédés ne sont applicables qu'à une femme.

Chez l'homme, il faut immédiatement distinguer deux cas : ou bien le corps étranger est flexible, ou bien il ne l'est pas.

Dans le premier cas, il faut d'abord, avec une sonde coudée, ou mieux avec celle à bec plat (*v.* p. 94), se bien orienter et tâcher, après avoir fait une injection, de mettre ce corps dans le sens longitudinal, c'est-à-dire une extrémité vers le sommet de la vessie et l'autre vers le col. Cela fait, avec un petit brise-pierre à mors plats, ou mieux avec mon explorateur à mors (*v.* p. 96), on tâche de le saisir aussi près que possible de son extrémité antérieure et de l'engager dans le col. Une fois qu'on y est parvenu, on

5**

est à peu près sûr du résultat, parce que, échappât-il dans cet endroit, il est presque toujours facile de le prendre avec le même instrument, comme je l'ai dit précédemment au sujet d'une sonde rompue dans la région prostatique.

M. Jeanty, de Joigny, affecté d'une paraplégie commençante, ne vidait pas sa vessie et se passait chaque jour la sonde. Il fut surpris, dans les derniers jours de mai 1855, de n'en ramener qu'une partie, et il me fut adressé, le 1ᵉʳ juin, par le docteur Picard, son neveu. D'après ce qui me fut présenté, je vis que c'était une sonde en gomme élastique de mauvaise qualité, et qu'un tiers au moins était resté dans la vessie. Elle était raide et facile à rompre, et son diamètre était de 7 millimètres et demi.

Je compris de suite qu'il ne fallait pas songer à la ployer et à la ramener en double ; j'espérais toutefois que la dilatabilité de la vessie me permettrait de la saisir plus facilement avec le redresseur de Leroy, mais il n'en fut rien. D'abord, si la vessie était peu contractile, son col l'était encore moins, et l'injection s'en échappait avec une gênante facilité. Deux fois je saisis le fragment, mais son extrémité ne vint pas se loger complétement dans la gouttière ; aussi arc-boutait-elle contre les bords de l'orifice uréthral lorsque j'essayais de l'y engager. Je résolus, en conséquence, d'employer mon brise-pierre à mors plats qui sera décrit plus loin. Je fis une nouvelle injection, et, avec le cathéter coudé, je disposai le fragment de sonde en long sur la paroi postérieure de la vessie, un peu à droite de la ligne moyenne. Cela fait, j'introduisis le brise-pierre ; j'élevai son pavillon de manière que le talon appuyât le plus possible sur le bas-fond ; j'ouvris et je tournai ensuite ses mors à droite pour saisir la sonde le plus près possible de son extrémité antérieure. Je réussis en effet, et je tentai l'extraction ; mais, arrivé au col, je sentis une petite résistance, qui cessa bientôt. Je crus que la sonde m'avait échappé ; néanmoins je retirai l'instrument, et je trouvai qu'il en ramenait un centimètre. Je compris alors que je l'avais, en effet, prise à son extrémité, mais un peu en travers, et que, au lieu de fléchir pour s'adapter à la direction du canal, elle s'était rompue. Je résolus cependant de tenter encore la même manœuvre. Je la saisis aussi facilement que la première fois, et je fus assez heureux pour l'amener dans le canal. Mais au niveau de la racine postérieure des bourses, la résistance cessa de nouveau subitement, et de nouveau encore je ramenai un centimètre de la sonde. Comme celle-ci était au fond de la région spongieuse, il m'a suffi de douces pressions d'arrière en avant sur le trajet du canal pour l'amener au dehors. Cette extraction a duré moins de temps à faire que je n'en mets à la décrire, et il n'est pas sorti une seule goutte de sang. M. Jeanty retourna à Joigny le surlendemain.

Je suis persuadé que cette extraction aurait été plus prompte encore si l'objet à extraire eût été moins facile à rompre : flexible, il aurait cédé en fléchissant ; inflexible, il aurait éprouvé entre les mors un léger mouvement de rotation qui l'aurait rapproché de l'axe de l'instrument.

Depuis cette époque j'ai fait une opération du même genre, et par le même moyen, sur un vieillard que m'avait adressé le docteur Chaubard, de Donnemarie (Seine-et-Marne). Cet homme est arrivé de son pays à l'heure de ma consultation et a repris le chemin de fer immédiatement après.

Quand l'objet à extraire est flexible et capable de revenir en double comme une épingle simple ou double, une sonde élastique jouissant encore d'une certaine résistance, un bout de laiton, certains tubes en cuivre à parois minces comme le sont quelques porte-plume et même des sondes d'argent peu volumineuses, et que pour une raison quelconque on ne croit pas devoir essayer le procédé précédent, un moyen très-simple, c'est de le ployer et de le ramener ainsi, la courbure en avant. M. Courty a imaginé de les aller saisir avec un crochet à travers une large canule portée dans la vessie et de les ramener ensuite de force dans cette canule ; mais il est évident que cet instrument, qui a été grandement perfectionné par MM. Robert et Collin (*v. fig.* 16), ne peut convenir qu'à des corps peu volumineux et très-flexibles, comme des épingles et objets analogues.

Leroy-d'Étiolles, à cet effet encore, a modifié le brise-pierre : la branche femelle est fenêtrée dans toute la longueur du bec comme l'est celle du brise-pierre Charrière (voir plus loin) ; mais la branche mâle passe au travers, saisit le corps étranger, l'attire dans la fenêtre, le force ainsi à se ployer, et on le ramène enfin en retirant l'instrument. Mais le volume de celui-ci se trouve ainsi accru du volume de l'objet retiré ployé en double, et dans une étendue d'autant plus grande que ce dernier a été saisi plus près du talon. Ensuite, si ce corps n'est pas très-souple, comme une épingle, un fil de laiton et même certaines sondes élastiques, il se trouve perpendiculaire à l'axe de l'extracteur, et s'il se met dans sa direction, ce n'est jamais sans un frottement très-rude sur les parties molles et sensibles ; en tous cas, ses extrémités font saillie par derrière, c'est-à-dire du côté des orifices spermatiques. Il y a plus : M. Montet, qui attribue à Delmas l'invention de cet instrument, ajoute : « Nous avons vu le professeur Serre chercher, par des expériences à ciel ouvert, à s'assurer de la position qu'une longue épingle d'Allemagne prenait entre les branches de cet instrument. Elle venait constamment se placer au point de jonction de la partie courbe et de la partie droite des branches ; et quand, en retirant à lui la branche mâle, il en avait courbé et engagé la portion moyenne dans la fenêtre de la branche femelle, les deux extrémités se dirigeaient constamment, non pas directement en arrière, dans le sens de l'axe de la portion droite de l'instrument, mais obliquement, en bas et en arrière. Il résulterait de cette disposition, qui se reproduisait inévitablement avec tous les corps métalliques plus ou moins semblables au premier, qu'on n'aurait pu les ramener au dehors qu'en déchirant profondément le col de la vessie et les parois du canal. » (*Montpellier médical,* sept. 1858, p. 353 et 355.) En effet, il suffit de réfléchir à ce qui doit se passer quand on rapproche les mors pour comprendre qu'en raison de leur obliquité ils doivent tendre tous deux à faire rouler le corps interposé sur son axe dans le sens qu'on vient de voir.

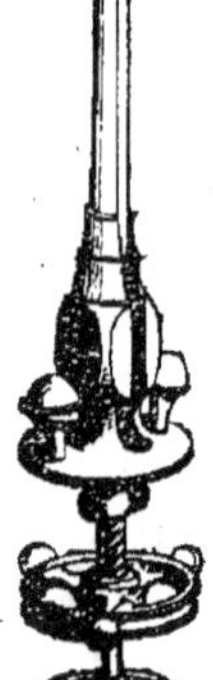

J'ai imaginé une autre modification du brise-pierre qui me semble bien préférable (*fig.* 17). Le mors de la branche femelle est fenêtré également, de sorte qu'il est formé de deux lames réunies non pas à leur sommet, mais en haut de leur bord dorsal. Le mors de la branche mâle est beaucoup plus mince que la fenêtre n'est large, surtout près de son extrémité ; mais ce qui le caractérise surtout, c'est son bord prenant qui est contourné en S. Je ferai observer que, contrairement à ce qu'on voit sur la figure, le bec mâle doit s'élever moins haut que le bec femelle, pour pouvoir ployer des objets fins, tels qu'une épingle, un fil de laiton, etc. Pour l'introduire, on arrondit cette extrémité avec du suif.

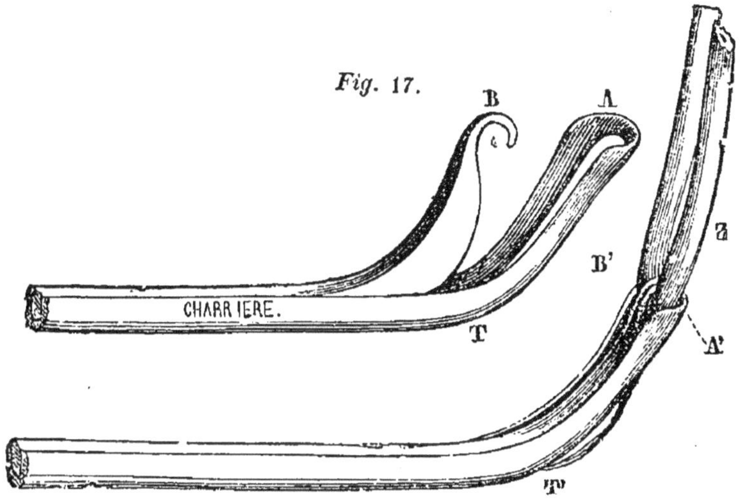

Voici maintenant ce qui arrive quand on a saisi en travers un corps flexible avec cet instrument. A mesure que la panse de l'S s'engage dans la fenêtre, le corps glisse sur elle et remonte jusqu'au crochet supérieur, où il se trouve arrêté, tandis que les bords des lames de la pièce femelle forcent ses extrémités à se diriger en haut et en avant. On voit que son volume ne se surajoute en aucun cas à celui de l'instrument ; qu'il est, ou peu s'en faut, dans l'axe de celui-ci, et que, s'il tend à frotter contre une paroi du canal, c'est contre l'antérieure, où il ne se trouve rien d'essentiel à ménager. Si, comme on m'en a manifesté l'intention, on plaçait la branche à crochet sur le dos, on aurait en partie les inconvénients que je viens de reprocher à l'extracteur de Leroy-d'Etiolles.

Ordinairement, quand un nouvel instrument a été employé avec succès par un chirurgien des hôpitaux, il s'empresse de charger un de ses élèves de le faire savoir au public par la presse médicale, et il ne fait en cela que son devoir. Or celui-ci a été heureusement mis en usage par Velpeau, à la Charité, et personne ne s'en douterait si MM. Charrière, Robert et Collin, qui l'ont fourni, sans aucun doute, n'en eussent donné connaissance par leurs catalogues. (Voir celui de 1862, p. 116, et celui de 1867, p. 75.) Pour moi je ne l'ai employé que sur des cadavres et toujours avec une rapidité remarquable.

Je dirai, au sujet des sondes élastiques, qu'il ne faut pas trop s'effrayer de leur volume, d'abord parce qu'elles sont alors ramollies et s'aplatissent aisément ; ensuite parce que la partie profonde de l'urèthre est très-dilatable et que, lorsqu'elles arrivent au périnée, on peut, à l'aide de pressions méthodiques et de tractions lentes, faciliter leur sortie.

Quand il s'agit d'un objet flexible, mais trop volumineux pour être ramené en double, d'autres moyens sont nécessaires. Ainsi, M. Foucher, ayant eu à extraire un morceau de cuir verni triangulaire de 6 centimètres au moins sur chaque côté, eut d'abord l'idée de se servir de mon instrument ; mais il se décida pour un petit brise-pierre à mors fenêtrés et profondément dentelés avec lequel il réussit à l'amener dans le bulbe. Il a eu parfaitement raison : mon instrument aurait réussi également s'il eût saisi ce morceau de cuir à un centimètre ou deux de l'un de ses angles ; mais, s'il l'eût pris dans son milieu, il aurait probablement fait un tampon trop volumineux. Il est vrai qu'on aurait pu faire ce qui a été fait, puisqu'on fut obligé de pratiquer une incision sur le bulbe pour achever de l'extraire. Il avait été introduit roulé en cigarette. (*Loc. cit.*)

Est-ce un objet inflexible qui se trouve dans la vessie : il faut, s'il est trop long pour être retourné, commencer par le diviser, s'il est possible, à l'aide des instruments tranchants en forme de brise-pierre dont il a été question plus haut, mais en aussi peu de fragments que possible. Des praticiens ont espéré, en tenant une conduite contraire, retirer chacun des fragments avec plus de facilité ; mais je sais qu'on s'est créé ainsi des embarras parfois insurmontables, outre qu'on est rarement sûr d'avoir tout extrait. Ainsi, je ne puis approuver cette opération faite par Leroy sur un jeune homme qui était tombé d'un échaufaudage et dans la vessie de qui un morceau de bois était entré. Il ne s'agissait pas seulement de le diviser : il fallait le fragmenter, l'écraser ; et combien n'était pas à craindre, dans l'extraction de ces débris, l'action des échardes sur le canal ! La fin, à ce qu'il paraît, a justifié le moyen ; néanmoins, je crois qu'alors une taille faite comme je le dirai aurait été plus rationnelle.

Dans le but d'extraire les fragments des corps longs ainsi divisés, le chirurgien que je viens de citer a modifié la pince de Hales (*v*. p. 164). Sur l'un des côtés qui correspondent à l'écartement des branches, l'extrémité vésicale de la canule est échancrée sur un tiers de la circonférence et dans une longueur de 5 centimètres environ ; d'où il suit que, lorsque l'objet a été saisi en travers et qu'on pousse la canule, celle-ci, rencontrant la partie de cet objet qui lui correspond, la redresse, en même temps que, par ce mouvement de bascule, la partie opposée s'abaisse et vient se loger dans l'échancrure. Cet instrument est ingénieux ; cependant il ne peut réussir qu'à condition que le corps étranger ne sera ni tortueux, ni trop volumineux pour entrer dans la gaîne, ni pris de manière que le bout qui doit venir se loger dans l'échancrure la dépassera en longueur. Autrement, il n'y entrerait pas et formerait hameçon quand on essayerait de l'extraire. L'auteur convient d'ailleurs qu'un brise-pierre vaut mieux alors ; on l'emploierait comme je l'ai fait. (V. p. 170.)

Enfin, M. Robert, l'habile successeur de M. Charrière, a modifié mon extracteur des corps flexibles d'une manière extrêmement ingénieuse qui en fait certainement le meilleur extracteur des corps solides (*fig*. 18). Il a pour cela conservé la paroi postérieure du mors femelle, rétréci graduellement l'une de ses lames (ou bords), de manière à la faire disparaître complètement en haut ;

tandis qu'au contraire il a réduit l'autre lame à presque rien, excepté en haut, près du bec où elle forme une sorte de crochet.

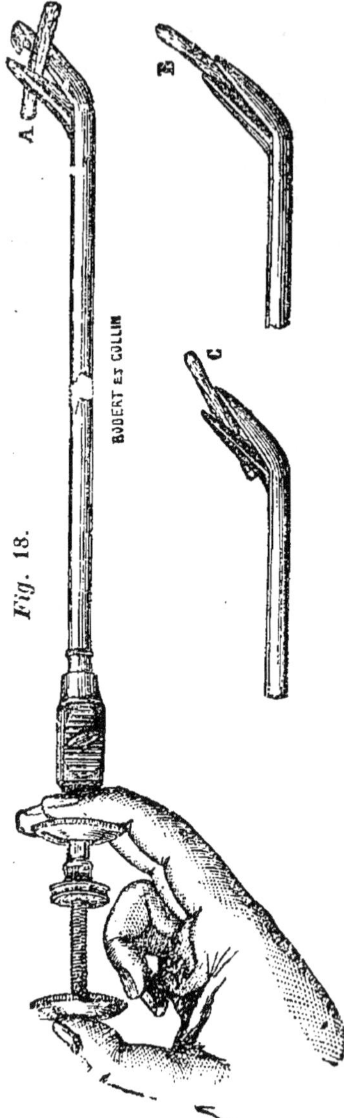

L'objet saisi remonte entre les deux mors comme avec mon instrument ; mais, arrivé près du bec, ne rencontrant que le crochet de l'une des lames de la branche femelle qui l'empêche de s'échapper, il éprouve un mouvement de bascule qui fait que, pendant que l'un des bouts s'échappe en effet, l'autre vient se loger entre les deux mors et s'y trouve saisi dans le sens de son axe. Une précaution que je recommande, si l'on avait affaire à un corps malléable et courbe, à un bout de sonde d'argent, par exemple, c'est de ne pas le comprimer assez pour l'aplatir tant qu'il n'est pas hors de la vessie, afin qu'il puisse tourner entre les mors et que sa courbure s'adapte à celle du canal.

Je ne sais si cet instrument, qui est encore bien nouveau, a reçu la sanction de l'expérience ; mais je serais surpris qu'il ne réussît pas.

Enfin, si toutes les tentatives d'extraction restaient infructueuses, au lieu d'attendre que le corps étranger s'incruste de matières calcaires et devienne le noyau d'une pierre, on devra pratiquer la taille périnéale par dilatation comme je le dirai ; car il faudra toujours y avoir recours, et très-probablement dans des circonstances moins favorables, puisque la présence d'un corps solide dans un calcul en rend le broiement souvent difficile et toujours périlleux. J'ai déjà parlé d'un malade chez lequel la lithotritie, que je lui fis à l'hôpital Beaujou, dans le service de M. Huguier, fut suivie de mort : ce n'est qu'à l'autopsie qu'on vit que la pierre s'était formée autour d'une tige d'acier (*v.* p. 159). J'ai eu occasion de voir à la Société anatomique les organes génito-urinaires d'un homme âgé de 30 ans qui, quatre ans auparavant, s'était introduit dans l'urèthre un porte-plume métallique en étui de 9 cent. Celui-ci avait pénétré dans la vessie et y avait séjourné sans accident, lorsque, quatre mois avant la mort, à la suite d'un voyage à cheval, il survint de la douleur au périnée, de la fièvre et un écoulement d'urine par le rectum. C'est alors qu'il appela M. Caudmont, qui, de concert avec Civiale, se décida à tenter l'extraction du porte-plume par les voies naturelles, après avoir broyé les incrustations dont il était recouvert. Trois séances de lithotritie ne donnèrent qu'une médiocre quantité de fragments. On saisit alors le porte-plume avec une pince à trois branches, mais on ne retira que la partie invaginée. A la cinquième séance, qui fut laborieuse, on finit par saisir le reste; mais il fut impossible de le déplacer. Une sixième ne fut pas beaucoup plus heureuse, et, à la suite d'une promenade en voiture, des douleurs très-vives survinrent dans les fosses iliaques, puis le marasme et la mort. On trouva dans la vessie quatre perforations : l'une communiquait avec le rectum par l'intermédiaire d'une poche remplie de pus ; une seconde, au sommet de l'organe, conduisait dans une vaste cavité anfractueuse pleine de pus et d'urine ; les deux autres, situées à droite et à gauche de la vessie, aboutissaient à deux clapiers se continuant insensiblement avec une infiltration urineuse qui remontait jusque vers les fosses iliaques, et occupait presque tout le tissu cellulaire sous-péritonéal du petit bassin ; ceux-ci renfermaient un liquide purulent mêlé d'urine. L'auteur ajoute, et, je crois, avec raison, que les deux premières perforations étaient anciennes et les deux autres récentes. (*Bull. soc. anat.*, 1850, p. 354.) Je fis observer alors qu'il eût mieux valu recourir à la taille hypogastrique, et je persiste plus que jamais dans cette opinion. Je rapporterai, à propos de cette taille, un fait ayant la plus grande analogie avec celui-ci ; seulement, chose singulière, les points de la vessie comprimés et déprimés par les deux bouts du porte-plume étaient plus sains que le reste. On ne doit pas compter sur un pareil bonheur.

« Un homme de cinquante ans, adonné à la masturbation, s'introduisit une bougie de plomb de 10 pouces de long sur 3/4 de pouce de diamètre et pesant 17 onces (*sic*). Celle-ci lui échappa des doigts par inadvertance et passa dans la vessie. Cruelles souffrances. On la sentait dans la vessie par le cathéter et le toucher rectal. Le docteur Pond se décida à une opération ; mais avant que cet homme s'y résignât, la vessie se perfora et la bougie passa dans le ventre. On fit enfin (*at length*) la gastrotomie ; le corps étranger fut trouvé entièrement logé dans le péritoine où il s'était échappé par une déchirure de la paroi postérieure de la vessie. Pendant un temps le patient parut en bonne voie de guérison ; mais, à la fin du neuvième jour, il devint indocile, rompit la plaie et mourut quinze jours après l'accident. » (Gross, d'après *New-York Journ. med. and chir.*, 1852.)

CHAPITE IX.

Traitement médical des concrétions urinaires.

Quand, faute d'un traitement préservatif ou malgré son emploi, il s'est formé dans les voies urinaires une concrétion d'un certain volume, il importe d'en délivrer le malade au plus tôt, afin de ne pas la laisser atteindre un volume plus considérable, gêner le cours de l'urine, enflammer les organes et porter par suite le trouble dans le reste de l'organisme. Mais diverses circonstances peuvent s'y opposer telles que sa position trop profonde, son volume, les complications graves qu'elle a déjà amenées, surtout du côté des reins, le grand âge du malade, la détérioration de sa santé, qui est bien pire que l'âge, son excessive pusillanimité, etc.

On est obligé alors de se borner à de simples palliatifs dans le but de modérer les accidents et d'empêcher l'accroissement trop rapide du corps étranger. Quelques saignées générales ou locales peuvent être faites, mais avec une excessive prudence, car il ne faut jamais oublier que le soulagement qu'elles amènent est en général de peu de durée, tandis que, pratiquées sur un sujet âgé et surtout détérioré par une longue maladie, elles le jettent dans un état de faiblesse dont il sort difficilement. Quelques applications extérieures chaudes et calmantes peuvent être utiles, ainsi que des révulsifs, sans oublier toutefois que beaucoup, tels que les cantharides, la farine de moutarde, irritent les voies urinaires si l'application en est trop longtemps prolongée. Les boissons mucilagineuses, les bains, les lavements peuvent être également efficaces ; mais ici je dois encore mettre en garde contre l'abus ; il y a déjà longtemps que j'ai signalé les mauvais effets qui résultent fréquemment de l'emploi excessif de ces moyens (*Recherches* de 1844, p. 204). Des calmants, tels que l'opium et ses dérivés, la belladone, etc., peuvent être donnés par la bouche en pilules ou en potions, par le rectum en quarts de lavement ou en suppositoires , mais il faut bien prendre garde à la constipation. Un malade que je soigne avec le docteur Groussin, d'une affection extrêmement douloureuse des voies urinaires, retire de très-remarquables effets du sulfate de morphine administré à la dose de 2 ou 3 centigrammes par la méthode hypodermique. Un autre affecté de calcul uréthral avait été soulagé de ses violentes douleurs par l'opium ; mais, ce moyen ne réussissant plus contre un nouvel accès, le docteur Bernard le chloroformisa. Au bout de deux minutes et demie d'insensibilité, les souffrances, qui étaient atroces au commencement de l'opération, se sont calmées. Elles revinrent ensuite au bout de cinq minutes. Une seconde chloroformisation de trois minutes de durée les apaisa de nouveau , puis amena un sommeil à l'issue duquel le patient se trouva bien et définitivement guéri. (*Dublin med. Press*, 1848. — *Gaz. méd.*, 1849, p. 14.) Il peut être utile de faire des injections d'eau tiède ou mucilagineuses et calmantes quand il existe une sécrétion catarrhale abondante ; mais il ne faut pas oublier qu'à moins de beaucoup de prudence et de dextérité, ce moyen cause souvent plus de mal par le passage de la sonde que de bien par l'extraction du mucus ou du pus. Une précaution fort importante alors, c'est de laisser toujours une certaine quantité de liquide dans la vessie pour diminuer le frottement du corps étranger sur la muqueuse. J'ai plusieurs fois, dans des cas semblables, employé avec beaucoup de succès les injections à l'azotate d'argent; je l'ai dit à la fin du chapitre VII et j'en citerai plus tard des exemples.

Enfin, c'est alors surtout que le régime doit jouer un grand rôle ; mais j'ai traité trop longuement de ce sujet pour y revenir ; j'ajouterai seulement que, sans s'abstenir de l'exercice que j'ai conseillé, il faut cependant éviter tout mouvement brusque qui ferait ballotter la pierre dans la vessie.

Ce traitement, on le voit, est purement palliatif; mais on est allé plus loin et on a prétendu débarrasser les malades de leur pierre sans l'intervention de la chirurgie.

La dissolution est de tous les moyens employés pour y parvenir celui qui compte le plus de partisans. Mais, s'il est assez souvent facile de prévenir la formation des concrétions urinaires à l'aide de certains agents, l'est-il autant de dissoudre celles qui sont déjà formées ? On comprend de suite que le problème n'est pas également simple dans les deux cas ; car, dans le premier, il ne s'agit que de rapprocher jusqu'à un certain point l'urine de ses propriétés naturelles, tandis que, dans le second, il faut aller beaucoup plus loin et lui donner des propriétés presque toujours contraires à celles qu'elle a dans l'état de santé. Néanmoins la crainte enfantée par le danger inhérent aux seules opérations que l'on connaissait naguère encore, les illusions provoquées par cette crainte, le désir d'être utile chez les uns, le charlatanisme chez d'autres, quelques faits pratiques et même certaines données scientifiques récentes, ont fait que, de temps immémorial, on a cru pouvoir résoudre le problème par l'affirmative.

On a signalé dans le règne végétal les saxifrages qui naissent dans les fentes des rochers, le suc d'oignon, l'*uva ursi* ou busserole, le fenouil marin, le raifort, le persil, la cendre de sarment, le tartre de vin du Rhin, le chiendent, la pariétaire et autres plantes qui contiennent du nitre, les acides citrique, tartrique, oxalique. Un vieux médecin pratiquant parmi les Indiens Cherokees, E. Butler, a vanté il y a quelques années comme lithontriptique l'*hydrangea arborescens*, dont il eut nombre de fois occasion de constater l'efficacité, pour expulser le sable et les graviers et calmer les violentes douleurs qui accompagnent le passage de ceux-ci à travers les uretères. M. Gross, qui l'a essayée, l'a trouvée inférieure à l'*uva ursi* unie à la soude ou à la potasse (*Op. cit.*, p. 510). Sir W. Bifchop a préconisé une décoction assez concentrée de feuilles de pêcher, et ses bons effets ont été attribués non-seulement à une propriété diurétique, mais encore à l'acide hydrocyanique. Gensoul et Levrat-Perroton ont conseillé la décoction concentrée de *marchantia* à la dose d'un litre et demi à deux litres par jour, non comme dissolvant, mais comme diurétique préférable à tout autre pour l'expulsion des graviers (*Revue méd.*, 1855).

Le règne animal a fourni le scorpion, l'*oniscus asellus*, ou cloporte des caves qu'on dit contenir des sels, notamment des chlorhydrates et des nitrates de chaux et de potasse, les coquilles cal-

G

cinées d'huîtres et de pétoncles, d'escargot, l'esprit ou sel volatil de corne de cerf, les yeux ou pierres d'écrevisse, les coquilles d'œufs, etc.

On a emprunté au règne minéral l'eau pure, le savon, la lessive des savonniers, les alcalis, tels que la magnésie, la chaux, la potasse, la soude, la lithine et plusieurs de leurs sels, tels que les benzoates, les silicates seuls ou unis à l'aconit et au colchique (*Gaz. méd.* 1856, p. 573). Mais les moyens les plus en vogue actuellement sont les eaux minérales alcalines dont il a été ques tion dans le chapitre VII, ainsi que diverses eaux sulfureuses; enfin les acides ont eu aussi leurs partisans.

Parmi les substances énumérées précédemment, les unes n'agissent qu'en augmentant la secrétion urinaire et sont incapables de dissoudre une pierre. Elles peuvent être utiles quand il ne s'agit que de graviers, en favorisant leur descente à travers les uretères, peut-être même aider à les entraîner hors de la vessie, et encore Fr. Colot veut-il qu'on se borne aux adoucissants, les diurétiques lui ayant paru faire plus souvent du mal que du bien (*Traité de la taille*, p. 219; 1727). Il est démontré aujourd'hui que les seules boissons qui puissent avoir la propriété dissolvante sont celles qui sont alcalines, ou qui, par des réactions chimiques, peuvent agir comme telles.

L'eau pure peut, il est vrai, dissoudre une pierre dans un vase inerte; mais ce n'est qu'à l'aide d'un temps très-long; tandis qu'elle agit plus vite si, comme celle de puits, celles d'Arcueil, de Belleville, de la Seine, etc. (Littre), et en général celles qui sont dures (Dobson, Marcet), elle contient du carbonate de chaux, ce qui est contraire à un préjugé assez répandu : les expériences de B. Valentin, Olaus Borrichius, Whytt, Hales et Laugier père (*Mém. acad. de méd.*, t. I, p. 415) prouvent que la chaux dissout l'acide urique. Les coquilles de limaçon calcinées, vantées par Pline (*Hist. nat.*, lib. XXX, chap. 8), celles d'œufs préconisées par Barbette et Mlle Stephens, celles d'huîtres, etc., agissent par la chaux qu'elles contiennent.

Ce qui vient d'être dit de la chaux est à plus forte raison vrai pour la potasse et la soude et pour les sels qu'elles forment avec les acides faibles, comme l'acide carbonique, ou décomposables comme les acides végétaux. Les expériences de Blackrie, Hales, Fourcroy, Vauquelin, Darcet, Petit. Chevalier, etc., sont positives à cet égard. La cendre de scorpion vantée par Avicenne agissait par le carbonate de potasse qu'elle contient. Le lithontriptique de Jurin, celui de Chittick ou plutôt du général Dunbar (v. Blackrie: *Remèdes capables de dissoudre la pierre et la gravelle*, trad. fr., p. 126), formés avec la lessive des savonniers, étaient une solution de soude caustique. Si le savon d'Alicante, mêlé par Mlle Stephens aux coquilles d'œufs calcinées pour prévenir la constipation que celles-ci déterminaient, ajoute à l'efficacité du remède primitif, c'est par la soude qui entre dans sa composition. Ce sont des carbonates alcalins, et particulièrement de soude, qui sont la base des eaux minérales les plus vantées comme lithontriptiques, et notamment celles de Vichy. Presque toutes les eaux sulfureuses contiennent en abondance des sels à bases alcalines et principalement de soude (sulfhydrates, sulfates, chlorures, carbonates, etc.); mais je dirai, pour ne plus y revenir, que je me défie des eaux sulfureuses quand il y a une irritation des voies urinaires.

Quelques praticiens ont eu l'idée, au contraire, d'employer les acides : Bajer a conseillé l'acide oxalique ; Tollet, d'après Jonnot, l'acide citrique ; Lobb a trouvé à ce dernier des propriétés dissolvantes, ainsi qu'à presque tous les gaz et aux acides (*Traité de la pierre*, tr. fr., 1744) ; Ure a proposé l'acide benzoïque contre la gravelle phosphatique (*Bull. thér.*, nov. 1843) ; mais les chimistes pensent que les acides végétaux n'agissent qu'en alcalinisant les urines (v. p. 184). Venette a employé l'acide chlorhydrique ; l'acide sulfurique a été aussi proposé ; mais la composition des calculs étant peu connue jusqu'à la fin du siècle dernier, ces agents étaient essayés au hasard et donnèrent par conséquent des résultats très-divers. Plus tard Marcet et Prout trouvèrent que les calculs phosphatiques se dissolvent très-bien dans les acides chlorhydrique et azotique.

On verra plus loin, quand il s'agira de la dissolution directe, qu'on a encore proposé comme dissolvants de la pierre l'acide lactique, le suc gastrique et le saccharate acide de plomb ;

mais je ne sache pas que, depuis qu'ils ont été proposés, ces derniers moyens aient conquis de nombreux partisans.

Jusqu'à la fin du siècle dernier, époque où les différences de composition entre les différents calculs commencèrent à être mieux connues, les alcalis et les acides furent employés un peu au hasard et donnèrent des résultats très-divers. C'est plus tard que Marcet et Prout trouvèrent que, tandis que les calculs d'acide urique et les urates se dissolvent dans les alcalis, ce sont au contraire les acides, et particulièrement les acides chlorhydrique et azotique qui sont les dissolvants des calculs phosphatiques. Enfin on s'assura que ceux de cystine se dissolvent dans les uns et les autres et que ceux d'oxalate de chaux résistent à tous.

Il semblait donc que le problème fût résolu ; mais la solution n'en était pas aussi simple ; loin de là.

Et d'abord ces agents peuvent-ils passer de l'estomac dans la vessie ? Wœlher, je l'ai déjà dit, a reconnu que les acides végétaux se retrouvent dans l'urine, unis toutefois aux alcalis du sang. Il ne nie pas qu'ils puissent passer en nature, mais il faudrait qu'ils fussent assez abondants pour que ces alcalis ne pussent les neutraliser. Or ce serait là un état trop éloigné des conditions physiologiques pour qu'il pût se prolonger tant soit peu sans danger. Cependant beaucoup, et Darcet lui-même, jugent leur emploi rationnel dans les cas de calculs phosphatiques. Reste à savoir si les sels qu'ils forment à leur arrivée dans la vessie et qui agissent à la manière des alcalis, n'exposent à aucun danger en soustrayant au sang une aussi grande quantité d'alcalis. Je n'ignore pas qu'on a expliqué par d'autres raisons les funestes effets des acides végétaux chez les personnes qui en font abus ; mais celle-ci n'a-t-elle pas aussi son importance ?

Quant aux acides minéraux, et particulièrement l'acide chlorhydrique qui, d'après Freeman et Marcet, a modifié l'urine de manière à remplacer un dépôt de sable blanc par un dépôt d'acide urique (Marcet : *On calc. disorders*, p. 152), on admet aujourd'hui qu'ils ne passent en aucune manière dans l'urine (v. p. 152). L'acide phosphorique, qui ne coagule pas l'albumine du sang, fait exception, dit-on ; mais il ne serait probablement pas sans danger en rendant acide et soluble le phosphate neutre insoluble des os. Brande a vu l'acide carbonique pris en boisson faire disparaître le sable blanc et pouvoir être extrait de l'urine à l'état gazeux au moyen d'une machine pneumatique (Marcet, p. 158), extraction que M. O. Henri n'a pu opérer ; Falconer et Mascagni lui attribuent également une grande efficacité lithontriptique. Ce qu'il y a de certain, c'est que les eaux gazeuses naturelles et artificielles stimulent beaucoup les reins et la vessie.

Quant aux alcalis, on ne peut élever le moindre doute sur leur passage de l'estomac dans la vessie, ce qui tient à ce que le sang est lui-même alcalin. Il résulte delà que, ne mettant pas l'économie dans des conditions très-anormales, on peut en continuer assez longtemps l'usage sans danger. Il ne répugne donc pas de croire qu'une pierre d'acide urique puisse se dissoudre dans des organes parcourus pendant un certain temps par une urine alcaline comme elle le ferait au dehors, l'alcali se combinant avec les couches externes du corps solide et formant avec l'acide urique qui le compose un urate plus soluble.

On a attribué à la formation d'un urate la couche blanche qui recouvre habituellement les graviers rouges ou bruns rendus pendant l'usage des alcalis. Le docteur Bigel, de Varsovie, n'ayant pu être complétement débarrassé d'une pierre à Berlin, se rendit aux eaux de Carlsbad, et, tandis que les fragments qu'il rendait auparavant étaient anguleux et rouges, ceux qu'il rendit après étaient arrondis sur leurs angles et blancs. On attribua l'usure des angles à la dissolution, et la couche blanche qui, soumise au chalumeau, ne donna pas un résidu *calcaire pur comme les rouges*, mais un résidu *vitreux*, fut regardée comme contenant de la soude (*Lettre sur les eaux de Carlsbad*, broch. extr. de l'*Almanach de Carlsbad*; 1836). Ceci n'empêcha pas Civiale d'attribuer cette couche blanche à un dépôt de phosphate qui se serait fait sous l'influence de l'alcalinisation de l'urine, comme cela a toujours lieu quand cette sécrétion passe à l'état alcalin sous l'influence d'une inflammation catarrhale (5e *Lettre sur la lith.*, p. 147). Leroy (d'Étiolles) n'a pas nié que cette couche fût de l'urate de soude ; mais il suppose que la soude en arrivant dans la vessie doit, avant tout, se combiner avec l'acide urique dissous dans l'urine, et que c'est à cette combinaison plutôt qu'à l'altération de la couche externe de la pierre qu'est due la couche blanche qu'on trouve habituellement à sa surface (2ᵉ *Lettre sur la dissol.*, p. 2). Alors, pourrait-on répondre, si l'alcali ne se combinait qu'avec l'acide urique dissous dans l'urine, pourquoi l'urate formé, qui est plus soluble, ne resterait-il pas lui-même en dissolution ? Il est à croire qu'il y a d'abord, en effet, neutralisation de l'acide dissous dans l'urine, mais que l'urate résultant de cette combinaison ne se précipite pas, et que, si l'alcali continue d'arriver, il agit ensuite sur le calcul.

On a dit que les pierres n'étant pas toutes de la même nature, les unes cédant aux alcalis et résistant aux acides, d'autres cédant au contraire aux acides et résistant aux alcalis, d'autres étant réfractaires aux uns et aux autres, d'autres enfin étant formées de plusieurs des éléments précédents, mêlés ou disposés en couches alternes, il doit en résulter une grande incertitude dans l'administration des réactifs. On a répondu que très-souvent on trouve dans les commémoratifs, dans la sortie des graviers, dans l'examen de la pierre, de quoi éclairer. Mais cette réponse est loin d'avoir une valeur absolue, puisque, en très-peu de temps, sous l'influence de causes diverses, obscures ou appréciables, les urines peuvent changer, et, avec elles, le dépôt auquel elles donnent lieu. Quelques-uns ont conseillé d'attaquer la pierre par la lithotritie, afin d'en connaître la nature ; mais comme les couches superficielles diffèrent très-souvent des profondes, il faudrait pénétrer jusqu'aux plus centrales, ce qui suppose accompli le temps le plus difficile de l'opération, et alors ne vaudrait-il pas mieux continuer ?

Une réponse très-péremptoire, faite il y a longtemps déjà par Blackrie et autres et répétée par Ch. Petit, c'est que les réactifs, et plus particulièrement les alcalis, n'agissent pas seulement sur les molécules de la pierre, mais encore sur une matière animale qui les unit ; de sorte que, lors même qu'ils sont incapables d'attaquer les premières, ils ramollissent, détruisent la seconde, et désagrègent ainsi la pierre qu'ils ne peuvent dissoudre. Ce phénomène est en effet incontestable ; on l'a observé hors de la vessie, et la plupart de ceux qui ont rendu de la matière calculeuse sous l'influence des alcalis parlent de lames irrégulières, convexes d'un côté, concaves de l'autre, et visiblement détachées d'un corps ovoïde ou sphérique. « On a observé assez constamment, dit Hartley, que les remèdes de Mlle Stephens ont plus d'effet chez les personnes âgées et sur celles qui ont de plus grandes douleurs, » et Morand partage cette opinion. (*Recueil d'expér. et d'obs. sur la pierre,* t. I, p. 333, 344, 358, et t. II, p. 280; 1743.) S'il en est véritablement ainsi, on ne peut expliquer ce fait que par la destruction de la matière animale, puisque c'est surtout chez les vieillards, dans les vessies enflammées qu'elle abonde, et que les phosphates qui se produisent dans les mêmes circonstances sont réfractaires aux alcalis et ne forment pas de lames comme celles en question. Quant au peu d'efficacité de ces agents chez les enfants, elle se comprend aisément : outre que l'oxalate de chaux, réfractaire aux alcalis, n'est pas rare chez eux, souvent leur vessie est, pendant des années, le siége de calculs sans secrétion catarrhale ; aussi ceux-ci sont-ils habituellement compactes et contiennent-ils peu de matière animale. Ajoutons que leur canal donne plus difficilement issue aux débris, si par hasard il s'en détache, et qu'il est d'ailleurs difficile de faire avaler à un enfant les énormes quantités de boissons dissolvantes nécessaires en pareils cas.

Ce n'est pas seulement sous forme de lames que les pierres se désagrégent; on en a vu se fendre en morceaux. Olaüs Borrichius parle d'un enfant qui, soumis à l'usage continu d'une poudre composée de pierre de Judée, de celle de lynx, du cristal de montagne et des yeux d'écrevisse, rendit un calcul de la grosseur d'une petite noix, dur comme un caillou, lequel sortit en morceaux du volume d'une fève, avec des marques certaines qu'il s'était cassé dans la vessie. (*Actes de Copenhague;* 1671, obs. 77.) Un malade dont parle M. Chevallier avait, sans autre traitement que le bicarbonate de soude, rendu des fragments qui, réunis ensemble, formaient un calcul. (*Sur la dissol. de la grav.* etc., p. 16; 1837.)

Pareils faits se sont passés hors de la vessie. Newcome, chanoine de Windsor, ayant, pendant qu'il faisait usage de l'eau de chaux, versé soir et matin de son urine sur un morceau de pierre vésicale, le vit d'abord se ramollir à la surface ; puis il aperçut « une petite fente tout autour de la pierre comme si on l'eût cernée avec un couteau ; cette fente devenait tous les jours et plus large et plus profonde. » Ayant voulu examiner la pierre de plus près et l'ayant prise entre les doigts, elle se partagea en deux ; les surfaces par lesquelles ces morceaux étaient joints étaient entièrement unies et ne s'engrenaient pas l'une dans l'autre, mais paraissaient comme si ces deux morceaux avaient été d'abord deux corps distincts liés entre eux par une espèce de ciment. (Whitt, *On the virtues of lime-water*, p. 209 ; trad. fr. p. 241.)

Ces divers faits semblent prouver en faveur des alcalis. Néanmoins on a fait observer qu'on en a vu de semblables se produire sous l'influence d'agents différents et même sans aucune intervention chimique ou mécanique appréciables. La sortie d'écailles s'observe souvent ; la rupture spontanée en fragments est plus rare. Cependant on en trouve plusieurs cas dans la science. Un homme, dont parle Dodoens, âgé de 30 ans environ, éprouvait de la difficulté à uriner chaque fois qu'il buvait de la bière trop récente ou même du vin non fermenté. Un jour qu'il avait bu du vin du Rhin en trop grande quantité, il commença à uriner du sang avec beaucoup de douleur, et en même temps rendit de petits fragments de calcul ayant des angles très-aigus. Bientôt le pénis et le scrotum se tuméfièrent, et, le troisième jour, un abcès gangréneux fut ouvert à l'aine droite. Il en sortit de l'urine et de nombreux fragments aigus d'un calcul rompu dans la vessie... Du moment qu'il n'en sortit plus, la plaie guérit promptement, mais l'urine resta toujours difficile, épaisse... Des eaux ayant été sans effet et des diurétiques ayant exaspéré ses souffrances, il consulta Vesale qui lui conseilla la taille. On retira cinq calculs, dont deux adhérents à la vessie furent extraits difficilement ; trois étaient les restes d'un seul brisé dans l'organe, comme il devint évident en les rapprochant. C'étaient des débris de ce calcul qui avaient causé les premiers accidents... L'auteur attribue sa rupture à son choc contre un autre ; toutefois il termine en disant : « Naturæ opera admirari possumus, causas cognoscere sæpe non contingit. » (*Dodonœi med. obs. exempla rara*, p. 76 ; 1521). Tulpius parle d'un malade qui rendit et des couches de la largeur de l'ongle et de nombreux fragments, dont quelques-uns semblaient avoir été sciés (*quasi serrula a se invicem præcisi*). A l'autopsie, on en trouva onze, dont le plus gros, recouvert d'une écorce fragile, semblait avoir été brisé par le choc et les inégalités des autres. (*Obs. med.*, lib. IV, cap. 37; 1738.) Deschamps cite un médecin qui, après *deux doses* d'une macération de cloportes dans de l'eau-de-vie, le tout additionné d'huile de vitriol, rendit quelques feuillets pierreux, et continua d'en rendre jusqu'à ce qu'il fût délivré de sa pierre. Il cite encore un moine de 74 ans qui, après l'usage d'une simple décoction d'uva ursi, rendit successivement huit fragments de pierre et fut guéri. « Ces fragments, dit-il, dont je conserve un, ne sont que des portions d'une pierre crayeuse et sont entièrement composés de cette substance; ils contiennent chacun toute l'épaisseur de la pierre, depuis son noyau jusques et y compris sa superficie : ils ne sont ni écrasés, ni en éclats, mais comme s'ils eussent été coupés par une lame tranchante à l'aide d'un marteau. » (*De la taille*, t. I, p. 326 ; 1796.) Heister, Camper et d'autres encore citent des faits de ce genre ; mais je n'en rapporterai plus qu'un seul, dont je n'ai pas besoin de faire ressortir l'importance. M. R. Leroy a trouvé sur un vieillard cinq calculs, dont un entier, ovoïde, du volume d'un œuf de pigeon, a été scié dans son plus grand diamètre. On y voit nettement, sur la surface de section, six fissures naturelles qui partent du centre, ce qui aurait probablement donné lieu plus tard à six calculs isolés par fragmentation spontanée. Les quatre autres calculs étaient une preuve que cette fragmentation spontanée n'était pas chose hypothétique. En effet, ils présentent des surfaces de segment ovoïde qu'on peut encore très-bien assembler pour reformer un calcul ovoïde du volume environ du calcul précédent. Les surfaces de segmentation ont perdu leur netteté par une couche blanchâtre peu épaisse d'urate d'ammoniaque, qui y a été déposée après la fragmentation. (*Bull. Soc. anat.*, 1855, p. 552.) Le docteur Gueniot a également recueilli un exemple très-remarquable de ce genre de rupture chez un vieillard de 83 ans. (*Acad. de Méd.*, juillet 1867.) Dernièrement, j'en ai vu un autre.

Civiale est porté à croire que ce phénomène est dû aux contractions énergiques de la vessie. (5ᵉ *lettre sur la lithotritie*, p. 143.) Cependant il convient qu'on l'a vu dans des cas de pierre unique et de faiblesse de la vessie. D'autres, comme Dodoens, l'attribuent au choc des calculs les uns contre les autres ; mais, quand il n'y en a qu'un, à moins d'une extrême friabilité, on ne peut admettre un pareil mécanisme. Ch. Petit suppose que, lorsque le malade n'a pas pris d'alcalis, ce sont les urines qui, devenues spontanément alcalines, exercent une action dissolvante sur la matière animale. Mais alors cette désagrégation devrait toujours être précédée d'une aggravation notable du côté des organes urinaires, et c'est ce qui n'a pas été indiqué par les observateurs. Prout suppose même un état tout à fait contraire : l'urine normale, suivant lui, est le meilleur dissolvant des différentes matières qui entrent dans sa composition. Si donc, après avoir subi des modifications qui ont donné lieu à un corps étranger, elle revient à ses conditions naturelles, ne peut-elle pas alors le désagréger et même le dissoudre ? Entre autres faits, il cite un vieillard qui, tourmenté de tous les signes de la pierre sans altération de sa santé et de son urine, et qui, bien que se refusant à toute médication, rendit des fragments d'acide urique provenant évidemment de différents calculs, dont un de fort volume. Il en rendit ainsi pendant un an ou deux, de manière à remplir une petite boîte. Ils ressemblaient aux débris qui résultent de la lithotritie. A 90 ans, il en rendait encore de volumineux, qui sortaient avec grande souffrance et étaient toujours d'acide urique. L'auteur s'est assuré que si quelquefois l'urine contenait un peu de mucus ou de sang, jamais elle n'a été alcaline d'une manière permanente. Il est remarquable, ajoute-t-il, que, tandis que quelques-uns de ceux rendus au commencement étaient angulaires et tranchants, ceux qui ont été rendus plus récemment étaient émoussés et arrondis. Après avoir fait observer qu'en divisant des calculs d'acide urique, on trouve parfois leur intérieur séparé en innombrables fragments par des fentes rayonnantes du centre à la circonférence, il suppose que la matière de ces calculs s'est déposée rapidement et s'est rétractée pendant sa consolidation, comme le ferait de l'argile. Il ajoute que si, pendant la formation d'un calcul urique, l'urine, par ce fait même ou par quelque dérangement général, devient alcaline, il peut se déposer une légère couche de phosphate ; que si alors l'urine redevient acide, le phosphate se redissout et peut même se détacher par écailles. De là viennent ces couches blanches de phosphate alternant avec celles d'acide urique ; quelquefois même elles ne sont pas formées par du phosphate, mais par de l'urate de soude ou par de l'acide urique semblable à celui qu'on précipiterait d'une solution aqueuse. (*Op. cit.*, ch. .vii.) Si le retrait est évident, sa cause ne l'est pas également ; car c'est par la dessiccation que l'argile se fendille. M. R. Leroy qui, sans le savoir probablement, a reproduit l'opinion de Prout, n'hésite pas à admettre la *dessiccation* des parties centrales de la pierre ; mais comment expliquer cette dessiccation au milieu de l'urine, dans la vessie ?

J'ai émis une opinion qui n'est pas la seule vraie, je n'en doute pas, mais qui doit l'être assez souvent : « cette rupture spontanée, ai-je dit, p. 519 de mes *Recherches* de 1856, ne tiendrait-elle pas, dans quelques cas, à ce que plusieurs calculs à facettes juxtaposées s'étant trouvés réunis, soit par une matière intermédiaire, soit par de nouvelles couches qui leur auraient formé une enveloppe commune, se seraient ensuite disjoints par destruction de leurs moyens d'union ? » En novembre 1867, j'ai opéré avec le docteur Raciborski, M. R..., Polonais, dont la vessie contenait une multitude de graviers égaux et cubiques de trois millimètres de surface ; j'en ai ramené d'intacts dans les cuillères du lithotribe et j'en conserve encore plusieurs qui sont adhérents par leur bord adjacent, trois entre autres. Il me paraît hors de doute que plusieurs se sont désunis au moment où je les saisissais avec l'instrument. Moins d'un an après, j'en ai extrait de tout à fait semblables sur un client du docteur Vaullot ; plusieurs étaient également restés unis. Le calcul que m'a montré M. Liégeois (*v.* p. 68) était évidemment de ce genre, car les surfaces contiguës étaient polies comme de l'ivoire.

Quoi qu'il en soit, je rappellerai encore que Littre et Deschamps ont vu des calculs se désagréger dans de l'eau simple, et que ce dernier en a vu se rompre spontanément soit après leur sortie de la vessie, soit quelque temps après (*loc. cit.*, p. 348). Un calcul à facettes, du volume d'une cerise, et provenant d'une cystocèle vaginale, m'a été donné par M. Durand, à la Société Anatomique ; je l'enveloppai de papier et le mis dans ma poche. En rentrant chez moi, je trouvai un éclat presque circulaire, formé de plusieurs couches et de huit millimètres d'épaisseur, détaché comme par un trépan. Cet éclat me paraît avoir été soulevé par la vaporisation d'un liquide intercalé ; le noyau se voit au fond, libre en une partie de sa surface.

En définitive, la fragmentation des pierres peut s'opérer spontanément, sans l'intervention des alcalins ; cependant on doit conjecturer qu'ils peuvent la favoriser dans certaines circonstances.

Quant à la préférence qu'on doit leur donner sur les acides, elle ne peut faire l'objet du moindre doute, puisque, d'une part, les acides, utiles dans certains cas comme préservatifs, sont à peu près inapplicables à l'intérieur comme dissolvants, et que les alcalis, au contraire, peuvent être employés avec succès, même contre des concrétions qui, d'après leur composition chimique, sembleraient ne devoir céder qu'aux acides.

Mais on a fait des objections. Si les alcalis, a-t-on dit, dissolvent l'acide urique et les urates et désagrègent les phosphates, ils ont aussi la propriété d'augmenter la précipitation des derniers, et il pourrait arriver, que le travail désiré marchant moins vite que l'autre, il se formât de nouvelles pierres d'une autre nature que les premières, ou tout au moins que de nouvelles couches se déposassent à la surface des premières. Ceci est une des plus anciennes objections qu'on ait faites à l'emploi des dissolvants : on prenait la couche blanche qu'ils déterminent à la surface des corps étrangers pour un dépôt formé par la matière des dissolvants calcaires dont on se servait le plus souvent alors. Mais Marcet a donné à cette objection une apparence scientifique en disant que si un alcali *quelconque* est mêlé à de l'urine récente, il apparaît un nuage blanc et un sédiment consistant en phosphate de chaux et un peu de phosphate ammoniaco-magnésien (*Loc. cit.*, p. 147. — Trad. p. 144). Prout (p. 297), Brodie (p. 202) ont répété cette objection ;

Civiale (5e *lettre sur la lit.*, p. 147. — *Aff calcul.*, p. 535, etc.), Leroy l'ont surtout adressée à l'emploi de l'eau de Vichy. Suivant eux, la couche blanche dont sont couverts les calculs de ceux qui en font usage est de triple phosphate ou d'urate de soude déposés, et ils grossissent.

Déjà, en 1856, j'avais élevé des doutes sur la légitimité de cette assertion. « Si l'on examine les faits avec impartialité, disais-je, on est conduit à cette conclusion que, dans la majorité des cas, le travail de dissolution ou de désagrégation l'emporte sur l'autre, et que, loin de se multiplier et d'augmenter, les concrétions diminuent. Je crois même qu'avec un traitement aussi actif qu'il doit l'être si l'on veut en retirer quelque fruit, la précipitation des phosphates se fait trop vite pour pouvoir s'agréger en couches solides. Ceci, ajoutais-je, répond à un argument de d'Arcet et de M. Petit, argument tiré de ce que les ouvriers qui passent leur vie dans les fabriques de soude, et dont les urines sont constamment alcalines, n'ont pas plus souvent, ou plutôt ont moins souvent la pierre que les autres. » Ce dernier était allé plus loin encore : revenant, peut-être sans le savoir, à une opinion d'Austin (*On stone in urinary bladder*, 1791), il a dit : Les calculs phosphatiques ne sont jamais que le produit de la sécrétion de la muqueuse enflammée ; l'urine sécrétée alcaline ne contient jamais, ne peut même pas contenir de phosphate ; et il cite à ce sujet une expérience dans laquelle, ayant traité par l'oxalate d'ammoniaque l'urine qu'il rendit après avoir bu deux litres d'eau de Vichy en moins d'une heure, elle ne perdit rien de sa transparence. (*Du mode d'action des eaux de Vichy*, p. 251.)

Le Dr Mialhe, chimiste des plus compétents, est venu nous révéler la vérité à cet égard. Il dit, ainsi que je l'avais fait (*Rech.* de 1856 p. 520), que les eaux de Vichy ne peuvent donner lieu à un dépôt d'urate de soude, parce que ce sel est parfaitement soluble ; puis il ajoute : « Elles ne peuvent non plus déterminer la précipitation des sels de chaux et de magnésie contenus dans l'urine, et, lorsque cette précipitation s'effectue, elle est complétement indépendante des eaux de Vichy. En effet, le bicarbonate de soude, l'eau de Vichy, versés dans des urines acides, ne donnent aucun précipité ;

il se fait un échange de bases entre les phosphates acides en dissolution dans l'urine et le bicarbonate introduit ; de sorte qu'il se forme du phosphate de soude et des bicarbonates de chaux ou de magnésie, tous sels solubles et parfaitement stables à la température animale, ne précipitant que par l'ébullition. » L'ammoniaque, au contraire, versée dans les urines normales acides, donne un précipité de phosphates neutres insolubles, en s'emparant d'une partie de l'acide des phosphates acides qui sont solubles. Si on la verse dans des urines alcalinisées par du bicarbonate de soude, elle les trouble encore parce que « les bicarbonates de chaux et de magnésie ainsi que le phosphate de soude sont décomposés, et qu'il se forme des phosphates neutres insolubles de chaux, de magnésie et d'ammoniaque, propres à constituer le calcul phosphatique triple. » L'auteur conclut que c'est seulement sous l'influence de l'ammoniaque que se produisent les dépôts phosphatiques, qu'ils ne se forment dans la vessie que quand des sécrétions morbides de la muqueuse ou une transformation moléculaire de l'urée donnent lieu à des produits ammoniacaux, et que s'il s'en fait chez certains malades soumis aux préparations sodiques, c'est que de l'ammoniaque continue de naître dans leurs organes. (*Addit. à la trad. de G. Bird*, p. 326.) Je ferai remarquer que c'est en effet d'ammoniaque que se servait Marcet dans ses expériences.

Si, comme le dit Petit, il n'y avait pas de phosphate de chaux dans l'urine alcalinisée par l'eau de Vichy, ne résulterait-il donc de ce traitement aucun inconvénient pour la santé ? Notre corps, et surtout nos os, contiennent beaucoup de phosphates, et celui des urines est sans doute le résidu du travail de décomposition qui s'accomplit sans interruption dans tous nos organes. Or, si, pendant qu'on est soumis à un traitement alcalin, ce résidu n'était pas éliminé, ne pourrait-il pas engendrer des désordres dans l'économie ?

Autre objection qui s'adresse particulièrement à l'eau de Vichy. J'ai déjà dit qu'on a quelquefois rencontré dans les calculs du carbonate de chaux, bien qu'il n'y en eût pas dans l'urine, et comme on en a assez fréquemment trouvé, principalement à la surface du phosphate, dans les analyses que Leroy a fait faire de pierres traitées par l'eau de Vichy avant l'opération, il en a conclu qu'il était dû à ce traitement. L'eau de Vichy, dit-il, contient ce sel dissous à l'état de bicarbonate; mais le bicarbonate ne passe dans l'urine qu'à l'état de carbonate, et celui-ci, presque insoluble, se précipite. J'ai déjà dit, p. 121, que bien d'autres eaux, et même de celles qu'on boit journellement, pourraient produire le même effet. Il donne encore une autre explication que voici : une petite portion de phosphate de chaux, nouvellement formée, est décomposée par le carbonate de soude et de l'échange des bases il résulte un phosphate de soude soluble et un carbonate de chaux insoluble. (*Hist. de la lithotr.*, p. 128 et 161. — 2e *lett.*, p. 19. — *Mém. et lett.*, p. 74.) Mais l'auteur rapporte lui-même un cas où du carbonate de chaux fut trouvé sans qu'aucun alcali eût été pris. D'ailleurs, ce que je viens d'emprunter à M. Mialhe, relativement au rôle de l'ammoniaque, concurremment avec les sels de soude, rend parfaitement compte de ce phénomène, et explique même pourquoi c'est à la surface de la pierre, c'est-à-dire à la fin et quand les organes sont le plus malades, que le carbonate de chaux se dépose. Cette seconde objection a donc également peu de valeur.

Mais, en admettant, a-t-on encore dit, que les alcalis dissolvent la pierre, ils le feraient avec tant de lenteur qu'on ne peut raisonnablement, consciencieusement astreindre à leur emploi un malade qui en porterait une un peu volumineuse. On comprendra, quand je traiterai des injections, que c'est en effet le reproche le plus sérieux qu'on soit en droit de leur adresser. Ce qui a trompé malades et médecins, c'est que bien des fois des graviers assez forts sont rendus après quelques jours ou quelques semaines de traitement, et, quand ils présentaient une couche blanchâtre à leur surface, on voyait là une preuve de la combinaison de la base alcaline avec l'acide urique, sans même réfléchir que, pour peu qu'il y ait de sécrétion muqueuse, on trouve presque toujours une couche semblable. C'était bien mieux encore quand le calcul avait un de ses côtés usés et plusieurs de ses couches apparentes, et l'on ne se demandait pas si quelque frottement n'en était pas plutôt la cause. Petit en est même venu, pour se rendre compte d'une action aussi bornée du réactif, jusqu'à supposer que la pierre adhérait par ses autres côtés, bien qu'il soit dit dans l'observation que , probablement déplacée par l'exploration préalable, elle venait souvent boucher le col de la vessie (*Op. cit.*, p. 274). Ce n'est toujours que par la diminution du volume qu'on explique la sortie du corps étranger ; mais est-ce qu'il n'en sort pas souvent ou par le seul emploi de diurétiques ou même de boissons simplement abondantes ? Pourquoi les alcalis n'agiraient-ils pas principalement alors en excitant la sécrétion urinaire et en stimulant les contractions de la vessie ? Telle est l'opinion de Noyer qui a été longtemps médecin de l'hospice civil de Vichy (*Lettre sur les eaux de Vichy,* 1838). On pourrait probablement joindre à ces propriétés celle de dissoudre le mucus ou la matière catarrhale dont la viscosité est quelquefois un obstacle au glissement des graviers. Depuis longtemps j'ai remarqué l'efficacité des bi-carbonates alcalins pour faciliter l'expulsion des fragments après la lithotritie, et comme cet effet a lieu souvent le jour même ou le lendemain de l'opération, il n'est évidemment pas dû à une action dissolvante.

J'ai lu et relu nombre d'écrits sur ce sujet, j'ai observé; et il en est résulté pour moi cette conviction, qu'à moins qu'elle n'éclate, comme il a été dit précédemment, une pierre un peu volumineuse exige un temps extrêmement long, pour ainsi dire sans fin. Leroy, s'appuyant sur les propres expériences de Ch. Petit, a été jusqu'à dire qu'il faudrait dix ans pour dissoudre un calcul de 24 millimètres de diamètre (*Lett. et mém.*, p. 82). Et il s'agissait de calculs plongés dans la source. Si, craignant de l'exagération, nous consultons un homme des plus compétents et qui certes n'a pas intérêt à déprécier les eaux de Vichy, nous arrivons aux mêmes résultats négatifs. M. Durand-Fardel termine un *Mémoire sur les réactions acides ou alcalines présentées par l'urine des malades soumis aux eaux de Vichy* par des conclusions dont j'extrais celles qui touchent à mon sujet : 1° « Ce n'est que dans un nombre de cas restreint et qui a dépassé à peine le tiers de mes observations (30 sur 87) que l'on observe un état d'alcalinité prononcée, et à peu près persistante de l'urine ; 2° dans le plus grand nombre des cas elle est neutre on faiblement alcaline, et présente de nombreuses variations d'un jour à l'autre sur son degré d'alcalinité ; 3° dans

les cas les plus rares elle demeure acide pendant toute la durée
de la cure. Les assertions de Darcet et de M. Petit touchant la facilité avec laquelle l'urine s'alcaliniserait sous l'influence des eaux
de Vichy et le degré d'alcalinité qu'elle y acquerrait ne sont donc
point exactes; 4° les inductions qu'ils en avaient tirées, relativement à la possibilité de dissoudre les calculs urinaires et les graviers dans l'urine des buveurs d'eau de Vichy à l'aide d'un traitement interne, ne pourraient donc s'appliquer qu'à un nombre
de cas restreint; et, pour ne pas sortir de cet ordre d'idées,
la mobilité de cette alcalinisation des urines diminuerait encore
beaucoup la valeur qu'ils paraissent y attacher » (*Revue méd.*,
1849).

Mais il n'est pas rare qu'il se produise un phénomène contre
lequel on ne saurait trop se tenir en garde : il peut arriver que,
pendant un traitement alcalin, surtout à Vichy, les douleurs diminuent et disparaissent même quelquefois au point de faire croire à
une guérison complète, ce que Ch. Petit attribue à ce que l'urate
de soude forme à la surface du calcul une couche douce au toucher, comparable sous ce rapport à la craie de Briançon. L'amélioration de la santé qui résulte du changement complet des conditions hygiéniques n'y serait-elle donc pour rien (1) ? Nous avons vu
p. 190 l'opinion de Prout à cet égard. Néanmoins, il est à croire que
les eaux, elles-mêmes, ont une influence, puisque celles de
Vittel et de Contrexéville, au lieu de masquer les symptômes de la
pierre, les rendent plus évidents (Patezon : *Gaz. heb. de méd. et
chir.*, p. 380), ce qui pourrait bien être l'effet de la magnésie ou

---

(1) Peut-être aussi une modification inconnue dans la composition de
l'urine. Un malade que je soigne en ce moment pour une inflammation chronique du col et du corps de la vessie avec rétention particlle, catarrhe glaireux et fétidité extrême d'urine, éprouvait depuis longtemps, chaque fois
qu'elle passait, des douleurs si atroces que cet homme, d'une trempe d'esprit
remarquable, appelait la mort de tous ses vœux. Je revins à l'uva ursi que
j'avais déjà employée chez lui sans résultat sensible ; mais, malgré l'alcalinité très-grande de l'urine, j'ajoutai 2 grammes de bi-carbonate de soude
par litre. Dès le premier jour il y eut une grande et incontestable amélioration des souffrances et les urines, quoique encore catarrhales, ne sont
plus glaireuses.

du fer qu'elles contiennent (1) ; quoi qu'il en soit, il ne faudrait pas se hâter de regarder cette propriété comme un inconvénient ; car la disparition de la douleur a souvent trompé les malades et les a empêchés, non-seulement de recourir à temps à un traitement plus efficace, mais même à une simple exploration de la vessie, et la pierre a continué de grossir.

Les guérisons bien constatées sont en effet excessivement rares. L'autopsie de personnes guéries par les alcalins de calculs d'un certain volume constatés pendant la vie aurait pu dissiper tous les doutes : eh bien, je n'en ai pas rencontré une seule dans les ouvrages qu'ont publiés les partisans de cette médication. Le lithotribe permet de constater et de mesurer assez exactement les calculs ; on n'y a pas même eu recours. Seul Petit a publié un fait de ce genre (*op. cit.*, p. 294). Or qu'a-t-on observé? La pierre avait été brisée dans une séance de lithotritie : saisie neuf fois avec un lithotribe, le plus grand diamètre fut trouvé de 17 lignes et le plus petit de 7. Après *trois mois* passés à Vichy, pendant lesquels Petit explora plusieurs fois, *dont deux avec le lithomètre* ; après un traitement alcalin fait à l'hôpital Beaujon *pendant neuf mois,* mais négligemment à ce qu'on dit, on trouva encore 13, 14 et 15 lignes. Alors le malade retourna à Vichy ; mais là, indépendamment de l'eau qu'il but, à la dose de 12 à 25 verres, et des bains qu'il prit quotidiennement, le malade fut soumis trois fois par jour à des *irrigations* d'eau minérale faites dans la vessie, pendant une demi-heure chaque fois, avec une sonde élastique à double courant. On ne dit pas si des explorations lui furent encore pratiquées avec le lithomètre ; mais on l'a fait deux fois précédemment et j'en suis fâché : l'occasion de serrer un peu était si propice et l'amour-propre si tentant ! Quoi qu'il en soit, *au bout de deux mois*, des débris *commencèrent* à être rendus, et, à la fin de la saison ; on ne trouva plus rien dans la vessie. Voilà un fait à peu près certain ;

(1) On a souvent accusé la magnésie qui est un des éléments du triple phosphate ; mais ses sels même les plus fixes m'ont paru également agacer la vessie, ce qui me fait généralement préférer le sulfate de soude à celui de magnésie comme laxatif pour peu que la vessie soit irritable.

mais combien de temps, combien de circonstances ont pu aider à l'action des boissons alcalines ! Et encore est-il moins positif que s'il eût été accompagné d'autopsie : il y a quelques années, j'ai extrait une grande cuillerée de fragments chez un client du docteur Vigla, qui avait été lithotritié par un des chirurgiens les plus occupés de Paris, et finalement exploré cinq fois, toujours avec des résultats négatifs.

Si maintenant nous recherchons les faits contraires, ils abondent.

Horace Walpole, dont la guérison a fait tant de bruit dans la seconde moitié du siècle dernier, avait pris, de 1748 à 1757, deux ou trois pintes par jour d'eau de chaux. Il se croyait guéri et publia lui-même son observation (voyez l'ouvrage de R. Whytt : *On lime-water*, 1755). Néanmoins, à sa mort, qui eut lieu en 1757, on trouva deux petites pierres dans sa vessie, une dans l'urètre, et la vésicule du fiel en était pleine (Blackrie : *Op. cit.*, p. 92).

Ce dernier auteur cite, d'après de Haen, un cordonnier qui prit, de novembre 1756 à juin 1757, 17 livres de savon et 1,500 livres d'eau de chaux. Tous les accidents avaient disparu, et cependant on retrouva la pierre avec la sonde. Même état une année plus tard.

Un homme se mit pendant dix-huit mois au remède Stephens et continua pendant deux ans encore les pilules de savon : de petites pierres sortirent, les symptômes disparurent. Cependant, à sa mort, on trouva dans sa vessie une pierre de 2 pouces de long, 18 lignes de large et 15 d'épaisseur ; elle pesait 3 onces (*Mém. acad. des sc.*; 1757).

Un autre, qui avait été beaucoup soulagé par le même remède, fut soumis plus tard à la taille, et on lui ôta une pierre de 1 once 2 gros 1 scrupule (*Ibid.*, 1748).

Remède Stephens, disparition des douleurs telle que le malade persiste à se croire guéri, bien que Cheselden et un autre chirurgien sentent la pierre (*Recueil d'expériences sur la pierre*, t. 1, p. 78).

Histoire semblable (*Ibid.*, p. 196).

Même remède : sortie de graviers volumineux et de débris, cessation des douleurs ; le malade se croit guéri. A sa mort, Sharp trouva dans sa vessie deux pierres grosses comme une châtaigne, égales et polies ; elles étaient creuses et, dans leur intérieur, étaient « deux pierres pourries et rongées, contenues comme un noyau dans une coquille, et même, avant de scier la coquille, on pouvait secouer le noyau et le faire sonner » (*Ibid.* , p. 179 et 340).

Même remède : il sort une grande quantité de sable et de fragments ; on croit le malade guéri et la sonde ne trouve plus de pierre. Mort un an environ après, et on trouve dans des cellules vésicales neuf pierres, dont la plus grosse était comme une petite muscade ; plusieurs pouvaient sortir et rentrer (*Ibid.* t. I, p. 221 ; t. II, p. 315).

Même remède pendant vingt ans environ. Alors lessive alcaline tous les jours à doses considérables : soulagement si grand que le malade continue ainsi pendant dix ans, rendant des calculs à différentes époques. « Après la mort, on trouva et dans les reins et dans la vessie des calculs d'une grosseur considérable. » (Marcet : p. 150 ; trad. p. 148).

Leroy cite le fait suivant qui n'a pas été démenti. Un malade, chez lequel la sonde avait fait reconnaître une pierre, se rend à Vichy et s'en va au bout d'un mois, se croyant guéri. Petit engage Leroy à le sonder, et celui-ci retrouve la pierre. Retour à Vichy ; sortie d'une concrétion du volume d'une noisette ; plus de douleur. On sonde le malade et on ne trouve rien. Petit l'amène à Paris pour le faire examiner, et le cathéter heurte un calcul, que Petit reconnaît lui-même. Deux années se passent sans grande incommodité ; le malade vaque à ses affaires, monte même à cheval. Mais tout d'un coup il est pris d'un de ces accès pernicieux si fréquents dans les maladies des voies urinaires et succombe en peu de jours. On trouve dans la vessie une pierre du volume d'une amande (*Hist. de la lith.*, p. 7, et 2e *Lettre sur la dissol.*, p. 10).

Ainsi les alcalins, souvent utiles pour prévenir les sédiments et entraîner les graviers, sont tout à fait impuissants comme dissolvants contre les calculs de phosphate, d'oxalate, de carbonate de chaux et de cystine, et n'agissent qu'avec une excessive lenteur contre ceux d'acide urique et d'urates. Rayer a également constaté que, dans les affections goutteuses, les dépôts d'urates persistent après plusieurs cures d'eaux minérales alcalines (*Mal. des reins*, t. III, p. 49). Comme désagrégeants leur efficacité paraît plus grande ; mais encore très-incertaine, puisqu'il faut certaines conditions assez rares et, en tout cas, impossibles à reconnaître d'avance. En définitive, quand il en résulte du bien, ils ne font presque toujours que pallier le mal.

Ceci nous conduit à l'examen d'une autre question : l'usage aussi prolongé des alcalins n'a-t-il pas des inconvénients pour la santé générale ?

Les partisans de la dissolution, entre autres Whytt pour l'eau de chaux, Ch. Petit pour le bicarbonate de soude, répondent que non ; ils affirment qu'on voit très-souvent alors les digestions s'améliorer, les forces renaître et le catarrhe vésical concomitant disparaître. Cela doit être en effet quand il existe une dyspepsie acide. D'un autre côté, voici un médecin célèbre qui nous fait le plus triste tableau de la médication alcaline : « La plupart de ceux qui se sont servis du remède de Mlle Stephens et des lessives savoneuses, dit Huxham, sont tombés dans la phthisie, le scorbut, des hémorrhagies, et des dysenteries opiniâtres. C'est ce qui est arrivé dernièrement à un gentilhomme qui était sujet à la pierre. Ayant usé pendant plusieurs semaines de la lessive dont je viens de parler, ses gencives s'enflammèrent et se corrompirent au point qu'on pouvait en arracher la chair avec les doigts ; elles saignaient considérablement pour peu qu'on les pressât, et rendaient sans cesse une sanie ténue et sanguinolente. Tout son corps se couvrit de taches livides ; ses jambes et ses cuisses s'ulcérèrent, devinrent rouges et livides, de manière qu'on appréhendait une mortification. » Consulté, Huxham ordonna la décoction et l'extrait de quinquina avec l'élixir de vitriol (contenant de l'acide sulfurique), des aliments, des boissons aigrelettes, et tous les symptômes scorbutiques disparurent. Cependant le malade mourut de consomption au bout de deux ou trois semaines et on trouva dans sa vessie une pierre de 3 onces 3 gros anglais. Il termine en faisant remarquer que les alcalis volatils, mêlés avec le sang au sortir de la veine, entretiennent sa fluidité (*Essai sur les fièvres*, p. 57 ; 1764).

Magendie qui, dans ses travaux sur la gravelle, a beaucoup conseillé le bicarbonate de soude, disait plus tard dans une de ses leçons : « Je crois maintenant que, dans les cas de calculs urinaires, cette médication pourrait, si elle était poussée trop loin, devenir nuisible ; et voici sur quoi je me fonde. Vous connaissez par nos expériences la propriété qu'a ce corps de rendre le sang liquide en se combinant avec la fibrine ; je suis donc persuadé qu'à la suite de l'usage trop souvent répété de ce sel le sang se trouve modifié, liquéfié ; de là des infiltrations dans les poumons, et, par suite, si je puis m'expliquer ainsi, une source intarissable de pneumonies. C'est du moins ce qui est arrivé à un de mes amis, l'un des hommes les plus célèbres de cette époque, qui a été obligé de renoncer à son usage auquel j'attribue plusieurs pneumonies successives qu'il a éprouvées..... Désormais je surveillerai l'emploi de ce médicament avec beaucoup de sollicitude, et je mettrai plus de ménagements pour l'administrer même à médiocre dose (*Leçons sur le sang*, p. 48 et 198 ; 1838). Je crois pouvoir ajouter que ce savant est Thenard, qui m'a honoré de son affection, et qu'en effet il y avait longtemps, quand il est mort, que je n'entendais plus parler de ses pneumonies. M. Durand-Fardel a écrit : « Les craintes que Cullen exprimait touchant les fâcheux effets de l'abus des alcalins sur l'état des fluides se sont maintes fois réalisées. MM. Trousseau et Pidoux disent que l'abus que l'on a fait des alcalins, des eaux de Vichy et de Carlsbad, a causé plus de mal que l'abus de l'iode ; nous-même nous pourrions citer plus d'un exemple de semblables cachexies produites moins par les eaux de Vichy, dont l'usage est en général de courte durée, que par l'emploi indéfiniment prolongé du bicarbonate de soude (*Des eaux de Vichy*, p. 201).

Cette dernière réserve me paraît parfaitement juste ; mais il faut ajouter aussi que ceux qui usent de cette eau pour la pierre en prolongent presque tous l'emploi à domicile ou prennent du bicarbonate de soude dans l'intervalle d'une saison à l'autre. Néanmoins, si les observations de Huxham, Cullen, Trousseau, Pidoux et Durand-Fardel, et les expériences de Magendie prouvent que l'usage abondant et prolongé des alcalins peut amener la dissolution du sang et tout ce qui s'ensuit, il faut dire aussi que ces accidents sont assez rares, comparativement au nombre de ceux qui s'y exposent. M. Durand (de Lunel), médecin de l'hôpital militaire de Vichy, a signalé une excitation générale, s'exaspérant surtout pendant les mois très-chauds ou les mois très-froids, des embarras de la circulation, des palpitations, des crises gastralgiques, des oppressions, des bronchites, des pneumonies, des embarras gastriques, des constipations opiniâtres et quelquefois de la diarrhée, des coliques intestinales (je ne parle pas des coliques hépatiques et néphrétiques qu'on doit ranger parmi les résultats favorables), des fièvres intermittentes, des cystites et catarrhes vésicaux, des douleurs et des spasmes de la vessie, des *dépôts phosphatés* (qui tenaient peut-être à l'altération trop avancée de la muqueuse), des réveils d'accès goutteux, des douleurs intercostales, lombo-dorsales, musculaires, des éruptions cutanées érythémateuses, papuleuses, mais il ne parle nullement du scorbut, décrit par Huxham. Tout ce qui s'en rapproche peut-être, ce sont quelques cas d'hémoptysie, d'épistaxis, d'hémorrhoïdes, d'hématurie, de métrorrhagie ; peut-être encore un sentiment profond de faiblesse et de lassitude. (*Des incidents du trait. thermo-min. de Vichy*; 1864.)

Plusieurs raisons font, je crois, que les alcalis, même pris en excès, ne produisent pas chez les goutteux et les graveleux une fluidification du sang aussi complète qu'ils le feraient peut-être chez des gens parfaitement portants. L'une avait déjà été entrevue par Blackrie qui supposait leurs fluides « plus viscides, et par conséquent plus épais qu'ils ne doivent l'être naturellement,» (*Op. cit.*, p. 99) et a été revêtue d'une forme plus scientifique par M. Mialhe, qui rappelle que les alcalis ont alors à fluidifier la trop grande coagulabilité du sang, à activer la circulation, à dissoudre les principaux éléments (albumine et fibrine) qui forment la base de la plupart des engorgements, à fluidifier les éléments de la bile, à saturer, enfin, les acides qui encombrent l'économie. (*Chy. phys.* p. 661.) Une seconde raison tient, selon moi, à la facilité avec laquelle la nature se débarrasse habituellement de ces agents fluidifiants. Mais supposons qu'un ou plusieurs de ses émonctoires, les reins, la peau, par exemple, soient malades et ne fonctionnent qu'imparfaitement, qu'adviendra-t-il ? C'est dans ces cas surtout que des accidents se produisent.

Il me semble que, tout mûrement examiné, il ne serait pas difficile de s'entendre.

S'agit-il de concrétions encore engagées dans les reins et les uretères : il est évident que le traitement doit être purement médical, à moins que le corps étranger n'ait ulcéré, perforé son enveloppe, déterminé un abcès dans son voisinage, cas dans lesquels on se conduira comme il sera dit plus loin. Il est évident que jusqu'alors nous n'avons à notre disposition que les moyens antiphlogistiques, antispasmodiques et calmants, délayants ou dissolvants, examinés jusqu'à présent.

Quand les douleurs sont violentes, il convient quelquefois de pousser très-loin la dose des narcotiques et de les donner par la bouche, par le rectum et en applications extérieures ; mais il faut être réservé dans l'emploi des diurétiques qui pourraient, en activant la sécrétion urinaire, forcer le ou les corps étrangers à descendre, mais qui pourraient aussi, si ceux-ci étaient trop fortement étreints, déterminer une distension excessivement douloureuse et même la rupture des organes. (Ravaton : *Pratiq. de la chir.*, t. III, p. 4.) Il faudra attendre, pour y avoir recours, que la cessation de la douleur annonce que la cause de l'obstruction est arrivée dans la vessie, ou tout au moins dans un endroit plus large de l'uretère. Des fomentations chaudes et narcotiques, des cataplasmes arrosés de laudanum, des onctions avec le chloroforme, des rubéfiants sur les lombes, sur les extrémités, peuvent encore apporter un grand soulagement. On a conseillé le saut, la voiture, l'équitation. On a même provoqué le vomissement dans le but de faciliter la descente des graviers ; mais ces moyens, qui sont effectivement quelquefois utiles, ne peuvent être employés qu'avec une extrême prudence. Enfin, quand on a lieu de croire ces graviers arrivés dans la vessie, le malade devra se mettre à l'usage des alcalins et autres moyens généraux conseillés précédemment. Il aura soin de se pencher fortement en avant pour uriner; il devra même chaque matin, avant de se lever, se coucher sur le ventre, descendre du lit les pieds les premiers et rester penché en avant jusqu'à ce qu'il ait vidé sa vessie. Les raisons de cette manœuvre c'est que la conformation normale permet à un gravier de glisser plus facilement de la paroi postérieure de la vessie vers le col que de la paroi antérieure, et que, s'il vient se joindre à cela quelque obstacle pathologique, c'est presque toujours en arrière. De la Hire a rapporté à l'Académie des sciences de Paris, année 1701, qu'un homme, travaillé d'une violente néphrétique, s'étant baissé pour écrire a terre, avait rendu, dans cette situation, une pierre de la grosseur d'une olive, et que, d'après cet exemple, un autre, attaqué du même mal, en avait fait autant avec le même succès. (Deschamps : I, 297.)

S'agit-il d'une pierre engagée dans l'urètre : personne ne s'avisera de chercher à la dissoudre, et, pour peu que la médication indirecte tarde à l'expulser, on procédera à son extraction ou à son refoulement comme il sera dit plus loin.

Les calculs vésicaux sont donc le véritable nœud de la difficulté. Or, la solution ne serait pas longtemps incertaine si la douleur et le danger des ressources auxquelles la chirurgie se bornait jusque dans ces derniers temps ne pesaient pas encore de tout leur poids sur l'esprit des malades et même sur celui des médecins ; car souvent un calcul de l'urètre est plus difficile à extraire que s'il était dans la vessie, et la preuve c'est que fréquemment on tâche de l'y repousser. Ce sont ces craintes chimériques qui, en retardant trop longtemps le traitement chirurgical, en font souvent le danger.

Oui, je crois qu'on a dissous, ou plutôt désagrégé des calculs vésicaux assez volumineux ; mais que de temps et de dégoûts ! Que de dangers pour la santé et quelle incertitude du succès ! Donc, quand le broiement est possible, un malade raisonnable et un médecin prudent ne peuvent rester un instant indécis. Je conçois les tergiversations lorsqu'il s'agit de se décider à la taille ; mais alors qu'on ne s'expose pas, par trop de pusillanimité, à n'avoir plus d'autre espérance. Quand un calcul ne dépasse pas le volume d'une amande, la médication indirecte a des chances de succès. Mais, je le demande, que penserait-on d'un chirurgien qui, après avoir réduit une pierre en fragments de ce volume, se

6**

contenterait de mettre son malade à l'usage des alcalins? Il n'y aurait que des difficultés tout à fait insolites qui pussent justifier
une pratique semblable. Je dirai plus: a-t-on jamais vu un malade
préférer, après un broiement partiel, aller terminer sa cure à
Vichy ou ailleurs? Nul, au contraire ne pardonnerait au chirurgien
qui l'abandonnerait avant d'avoir la certitude que la vessie est
débarrassée; il aurait trop peur qu'au lieu de diminuer et de sortir,
comme cela peut arriver, les fragments ne prissent de l'accroissement, comme cela peut arriver aussi, et cela d'autant plus qu'a-
près le séjour prolongé d'une pierre dans la vessie, il est rare
qu'il n'y ait pas au col de cet organe, comme cause ou comme
effet, un embarras plus ou moins prononcé, un engorgement de
la prostate, une contracture du sphincter, une valvule musculaire, etc.

Et puis, je suppose que les symptômes disparaissent entièrement; aurait-on, après ce que nous venons de voir, sujet d'être
tranquille sur l'avenir? On me répondra que le malade pourra se
faire explorer ensuite. Mais, en admettant même qu'il ne reste
plus rien, il faudra, pour s'en assurer, une exploration minutieuse
qui n'est pas moins pénible que le broiement et l'extraction d'une
petite pierre.

Chez la femme toutefois la conduite à tenir n'est pas aussi
rigoureusement tracée. Chez elle le bas-fond de la vessie permet
à une pierre de glisser plus facilement vers le col de cet organe, et
la dilatabilité, la brièveté de l'urètre la laissent plus facilement
sortir. On parle même de femmes qui ont rendu par l'urètre, et
quelques-unes par une ulcération vésico-vaginale, des pierres de
3 et même 4 onces, de 3, 4 pouces de diamètre et même une de
près de 5 sur plus de 7 pouces anglais (Morand, *Tr. de la taille*,
p. 146); mais ce sont là des exceptions excessivement rares
et même difficiles à expliquer si l'on en juge par un fait que j'exposerai quand je m'occuperai de la taille hypogastrique.

Ce que j'ai dit jusqu'à présent s'applique presque uniquement
aux dissolvants pris par la bouche. A en juger toutefois par ce
qui se passe dans la plupart des établissements d'eaux minérales,
il semblerait que c'est surtout par la peau qu'elles sont efficaces;

car ce sont les bains qui en sont le mode prépondérant d'administration. Je ne veux pas rechercher pourquoi ; mais, ce qui est sûr, c'est que cette opinion serait une erreur très-grave. Que les acides dont l'absorption est si douteuse par les muqueuses ne puissent en aucune manière être absorbés par la peau, rien de plus facile à comprendre ; mais que les alcalis, qui sont si facilement absorbés par l'estomac, ne le soient pas d'une manière incontestable par la peau, voilà ce qui se comprend moins. Telle est cependant la vérité. Nous avons vu que c'est à peine dans un tiers des cas que l'urine devient franchement alcaline chez les baigneurs de Vichy ; il est fâcheux que l'observateur n'ait pas noté à quel mode d'administration ceux-ci s'étaient principalement soumis. Peut-être même avait-il négligé ce point qui n'a véritablement fixé l'attention que depuis la publication de son mémoire. En mai 1862, dans le *Journal de médecine d'Edimbourg*, le docteur Murray Thompson fit connaître des expériences qu'il avait exécutées sur lui-même avec tout le soin désirable, au moyen de divers alcalins, de l'iodure et du ferro-cyanure de potassium. Et, pour nous borner aux premiers, il prit plusieurs bains dans lesquels il fit dissoudre soit de la soude caustique, soit du carbonate de la même base ; une fois notamment il employa un kilog. de carbonate de soude ; une autre fois il y ajouta jusqu'à 26 onces d'une solution de soude caustique contenant 55 p. 100 de son poids d'alcali, et l'urine qu'il rendit après trois quarts d'heure et une heure de séjour dans ces bains fut trouvée acide comme avant. De ces expériences, l'auteur conclut que le pouvoir absorbant de la peau a été grandement exagéré et que lorsqu'elle est mise en contact avec des solutions aqueuses, l'absorption de ces solutions est l'exception et non la règle. En France, des expériences semblables ont conduit le docteur Homolle aux mêmes résultats (*Union méd.*, 186).

Cependant, comment expliquer les exceptions ? M. Roussin conclut d'expériences qu'il a faites que l'absorption des solutions aqueuses n'a pas lieu parce que l'épiderme qui est recouvert d'une matière grasse n'est pas *mouillé* par elles, mais que si, au lieu d'essuyer la peau en sortant du bain, on laisse l'eau s'évaporer à sa surface, la matière saline s'y dépose à un état de division extrême, se mêle à la graisse qui la lubréfie et pénètre ainsi dans les pertuis de cette membrane où elle se trouve absorbée comme le sont habituellement les médicaments administrés sous forme de pommades (*Ann. d'hygiène et de méd. lég,* juillet 1867). M. Hoffmann a même remarqué que si les bains médicaux sont plus prolongés et plus multipliés que ne l'a fait M. Thompson, on finit par obtenir des résultats positifs (*Journ. de pharm. et de chim.*, juillet 1867). Il attribue ce fait à ce que les substances expérimentées ne sont rejetées de l'organisme que quand le sang et les autres liquides de l'économie en sont saturés ; mais ne tiendrait-il pas plutôt à ce que, dans de pareilles conditions, la couche graisseuse finit par disparaître ?

Quoi qu'il en soit, c'est sur l'absorption stomacale qu'il faut surtout compter dans l'emploi des dissolvants. Je suis loin de dire pourtant que les bains soient alors inutiles ; mais si l'on se rappelle combien j'attache d'importance à l'entretien et même à l'excitation des fonctions de la peau dans la diathèse urique (v. p. 140) on aura, ou peu s'en faut, la mesure de l'utilité que je leur reconnais chez les graveleux et les calculeux.

CHAPITRE IX.

Traitement chirurgical des concrétions des reins et des uretères.

Lorsqu'une ou plusieurs pierres arrêtées dans les reins ou les uretères n'ont pu en être éliminées par un traitement interne, la chirurgie offre peu de ressources. Cependant on a cru dans ces derniers temps avoir accéléré leur marche au moyen de l'électricité. MM. Onimus et Legros avaient écrit à la page 172 de leurs *Recherches expérimentales sur les mouvements de l'intestin* : « On sait que le courant se dirige du pôle positif au pôle négatif; chaque fois que l'électricité marche suivant la direction naturelle du mouvement péristaltique, on a un abaissement de tension et par conséquent une dilatation de l'intestin ; si le courant est dans le sens contraire, il y a augmentation de la tension. Peut-être n'est-ce pas là un caractère spécial à l'électrisation de l'intestin, mais une loi pour tous les canaux doués de mouvements péristaltiques.» Ces considérations entraînèrent M. Reliquet à appliquer les courants électriques continus dans les cas de coliques néphrétiques. Pour le faire et pouvoir pousser une injection dans la vessie, pendant la séance même de l'électricité, il a fait adapter à ma sonde coudée *élastique* dont la forme ressemble beaucoup à celle de mon explorateur (*v.* p. 83, fig. 10) et qui, dit-il, passe si facilement dans les spasmes de l'urètre, un conducteur flexible en laiton ; ce conducteur traverse les parois de la sonde à trois centimètres de son extrémité externe; puis, contenu dans sa cavité, se termine au bec par une olive fixée intérieurement aux parois de la sonde. Avec cette sonde on peut vider la vessie ou y faire l'injection avant ou pendant la séance. Pour empêcher le liquide de s'échapper, une virole de caoutchouc entoure la sonde au niveau du point où le conducteur la traverse, et on bouche le pavillon avec le fausset ordinaire. L'auteur rapporte une observation dans laquelle, après quelques séances dans lesquelles le pôle négatif étant toujours dans la vessie et le positif étant porté tantôt sur la région des reins, tantôt sur l'hypogastre et le périnée, le malade, atteint d'une colique néphrétique, rendit une assez grande quantité de petits graviers que M. Robin trouva formés d'urate double de soude et dont l'expulsion fut suivie de la disparition de la douleur (*Union méd.*, 1870). En rapportant cette observation, je ne puis m'empêcher de songer qu'il y a peu d'années les courants intermittents faisaient merveille : c'était d'Allemagne, je crois, que nous venait cette grande découverte. Je les essayai moi aussi et n'en retirai rien de véritablement appréciable. Il paraît que je ne m'étais pas trop grossièrement trompé ; car aujourd'hui, grâce à un autre Allemand, la mode est aux courants continus. Seront-ils plus efficaces ? Espérons-le : c'est pour cela que le fait précédent m'a paru digne d'être noté.

Quand les pierres en question ne peuvent atteindre la vessie, soit à cause de leur volume, soit à cause des ramures qu'elles offrent très-souvent, tantôt elles continuent de grossir et l'urine se fraie une voie entre elles et les tissus qui les renferment ; tantôt elles arrêtent le liquide qui distend d'abord les organes, atrophie la substance qui le sécrète, d'où il suit que leur accroissement cesse par le tarissement de la source qui en fournissait les éléments ; tantôt enfin soit par distension, soit par frottement, elles enflamment, ulcèrent et perforent les tissus, déterminent des infiltrations urineuses dans le voisinage, et de vastes collections purulentes qui s'ouvrent soit dans le péritoine, soit dans le gros intestin, descendent quelquefois jusqu'à l'aine, jusque dans le petit bassin, mais qui le plus souvent se font jour dans la région lombaire, entre les fausses côtes et l'os iliaque, en dehors des carrés lombaires s'annonçant par de la rougeur, de l'œdème, puis par une tumeur fluctuante, et finissent, quand on ne se hâte pas de les ouvrir, par le faire spontanément et donnent lieu à un écoulement de pus et d'urine plus ou moins abondant.

Telle est l'origine d'un certain nombre d'abcès de la région lombaire ; mais je n'oserais affirmer que c'est celle du plus grand nombre. J'en ai vu quelques exemples qui, je crois (je n'ai pu faire d'autopsie), n'avaient d'autre cause qu'une inflammation des organes urinaires inférieurs se propageant jusqu'aux reins, envahissant le tissu cellulaire graisseux qui les entoure et y déterminant un phlegmon, comme on voit assez souvent l'inflammation blennorrhagique des glandes lymphatiques déterminer la fonte purulente du tissu cellulaire voisin sans qu'elles s'abcèdent elles-mêmes. Je suis même disposé à aller plus loin.

On a décrit dans ces derniers temps des abcès périnéphrétiques comme primitifs, indépendants d'une inflammation des reins ou des parties voisines, d'une plaie, d'un choc, etc., et survenus, dit-on, sous la simple influence d'un refroidissement, fait que le docteur Picard regarde comme difficile à expliquer (*Thèse*, 1860). Pour moi, je serais tenté de croire que les reins n'ont pas alors été aussi intacts qu'on l'a supposé. On a vu précédemment que, dans la suppression brusque de la transpiration, il y a souvent reflux vers les reins de matières qui auraient dû être éliminées par la peau, ce qui rend les urines très-âcres, surchargées d'urates. Il n'est pas rare alors que ces organes s'enflamment, et, si leur inflammation s'étend au tissu cellulaire voisin, ne peut-il pas arriver dans quelques circonstances qu'il reviennent bientôt à leur état normal, mais que le tissu cellulo-graisseux, dans lequel l'inflammation marche plus rapidement que dans les tissus parenchymateux, ne puisse faire de même ? Toutes les observations données par Rayer (*Op. cit.*, t. III, p. 244), comme des exemples d'abcès périnéphrétiques primitifs s'accompagnent de maladie des reins, excepté une empruntée à Gardien (*Clinique des hôp. de Lyon*, t. II, p. 435); mais celle-ci n'est que l'exposé d'une autopsie où il est dit que le rein, *peu atteint à sa surface*, est sain à l'intérieur; nous n'avons aucun renseignement sur la maladie. Or, dans une autre de M. Charnal présentée par M. Féron (*Thèse* 1860) comme un cas de même nature, on déclare les reins sains; mais on dit aussi que le malade avait rendu des « urines entièrement purulentes dès le commencement de la maladie. » Si un abcès ouvert dans l'urètre a pu rendre compte de la purulence des urines, ce n'a pu être dès le début de la maladie. D'ailleurs les mêmes douleurs s'étaient fait sentir vingt ans auparavant pendant cinquante-deux jours et s'étaient accompagnées de quelques hématuries (*Bull. soc. anat.* 1858, p. 483). Dans celle de M. Almagro, rapportée par M. Picard, le rein était enflammé, mais seulement dans les parties correspondantes à l'abcès. Cet homme était charretier. Point d'autre renseignement sur la cause de sa maladie. On voit qu'il serait difficile de dire si c'est le voisinage de l'abcès qui a enflammé le rein, ou s'il a simplement empêché l'inflammation dont celui-ci était le siége de se dissiper. C'est par l'examen attentif des antécédents qu'on arrivera au diagnostic des abcès calculeux. Quand il se manifeste de l'empâtement, de l'œdème, puis une tumeur fluctuante entre les fausses côtes et la crête iliaque, en dehors du carré lombaire, et que ces phénomènes ont été précédés de douleurs profondes, précédées elles-mêmes de coliques néphrétiques, d'urines troubles, purulentes et parfois sanguinolentes, on aura grandement lieu de soupçonner un abcès de ce genre ; quand, en même temps, ouvert spontanément ou artificiellement, il donne issue à des graviers ou à des calculs, il ne reste plus aucun doute. Mais, d'une part, souvent cette issue tarde longtemps à se faire, ou même n'a pas lieu. Il y a peu de temps je fus appelé auprès d'une dame d'une trentaine d'années, qui, deux ans auparavant, avait rendu des graviers, rien depuis. Je constatai une tumeur fluctuante dans la région lombaire, que je m'empressai d'ouvrir et dont il sortit une grande demi-cuvette de pus de bonne nature. Cette malade a guéri et je n'ai pas entendu dire qu'il soit sorti aucun gravier de la plaie ; mais je dois ajouter qu'il ne m'a pas été possible de la suivre jusqu'au bout.

On a encore dit que, dans ces cas, le pus a une odeur urineuse ; mais Rayer assure ne l'avoir jamais sentie dans des abcès certainement calculeux et même en flairant l'intérieur des reins après la mort. Il ajoute que le voisinage du gros intestin donne souvent à ce pus une odeur stercorale qui pourrait tromper sur le point de départ. A ce propos je rapporterai un fait qui prouve combien le diagnostic présente quelquefois de difficultés. Il y a un an environ, je fus appelé auprès d'un client du docteur Vignolo que j'avais lithotritié dix-huit mois auparavant. Je lui trouvai un peu de tuméfaction dans la région cœcale, avec constipation, et je prescrivis un laxatif qui produisit immédiatement un soulagement tel que le malade se crut guéri. Mais trois mois après, rappelé par le docteur Vignolo, je constatai dans la région lombaire droite, une tumeur fluctuante que je n'hésitai pas, et qu'un autre chirurgien qui l'avait vue avant moi n'avait pas hésité à considérer comme un abcès périnéphrétique. On conviendra que les antécédents plaidaient assez en faveur de cette opinion. J'ouvris largement et il s'écoula un flot de pus dont l'odeur ne nous frappa pas immédiatement, mais qui quelques jours plus tard fut évidemment stercorale; nous crûmes même reconnaître la présence de matières fécales délayées. Huit ou dix jours plus tard, un autre abcès se produisit dans le voisinage du ligament de Fallope et jusqu'en dehors de l'aine, de sorte qu'il nécessita deux ouvertures. Des injections nous démontrèrent au bout de quelques jours que les foyers supérieur et inférieur communiquaient entre eux et que tous deux avaient leur origine dans le cœcum. Tout marcha bien, ils se réduisirent peu à peu à de simples trajets fistuleux se dirigeant vers cet organe, et, grâce à des injections alternativement alcooliques et phéniquées, le malade fut bientôt guéri. Je dois ajouter que, depuis nombre d'années, il était sujet à un flux diarrhéique qui a disparu depuis. A part l'état catarrhal des urines, qui était habituel, il ne se manifesta aucun symptôme du côté des voies urinaires et il fallut la marche de la maladie pour nous détromper; car il n'est pas rare de voir des abcès périnéphrétiques descendre jusqu'à l'aine et même dans le bassin. On en a aussi vu s'ouvrir dans le péritoine, dans les intestins et même dans les organes pulmonaires.

Cette raison et la rapidité avec laquelle la suppuration peut s'étendre font qu'il importe d'ouvrir ces abcès le plus tôt possible. Aussi, dans le cas où l'existence d'un abcès périnéphrétique présenterait encore quelque incertitude, faudrait-il introduire un fin trocart explorateur qui éclairerait sur la présence d'un liquide et sur sa nature.

Trois méthodes ont été proposées pour ouvrir ces abcès : le cautère actuel ou potentiel, le trocart et le bistouri; quelques-uns conseillent de commencer par le caustique et de compléter par le bistouri. Ce dernier instrument est généralement le seul moyen qu'on emploie aujourd'hui ; on le plonge au centre de la tumeur quand celle-ci est fluctuante, et, si elle ne l'est pas encore et qu'on ait jugé à propos d'y enfoncer un trocart cannelé, celui-ci servira de guide au bistouri. Hevin conseille de diriger l'incision vers la partie inférieure des lombes, afin que l'abcès se vide mieux (*Mémoires acad. chir.*, t. III), mais ne pourrait-on pas objecter que cette direction a peu d'importance quand le malade est couché, comme c'est ordinairement le cas, et qu'en agissant de la sorte, un assez grand nombre de petites artères lombo-pariétales, qui marchent transversalement, se présentent au bistouri? Aussi Hevin prévient-il que le tamponnement avec l'agaric de chêne est quelquefois nécessité pour une hémorragie et qu'il faut le bien fixer afin qu'il ne se perde pas dans la plaie. J'incise en dehors et un peu en bas, dans une étendue de quatre centimètres environ, et je n'ai jamais eu d'hémorragie à arrêter. Ces hémorragies doivent se faire dans le foyer vu la profondeur des artères qui les fournissent.

Quelquefois le calcul sort avec le pus; mais le plus souvent il n'en est pas ainsi, et il faut, après l'évacuation du foyer, aller prudemment à sa recherche soit avec le doigt, soit avec une sonde, l'extraire avec des pinces si on le trouve, et, si on ne le rencontre pas, s'opposer pendant un certain temps à l'oblitération de l'ouverture. Rousset parle d'une femme qui conserva pendant vingt-cinq ans une fistule entretenue au moyen d'une bougie et d'une canule d'argent qu'on introduisait alternativement, et qui fut ainsi délivrée des douleurs néphrétiques qu'elle éprouvait auparavant, ainsi que de l'excrétion purulente des urines. Fréquemment, du reste, on a vu, sans qu'on s'en fût occupé, soit que la pierre fût restée profondément cachée, soit que, par le fait de sa présence ou par une oblitération quelconque de l'uretère, l'urine ne pût plus arriver à la vessie; on a vu, dis-je, des pierres sortir au bout de plusieurs mois, de plusieurs années, et être suivies de guérison complète, ou d'une fistule intarissable. Il faut donc, quand il en existe une de ce genre, l'explorer de temps en temps avec une sonde ou un stylet boutonné, et, si l'on sent un corps dur, tâcher de l'extraire, après avoir élargi l'ouverture soit par des corps dilatants, soit par le bistouri. Lafitte a publié trois observations de ce genre. Dans la première, c'est un mois environ après l'opération qu'on sentit la pierre et qu'on en fit l'extraction ; dans la deuxième, ce n'est qu'après onze ans, et, dans la troisième, elle sortit spontanément au bout de dix-huit ans. Il emprunte de plus à G. Bauhin, qui la cite d'après Guill. Chapelle, son maître, l'histoire d'une jeune fille affectée d'une tumeur de la région des lombes à la suite d'une suppression totale d'urine. Des cataplasmes appliqués pendant deux mois furent inutiles ; mais, au bout de ce temps, on distingua un point dur dans cette tumeur, et une incision donna issue à deux pierres ; guérison (*Mém. acad. chir.*, t. II).

Jusqu'à présent nous ne voyons pas de véritable néphrotomie, puisqu'on n'a pas incisé le rein, et cependant c'est là presque uniquement l'opération qui fut pratiquée sous ce nom depuis Hippocrate (*De int. affect.*, cap. xv, édit. Foès) jusqu'à nos jours. On pourrait tout au plus appeler ainsi celle par laquelle deux foyers ayant été constatés, l'un dans les graisses qui entourent le rein, et l'autre dans le rein lui-même, celui-ci aurait été ouvert après l'ouverture du premier. Mais, dans ces cas, l'indication est si précise qu'on ne comprend pas comment des auteurs tels qu'Avicenne, Serapion ont pu blâmer cette opération. Forest, qui rapporte, sans expression de blâme, que quelques-uns conseillent aux malades de sauter, de descendre un escalier ou d'aller à cheval pour favoriser l'ouverture de ces abcès, dit qu'il est ridicule de la faire avec la main, et il rapporte qu'un frère du président de Hollande à qui on l'avait pratiquée, mourut trois jours après (*Obs. et cur. med.* lib. XXIV; obs. 33, sch.). Comme une matière crue et sanguinolente s'était seule écoulée, ce fait prouve simplement que le diagnostic n'avait pas la précision désirable.

On a encore dit que ces plaies ne se ferment pas et qu'il en résulte une fistule incurable ; mais il est évident que cela ne dépend pas de l'opération, mais plutôt de la maladie. Tantôt le corps étranger reste enclavé et ne sort pas ; tantôt l'urine produite par le rein malade ne peut arriver à la vessie par suite d'une oblitération du conduit excréteur par une pierre ou par toute autre cause ; tantôt enfin le foyer est si vaste que le recollement des parois s'en opère difficilement ; d'où il suit qu'en l'ouvrant à temps pour empêcher les décollements de s'étendre, les téguments de s'amincir, on rend au contraire la cicatrisation plus facile.

Quant à l'opération qui consiste à ouvrir, sur la foi de simples signes rationnels, l'un des reins à travers la région lombaire pour en extraire une pierre, elle a été conseillée sur des données théoriques par Rousset (*Hystérotomotokie*, 1581 ; trad. lat. 1582), et pratiquée, dit-on, par quelques chirurgiens. Ainsi, Mézeray rapporte qu'un archer de Bagnolet sujet à des douleurs néphrétiques ayant été condamné à mort pour vol, les médecins et chirurgiens de Paris obtinrent de lui faire cette opération à la condition que, s'il en guérissait, il aurait la vie sauve, et qu'il guérit. Point d'autres détails ; et d'ailleurs des historiens plus anciens que lui, Paré et Tolet eux-mêmes, pensent qu'il s'agissait d'une autre opération sur laquelle ils ne s'accordent nullement. Cardan mentionne, d'après le témoignage d'Albert, l'histoire d'une femme qui avait été pendant longtemps tourmentée de violentes douleurs de reins et à qui l'on ouvrit enfin la partie malade, d'où l'on tira dix-huit pierres de la grosseur d'un dé à jouer ; mais cette femme paraît être la même que celle dont parle Cœlius Rhodriginus, suivant lequel ces pierres seraient sorties spontanément par un ulcère de la peau. Par conséquent rien de moins certain encore que cette néphrotomie.

Mais il en est une qui paraît offrir plus de certitude, c'est celle qui a été insérée dans les *Transact. philosoph. de la soc roy. de Londres* (n° 123), par le docteur Ch. Barnard, qui a été reproduite par Nic Robinson (*Treat. of the gravel and stone.*; 3ᵉ éd. p. 227 ; 1734) et traduite en entier par Hevin dans son savant travail. Il s'agit d'un M. Hobson, consul anglais à Venise, qui était tourmenté de douleurs néphrétiques si persistantes et si vives qu'il força pour ainsi dire Dom. de Marchettis de lui faire l'opération dont il s'agit. « L'incision pratiquée graduellement sur la région du rein malade fut si longue, en raison du sang qui gênait l'opérateur, qu'il fut obligé de fermer la plaie et de remettre le reste au lendemain. Alors il termina en coupant dans la substance même du rein d'où il retira deux ou trois petites pierres, après quoi il fit un nouveau pansement. » Mais l'ouverture ne put se fermer et ne cessa de donner de l'urine. L'opéré reprit sa santé, sa force et ses fonctions. Après un temps assez long, une autre pierre grosse comme un noyau de datte sortit. Malgré cela, la plaie resta fistuleuse, et cependant, si elle se fermait pendant quelques jours, la matière et l'urine qu'elle donnait passaient facilement par les voies naturelles. Du reste, santé parfaite.

Cette narration semble défier toute critique ; néanmoins on a objecté que celui qui l'a faite ne la tenait que du malade et qu'il se pourrait que celui-ci n'eût pas parlé d'une tumeur qui aurait servi de guide au chirurgien ; on a trouvé étonnant que ni ce dernier, ni son père, qui lui survécut, n'eussent publié cette curieuse observation dans leurs œuvres, etc., etc. Quant à moi, une circonstance me porte beaucoup à croire qu'il n'existait pas de tumeur semblable, c'est la nécessité où l'on fut de couper graduellement et même de faire l'opération en deux fois.

J. Camerarius a aussi *entendu parler* d'un malade qui, opéré comme le précédent, aurait été plus heureux encore puisqu'il aurait guéri complétement. Mêmes objections.

Ainsi la néphrotomie, sans abcès préalable, sans saillie qui indique au chirurgien la voie qu'il doit suivre, est une des opérations les plus hasardeuses et les plus difficiles de la chirurgie, et, quoiqu'on prétende qu'elle a été réellement exécutée, il n'en existe pas de preuve suffisante.

Si l'on en croit ces témoignages indirects, deux procédés auraient été mis en usage : l'un par le ventre, l'autre par les lombes.

Le premier est celui qui aurait été pratiqué sur l'archer de Bagnolet, si c'est véritablement du rein qu'on lui tira la pierre ; car, d'après la chronique de Monstrelet, on lui aurait ensuite remis les intestins en place et recousu le ventre. Ce procédé serait assez facile, et les nombreuses ovariotomies faites avec succès dans ces derniers temps prouvent que le danger inhérent à l'ouverture du péritoine ne serait pas une contre-indication formelle. Mais, chose beaucoup plus grave, l'épanchement d'urine dans la cavité péritonéale qui doit nécessairement suivre l'ouverture du rein, et la suivre indéfiniment si, ce qui arrive souvent, l'uretère n'est pas très-perméable, n'amènera-t-il pas infailliblement une péritonite mortelle ? Cette considération seule me permet de douter de l'exactitude du fait en question.

Sous ce rapport, le second procédé serait plus sûr ; mais il est aussi beaucoup plus difficile. Douglas l'essaya sur un cadavre qu'il soupçonnait d'avoir une pierre dans le rein droit. « Mais, dit-il, je rencontrai tant de difficultés dans cette opération que j'aurais souhaité que de Marchettis nous eût laissé la manière de la faire.» Les difficultés viennent, ce me semble, de l'épaisseur des téguments communs et des muscles, épaisseur qui, dans ce sujet, était d'environ trois pouces et demi. Lorsque le péritoine fut découvert, j'observai que le colon était placé entre lui et la surface convexe du rein. Après que j'eus écarté cet intestin, il se présenta un gros nerf, qui passait précisément par l'endroit du rein où il aurait fallu faire l'incision, et la plaie était déjà si profonde qu'il me parut impraticable de pénétrer à travers la substance du rein jusque dans le bassinet (*Mém. et obs. de méd. soc. Edimb.*, t. I, p. 275). Je crois néanmoins que Douglas s'est laissé décourager trop vite, et, quoique je comprenne combien il serait plus difficile encore de découvrir le rein sur le vivant, au fond d'une plaie profonde et où les différents tissus, baignés de sang, sont peu distincts, je pense que cette opération n'est pas au-dessus de l'habileté d'un chirurgien de sa renommée ; mais reste toujours l'incertitude du diagnostic sous les rapports de l'existence et surtout du siége précis du calcul. Ajoutons que ces pierres présentent quelquefois autant de branches qu'il y a de calices ; qu'elles sont assez souvent très-nombreuses et que parfois même le tissu rénal s'en trouve parsemé.

Si l'on se décidait à pratiquer cette opération, je soumettrais une idée qui tiendrait le milieu entre les deux procédés en question sans présenter autant de dangers que le premier, et de difficultés que le second : ce serait d'inciser la paroi abdominale dans le flanc, mais jusqu'au péritoine seulement, et de décoller ensuite celui-ci jusqu'au rein qu'on pourrait alors explorer et attaquer là où le corps étranger paraîtrait plus facile à atteindre. On n'aurait pas à craindre d'épanchement dans le ventre, et, pour peu que l'uretère fût libre, on aurait beaucoup plus de chances de guérir sans fistule ; dans le cas contraire, la fistule serait plus oblique, ce à quoi je prévois quelques avantages et point d'inconvénients. Des expériences que j'ai faites en 1835 dans le but de rechercher s'il ne serait pas possible d'ouvrir le colon dans les flancs sans pénétrer dans le péritoine, me font croire que ce procédé est très-réalisable, et si je ne m'en assure pas aujourd'hui, c'est en raison des circonstances déplorables où se trouve notre malheureux pays au moment où ces lignes sont écrites et imprimées (déc. 1870).

Des calculs se forment rarement dans les uretères. « Pour que cela ait lieu, dit Boyer, il faut qu'un corps étranger mince et pointu, tel qu'une épingle, une aiguille avalée et restée dans une partie des intestins vers l'un des uretères, traverse ces parties, se fixe dans l'uretère et se couvre de matières lithiques. » (*Mal. chir.*, 4ᵉ éd., t. VIII, p. 501). Il n'en connaît qu'un exemple siégeant dans la région hypogastrique de l'uretère droit et consigné dans le *Journal des Savants*, mars 1686. Velpeau en a publié un autre : « L'uretère droit, largement dilaté jusqu'à trois pouces au-dessous de son origine était perforé en arrière par un calcul du volume d'une noix qui faisait saillie dans sa cavité et proéminait en dehors, au fond d'un foyer purulent, sous le colon ascendant. Ce calcul renfermait une épingle dans son centre...» (*Méd. op.*, 2ᵉ éd., t. IV, p. 669). On voit que, dans les deux cas, c'était à droite, là où les matières remontent contre leur poids dans le colon.

Presque tous les calculs des uretères viennent des reins, mais non pas toujours à l'état de calculs; car, quand on examine la forme allongée et la structure grenue de beaucoup d'entre eux, il est difficile de ne pas croire qu'ils résultent de petits grains arrêtés dans leur parcours et réunis par une matière animale ou par un ciment lithique que l'urine y dépose en filtrant entre eux. Qu'on consulte les pl. 32, 34 et 35 de Nuck (*Adenographia curiosa*, p. 76 ; 1696) et celles de M. Gigon (*Union méd.*, 1856,

p. 86), on verra que les plus étroits des trois, quatre ou cinq resserrements que les uretères présentent (v. p. 71 et 75) sont l'un à quelques centimètres au-dessous du bassinet et l'autre au passage de ce conduit à travers les parois vésicales. C'est aussi dans ces points que les calculs sont le plus souvent arrêtés. Tous nos auteurs classiques sont d'accord à cet égard. Cependant ils peuvent stationner dans d'autres points, et, chez Colbert, on en trouva de très-gros vers le milieu des uretères (Dionis : *Op. chir.*, 5e éd., p. 189). Quelquefois derrière celui qui est enclavé viennent s'en accumuler d'autres. Chez une femme qui avait été pendue, Ledran a trouvé le milieu de l'uretère tellement dilaté qu'il s'y était amassé trois onces de graviers entre lesquels l'urine passait « et se filtrait comme par une fontaine sablée » (*Op. de chir.*, p. 274 ; 1745). C'est généralement au-dessous du resserrement supérieur que se trouve la dilatation la plus large. Dans le cas observé par M. Gigon, les calculs s'étaient arrêtés de chaque côté à six ou sept centimètres du bassinet. En bas ils font quelquefois saillie dans la vessie par une extrémité. Ledran traitant un homme, tantôt trouvait une pierre et tantôt ne la trouvait pas. Il constata à la fin qu'elle était fixe à cinq grands pouces de distance de l'entrée de la plaie et que ce n'était qu'avec une sonde de femme dont le bec était tourné à gauche, vers le rectum, qu'on la sentait. Ces circonstances lui firent croire qu'il avait affaire à une pierre urétérale, que conséquemment en maintenant la plaie dilatée et en faisant des injections dans la vessie, il finirait par la rendre mobile et l'extraire. C'est à quoi il parvint en effet : il la retira au bout de six semaines, au moyen de simples pinces à pansement. Cette pierre était longue de deux pouces, faite comme un cornichon, grosse comme une petite fève par le bout saisi, et comme le pouce à l'autre extrémité. Guérison. (*Mém. acad. chir.*, t. I.) Pareille disposition fut observée par Desault chez une femme, fait beaucoup plus rare que chez l'homme, à ce point qu'il donne son observation comme la seule de ce genre qui soit consignée dans les annales de la science ; mais Duverney a fait voir à l'Académie des sciences, en 1694, une vessie de femme dont les deux uretères étaient fermés par une pierre à leur embouchure. Desault trouvant le procédé employé par Ledran beaucoup trop long, préféra, après avoir incisé l'urètre et porté son doigt dans la vessie, dégager la pierre en coupant le repli qui la retenait avec son kiotome qui lui avait déjà servi à couper des brides du rectum. (*Journ. de Chir. de Desault*, t. I, p. 36). Garengeot se servit d'un simple bistouri ; mais la pointe de cet instrument coupe difficilement sur une pierre inégale. Deschamps préfère un bistouri caché. Je crois que mon dernier instrument pour inciser le col de la vessie, celui que j'ai appelé valvulotome à coulisse, serait plus commode que tout autre en pareil cas. (*V. Rech. sur les valv.*, 2ᵉ éd., p. 394).

Ce cas est à peu près le seul où la chirurgie intervienne efficacement, soit qu'on fasse la taille ou la lithotritie. Il faut dire cependant qu'il y a longtemps déjà on a proposé pour l'uretère une opération analogue à la néphrotomie sous le nom d'*urétérotomie* et d'*urétérotemnie*. « Un jeune chirurgien de nos jours, dit Ravaton, a proposé de faire une incision à l'endroit de l'union postérieure des muscles du bas-ventre avec les carrés des lombes, et d'ouvrir l'uretère pour en tirer la pierre. On doit lui savoir gré de cette idée ; mais ce qu'on regarde dans le cabinet ou en travaillant sur le cadavre comme possible, est souvent impraticable sur le vivant ; telle est l'opération proposée » (*loc. cit.*, p. 5). M. Gigon, qui paraît avoir ignoré ce qui précède, eut l'idée de pratiquer cette opération chez le malade dont j'ai déjà donné l'observation succincte, et deux procédés lui vinrent à l'esprit, l'un, si l'obstacle eût existé à l'orifice vésical de l'uretère, aurait été d'inciser l'abdomen à sa partie inférieure, au-dessus du ligament de Poupart, de décoller le péritoine, et, suivant le trajet de l'artère iliaque primitive, d'aller saisir l'uretère au moment où ce canal croise ce vaisseau ; l'autre, si le calcul était en haut, d'attaquer l'abdomen par la partie postérieure, et, d'aller saisir l'uretère dans son premier tiers pour l'attirer à l'extérieur, » ce qui lui paraissait possible en raison du développement et de l'élasticité du canal. C'est à ce dernier procédé qu'il s'arrêta, attendu que la persistance de la douleur dans la région du rein *gauche* semblait indiquer que le calcul se trouvait *au voisinage de cet organe*. Les consultants ne crurent pas devoir donner leur assentiment à ce projet, et le malade mourut. L'auteur paraît le regretter fort ; mais, en vérité, l'autopsie fut-elle de nature à faire partager ses regrets? On trouva le rein droit réduit à une sorte de coque de un à deux millimètres d'épaisseur, pesant 73 grammes, et l'uretère fermé par un calcul adhérent aux parois de la manière la plus intime. Le rein gauche volumineux, du poids de 275 grammes, violacé, contenant une quantité assez considérable d'un liquide blanchâtre, en tout semblable à l'urine dont le malade avait rendu un demi-litre avant sa mort, après une suppression de onze jours, et treize pierres qui, réunies à une autre par laquelle l'uretère était obstrué à sept centimètres plus bas, pesaient 29 grammes 10 cent.

Ainsi donc la pierre d'achoppement de cette opération sera surtout l'impossibilité de poser un diagnostic assez précis pour l'entreprendre. Le procédé dont j'ai donné une idée à propos de la néphrotomie, aurait du moins l'avantage de permettre d'agir sur le rein ou sur la partie supérieure de l'uretère.

CHAPITRE X.

Du traitement chirurgical des concrétions de la vessie. — Méthodes diverses.

C'est surtout quand les calculs occupent la vessie que brille la puissance de la chirurgie.

Mais d'abord dois-je parler d'une méthode préconisée par M. Denamiel, sous le nom de *lithothlibie* (de λίθος pierre et θλίβω j'écrase) qui consiste à écraser la pierre dans la vessie au moyen d'un ou deux doigts introduits dans le rectum, sans ou après avoir introduit dans la première une sonde qui sert de point d'appui ? (*Tr. de la lithothlibie*, Paris, 1868).

Il paraît ignorer que Thomassin avait déjà émis une idée semblable : « Ne serait-il pas possible, dit celui-ci, de délayer ces pierres molles et friables au moyen de quelque liqueur légèrement alcaline qu'on injecterait dans la vessie. La sonde doit donner des soupçons sur la nature de ces pierres ; on pourrait même, sans beaucoup d'effort, avec cet instrument, les briser et les réduire en fragments, ce qui en faciliterait beaucoup l'atténuation. (*Obs. iatroch. de Covillard*, édit. de 1791, p. 76).

Selon l'auteur, 25 sur 100 calculs s'écrasent par le moindre attouchement, et 43 sur 100 s'écrasent de même après l'emploi médical des dissolvants. A ce nombre il en ajoute encore un certain nombre sur la friabilité desquels il ne s'explique pas ; de sorte qu'il porte beaucoup au delà des deux tiers la proportion des calculs qui seraient justiciables de sa méthode, surtout si l'on y associe les eaux de La Preste ou du Boulou qui sont voisines de sa résidence.

Il pose en fait que « chez l'homme et chez la femme le bas-fond de la vessie est accessible aux doigts introduits dans le rectum ou le vagin, et que les calculs peuvent être amenés à reposer sur eux pour y subir la pression de l'instrument placé dans la vessie. »

Finalement il ne voit de contre-indication que la dureté des calculs d'oxalate calcaire et la position de ceux qui seraient adhérents au delà de la portée des doigts. Les inflammations, les ulcères, les cancers, la paralysie de la vessie, les tuméfactions de la prostate, les rétrécissements de l'urètre, l'embonpoint extrême du sujet, son âge, son sexe méritent à peine qu'on s'en occupe quand on pratique la lithothlibie ; tandis que tout au contraire devient contre-indication quand il s'agit de la lithotritie ou de la taille. L'auteur conclut naturellement que la première a une « supériorité incontestable » sur les deux autres. C'est ainsi qu'en exagérant dans un sens et dans l'autre on parvient à se faire illusion à soi-même. Il lui aurait pourtant été bien facile de s'assurer :

1° Que les calculs assez friables ou susceptibles de devenir par les alcalins assez friables pour être écrasés par sa méthode sont infiniment plus rares qu'il ne suppose ;

2° Que, chez l'adulte et surtout chez le vieillard, les doigts les plus longs ne peuvent atteindre la paroi inférieure du bas-fond que par leur extrémité, qu'ils ne peuvent par conséquent pas comprimer le calcul contre la symphyse pubienne ou contre la sonde, encore moins l'accrocher pour le comprimer contre le col. Or, les calculs sont habituellement très-durs chez l'enfant; rares et généralement durs chez la femme. Quant au vieillard, chez lequel les pierres friables de phosphates se rencontrent le plus souvent, tantôt l'embonpoint gêne l'introduction des doigts, tantôt l'hypertrophie de la prostate refoule le bas-fond en haut et de plus arrête plus ou moins l'émission de l'urine, à plus forte raison celle des débris. Les deux seuls malades que l'auteur ait opérés avaient l'un trois ans et demi et l'autre quatre ans et demi ;

3° Qu'on ne peut raisonnablement pas dire qu'il est bien moins douloureux et moins dangereux de presser les parois enflammées, ulcérées, gorgées de sang et même cancéreuses d'une vessie contre une pierre, de manière à l'écraser sans intermédiaire, que de la broyer au centre d'un liquide entre les deux mors d'un lithotribe qui, dans ces cas, n'a pas besoin de dépasser le volume d'une sonde, de mon lithotribe explorateur, par exemple (v. p. 96).

L'action lente et insuffisante des dissolvants pris par la bouche ou absorbés par la peau ont depuis longtemps donné l'idée de les injecter par l'urètre. Sennert, vers le milieu du xviie siècle, a conseillé les alcalins non-seulement par la bouche, mais encore poussés directement dans la vessie, et, depuis ce temps, cette méthode a toujours compté des partisans. Mais on l'a pratiquée de différentes manières. Les uns ont introduit, à l'aide d'une sonde ordinaire, une certaine quantité d'injection qui restait plus ou moins longtemps dans la vessie, et qu'on réitérait plus ou moins souvent suivant la tolérance de cet organe. Hales a imaginé une sonde métallique à double canal, qui a beaucoup plus d'efficacité, puisque, outre l'action du liquide, il y a celle du courant, l'injection sortant à mesure qu'elle pénètre (*Hæmostatique, etc.*, p. 175). Deschamps propose de faire cette sonde en gomme élastique (*Op. cit.*, t. I, p. 367). Une seringue ou mieux un irrigateur servent à pousser l'injection ; cependant, si elle doit être prolongée, il vaut mieux établir un syphon en caoutchouc dont l'extrémité supérieure plonge dans un seau placé au-dessus du lit et dont l'extrémité inférieure communique avec l'une des ouvertures de la sonde double, l'autre s'adaptant à un second tube qui conduit le liquide dans un réservoir placé au-dessous du lit. Un robinet permet de régler le courant dans le syphon.

Le liquide le plus simple est l'eau commune : elle a été essayée par plusieurs expérimentateurs, et particulièrement par M. J. Cloquet. Un calcul d'acide urique, soumis par lui à un courant d'eau cinq heures par jour pendant un mois, avait perdu trois millimètres de son diamètre. On a prétendu avoir réussi au moyen d'injections d'urine saine (*Union méd.*, sept. 1862, p. 565), ce qui n'étonnera pas si l'on se rappelle ce que j'ai dit dans un des chapitres précédents (v. p. 190). Whytt et Butter conseillent des injections d'eau de chaux tiède, cinq onces, deux fois par jour, que le malade doit garder le plus longtemps possible. L'injection essayée par Hales se composait d'une solution de sous-carbonate de potasse et d'acide sulfurique. Un tel mélange ne peut s'expliquer que par l'imperfection des connaissances chimiques à cette époque ; aussi n'est-il pas étonnant qu'il l'ait trouvé moins puissant quand la proportion du sel était trop forte : les propriétés de l'acide

7*

étaient neutralisées. P. .Desault a conseillé l'eau de Barèges et Guyton-Morveau la soude.

Dans des considérations mises en tête de la traduction des expériences de Spallanzani sur les digestions, Sennebier dit : « M. l'abbé Spallanzani m'apprend qu'*un de ses élèves* a découvert que le suc gastrique était lithontriptique, qu'il dissolvait le calcul humain. Je le comprends fort bien : il ne dissout pas la pierre elle-même, mais le ciment animal qui unit les petites pierres dont la réunion forme le calcul. On ne pourrait s'en servir qu'en l'injectant dans la vessie. Je crois bien qu'elle n'en serait pas fatiguée, parce que ce liquide étant très-doux n'y causerait aucune irritation. » (Trad. de la *phys. an. et vég. de Spallanzani*, t. II, p. 367 ; 1787).

M. Thompson dit que Darwin, et, depuis, les docteurs Physick et Dorsey ont fait de nombreuses expériences sur les calculs avec le suc gastrique ; que même ce dernier l'essaya dans un cas de pierre de la vessie pendant peu de temps, avec un succès partiel ; mais il ne dit pas pourquoi il n'a pas continué (Dorsey : *On the lithontriptic virtues of the gastric liquor*. Philad., 1802).

M. Millot, étudiant en médecine, a, sans les connaître, sans doute, donné plus de précision aux expériences de l'élève de Spallanzani. Il a écrit, en 1843, à l'Académie des Sciences que « la plupart des calculs soumis à l'action du suc gastrique ont été plus ou moins ramollis, usés ou altérés dans leur structure ; qu'il en est qui, ayant résisté à la lithotritie, se sont tellement désagrégés qu'ils s'écrasaient ensuite au moindre effort, à la moindre pression entre les doigts ; que le calcul mural lui-même, quoique l'un des plus réfractaires de tous, soumis à l'action de ce suc, a cédé quelques-uns de ses mamelons ; qu'étendu dans moitié d'eau distillée, son action dissolvante n'en a pas paru notablement altérée, bien qu'affaiblie cependant. J'ai également, ajoute-t-il, fait essai d'autres liquides organiques, la salive, le sérum du sang ; ce dernier mélange m'a paru avoir quelque énergie sur quelques calculs. J'ai employé également l'acide pectique, les principes muqueux et gélatineux ou autres des végétaux, mais leur action m'a paru trop insolite pour que je m'y sois arrêté longtemps ; j'en excepte cependant la pectine qui a eu quelque énergie sur certains calculs. Mais, de tous les agents organiques employés, aucun ne m'a paru jouir d'une plus grande énergie que le suc gastrique des herbivores ou des carnivores. Voulant m'assurer si l'acide hydro-chlorique étendu d'eau n'agissait pas aussi énergiquement que le suc gastrique, son action m'a paru s'exercer particulièrement sur les graviers du calcul, tandis que le suc gastrique semble plutôt agir sur l'agent qui leur sert de ciment, tout en agissant cependant sur les graviers eux-mêmes. » (*Gaz. méd.*, 1843, p. 665).

C'est Fourcroy et Vauquelin qui ont véritablement établi les données qui doivent présider à tout ce qu'on pourrait tenter pour la dissolution des calculs. « Les dissolvants peuvent être réduits à trois, ont-ils dit, savoir: la potasse en lessive étendue pour les calculs d'acide urique et d'urate d'ammoniaque ; l'acide muriatique (chlorydrique) très-affaibli pour ceux de phosphate ammoniaco-magnésien, et l'acide nitrique également faible pour les calculs muraux. La voie de l'injection dans la vessie est le moyen le plus certain. » (*Mém. soc. méd. d'émulation*, t. II, p. 76). Depuis, on a élargi un peu le cercle des moyens ; mais on n'a rien ou presque rien ajouté aux indications. Un médecin Irlandais a fait connaître la solubilité de l'acide urique dans l'acide lactique (*Dublin med. press.*, sept. 1843) ; il a en effet beaucoup d'analogie avec le fluide gastrique. D'expériences nombreuses sur la solubilité de l'acide urique dans différents sels alcalins, travail que j'ai consigné intégralement dans l'*Examinateur médical* du 20 mars 1842, Ure conclut que les meilleurs dissolvants *directs* sont les sels de potasse et surtout le carbonate et le borate. « Il n'y a évidemment aucun avantage à employer un excès d'acide carbonique à moins que ce ne soit préférable pour l'administration du remède à l'intérieur. Un caractère important qui recommande le borate de potasse, c'est que le sel précipité qu'il forme est immédiatement redissous par un faible excès d'eau, ce qui n'a pas lieu avec les carbonates de potasse et de soude ou avec le bi-borate de soude. Il paraîtrait donc que ce serait un excellent moyen de mettre à profit les vertus réunies du carbonate et du borate que d'administrer le boro-tartrate de potasse, le tartrate étant converti dans les voies circulatoires en carbonate de la même base, tandis que le borate ne change pas. Il est probable qu'un bon moyen d'attaquer les calculs après leur passage dans la vessie serait de donner des doses petites et souvent répétées du sel triple sus-indiqué dissous dans une grande quantité de véhicule aqueux, et d'injecter en même temps dans la vessie, au moyen d'une sonde à double courant, une faible dissolution de borate de potasse ou de soude. Je dis légère, parce qu'il est démontré par mes expériences qu'on ne gagne rien à employer une solution contenant plus de trois grains de sel par once d'eau. En outre, avec une dissolution si étendue on n'a rien à craindre pour la membrane délicate qui tapisse la vessie. » (*Pharm. trans.*, 1835, n° 5).

Plus tard un chimiste, Lepowitz, ayant découvert qu'une partie de carbonate de lithine dissoute dans l'eau et soumise à l'ébullition avec un excès d'acide urique, dissout quatre parties de ce dernier qui restent dans la solution après qu'elle s'est refroidie, constata par expérience que la force dissolvante du carbonate de lithine est plus que double de celle du carbonate de soude, presque double du carbonate de potasse et du borax, et huit fois plus forte que celle du bi-carbonate de soude, principe actif de l'eau de Vichy. Un calcul humain, composé d'acide urique et alternativement de couches d'oxalate de chaux, ayant été pesé exactement après avoir été amené à l'état de repos hygrométrique, fut placé dans trente grammes d'eau distillée contenant deux décigrammes de carbonate de lithine et maintenu à la température normale du sang pendant cinq heures au bout desquelles il avait perdu cinq grammes de son poids. Il était fortement érodé sur un grand nombre de points offrant de minces lames d'oxalate de chaux séparées par de profonds sillons; le menstrue avait pris une teinte jaune-paille, et, en se refroidissant, donna un dépôt floconneux d'urate de lithine dans lequel on distinguait au microscope des houppes soyeuses cristallisées. L'acide chlorhydrique en précipite quinze centig. d'acide urique pur. De tous les dissolvants de l'acide urique indiqués jusqu'ici, il n'en est pas qui, par sa rapidité et l'énergie de son action, approche du carbonate de lithine. On conçoit par exemple que si, au moyen de l'injection il est possible de diminuer les calculs de cinq centigrammes et plus par heure, non-seulement ce dernier perdra de son volume, mais il se délitera et ne tardera pas à tomber en petits fragments qui seront entraînés par l'urine. Quant à ces injections elles auront pour effet plutôt de calmer que d'augmenter l'irritation de la vessie si elles sont faites convenablement. Malheureusement, ce produit est très-rare. (*Gaz. méd.* d'après *Provincial med. Journal*; septembre 1843).

Enfin, plus récemment encore, MM. Socquet et Bonjean ont préconisé le silicate de soude comme bien plus actif que le bicarbonate; mais c'est surtout par l'estomac qu'ils l'administrent, uni au benzoate de soude, vanté en 1841 par Ure, au colchique et à l'aconit. (*Gaz. méd.*, 1856, p. 573.) Seulement, on lit, dans une reproduction de ce mémoire par M. Bonjean, qu'en 1858, des expériences de laboratoire leur prouvèrent « que l'acide urique rendu par des malades se dissout promptement, entièrement et à froid, dans une dissolution de silicate ou de benzoate de soude, tandis que ce même acide ne peut être dissous ni à froid ni à chaud par le bicarbonate de soude. » Il ajoute même que « si certaines eaux, celles de Vichy et autres analogues, réussissent dans les affections uriques, elles ne doivent pas cette propriété à la présence du bicarbonate de soude, mais bien à celle du silicate. » (*Emploi du silicate,* etc., Chambéry, 1866.) Je regrette que des expériences sur l'homme n'aient pas encore été faites par d'autres.

Quant aux phosphates, B. Brodie est d'avis que les acides minéraux ont plus d'influence sur eux que les alcalis sur l'acide urique, mais qu'ils ne peuvent arriver dans la vessie que par l'urèthre. Un vieillard affecté de rétrécissement ancien et d'une inflammation chronique des muqueuses urinaires, et même des reins, avait des douleurs cruelles, une urine fortement alcaline et fétide, et rendait de petites particules de phosphate de chaux; plus il prenait d'eau de chaux, plus il souffrait et plus il rendait avec ses urines de matière semblable à un véritable mortier. Néanmoins il se félicitait, pensant que l'eau de chaux lui faisait du bien pour sa gravelle. Le chirurgien, moins satisfait, supprima l'eau de chaux, et de suite les symptômes s'améliorèrent. Avec la sonde, on découvrit dans la vessie un calcul évidemment phosphatique. Des injections très-légères d'acide nitrique (deux ou deux gouttes et demie par trente grammes d'eau) furent poussées au moyen d'une bouteille en gomme élastique à travers une sonde à double courant, après que la vessie avait été lavée par de l'eau distillée. La même solution était poussée plusieurs fois, et, après l'opération, traitée par l'ammoniaque concentrée, elle donnait un précipité abondant de phosphates. Le malade ne souffrait nullement de cette opération, on la prolongeait quelquefois quinze et même trente minutes, et on la répétait, selon les circonstances, toutes les deux, trois ou quatre heures. A la fin, il rendit en urinant deux petits calculs de phosphate de chaux avec une petite quantité de triple phosphate. On ne doutait plus de la possibilité de les dissoudre en partie, de manière à ce que le reste pût sortir spontanément; un mieux relatif se manifestait. Néanmoins, les symptômes se reproduisirent graduellement, et le chirurgien ne douta pas que l'état maladif de la vessie n'eût ramené une nouvelle formation calculeuse semblable à la précédente; mais comme il était allé habiter la campagne, les injections ne furent pas reprises, et, à la fin, il mourut d'une maladie qui n'avait pas un lien immédiat avec celle de la vessie. (*Op. cit.*, p. 295.) Ure cite, sans le nommer, un chirurgien autrichien qui aurait réussi avec des injections vinaigrées (*loc. cit.*). Lui-même paraît disposé à admettre l'action de l'acide lactique sur les phosphates. (*Pharm. trans.*, 1835, n° 5.) Enfin, un chimiste de Naples, Sementini, conseille d'ajouter une petite proportion d'acide sulfurique à l'acide chlorhydrique. (*Gaz. méd.*, 1846, p. 14.)

Pourquoi le traitement par les injections dissolvantes, qui a donné des succès, est-il si rarement employé? C'est que, lors même que tout a été le mieux combiné, il est encore très-long. Ainsi, dans une observation de Butter, il dura trois mois, et encore y a-t-il lieu de croire, d'après les douleurs et rétentions qui se manifestaient par intervalles, que le malade n'était pas tout à fait guéri. (Whytt, p. 291.) On peut en dire à peu près autant de celui de Brodie. Ajoutons à cela l'introduction répétée ou le séjour de la sonde pendant un temps assez long, les recherches nécessaires pour constater la nature de la pierre, l'incertitude et les chances d'erreur quand celle-ci est formée de couches alternes, etc., et l'on comprendra que ce progrès, qui était incontestable quand on n'avait que la taille, devient bien moins évident en présence de la lithotritie.

Il est un cas cependant où cette méthode me semble pouvoir être mise en usage : c'est celui où une pierre ne peut être déplacée. Pacoud (de Bourg), après avoir extrait par la taille périnéale deux pierres de la vessie d'un homme de 50 ans, s'aperçut qu'il en existait une troisième enkystée dans le bas-fond. Il eut alors l'idée d'introduire une canule par la plaie et de diriger une douche tiède sur ce corps étranger. Cette douche fut répétée deux fois par jour, et, pendant trois semaines, près de quarante tonneaux d'eau pénétrèrent dans la vessie. On constata la sortie de plusieurs fragments; on cessa alors. Plus tard, de nouvelles pierres se firent jour à travers la cicatrice; enfin, au bout de quatre ans, le malade mourut, et on trouva trois calculs de la grosseur d'une noisette dans la vessie « et quelques petits fragments dans le kyste. » (*Journ. univ. des sciences méd.*, t. XXVI, p. 124.) Peut-être que si l'on eût continué les douches par l'urètre, et avec un liquide approprié à la nature des fragments sortis, on aurait complétement débarrassé le kyste. Néanmoins, il faudra toujours assez de temps pour qu'on trouve peu de sujets d'une foi assez robuste pour aller jusqu'à la fin. Il y a une dizaine d'années, je constatai un calcul chatonné dans l'orifice ou dans le voisinage de l'orifice de l'uretère droit chez un homme d'une soixantaine d'années. Il faisait si peu de saillie que je ne pus le saisir. Comme je le supposais phosphatique, je proposai d'entreprendre de le dissoudre au moyen d'injections aiguisées d'acide chlorhydrique; mais il y avait à peine deux ou trois semaines que ce traitement était commencé que le malade ne voulut plus continuer. Quinze ou dix-huit mois après, il mourut : j'appris qu'il avait appelé un autre chirurgien; mais je n'ai pu savoir ce qui lui fut fait.

Aujourd'hui, j'emploie très-souvent les injections acidulées;

mais c'est presque uniquement quand la vessie est tapissée d'incrustations phosphatiques (v. p. 72), et alors elles rendent véritablement des services. J'aurai occasion d'y revenir dans un chapitre terminal.

M. Dumesnil (*De la lithyménie*, 1846) et Deleau père (*Gaz. méd.*, 1846, p. 35) emprisonnèrent le calcul dans une poche, afin d'employer des réactifs plus puissants et de le dissoudre plus vite ; mais cette incarcération de la pierre, que j'ai vu essayer sur le cadavre, est elle-même plus difficile et bien plus dangereuse que le broiement; aussi ne paraît-elle pas avoir été mise en pratique. Les instruments étaient volumineux, compliqués, et je doute qu'ils présentassent de suffisantes garanties contre l'extravasation du liquide. Un inconvénient qui m'a surtout frappé, c'est que, une fois la pierre enveloppée, il m'a paru nécessaire de la dissoudre en une seule séance ; autrement, il était presque impossible de la dégager, et par cela même de retirer la poche.

La lenteur et l'insuffisance des dissolvants ont fait chercher des décomposants, c'est-à-dire des sels capables de former, par double décomposition, avec les éléments de la pierre d'autres corps solubles. « L'agent actif du décomposant, dit M. Elliott Hoskins, entre graduellement en liberté et est neutralisé par les bases terreuses du calcul avant d'être en contact avec les tissus vivants... La base du décomposant s'unit avec l'acide du calcul, tandis que les acides du premier se combinent et forment des sels solubles avec les bases de l'autre. Les acides combinés sont dégagés en proportions définies, neutralisés à l'état naissant, et hors d'état d'agir avant d'avoir pu exercer une irritation sur la vessie. » L'agent qu'il emploie dans quelques cas est le nitro-saccharate de plomb, dont il fait usage de la manière suivante : à chaque once d'eau, il ajoute un grain de ce sel préalablement dissous dans cinq gouttes d'acide acétique concentré. Le mélange est chauffé jusqu'à l'ébullition et ensuite mis en usage à 100° Fahr. Quelques onces sont injectées, laissées en place dix à quinze minutes, et renouvelées deux ou trois fois si on le juge convenable, à chaque injection. (*London Journ. méd.*, 1851, vol. III.) « Mais postérieurement, dit M. H. Thompson, dont l'ouvrage *On prostate* me fournit cet exposé,

M. Hoskins nous informe qu'une expérience ultérieure lui a, jusqu'à un certain point, fait modifier son plan ; il m'écrit que le sel auquel il a eu recours dans quelques cas plus récents est l'acétate pur de plomb (un grain par once d'eau), avec le moins possible d'acide acétique, pas plus qu'il n'en faut pour rendre la solution complète et transparente ; que dans ce liquide, qui est parfaitement inoffensif, la décomposition du calcul phosphatique est très-rapide, comme il est facile de le démontrer par expérience. Si un fragment est suspendu dans une petite quantité de la solution, un précipité dense, blanc et très-fin de phosphate de plomb se produit immédiatement, et un acétate de la base ou des bases se forme et reste dissous. Ce liquide, injecté dans plusieurs cas de pierre phosphatique et d'urine hautement chargée de phosphate, a donné, après sa sortie, un précipité insoluble de phosphate de plomb. La fréquence des injections doit être réglée d'après la sensibilité manifestée par la vessie. On peut, soit y en laisser quelques onces aussi longtemps qu'elle les tolère, soit y en faire passer un courant pendant quelques minutes à travers une sonde à double canal, soit y faire un courant encore plus prolongé par le procédé du docteur Willis (il s'agit d'un réservoir placé à un ou deux pieds au-dessus du lit, consistant en deux vases de fer-blanc dont l'un, extérieur, est plein d'eau, maintenu à 95 et jusqu'à 98° Fahr. au moyen d'une petite lampe à esprit-de-vin. Le courant se fait dans la vessie, comme je l'ai dit p. 225.)

Il y a longtemps déjà que Deschamps a parlé de l'espérance qu'on avait eue de son temps de détruire la pierre par l'électricité (*Op. cit.*, t. I, p. 348). Je ne pense pas que nous soyons à cet égard plus avancés aujourd'hui, malgré les efforts d'Orioli, Desmortiers, Bouvier, Prevost et Dumas, malgré même l'idée qu'a eue Bonnet, de Lyon, de combiner cette action avec la dissolution. Il a proposé en effet d'injecter dans la vessie une solution de nitrate de potasse, pensant que, ce sel étant décomposé et ses éléments attirés par les fils de la pile mise en contact avec le calcul, celui-ci serait décomposé et dissous du côté acide s'il était formé de phosphates, et du côté alcalin s'il était formé d'acide urique ou d'urates (*Sur la dissolut., etc.*, 1836). M. Lecoq, directeur de l'école vétérinaire de Lyon, nous apprend que le résultat des expériences ingénieuses qu'il a faites sur des brutes ne répondit pas à ses efforts (*Monit. des sciences méd. et pharm.*, 1860, p. 167). Je pense qu'en l'état actuel de la chirurgie nous n'avons pas beaucoup à le regretter; car les manœuvres nécessitées en pareils cas seraient très-probablement au moins aussi dangereuses et assurément moins sûres que certaines méthodes que nous possédons aujourd'hui.

Indépendamment de la position inclinée en avant pendant la miction (v. p. 204) qu'on peut rendre plus efficace encore, soit en activant la sécrétion urinaire par des boissons abondantes ou des diurétiques, soit en chassant l'urine avec force, après l'avoir laissée un certain temps s'accumuler dans la vessie, il y a longtemps déjà qu'on a cherché à effectuer la sortie des calculs vésicaux par la dilatation de l'urètre. On a prétendu que la belladone administrée en frictions ou par la bouche facilitait la sortie de petits calculs de la vessie des enfants, et que l'atonie qui en résulte ne tarde pas à se dissiper. Quelques-uns même ont conseillé de comprimer le méat au début de l'émission; mais ce moyen de dilatation est à la fois incertain et douloureux. Prospero Alpino, médecin du consul de Venise, au Caire, raconte que, vers 1580, il y a vu plusieurs fois un Arabe appelé Haly, introduire à un chef turc nommé Haram-Bey, une canule de bois (dont il ne décrit pas la forme), longue de huit travers de doigt et de la largeur du pouce, souffler alors fortement, et, pour empêcher l'air de pénétrer profondément, comprimer avec l'autre main l'extrémité postérieure du canal; puis fermer la canule pour que la portion du canal correspondante à la verge restât gonflée et s'élargît. Ceci fait, un aide, avec un doigt introduit par l'anus, poussait peu à peu la pierre dans le canal de la verge et l'amenait vers son extrémité. Le chirurgien, lorsqu'il la sentit près du prépuce, retira la canule du canal de la verge avec force et brusquement, et il fit sortir ainsi avec dextérité une pierre du volume d'une grosse olive. Le narrateur a entendu dire que d'autres s'y prenaient autrement; mais il n'en a pas vu d'exemple. Il ajoute plus loin qu'étant à Genève, après son retour d'Egypte, il reçut du médecin

qui lui avait succédé une lettre dans laquelle celui-ci lui disait
avoir vu un autre Arabe, qu'il nomme en latin Christianus Sajeticus,
opérer d'une manière différente en quelques points. Il introduit
des tubes flexibles dont il ne donne pas la composition, en commençant par le plus petit, et, lorsqu'après en avoir passé trois ou
quatre de plus en plus volumineux, il arrive à distendre suffisamment le col de la vessie et l'urètre, il laisse le plus large en
place, et avec un doigt passé dans le rectum, il presse le calcul
contre son orifice supérieur ; puis, appliquant la bouche à l'autre
orifice, il aspire avec le plus de force possible. Dans ce cas le calcul fut brisé ; mais l'auteur donne à entendre qu'un autre opérateur plus habile et plus judicieux a obtenu un résultat plus
favorable (*De med. Ægypt.*, lib. III, cap. 14 ; 1591).

Broomfield eut l'idée de dilater l'urèthre d'une femme en y introduisant le cœcum d'un petit animal qu'il distendit ensuite par
de l'eau tiède, et, au bout de quelques heures, une pierre en sortit
(*Chir. obs. and Cases*, 1773.) L. Thomas fit mieux en employant
l'éponge préparée qui lui permit d'extraire avec l'index un cure-
oreille d'ivoire passé dans la vessie, et, au bout de six heures,
tout écoulement involontaire d'urine avait disparu. Il fait observer
que, quand les fibres musculaires ont été distendues au delà du
point où elles peuvent réagir immédiatement, elles sont capables
de subir une élongation considérable sans se rompre et conservent
néanmoins la faculté de recouvrer leur contractilité primitive.
(*Med. chir. Tr.*, t. I, p. 123 ; 1807.) Plus tard, A. Cooper publia
trois succès obtenus à l'aide du même moyen, l'un par lui, un
autre par Wright, de Nottingham, et un troisième par J. Okes,
de Cambridge. Dans le premier cas, la pierre, qui a été retirée
avec une petite tenette, avait un pouce sur trois quarts ; dans le
second, elle pesait une once et demie (avoirdupois) ; dans le troisième, où il s'agissait d'une petite fille de 11 ans, elle pesait
quatre drachmes et avait trois pouces trois huitièmes dans sa
grande circonférence et trois pouces un huitième dans sa petite.
Hutchinson a conseillé de mettre une sonde au centre de l'éponge
pour faciliter l'écoulement de l'urine pendant la dilatation, qu'on
peut d'ailleurs favoriser par l'emploi des préparations opiacées ou
belladonnées. (*Med. chir. Trans.*, t. VIII, p. 427 ; 1817.)

En divers temps, on a imaginé des instruments pour dilater plus promptement le canal. Celui de Tolet ressemble à une pince très-effilée dont les branches s'écarteraient quand on presse sur les anneaux, et dont l'outil que nous employons pour élargir les doigts des gants sont une image grossière. Weiss, fabricant de Londres, en a imaginé, pour l'homme, de droits et de courbes, de minces et de volumineux : tous ont la forme d'une sonde se divisant dans son tiers terminal en deux et même trois branches susceptibles de s'écarter au moyen d'une pièce intérieure. Pour la femme, il en a fait à deux et à trois branches s'écartant par un mécanisme analogue à celui du spéculum d'A. Paré. (*Surg. Instr.*, pl. 1 à 5.)

Hoin, qui a précédé tous les auteurs anglais que je viens de citer, a aussi imaginé un dilatatoire dont le mécanisme est le même que celui de Tolet ; j'en reparlerai à propos de la taille des femmes. Avec cet instrument, il a pu, chez une fille de six ans, en quatre minutes de dilatation, rendre facile la sortie d'une pierre de 2 pouces 2 lignes de circonférence ; chez une autre de neuf ans, une pierre aplatie de 4 pouces 1 ligne de circonférence fut extraite après une dilatation graduée de quelques minutes, et, chez une troisième, de huit ans, une « petite pierre » murale fut extraite si facilement que l'enfant s'en alla immédiatement à pied. Aucune n'eut d'incontinence d'urine. L'auteur fait observer que le col de la vessie est plus extensible que l'urètre, et que celui-ci l'est davantage que son propre orifice. Il rapporte en effet une observation, qui est la deuxième du mémoire, dans laquelle une pierre de 2 pouces 3 lignes de longueur, de 1 pouce 1/2 de largeur, de 1 pouce d'épaisseur et 4 pouces de circonférence selon son plus petit diamètre, avait séjourné dans le canal pendant environ treize mois et fut facilement extraite après le simple débridement de l'orifice à droite et à gauche (*Mém. sur la taille*, extrait des *Mém. acad. de Dijon* ; 1769).

Après, et quelquefois même sans l'emploi des dilatateurs de Weiss, avec une pince ou bien avec un extracteur du même fabricant, fondé sur le même principe que ses dilatateurs mâles, A. Cooper a pu, chez l'homme, saisir dans la vessie et en retirer deux calculs pesant 17 et même 54 grains dans un cas ; de plus petits, au nombre de vingt-cinq, dans un autre; il donne, en outre, une observation de Brodie dans laquelle huit furent extraits. (*Med. chir. Trans.*, t. XII, p. 379 ; 1823). —A. Cooper a publié sur ce sujet quatre mémoires qu'on trouvera réunis dans la traduction française de ses *OEuvres*. A part les exceptions sus-indiquées, c'est chez la femme qu'ont été faites les extractions qu'il relate.

M. Pamard a rappelé, il y a quelques années, l'attention sur l'extraction des calculs facilitée par la dilatation de l'urètre, qu'il pratique tout simplement avec des bougies en étain de plus en plus volumineuses, et il cite trois succès. (*Revue méd. chir.*, déc. 1851, p. 344.) Les sujets de ses observations sont des hommes; mais je ne vois pas, dans le volume des calculs qu'il a extraits, la preuve incontestable de l'influence de la dilatation. Le premier avait la forme et le volume d'un haricot; le second est désigné seulement comme *petit*; le troisième pesait vingt centigrammes. Il ne faut pas oublier que, quoiqu'il arrive souvent qu'une pierre vienne avec la sonde ou s'engage derrière elle dans le canal, la dilatation est presque toujours étrangère à cet événement. Quand la vessie se vide, et surtout si le malade est debout, la pierre est souvent pressée contre l'instrument, et, quand on retire celui-ci, elle est entraînée dans l'urètre par le frottement, effet avantageux dans le cas présent, mais qui, en lithotritie, peut avoir des conséquences fâcheuses que j'exposerai.

L'extraction des calculs a certainement perdu de son importance depuis qu'on possède d'autres moyens de guérison que la taille ; néanmoins, on a tort d'oublier trop souvent les avantages qu'elle présente quand elle est applicable. Elle excite peu d'effroi chez les malades, n'exige que peu de connaissances anatomiques et une dose très-modérée d'habitude chirurgicale chez l'opérateur. Quand le calcul est unique, le malade se trouve débarrassé en une séance qui généralement est peu longue; avec la lithotritie, au contraire, il faut y revenir plusieurs fois, ne serait-ce que pour s'assurer que tout est sorti, et encore court-on le risque de laisser dans la vessie des débris qui pourraient devenir les noyaux de calculs futurs; avec la taille, on est aussi débarrassé en une fois; mais, sans parler de la souffrance que nous pouvons aujourd'hui supprimer pour ainsi dire à volonté par le chloroforme, on ouvre des tissus vasculaires qui peuvent donner lieu à des pertes de sang ou à des absorptions d'urine, et devenir ainsi le point de départ d'accidents redoutables, outre que la taille est, pendant plusieurs semaines, suivie d'une incontinence d'urine qui, chez la femme, devient souvent permanente.

Ainsi, toutes les fois qu'un calcul est susceptible d'être extrait en entier par les voies naturelles, c'est une opération qui doit être tentée.

J'ai déjà dit (p. 206) que l'urètre de la femme est susceptible d'une grande ampliation, puisqu'on en a vu sortir spontanément des calculs du volume d'œufs de poule, d'oie, et même de plus forts encore. L'essentiel est d'imiter la nature et de procéder avec lenteur; cependant, A. Cooper fait observer qu'une dilatation trop lente a aussi l'inconvénient d'agacer les malades, d'enflammer les organes et d'exposer aux rétentions d'urine. Il conseille, en conséquence, une dilatation de quelques minutes seulement, quand la pierre est petite, et ne réserve la dilatation de quelques heures, et surtout celle qu'on augmente de jour en jour, pour les pierres volumineuses.

Mais quel degré de volume ne doit-on pas dépasser? C'est là une question que nul auteur n'a même cherché à résoudre, par la raison sans doute qu'il est impossible de tracer des règles à cet égard, que tout doit varier selon le sexe, selon l'âge, selon l'état anatomique originel ou pathologique.

L'urètre de la femme est beaucoup plus dilatable que celui de l'homme : nous avons vu précédemment des pierres de plus de trois à quatre pouces de circonférence extraites chez des filles de onze et neuf ans, et je ne parle pas des cas où le calcul s'est engagé peu à peu dans le canal avant d'en être totalement retiré, comme celui qui a été dessiné et figuré par J. Yelloly, et qui, long de trois pouces un huitième, large de deux et épais de un pouce un huitième, ayant sept pouces trois quarts dans sa plus grande circonférence et cinq pouces et demi dans sa plus petite, fut extrait avec les doigts (*Med. chir. Trans.*, t. VI, p. 574); comme ce cas de G. Garden, où quatre pierres furent extraites de la même manière, et dont l'une avait plus de cinq pouces dans un sens sur quatre dans l'autre (*Philos. Trans.*, t. XII, p. 842); comme celui où fut également extraite sans opération par Wallis, une pierre qui avait cinq pouces et demi de long sur quatre et demi de large (*ibid.*, t. XV, p. 1271); comme celui du docteur Molyneux où la pierre, ayant la forme d'une poire aplatie, avait sept pouces trois dixièmes de circonférence dans son plus long sens et cinq pouces trois quarts dans le plus large. (*Ibid.*, t. XVII, p. 817.) Dans ce même mémoire, Molyneux parle d'une pierre longue d'un pouce six dixièmes et large de neuf dixièmes extraite par une légère dilatation, par Proby, à une jeune fille de six ans, et d'une longue de un pouce quatre dixièmes et large de un pouce à une autre fille de dix ans. Dans un autre travail, il parle d'une pierre longue de tout près de deux pouces de long sur sept huitièmes de large tirée à une autre fille de 11 ans. (*Ibid,*, t. XX, p. 11.) Dans presque tous ces cas, et dans quelques autres encore cités par Garden, l'incontinence persista, même après l'extraction ; c'est qu'une longue distension ne manque presque jamais d'amener dans le tissu musculaire du col vésical un travail de fibrification ou même d'ulcération qui détruit sa contractilité.

Ne serait-ce que pour cette raison, on aurait donc tort de trop attendre ; d'ailleurs j'ai, il y a peu d'années, observé un fait qu'on lira quand je traiterai de la taille, et qui prouve que la nature ne fait pas toujours l'effort éliminateur dont il vient d'être question.

Quant à l'urètre de l'homme, il y a déjà longtemps que j'ai appelé l'attention sur ce fait, que sa partie profonde est beaucoup plus dilatable qu'on ne pense, même dans ses régions membraneuse et bulbeuse : ce n'est que quand on arrive au niveau du scrotum que sa texture plus dense ne permet que difficilement de dépasser un centimètre de diamètre. Cheselden, en Angleterre (*Anat.*, 1740, p. 231), Lecat surtout, en France, avaient déjà constaté la grande dilatabilité du col de la vessie; mais je crois pouvoir affirmer que personne ne l'avait autant étudiée que moi. (*V. Rech.* de 1856, p. 175 et 588.) La région membraneuse, à cause de la contractilité des muscles qui l'entourent, passe pour une des parties les plus étroites du canal; mais, par la même raison, elle est aussi très-dilatable. J'en dirai autant du bulbe, dont le tissu est fibreux, il est vrai, mais creusé d'aréoles très-larges qui lui donnent une grande souplesse. Ce n'est que vers la racine postérieure du scrotum que ce tissu devient plus dense et offre par cela même beaucoup plus de résistance à la distension. Cependant un corps dilatant qui reste seulement quelques heures en place lui ôte de cette résistance à un degré remarquable. Or, comme il est rare que, dans son état normal, cette partie pénienne du canal ne puisse admettre d'emblée une bougie de 8 millimètres au moins de diamètre, et que, à l'aide d'une dilatation de quelques heures, on ne puisse la porter à 10, 12, et même plus, il devient évident qu'on peut presque toujours tenter, en procédant avec lenteur, l'extraction d'un calcul de 1 cent. 1/2 de diamètre, d'autant plus qu'alors le tissu, dilaté en un seul point, y peut plus facilement gagner en largeur que quand il est distendu dans toute sa longueur.

J'ai aussi parlé de l'âge : il est évident, en effet, qu'on ne pourra faire passer par l'urètre d'un enfant ce qui traverserait avec assez d'aisance celui d'un adulte, et surtout celui d'un vieillard dont les tissus sont généralement remarquables par leur flaccidité; mais c'est surtout dans la portion spongieuse que cette différence existe, car, dans la région profonde, nous venons de voir, par ce qui se passe chez les petites filles dont l'urètre a une grande analogie avec elle, que le tissu musculaire se prête aisément à la dilatation. Toutefois, il faut convenir que, chez les jeunes garçons, la prostate, qui est très-petite et friable, se déchirerait assez facilement si l'on ne procédait avec beaucoup de lenteur.

L'état normal présente bien des différences selon les individus ; mais c'est surtout l'état pathologique des organes qui peut avoir une très-grande influence, soit en bien, soit en mal. La prostate a presque toujours augmenté de volume chez le vieillard, et, contrairement à ce qu'on croyait il n'y a pas longtemps encore, cet état, loin de diminuer le diamètre du canal qui la traverse, l'augmente, et quelquefois d'une manière extraordinaire. J'ai démontré qu'il n'est pas rare de voir la région profonde du canal acquérir de 5 à 6 cent. de circonférence par le fait de l'hypertrophie prostatique. (*Recherches* de 1841, p. 235.) Il résulte même de cette disposition que les fragments, après la lithotritie, s'y précipiteraient avec trop de rapidité s'il n'y avait presque toujours alors au col de la vessie des obstacles, valvules ou tumeurs, résultant eux aussi de la même cause, mais obturant le col par un mécanisme tout autre que ne le ferait une diminution de diamètre. D'un autre côté, les rétrécissements, si fréquents dans la région spongieuse, sont toujours un obstacle à la sortie des pierres. Effets d'une condensation, et souvent même d'une atrophie du tissu spongieux, on a beau les dilater, jamais ce tissu ne reprend sa souplesse; ce qui fait que, lors même qu'on lui a rendu le diamètre des parties voisines, le corps étranger s'arrête presque toujours derrière et y détermine l'arrêt de l'urine, des ulcérations, des perforations, des abcès urineux, etc., pour peu qu'on tarde à l'extraire. Or, pour cela, le rétrécissement crée de très-grandes difficultés en empêchant le déploiement d'instruments appropriés, et en forçant à repousser ce corps plus profondément, ce qui n'est pas toujours facile et sans inconvénients.

En somme, l'extraction est une excellente méthode, pourvu qu'on sache l'appliquer à propos. On voit qu'elle convient rarement chez les jeunes garçons, mais qu'il n'en est pas de même des petites filles, et surtout des femmes; qu'enfin elle peut encore rendre de grands services chez l'homme. Chez le vieillard, en particulier, j'en ai tiré souvent un immense service pour extraire, soit de petits calculs entiers, soit les derniers fragments après la lithotritie. Qu'on se figure, en effet, une hypertrophie prostatique, valvule ou tumeur, accompagnée d'une concrétion peu volumineuse; si celle-ci vient à être broyée dans la vessie, des débris tomberont nécessairement derrière cette saillie, d'où ils sortiront difficilement, et encore ne sera-t-on pas absolument sûr que rien ne reste. On aura, au contraire, cette certitude si l'on parvient à l'extraire en entier, et, si l'opération est un peu plus douloureuse, ce qu'on peut, je le répète, éviter par le chloroforme, combien n'évitera-t-on pas de recherches ultérieures! Je me sou-

7**

viens en particulier d'un octogénaire atteint d'une rétention d'urine complète et qui passait rarement une année sans que je fusse obligé de le lithotritier. Il y a cinq ou six ans, je saisis avec mon lithotribe explorateur (voy. p. 96) une pierre qui me parut assez petite pour être extraite. J'y parvins, en effet; mais ce ne fut pas sans difficulté : elle avait la forme, presque la largeur, et trois fois l'épaisseur d'une pièce de cinq centimes, et je l'avais prise par son petit diamètre. Depuis ce temps, ce vieillard, qui doit avoir plus de 88 ans s'il vit encore, n'a plus eu la pierre : je m'en suis assuré il y a quinze ou dix-huit mois.

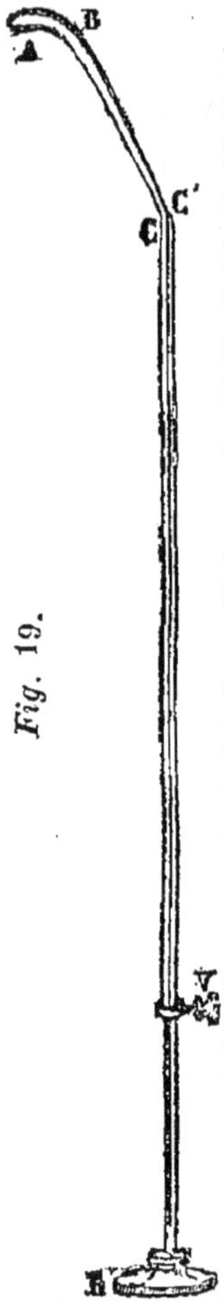

C'est donc cet instrument que je conseille. Il peut remplir à lui seul toutes les indications.

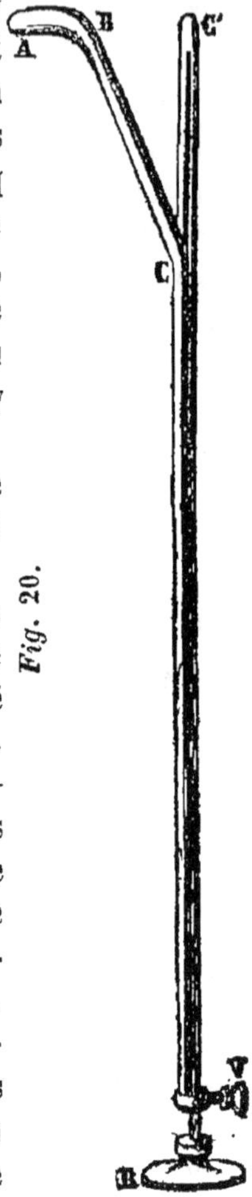

D'abord, en le retirant à vide aussi ouvert que possible, il donne la mesure exacte de la dilatabilité des différents points du canal. Cependant, pour porter cette dilatabilité au delà de ses limites naturelles, je conseillerais, pour le col de la vessie, le dilatateur que j'ai proposé contre certaines affections qui obstruent cet orifice. On l'introduit, comme le représente la fig. 19, quand il est dans la vessie, on tourne son bec A en arrière; puis on pousse la branche B C', comme il est indiqué dans la fig. 20, et, après avoir serré la vis V, on ramène doucement l'instrument dans la région prostatique jusqu'à ce qu'on ait opéré une dilatation suffisante de l'orifice interne de l'urètre. Quant au reste du canal, le meilleur moyen de dilatation est incontestablement l'introduction de bougies coniques boutonnées flexibles de plus en plus volumineuses ou mes bougies cylindro-coniques en étain.

Je reviens au lithotribe explorateur. Sa courbure est telle que le bec parvient dans tous les coins de la vessie et même jusque derrière les tumeurs de la prostate. On se rend compte avec lui seul non-seulement de l'existence de la pierre, mais encore de l'un de ses diamètres. Quand c'est du plus grand, il ne peut en résulter de fâcheuses conséquences, puisqu'on ne tentera pas l'extraction si elle ne paraît pas possible; quand c'est, au contraire, du plus petit, il en sera de même encore, parce que si, comme dans le cas précédent, la dilatation prostatique permet d'y amener une pierre trop large pour franchir le reste du canal, il sera facile d'adapter la vis et de la briser, puisque nous la supposons saisie par un petit diamètre, et d'extraire ensuite les fragments sans risque d'en laisser dans la vessie. Cet instrument, quoique trop faible pour augmenter notablement le volume du calcul à extraire, a cependant une grande force quand il est bien trempé, et, en supposant le pis, que ce calcul résiste ou que l'instrument se casse, ce qui ne m'est jamais arrivé, on n'aurait qu'une simple boutonnière périnéale à faire. J'ai ainsi broyé dans le canal plusieurs concrétions du volume d'une noix moyenne; cependant, je ne conseillerais pas à un chirurgien qui n'en aurait pas une très-grande habitude, de tenter, de propos délibéré, d'en extraire d'aussi volumineuses : il vaudrait mieux les rompre dans la vessie.

Je donnerais encore le même conseil pour de plus petits, s'ils étaient nombreux et assez volumineux encore pour ne pas pouvoir sortir sans occasionner une certaine distension du canal; car cette distension, qui n'a pas généralement d'inconvénients sérieux quand on ne la répète qu'une fois ou deux, peut en avoir, au contraire, quand elle est trop multipliée; ce sont, pour la partie profonde, des inflammations de la région prostatique qui ont une grande tendance à se propager aux testicules, et, pour la région antérieure, une inflammation du tissu spongieux qui se termine rarement par abcès, mais peut devenir cause de rétrécissements. Alors on broiera dans la vessie; puis, dans ce cas, comme dans celui où les concrétions seraient nombreuses et ne dépasseraient pas le volume d'un pois, ou n'existeraient que sous forme de poudre ou de magma, on se conduirait comme je le dirai à propos de l'extraction du détritus après la lithotritie.

M. Franc, de Montpellier, publia il y a une vingtaine d'années une observation dans laquelle un rétrécissement qu'il ne put franchir l'ayant obligé à pratiquer la ponction hypogastrique, une petite pierre de 4 millimètres environ de diamètre sortit par l'ouverture artificielle. Conséquemment, il se demanda si, dans quelques cas, il ne serait pas possible de pratiquer cette ponction dans le but d'extraire des calculs. « Cette question m'a paru, dit-il, pouvoir être résumée dans celle-ci : est-il possible, par des moyens mécaniques, d'obtenir une dilatation suffisante de l'ouverture faite par la ponction pour extraire de la vessie des calculs de forme et de volume variables? Je crois que, à cet égard, les faits cliniques qu'on observe chaque jour permettent de répondre affirmativement. Non-seulement je crois qu'il est possible de dilater beaucoup les conduits naturels par des moyens mécaniques, mais il est aussi en notre pouvoir de dilater de la même manière les conduits artificiels. Ceux-ci même sont susceptibles d'une dilatation beaucoup plus étendue que les conduits naturels, et, d'après ce que j'en ai vu moi-même, je suis convaincu que cette dilatation peut être presque indéfinie, et que, quand elle est progressive, on peut arriver à obtenir des ouvertures énormes quand le besoin l'exige... Pour s'en faire une idée, il suffit de se rappeler celle qu'on obtient au moyen de l'éponge préparée dans le traitement des anus contre nature pour l'application des entérotomes. J'ai vu, pour ma part, des sinus fistuleux qui avaient à peine le diamètre d'une plume à écrire, s'agrandir assez, dans six à huit jours, pour laisser passer un instrument qui avait un pouce et demi de diamètre. » (*Bull. de thérap.*, t. XI, p. 218 et 247.)

Inutile de dire que cette dilation exige beaucoup de lenteur. M. Franc conseille, après avoir distendu la vessie par une injection, si elle ne l'est pas déjà par l'urine, de faire la ponction à 20 millimètres en arrière de la symphyse pubienne, c'est-à-dire plus près d'elle qu'on ne le fait habituellement dans les cas de rétention d'urine. Il veut que le trocart soit droit et assez volumineux pour que sa canule admette une sonde élastique de 4 millimètres destinée à la remplacer après la ponction et à être remplacée elle-même chaque jour par d'autres sondes de plus en plus fortes, jusqu'à ce que l'ouverture soit assez large pour le but qu'on se propose, au besoin même par des cylindres réguliers et gradués d'éponge préparée.

L'auteur ne me paraît pas avoir prévu toute la portée de son idée : il ne parle que des cas où l'urèthre est imperméable, ou trop sensible, ou trop disposé à saigner pour permettre l'introduction des instruments. Il me semble que ce ne sont pas là les cas où elle est appelée à rendre les plus fréquents et les plus importants services. Je pense qu'elle sera bien plus utile pour extraire certaines pierres enchatonnées dans des cellules vésicales ou dans les orifices inférieurs des uretères, certains corps étrangers solides tels que balles, porte-plumes, tuyaux de pipe, fragments de sondes métalliques ou autres instruments cassés dans la vessie, etc. Quant à la lithotritie par une ponction hypogastrique que M. Franc propose et que d'autres avaient déjà proposée avant lui, nous y reviendrons; j'y reviendrai surtout à propos de la taille hypogastrique.

Enfin, quand les pierres ne peuvent être enlevées par l'une ou l'autre des méthodes précédentes, deux grandes ressources nous restent encore : ce sont la lithotritie et la taille.

7***

CHAPITRE XI.

Suite du traitement chirurgical des concrétions vésicales. — De la lithotritie.

La *lithotritie* est une opération qui a pour but de réduire les concrétions urinaires en parcelles suffisamment ténues pour sortir par les voies naturelles. On a voulu substituer à ce nom plusieurs autres : Heurteloup particulièrement, prétendant qu'il vient de λίθος (*pierre*) et τέρειν (*percer*), et qu'il ne convient plus à l'opération telle qu'on la pratique actuellement, lui a substitué celui de *lithotripsie*, (de λίθος), et τρίβειν (*broyer*) ; mais pourquoi ne pas supposer que *lithotritie* vient de λίθος et τείρειν, qui signifie aussi *broyer*, d'où les Latins ont fait *terere*, participe passé *tritus*, d'où ils ont fait aussi *triturare* et nous *triturer*, *detritus*? Ce mot est donc encore suffisamment exact, et il a l'avantage d'être plus euphonique et surtout plus usité que celui de *lithotripsie*.

Les anciens n'ont jamais pratiqué le morcellement de la pierre que quand, dans l'opération de la taille, elle se trouvait trop volumineuse pour sortir. (Voy. *Celsi de medicinâ* lib. VII, cap. XXVI, art. 3.) Le plus ancien vestige que nous trouvions de cette opération remonte au commencement du ixe siècle, et a été découvert par M. Olympios (d'Athènes), dans la vie du moine Theophanès, qui, appelé par l'empereur Léon, s'y rendit, « quoiqu'il fût tourmenté par une maladie chronique des reins et par une dysurie. En effet, des instruments avaient été introduits dans sa vessie par le conduit naturel, et, après avoir broyé les pierres qui s'y trouvaient, les apportaient au dehors...... » (Trad. de M. Briau dans la *Gazette hebdomadaire* de 1858.) Et encore, comme l'écrivain est tout à fait étranger à la médecine, n'est-on pas sûr qu'il s'agit véritablement d'une pierre vésicale et non d'un calcul de l'urètre.

Un auteur arabe du xiie siècle, nommé Alzaharavi, plus connu sous le nom d'Albucasis, a, dans un chapitre *sur la cure de la rétention d'urine,* donné un conseil qui a été traduit de la sorte : « Accipiatur instrumentum quod nominant *mashaba rebilia* et suaviter intromittatur in virgam et volve lapidem in medio vesicæ, et, si fuerit mollis, frangitur et exit. Si vero non exiverit, oportet incidi. » (*Lib. theor. nec non pract.,* fol. XCIV; 1519.) M. Olympios pense que la mashaba rebilia pourrait bien être l'instrument qui fut employé sur Theophanès ; mais Leroy (d'Étiolles) avait déjà fait observer que ces deux mots ne sont pas arabes, tandis que *mesbar* veut dire *sonde,* et il avait démontré qu'il s'agit seulement ici de pierres qui, engagées dans le col de la vessie, gênaient le cours de l'urine, et que l'auteur conseille de repousser dans la cavité de cet organe. (*Hist. de la lith.,* p. 2.) En effet, au lieu de recommander, avant la taille, une seconde tentative de broiement, il ajoute simplement : « Quando non prohibitur urina... Utatur patiens medicinis frangentibus lapidem. »

Benivieni, qui vivait à la fin du xvᵉ siècle, a écrit : « Monialis quædam duodecimo jam die urinam non reddebat, propterea quod ipsius urinæ iter calculo obstrueretur, quo etiam materia multa confluxerat. Quare cum neque œnea fistula, neque medicamentis aliis vinci hoc malum posset, *insolitum* alioquin, sed tamen opportunum consilium capiens, uncum calculo injicio, ne scilicet concussus iterum in vesicam resolveretur. Tum ferramento priore parte retuso calculum ipsum percutio, donec sœpius ictus in frustra comminuatur : et tunc omni qua potui diligentia, ne quid intus omninò lœderetur, uncum ipsum pariter ac ferramentum reduco : ex quo simul urina atque calculis remissis statim sanata est mulier. » (*A. Benivenii, florent. med. ac philos. de abditis nonnullis ac mirandis morborum et sanationum causis liber,* cap. LXXX; 1506.) On voit qu'il ne s'agit ici que d'une pierre urétrale.

On remarquera le mot *insolitum* ; cependant, Al. Benedetti, qui florissait vers la même époque à Padoue, dit : « Aliqui intus sine plaga lapidem conterunt ferreis instrumentis, quod equidem tutum non invenimus. » (*Al. Benedicti de re medicâ opus,* etc.; 1500.)

Haller a transformé par erreur la pince à trois branches de Sanctorius en un véritable instrument de lithotritie : « Catheterem delineat trifidum, dit-il, per eum in grandiorem calculum specillum sagittatum immittit, eo, ut putat, calculum dividit, ut fragmenta inter specilli crura cadant et possint extrahi. (*Bibliot. chir.*, t. I, p. 213) ; mais le texte de Sanctorius prouve qu'il ne s'agissait que de l'extraction de graviers descendus des uretères « ne per moram magni evadant. » Haller aurait donc véritablement, quoique sans s'en douter, inventé la lithotritie par la pince à trois branches ; mais il ajoute : « Speculationem puto meram, » ce qui diminue quelque peu son mérite. Le stylet en flèche et filiforme représenté par Sanctorius n'avait certainement pas pour but de diviser la pierre.

Nous verrons, en parlant des concrétions urétrales, que la pince imaginée par F. de Hilden n'a pas eu dans son esprit d'autre destination que de les extraire. Civiale y a fait représenter une tarière centrale broyant un calcul ; mais c'était une falsification dirigée contre Leroy-d'Étiolles, qui plus tard n'agit pas avec plus de scrupule à mon égard.

Il faut arriver au siècle dernier pour avoir la certitude de tentatives de broiement faites dans la vessie. On rapporte qu'un moine de Cîteaux, que Hoin père voulait opérer de la taille, avait eu l'idée de s'introduire dans la vessie une sonde flexible dans laquelle il faisait glisser une tige d'acier droite, de forme ronde, et se terminant en biseau ; qu'il la poussait jusqu'au calcul, frappait alors sur son extrémité externe, avec un petit marteau d'acier, à petits coups secs et brusques, et que, en moins d'un an, il avait ainsi détaché et rendu avec les urines assez de parcelles pour en remplir une petite boîte.

Je dois dire que ce fait, qu'on cite partout sans en indiquer la source n'est pas dans le *Mémoire de Hoin sur la taille.*

Mais Scott, de Bombay, rapporte, dans le *Journal de l'institution royale*, l'histoire de Martin, colonel français, général au service d'un prince indien, et qui, tourmenté de la pierre, s'imagina de s'introduire par l'urètre, au moyen d'une canule, une sorte de gros mandrin très-courbé, bien trempé, et dont la convexité présentait une lime. (Marcet., trad. fr., p. 20, fig. 5.) Martin s'est, en 1791, donné comme s'étant entièrement guéri en faisant usage de son moyen trois fois par jour, d'avril à octobre, et le recommandait aux médecins et aux malades; mais, d'après une lettre écrite par lui le 28 juin 1799, sept mois avant sa mort, et d'après ce que ses amis pensaient de ses dispositions à exagérer, il y a lieu de penser qu'il ne fut jamais aussi bien qu'il le disait, et que le mieux qu'il a éprouvé tenait surtout à la vie plus sobre et plus calme qu'il suivait pendant ses opérations. (E. Home : *On prostate Gland*, t. II, p. 243.) Leroy dit que, d'après une biographie contemporaine, Martin est mort de la pierre près de Calcutta.

La lecture de cette histoire a fourni à Darwin l'idée de conseiller l'introduction d'une canule élastique contenant deux fils d'acier convenablement trempés, réunis à l'une de leurs extrémités et préparés de manière à faire dans la vessie, par leur élasticité, une anse qui pût saisir le calcul, le broyer, s'il est mou, en le tirant contre l'extrémité de la canule, et, s'il résiste, le fixer pendant qu'on le détruira avec une tarière ou une lime poussée entre les fils. (*Zoonomia on the laws of org. life*, t. III, p. 66; 1801.)

En 1813, un Bavarois, Gruithuisen, a décrit des moyens de hâter la dissolution de la pierre, de la détruire par l'électricité, de la perforer, et même de la broyer. Malheureusement, ses procédés n'ont jamais été appliqués, et n'étaient pas applicables. Il avait eu l'idée, en effet, de passer dans la vessie une grosse sonde ouverte à ses deux extrémités, et c'est à travers cette grosse sonde qu'il introduisait, tantôt une sonde plus petite pour pousser des injections de diverses sortes, tantôt deux fils électriques isolés par des substances non conductrices, et néanmoins réunies de manière à ne former qu'une tige; tantôt un fer de lance ou une couronne de trépan pour perforer le corps étranger, des ciseaux pour le couper ou un crochet pour le rompre contre l'extrémité interne de la canule. Ce qui manquait à un attirail aussi complet et, il faut le dire, assez bien combiné, c'est un moyen de fixer le calcul pendant les manœuvres : il n'avait, comme Darwin, trouvé rien de mieux qu'un fil métallique formant, à l'extrémité interne de la canule, une anse destinée à l'attirer contre celle-ci. (*Saltzburger med. chir. Zeitung* ; 1813. — Heurteloup a donné la traduction et les figures de ce travail dans son ouvrage *Sur la lithotripsie; 1846.*) Inutile de dire combien un tel mode de fixation était insuffisant.

Mais, à la même époque, au fond de l'Auvergne, un homme marchant dans des voies analogues, arriva à un résultat tout à fait pratique, par cela même que son moyen de contention était plus efficace, c'est Fournier, de Lempdes. « Son instrument, disent Larose et Reverchon, mécaniciens de Clermont-Ferrand, qui l'ont fabriqué, était formé d'un premier tube en métal très-mince, de huit pouces de long sur trois lignes de diamètre, et portait une vis de pression à son extrémité extérieure; d'un second tube de neuf pouces de long sur deux lignes de diamètre, et de l'extrémité intérieure ou vésicale duquel s'élevaient cinq branches de trois pouces de long faisant ressort et s'écartant; chaque extrémité mobile de ces branches avait un trou pour le passage d'un fil de soie destiné à les rapprocher et à les réunir. La cinquième branche, un peu plus forte que les quatre autres, avait une rainure en dehors, laquelle se continuait aussi sur un côté du tube pour loger les deux branches réunies du fil de soie. » Malheureusement, Fournier n'avait rien fait imprimer, et, par une de ces mystifications qu'on ne voit que trop souvent dans les sciences, son invention, qui n'était connue que d'un petit cercle de province, lui fut ravie par Civiale, qui était élève de l'hôpital de Clermont quand Fournier y fit ses premières expériences sur des cadavres que « je lui avais fournis, » me dit à moi-même le vénérable Bertrand père, inspecteur des eaux du Mont-Dore et ancien médecin en chef de l'Hôtel-Dieu de Clermont. Dans un savant historique de l'École de médecine de cette ville, par le professeur Imbert Gourbeyre, je trouve cette phrase : « Fournier, le véritable inventeur de la lithotritie, vit encore, attendant toujours que justice lui soit rendue par ses contemporains. » (*Mon. des hôpit.*, 1859, p. 729.) A ce témoignage, pas plus qu'à Bertrand, qui vivait encore quand j'ai fait connaître le sien (*Rech.* de 1856, p. 541, où j'ai traité cette question assez longuement), Civiale n'a rien répondu. Aujourd'hui, l'inventeur et le spoliateur sont morts, l'un dans l'obscurité et la misère, l'autre membre de l'Institut et cinq ou six fois millionnaire : ainsi se distribue la justice des hommes! Et cependant Fournier accompagna ses réclamations auprès des Académies de témoignages irrécusables, qui suffiraient, comme on l'a dit, pour faire tomber une tête en justice. Tous ces témoignages, émanés de Chaumet, chirurgien en chef de l'hôpital de Clermont, auquel Fournier avait parlé de son invention en 1812, de Richerand et de Biett, devant lesquels il l'avait expérimentée en 1817, à l'hôpital Saint-Louis de Paris ; de magistrats, de professeurs, etc., et parfaitement authentiques, ont été publiés par Fournier, en 1829, dans sa *Lithotritie perfectionnée*, et reproduits en *fac-simile* dans un *résumé* de ses travaux en 1846 ; mais j'ai tenu à voir les originaux, et il me les a fait examiner, palper, et j'ai quitté le pauvre homme le cœur navré, en me disant : à quoi servent donc les Corps savants, qui n'en ont tenu aucun compte après avoir consacré une pareille spoliation!

Voici l'instrument de Civiale décrit par lui-même : « Nous avions, dans le principe, fait construire un instrument dont les branches étaient fixées à l'extrémité d'un tube intérieur au moyen de charnières ; quatre fils métalliques, logés dans des coulisses qu'on avait pratiquées entre les deux tubes, en déterminaient le mouvement... » (*Sur les rétentions d'urine*, p. 164 ; 1823.) Ainsi, des fils métalliques remplaçaient le fil de soie, ce qui valait peut-être mieux ; mais l'élasticité des lames valait certainement mieux que leur articulation à charnière. Nous reviendrons bientôt sur ces charnières. Ce qu'il nous importe de constater pour le moment, c'est que l'appareil de Fournier était parfaitement applicable ; il se composait : 1° d'une canule extérieure ouverte à ses deux extrémités, et destinée à rapprocher les lames du second quand on la pousse en avant, à leur permettre, au contraire, d'obéir à leur élasticité quand on l'amène en arrière ; 2° d'un second tube intérieur terminé par cinq lames susceptibles de s'écarter, par leur élasticité, pour saisir la pierre, et de se rapprocher à leur extrémité au moyen d'un fil pour la fixer ; 3° d'une pièce intérieure propre à la perforer ou même à la gruger. Ce sont là les trois éléments essentiels de l'appareil droit. Il ne l'avait pas publié quand parut l'ouvrage de Civiale ; mais il l'avait fait connaître à Chaumet en 1812, l'avait expérimenté, en 1814, sur le cadavre à l'hôpital de Clermont, à l'hôpital Saint-Louis en 1817 ; enfin, devant nombre de personnes intelligentes et dignes de foi, et de tout cela il fournit des certificats aussi authentiques que possible. L'Académie des sciences a trouvé le temps de faire un examen rétrospectif des titres presque insignifiants de l'Allemand Gruithuisen et de lui décerner un prix ; mais jamais celui de dire un mot, dans un sens ou dans l'autre, d'un compatriote qui, mis en lumière, eût pu devenir un homme important ! Hâtons-nous de tirer le rideau sur ce patriotisme, et continuons.

A qui devons-nous la pince à trois branches élastiques qui, la première, a été appliquée sur le vivant ?

Voici ce que Leroy-d'Étiolles disait en 1825, après avoir décrit son lithoprione qui était formé de quatre ressorts de montre : « Plusieurs médecins crurent lui trouver de l'analogie avec le quadruple vésical de Franco ou le tire-balle d'A. Ferri. L'examen de ces instruments me fit voir entre eux et le lithoprione une grande différence quant à la structure et au mécanisme ; mais, en même temps, je reconnus que, pour les rendre applicables au traitement des calculs vésicaux, il suffisait de leur adapter le perforateur dont je me servais précédemment. La pince à trois branches de Sanctorius présente plus d'analogie encore avec la pince lithoprione pour la structure, puisqu'il suffisait de substituer le perforateur au stylet. » (*Exposé des divers procédés*, etc., p. 141 ; 1825.)

Ainsi, à cette époque, Leroy convenait que ce n'était pas sans avoir été mis sur la voie qu'il était arrivé à la pince à trois branches. Quoi qu'il en soit, il l'a présentée à l'Académie de médecine le 15 avril 1823.

Civiale, de son côté, prétend en être l'auteur, et il s'appuie sur un manuscrit déposé à la Société de la Faculté de médecine, en 1818, et sur ses *Considérations sur les rétentions d'urine* publiées en 1823. Mais le manuscrit a disparu, et nul n'a pu en retrouver la trace. Quant au livre, il donnela figure d'une pince à quatre branches. — Mais, dit Leroy, cette pince n'était pas applicable, car ses branches n'étaient pas élastiques et étaient fixées par des charnières sur le tube qui les supporte. — Non, répond Civiale; je conviens qu'on croit y voir des charnières; mais c'était une erreur du graveur que le texte rectifie. — Point du tout, réplique à son tour Leroy; jamais explication ne fut plus en rapport avec une figure. — Tâchons de débrouiller la vérité au milieu de ces contradictions.

Civiale a donné deux descriptions : la première, que nous avons transcrite plus haut, où il est question de *charnières*, et dont les branches ne pouvaient évidemment s'écarter que par l'action de la pièce centrale; mais, à la page 150, on trouve une autre description où il est dit que « à l'une des extrémités du tube intérieur sont fixées quatre branches dont l'*élasticité* tend à les éloigner les unes des autres. » Civiale aurait pu se borner à dire : les figures sont celles de mon premier instrument, et j'ai pensé que, pour faire comprendre le second, il me suffirait de faire remarquer que ses lames, au lieu de se dilater au moyen de charnières comme celles du premier, se dilatent par leur seule élasticité. Mais, loin d'user ainsi de franchise, il a préféré dire que « l'artiste chargé de graver les dessins a commis une erreur. » (*Troisième lettre sur la lithotritie*, p. 162.) Ceci annonce évidemment l'intention de tromper; car il me semble que le graveur aurait plutôt oublié de figurer une charnière où il y en avait qu'il n'en aurait mis où il n'y en avait pas; et cela sur deux figures! D'ailleurs, pourquoi n'avoir pas signalé cette erreur dans l'explication?

La vérité, la voici : Lorsque Leroy présenta la pince à trois branches, le 23 avril 1823, à l'Académie de médecine, l'impression de l'ouvrage de Civiale n'était pas achevée, comme on peut s'en convaincre par le *Journal de la librairie* du 21 juin 1823; il se dépêcha alors de la terminer, et, pour n'être pas trop en retard sur son adversaire, il ne prit pas le temps de changer les figures; il crut que, pour s'emparer de son idée, il lui suffirait de modifier son propre texte, et que les points représentant les charnières passeraient inaperçus. Remarquons que l'instrument n'est décrit

8

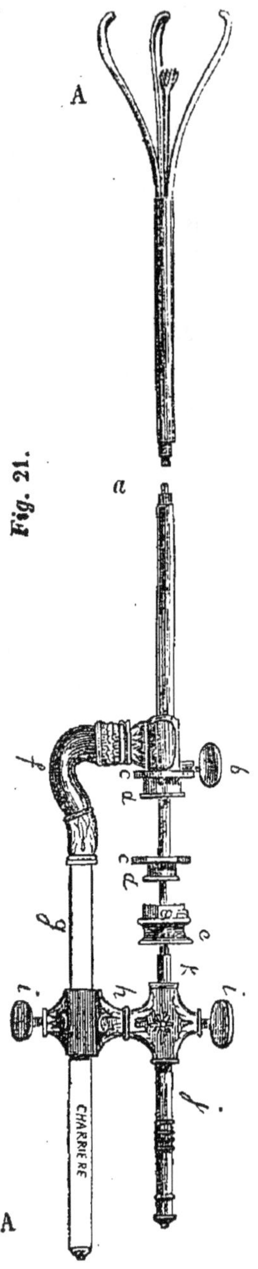

que dans les vingt-deux dernières pages du livre et qu'il ne fallait pas grand temps pour les imprimer.

Fig. 21. — Pince à trois branches écartées.

A — Partie de l'instrument destinée à saisir et à gruger la pierre (chemise, litholabe et lithotriteur).

B — Partie de l'instrument destinée à mettre la précédente en action et à la soutenir pendant l'opération (tour-en-l'air, etc.).

a — Brisure pour montrer l'emboîtement des trois pièces principales.

b — Vis de pression pour fixer dans la contre-poupée du tour la canule extérieure.

cc — Deux boutons montés à vis servant de poignée.

dd — Boîtes à cuir pour empêcher l'écoulement du liquide de la vessie entre les trois pièces.

Ces différentes parties sont réunies solidement par des pas de vis.

e — Poulie brisée autour de laquelle s'enroule la corde de l'archet non représenté.

f — Partie coudée du tour servant de support à la contre-poupée.

g — Partie carrée du tour glissant dans la poupée.

h — La poupée.

ii — Deux vis de pression de la poupée.

j — Boîte à pompe contenant un ressort en spirale poussant la broche sur l'extrémité externe du lithotriteur et celui-ci sur le calcul.

k — La broche.

Fig. 22. — Diverses pièces démontées.

ab — Canule extérieure.

a — Virole très-solide terminant cette canule.

b — Boîte à cuir se fixant par cette canule.

c — Boulon à vis du litholabe.

d — Boîte à cuir du litholabe.

C'est donc Leroy qui, mis sur la voie par des médecins qu'il ne nomme pas, eut l'idée de revenir à la pince à trois branches, laquelle servait autrefois à extraire des balles, des calculs de l'urèthre et même de la vessie.

Voici maintenant une autre singularité. Il paraît que Leroy ne comprit pas toute la valeur de cette pince : elle était trop simple pour son genre d'esprit. Aussi, « pour obvier à ses inconvénients, » il se met à son tour à inventer un lithoprione à charnières nombreuses et à filet, et puis un autre encore à charnières également, et qu'il dit « supérieur à tous les autres. » (*Exposé*, p. 166.) Pendant ce temps, Civiale opérait sur le vivant avec la pince à trois branches et réussissait. C'est donc lui qui a, le premier, compris et appliqué cette pince: c'est là son mérite (fig. 21 et 22).

Une foule d'autres entrèrent dès lors dans cette voie nouvelle et firent aux différentes pièces des changements qui ne furent pas toujours heureux. La canule extérieure ou *chemise* resta nécessairement à peu près la même. Le tube intérieur ou *litholabe* a, au contraire, beaucoup varié quant au nombre de ses branches et même à leur indépendance les unes des autres. La forme primitive a toujours prédominé; seulement, ayant les branches de même longueur, chacune d'elles ne pouvait avoir à son extrémité, pour retenir le calcul, qu'un crochet peu saillant; Civiale, en leur donnant une longueur inégale, fit que ces crochets se recouvrirent l'un l'autre et purent, en conséquence, avoir plus de saillie, disposition qui avait le double avantage de mieux retenir la pierre et de moins exposer à pincer la vessie; celui que j'ai vu employer par Fournier se terminait par deux lames réunies en croix dans leur partie centrale, et, soudées par leurs extrémités à l'extrémité interne du second tube ; ces lames métalliques étaient assez souples pour passer pliées dans le tube extérieur, et assez élastiques pour s'écarter en cage quand on les poussait au delà. Ce qui varia surtout, c'est la troisième pièce, ou *lithotriteur*, verge d'acier dont l'extrémité vésicale prit des formes très-diverses : tantôt elle se terminait par des pointes, des fraises ou par de petites couronnes de trépan pour perforer la pierre ; tantôt, pour agrandir la perforation, on plaçait dans la fraise ou le trépan une ou deux lames qui, sortant par des fentes latérales, râpaient la pierre de dedans vers la circonférence ; tantôt la tige centrale était munie de deux ailettes latérales en forme de virgule, de manière à représenter à elles trois une feuille de trèfle qui limait de la circonférence vers le centre. On a même, en ramenant de force le litholabe dans la chemise, et en poussant le lithotriteur avec la paume de la main, tenté d'écraser la pierre, soit de prime-abord, soit après l'avoir perforée, évidée. Inutile de dire que, extérieurement, les deux tubes étaient garnis de boîtes à cuir pour empêcher l'échappement du liquide de la vessie ; qu'une vis de pression les fixait l'un sur l'autre quand la pierre était saisie ; qu'enfin le lithotriteur était mis en mouvement par les uns au moyen d'un engrenage, par la plupart à l'aide de l'archet des horlogers déjà proposé par Gruithuisen, que Leroy attribuait en 1825 à Ducamp (*Exposé*, p. 222) et qu'il s'appliqua plus tard (*Lithotripsie*, p. 24 ; 1836. — *Hist. de la lith.*, p. 23 et 87 ; — *Lett. et mém.*, p. 322 ; 1844) à présenter comme une idée qui lui était venue en 1823. Ducamp était mort ! Le lithotriteur que Fournier m'a fait voir était muni extérieurement d'une roue dentée qu'il mettait en mouvement au moyen d'une sorte de petite échelle métallique dont les échelons s'engrenaient avec les dents de la roue.

Ce serait ici le lieu de dire un mot du système de M. Arthault, qui aurait peut-être eu de l'avenir si son auteur n'avait préféré, après quelques insuccès sur le vivant, l'ensevelir ainsi que luimême dans l'obscurité. La chemise avait la forme de mon explorateur (v. p. 83) ; mais, comme l'une de mes sondes évacuatoires simples qu'on verra plus loin, elle s'ouvrait sur le talon ; c'est par là que passaient les agents de préhension et de pulvérisation. Le bec ne servait qu'à en rendre l'introduction plus facile. Extérieurement cette chemise se prolongeait en une gaîne carrée longue d'un demi-mètre environ et d'un diamètre de cinq à six centimètres. C'est dans cette gaîne qu'étaient cachés les organes moteurs qui étaient mis en jeu par deux leviers sortant sur la face supérieure et que l'opérateur balançait l'un après l'autre dans le sens de l'axe. Chaque balancement faisait entendre un bruit de râpe, et en effet au bout d'un temps assez court, un morceau de moellon rond et du volume d'un marron était réduit en poudre. En voyant agir l'inventeur dans une vessie qui était elle-même dans une boîte, je lui dis de suite qu'il ne saisirait pas aussi bien la pierre sur le vivant et je l'engageai à faire connaître son invention que d'autres peut-être rendraient plus praticable, et qui, en tout cas, ne pouvait manquer de le faire connaître. Il ne partagea pas mon avis et j'ai en effet appris que deux fois mes prévisions s'étaient réalisées (1). A dater de ce moment, je n'entendis plus parler de M. Arthault ni de son invention, quand, il y a deux ou trois ans, je fus appelé par lui pour un cas de rétention d'urine dans un petit village de la Brie. Dans la conversation, je lui rappelai ce que je viens d'exposer, je lui témoignai mes regrets de voir ainsi périr une invention qui, dans ma conviction, aurait rendu des services. Sa réponse se réduisit à ceci : *il est bien tard.* Le sort de Fournier et ma vie si longtemps militante ne m'ont pas d'ailleurs paru lui inspirer beaucoup de regrets (v. *Gaz. méd.*, 1845, p. 113).

Nous n'en dirons pas davantage sur la méthode rectiligne qui a de l'importance au point de vue historique, mais qui n'est plus appliquée. J'arrive donc à la méthode nouvelle, à la méthode curviligne qui est aujourd'hui seule employée.

Les Anglais prétendent qu'un des leurs, Stodart, fit construire, dès le commencement de ce siècle, un instrument qui avait la plus grande analogie de forme avec le lithotribe courbe qu'on emploie aujourd'hui. Le même instrument aurait été fait en 1825 pour Haygarth, chirurgien de Birmingham, dans le but d'extraire de petits calculs de la vessie, puis, peu de temps après, rendu capable de les broyer au moyen d'une vis par J. Hodgson, chirurgien de la même ville (v. *Bellinaye's compend. of lithotripsy*, p. 208). Ces prétentions ne sont appuyées que sur le grand livre du fabricant. Costello dit avoir vu un instrument semblable entre les mains de Fisher, autre médecin anglais ; mais Leroy répond que

______

(1) On dit même avoir vu cet instrument se briser et laisser un fragment dans la vessie d'un cadavre (*Gaz. méd.*, 1845, p. 507).

ce lithotribe fut fabriqué en 1825 par un mécanicien français, Retoré, qui l'exécuta d'après l'indication d'un instrument semblable imaginé par un médecin de Vienne; que ce sont ses propres objections qui ont détourné Retoré de cette voie; et que, vendu comme ferraille, cet essai tomba entre les mains de Fisher, puis entre celles d'Amussat (*T. de la lithotripsie*, p. 147; 1836). Ce qu'il y a de curieux, c'est qu'en 1839, p. 48 et 53 de son *Hist. de la lithotritie*, Leroy dit qu'*un essai qui pouvait être fécond en résultats*, avait été fait par lui et Retoré, *qu'il employait à la confection de ses instruments*, et qu'un modèle fut exporté à Vienne. On voit que le médecin de Vienne disparaît et que Retoré passe au second plan; de sorte que, plus tard encore, Leroy dit hardiment : « Le lithotriteur Leroy-Retoré..... » (*Mém. contre Heurteloup*, p. 17).

Mais, ce qui ne laisse aucun doute, c'est qu'en 1825, Weiss, fabricant très-connu de Londres, publia dans son catalogue la figure d'un instrument analogue. Seulement, entre les deux mors se trouve une petite scie destinée à entamer la pierre afin de faciliter son éclatement : nous reviendrons sur ce sujet. Enfin, vers 1830, apparaît le brise-pierre du Suédois Jacobson, formé de deux pièces : l'une externe, ou chemise, est droite et analogue à celle de la pince à trois branches, et l'autre interne, semblable pour la forme à une sonde courbe ordinaire, est engaînée par la précédente dans sa portion droite. Cette pièce intérieure est elle-même partagée dans toute sa longueur en deux moitiés ou branches susceptibles de glisser l'une sur l'autre. La branche correspondante à la concavité est d'une seule pièce; la seconde, au contraire, est partagée, mais dans sa partie courbe seulement, par deux brisures qui, réunies entre elles par autant de charnières, et, par une troisième, à l'extrémité de l'autre branche, font, quand on pousse l'extrémité externe de la portion droite qui les supporte, une anse capable de saisir de petits calculs et de les écraser quand, au moyen d'un écrou placé extérieurement, on ramène à soi cette branche articulée. Leroy a fait à cet instrument plusieurs modifications heureuses. Néanmoins il disparut bientôt devant le puissant rival qu'Heurteloup lui suscita.

Il est certain que ce chirurgien, qui pratiquait la lithotritie à Londres avec les instruments droits, eut connaissance des essais que je viens de faire connaître ; mais grâce à l'ardeur d'esprit qui le caractérisait, il imprima à l'idée de l'écrasement avec des instruments courbes une marche telle qu'on doit l'en regarder, sinon comme l'inventeur, au moins comme le véritable promoteur. Son instrument a la plus grande analogie avec celui que Weiss affirme lui avoir fait voir, et son grand tort est de ne pas l'avoir franchement reconnu ; car c'était déjà un mérite que d'avoir compris tout ce qu'on pouvait faire avec un instrument dont tous les chirurgiens auxquels Weiss l'avait soumis avaient complétement méconnu la valeur. Weiss le laissait en effet depuis plusieurs années dormir dans la poussière, et ce n'est que quand les succès d'Heurteloup vinrent le réveiller, qu'il prétendit le lui avoir montré ; ce que l'autre nia. Laissons de côté toutes ces affirmations et négations pour ne nous en tenir qu'aux preuves. — Cet instrument est non-seulement décrit, dit Weiss, mais encore représenté dans mon catalogue de 1825.—Non, répondit Heurteloup, votre instrument avait pour but de scier la pierre et la preuve c'est qu'il a une scie entre les mors. — Il a une scie, c'est vrai, mais c'était uniquement comme moyen de préparer à l'écrasement que les mors devaient opérer à l'aide de la vis et de l'écrou qu'on voit extérieurement. J'en avais fait un sans scie en 1824 ; je l'ai vais soumis à B. Brodie, dont voici le certificat, et c'est parce que ce chirurgien m'avait fait craindre une projection trop violente des fragments contre la vessie que j'ai fait le second dans lequel une scie devait rendre l'éclatement plus facile et partant moins dangereux. Ces instruments je les ai fait aussi représenter dans mon catalogue de 1831. — Moi, répliqua Heurteloup, j'ai employé le mien cette même année et je l'ai décrit à la page 477 de mes *Principles of lithotrity* qui portent ce millésime et où vous avez pu en prendre connaissance. — Le nœud de la difficulté devenait, comme on voit, de plus en plus serré. Néanmoins, dans une discussion qui s'éleva entre Heurteloup et moi, en 1858, je pris à tâche de le dénouer. Je constatai d'abord que, dans l'ouvrage en question, Heurteloup ne traite que des instruments droits et que ce n'est qu'à l'*avant-dernière page* qu'on peut trouver trace d'instruments courbes ; en second lieu, qu'à cette époque, comme plus tard, il voulut toujours faire des mystères, et qu'il eût fallu que Weiss fût un Œdipe pour trouver, dans la description d'Heurteloup, l'idée de l'instrument qu'il représentait si bien. Celui-ci parle d'une pierre qu'à deux reprises différentes il n'avait pu prendre avec un *perce-pierre* droit et qu'il avait saisie avec « un instrument qu'il venait de faire construire sur ce principe que *le centre de son action saisissante* n'était plus placé dans l'axe (the centre of its seizing action was no longer placed in the axis of the instrument) ; » rien de plus. Mais est-ce que les lithotriteurs courbes à deux ou trois branches élastiques de Pravaz et d'autres n'étaient pas dans le même cas ? Est-ce qu'il n'en était pas de même de l'instrument *publié* par Weiss en 1825 ? J'ajoute ici enfin que, d'après des certificats que je fis prendre au dépôt central de la librairie (*stationners hall*) et à la librairie si connue de Longman, Rees et C°, il est certain que le catalogue de Weiss a été publié au mois de juillet et l'ouvrage de Heurteloup au mois de novembre, c'est-à-dire quatre mois après. (Voir, pour plus de détails, l'*Abeille méd.* de 1858, p. 135, 147, 198, 223, 245 et 247).

Cet historique montre que si Heurteloup n'a pas imaginé seul le brise-pierre courbe, lui seul du moins en a compris l'importance. On va voir maintenant qu'il l'a presque d'un jet porté à sa perfection. Voici comment il le fit connaître en 1833 (*Mém. sur la Lithotripsie par percussion*, br. in-8°, avec fig. p. 9). « J'ai donné à cet instrument le nom de *percuteur courbe à marteau* : 1° parce qu'il brise les pierres par la percussion, 2° parce qu'il présente une courbure, ce qui lui donne un caractère particulier, autre que celui présenté par les instruments utilisés jusqu'à ce jour, et enfin 3° parce que la force que j'emploie est celle que me fournit un marteau. Cet instrument est en acier (voir fig. 23 et 24) ; il a 14 pouces (38 centimètres) dans sa longueur totale, et on distingue dans sa composition la partie qui, pendant l'opération, entre dans l'urèthre et dans la vessie, et la partie qui est extérieure. La partie *intra-vésicale* ressemble à une grosse sonde qui serait droite dans 8 pouces (22 centimètres) de sa longueur et dont l'extrémité serait courbée suivant le quart d'un cercle d'un pouce à un pouce et demi de rayon. Cette partie courbée se sépare en deux portions par une coupe qui croise à angle droit l'axe de la partie droite de la sonde. Cette partie droite est composée de trois pièces, deux latérales et une intérieure. Les deux latérales se continuent avec la portion la plus externe de la courbure A ; l'intérieure se continue au contraire avec la portion la plus interne de cette courbure B.

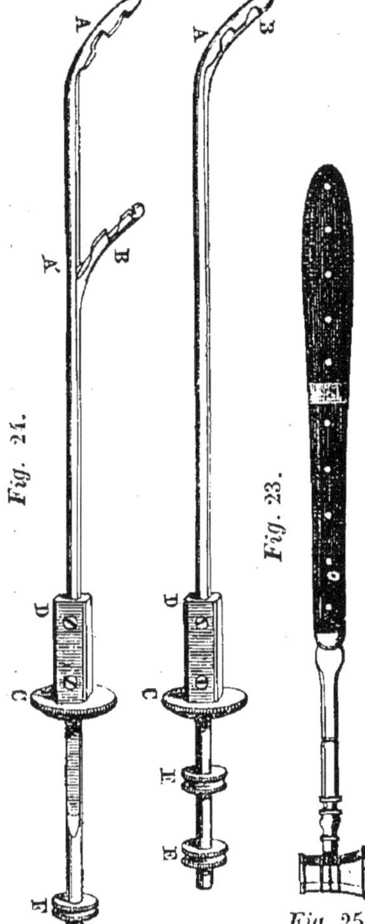

» Or, comme ces deux portions externes sont fixées dans une pièce carrée d'acier qui forme l'*armure* de l'instrument (portion qui s'ajuste dans le *point fixe*) et que la partie interne qui correspond à la courbure interne est tout à fait libre, il en résulte que cette pièce interne et la portion de courbure qui lui correspond sont mobiles. et que conséquemment, on peut à volonté éloigner l'une de l'autre ces deux portions de la courbure et les rapprocher. Or, c'est dans la possibilité d'éloigner ou de rapprocher ces deux pièces, que réside dans l'instrument la *faculté de prendre*. Ces deux pièces peuvent être ou non armées de dents ; elles peuvent être excavées, plus longues, plus courtes, plus ou moins courbées, etc., que ne le représente la figure : cela dépend des circonstances dans lesquelles on met le percuteur en usage.

» Quant à la *faculté de pulvériser*, elle est due à l'action d'un marteau avec lequel, lorsque la pierre est prise entre les deux segments de courbure dont l'un est immobile et l'autre mobile, on peut rapprocher ces deux segments par la *percussion* et conséquemment, communiquer à la pierre l'action vive et éminemment pulvérisante du marteau (fig. 25). On conçoit que, par ce moyen, je réalise dans la vessie ce que l'on opère avec le même agent sur un plan solide et résistant. En effet, l'instrument présente, lorsqu'il est mis en usage, un plan fixe sur lequel repose la pierre, et un plan mobile qui a une action absolument semblable au marteau mis en œuvre comme on le fait ordinairement, puisqu'il est une loi physique qui veut que tout choc que l'on imprime à l'extrémité d'une tige solide et droite, se transmette sans perte à un corps placé à l'autre extrémité.

» J'exécute d'ailleurs cette percussion en plaçant l'armure de l'instrument dans mon point fixe que je rends instantanément inébranlable au moyen d'une pièce d'acier que j'ai nommée *coin* d'après sa forme et son usage, et qui, placé entre ce point fixe et la lèvre supérieure de la mortaise de mon *lit rectangle*, fait que la percussion la plus forte peut être exercée sur la partie externe de l'instrument, sans que la partie qui est dans la vessie éprouve la moindre vibration. » Nous reviendrons sur ce point.

Heurteloup resta fidèle à cet appareil toute sa vie; cependant, vers 1846, il donna beaucoup plus d'extension à un procédé qu'il n'avait jusqu'alors employé que très-exceptionnellement, je veux parler de l'extraction immédiate par le percuteur à cuillers. (*De la Lithotripsie sans fragments*; 1846.) Peut-être fut-il amené à cette généralisation par Leroy-d'Etiolles qui, dans un mémoire lu à cette époque à l'Académie des sciences, posa en principe qu'on doit, pour faire une séance de lithotritie *d'une manière brillante et rapide*, disposer en ordre, près de soi, sur une table, 6 ou 8 brise-pierre à cuillers et les faire rapidement succéder l'un à l'autre jusqu'au dernier » (*Gaz. méd.* 1846, p. 69). Quoi qu'il en soit, il avait bien positivement décrit, dès 1833, (op. cit. p. 73) le percuteur à cuillers qui permettait de broyer et d'extraire « les fragments qui n'étaient pas expulsés (fig. 26). » Leroy-d'Etiolles avait en outre allégué le cas où le col de la vessie est évasé et où les fragments s'y précipitent en trop grand nombre. Mais, de mon côté, j'ai fait observer

que ce qu'on extrait ainsi, ce ne sont plus des fragments, que c'est
une poudre presque impalpable qui, si elle était restée dans l'u-
rine, serait fort bien sortie avec elle spontanément quand le canal

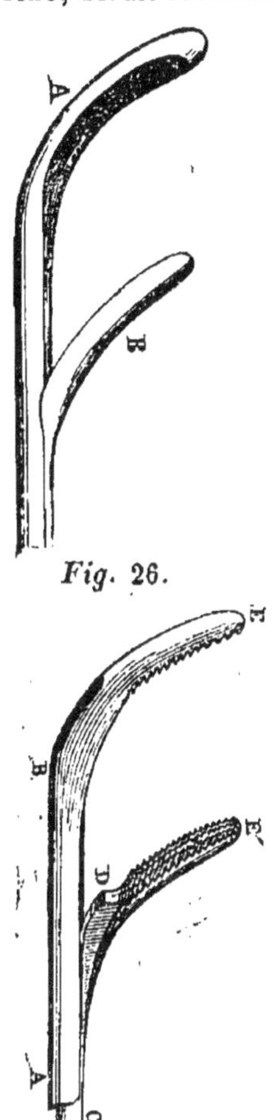

Fig. 26.

Fig. 27.

est si libre, artificiellement
quand il ne l'est pas. Ausssi
ai-je proposé un brise-pierre à
mors plats qui, réduisant les
petites-pierres ou les fragments en poudre beaucoup
plus ténue que ne le pouvait
faire le lithotribe à dents, n'a-
vait pas l'inconvénient de s'engorger comme celui à cuillers
et permettait, par conséquent,
de porter en une séance la
destruction de la pierre beaucoup plus loin, puisqu'on n'a-
vait pas à l'introduire ou à
l'extraire plusieurs fois (fig. 27
et 28). Cet instrument, présenté en février 1846 à la
Société anatomique (*Bull.* p.
13), péchait en ce que l'ouvrier
lui avait fait au talon une fenêtre trop longue. Je fis cor-
riger ce détail et le présentai,
le 17 mars, à l'Académie de
médecine (*Gaz. med.* 1846, p.
239). Leroy-d'Etiolles qui, de
son propre aveu, avait vu le
premier modèle dans les ate-
liers de M. Charrière, où il

Fig 28.

était alors presque en permanence, eut la hardiesse de revendiquer
mon idée auprès de l'Académie et de prétendre que le modèle que
je présentais avait été fabriqué pour lui (v. *Gaz. méd.* 1846, p.
256). Il suffira de comparer le compte rendu de l'Académie avec

celui de la Société anatomique pour voir de quel côté est la vérité.

Quoi qu'il en soit, trois formes du brise-pierre courbe doivent, à mon avis, compter aujourd'hui dans la science : celle à dents, celle à cuillers et celle à mors plats. Chacune d'elles a subi quelques modifications ; mais avant de les décrire, disons quelques mots de leur agencement.

Nous avons vu, p. 261, que la partie droite ou tige du percuteur se composait, en 1833, de trois pièces : c'était la reproduction exacte de ce que présentait l'instrument primitif de Weiss, celui de 1824 : la présence de la scie dans le second a nécessité une disposition plus compliquée. Il paraît certain que c'est M. Charrière qui remplaça les deux pièces latérales, supportant le mors correspondant au talon, par une seule pièce à rainure dans laquelle glisse la pièce centrale qui se continue avec l'autre mors (v. fig. 29, p. 266). Heurteloup évite de le dire (ouv. de 1846, p. 176) ; mais je me rappelle fort bien avoir, en 1834, pris part, à Bicêtre, à des expériences faites par Labat avec un instrument où cette disposition, encore trop nouvelle sans doute pour être suffisamment perfectionnée, devint la source d'un engorgement qui ne permit pas de fermer les branches. Heureusement que c'était sur un cadavre. Cette disposition était un perfectionnement notable, car elle rend l'instrument beaucoup plus solide et plus facile à nettoyer. La pièce engaînée comme je viens de le dire, prend le nom de *mâle*, l'autre celui de *femelle*.

Heurteloup conseille de faire la tige aussi volumineuse que possible pour empêcher le liquide contenu dans la vessie de sortir (*Lith.* 1846, p. 115). Mais ce serait un obstacle bien insuffisant, vu la grande dilatabilité du col dont la contraction s'oppose seule à l'émission. Il importe d'ailleurs de ne pas distendre douloureusement le canal, parce qu'il en résulte une irritabilité de la vessie et qu'on sent bien moins ce qu'on y fait si l'instrument est fortement serré. Toutefois, il faut éviter avec le plus grand soin l'exagération contraire où fabricants et chirurgiens sont tombés à l'envi ; ils ont pensé que, du moment qu'avec un bon acier et une trempe excellente, l'instrument a une force suffisante, il y a tout avantage à ne lui donner qu'un faible volume. C'est une erreur, il faut que la tige ait le même volume que le bec. Puisque celui-ci passe le premier, il n'en résultera pas un surcroît de souffrance. Je dis plus : une fois qu'on a pénétré, la pression produite sur les parois du canal au niveau des courbures, doit être moins douloureuse, puisqu'elle a lieu sur une plus large surface. Mais voici le grand inconvénient d'une tige trop faible : elle a une élasticité qui fait que, cédant aux pressions alternes qu'exercent sur elle les courbures du canal, surtout quand il est le siége de spasmes, les deux pièces qui la composent ne glissent plus l'une dans l'autre que par un mouvement saccadé et donnent à la main des sensations trompeuses. Pour un adulte, un diamètre de 8 millimètres est celui qui me paraît le mieux convenir; il est rare, à moins de rétrécissement du canal, qu'il n'entre pas aisément. Nous avons vu la longueur totale que Heurteloup donne à ses instruments : c'est trop peu. J'en dirai autant de ceux qu'on trouve dans le commerce qui n'ont pas plus de 25 ou 26 centimètres de *tige*. Avec de pareilles dimensions, on atteint difficilement les parties les plus reculées de la vessie; j'ai vu quelques sujets hernieux et d'autres même chez lesquels, par la seule présence d'une énorme prostate, on n'aurait pu atteindre la vessie elle-même. Il suffit d'ailleurs que le sujet ne puisse écarter fortement les cuisses ou qu'il soit doué d'un embonpoint considérable pour qu'on ne puisse agir aisément sur l'armature extérieure. Il faut que la *tige seule* d'un brise-pierre d'adulte ait environ 30 centimètres de longueur.

Nous avons vu que les mors du percuteur primitif étaient d'égale largeur, ce qui exposait à pincer les parois de la vessie : on remédia à cet inconvénient en donnant au mors mâle un peu moins de largeur qu'à l'autre. Les dents de chaque pièce se trouvant placées vis-à-vis l'une de l'autre : il en résultait une grande source de faiblesse, car c'était la rainure qu'on creuse sur une barre de fer quand on veut la rompre. M. Charrière fit les dents de chaque pièce alternes et non abruptes, ce qui permit de donner à ces pièces partout la même épaisseur, et par suite la même résistance (*V. fig.* 29). Dans son ardeur de perfectionnement, il alla encore plus loin. Sans doute que, dans les premiers temps où la tige de la pièce femelle fut creusée en gouttière, l'engorgement dont je fus témoin (*V. p.* 264) n'était pas rare; aussi ne tarda-t-il pas à faire au niveau du talon une petite fente par où le détritus pût être chassé par la pièce mâle. Weiss en vint même à fenêtrer complétement la femelle, de manière que l'autre pût s'y loger entièrement et même la dépasser (*V. fig.* 30). Cet instrument ne pouvait plus en effet s'engorger, mais il eut d'autres inconvénients : pour compenser la diminution de force qui en résultait, il fallut lui donner plus d'épaisseur d'avant en arrière, ce qui, lorsqu'on voulait prendre les fragments en déprimant avec son talon la paroi postérieure de la vessie, présentait à ceux-ci deux bords élevés par dessus les-

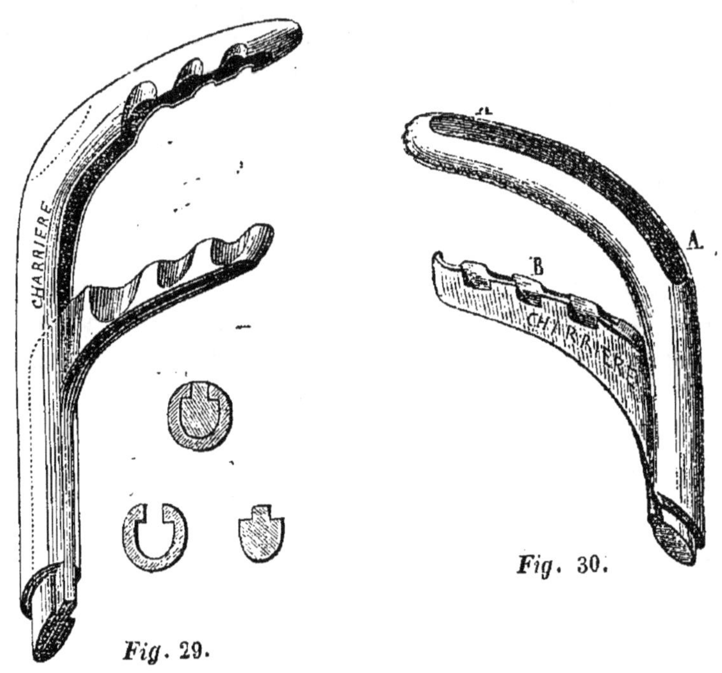

Fig. 29.

Fig. 30.

quels ils passaient difficilement. Disons toutefois que cet inconvénient n'est pas aussi grand qu'il semblerait, parce que ce lithotribe n'est destiné qu'à rompre le calcul, et qu'aussitôt qu'on y est parvenu, on le remplace par un autre. Son principal inconvénient c'est de présenter sur son dos deux lames capables d'offenser le canal et la vessie, surtout quand elle est mamelonnée, par leur bord mince, presque tranchant, et par les fragments qui peuvent s'enclaver entre elles et agir comme un soc de charrue. Cependant il faut dire que ces inconvénients sont moindres pour ceux qui vont à la recherche du calcul avec le bec de l'instrument que pour ceux qui se contentent de déprimer avec son dos la paroi postérieure de la vessie pour faire tomber le corps étranger entre ses mors. Ajoutons qu'on a vu l'une des lames se rompre, s'écarter de l'autre, former hameçon et s'opposer ainsi à l'extraction.

Heurteloup a aussi reproché au bec mâle d'avoir trop peu de largeur d'un côté à l'autre ; il en a fait pour ainsi dire une lame de couteau qui couperait le calcul en deux et projetterait violem-

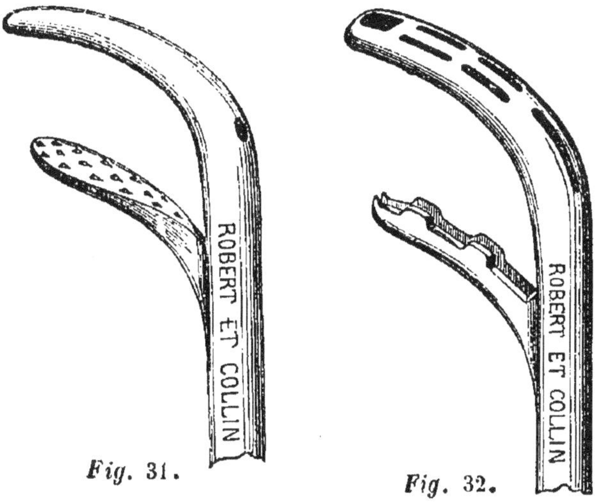

Fig. 31.   Fig. 32.

ment ses fragments contre les parois latérales de la vessie. Ce ne sont là que des exagérations : le bec mâle de l'instrument en question, de même que celui que je préfère, a de 4 à 7 millimètres d'épaisseur ; il ne coupe donc pas le calcul, ne projette pas ses fragments, et puis est-ce que son action ne se passe pas dans un liquide dont la résistance augmente avec la force de projection? Enfin comme, pour la plupart des chirurgiens, ce premier temps n'est que préparatoire à l'écrasement, comme, pour la plupart, le marteau n'est qu'un moyen exceptionnel, ce n'est pas un mal que le bec mâle ait moins de largeur, puisque, pour rompre la pierre, il exige moins de force.

On a encore proposé, mais seulement pour faire éclater les pierres très-volumineuses, d'armer d'une ou de deux fortes dents saillantes et pointues le milieu de chaque mors (*Arch. de méd. belge*, t. VIII, p. 53; 1842.)

La figure 26, p. 261, représente le brise-pierre à cuillères imaginé par Heurteloup. Civiale voyant que la pince à trois branches devait infailliblement faire place à l'instrument courbe d'Heurteloup finit par adopter celui-ci, mais ce ne fut pas franchement; il essaya de le dénaturer, et parla tant et si souvent de cet instrument hybride, qu'il finit par le généraliser sous son nom (1). Or, on n'en pouvait guère imaginer de plus mauvais. Dans le percuteur à cuillères d'Heurteloup, les deux becs sont excavés; mais, dans celui de Civiale, le bec femelle offre seul une excavation, et encore est-ce plutôt un bec plat entouré d'un rebord (*fig.* 31 et 38, p. 285). Le mâle, beaucoup moins large, s'y loge quand l'instrument est fermé. Il s'ensuit qu'il n'a pas de cavité réelle, que, pour peu que du détritus s'y accumule, il écarte notablement les branches de manière à excorier le canal, et que si, au contraire, on rapproche assez fortement les branches pour éviter cet inconvénient, il ne ramène presque rien. D'ailleurs c'est chose assez difficile que de le décharger complétement, parce que, quoi qu'en dise Civiale, le détritus s'y trouve maintenu par le rebord qui l'entoure à sa base. En définitive, pour fragmenter la pierre, cet instrument ne vaut rien, parce qu'il agit sur une surface trop large et que ses mors sont trop minces pour supporter une grande force; pour extraire, il ne vaut pas mieux, parce qu'il n'a pas de cavité, et, pour pulvériser, il est encore plus mauvais, parce qu'il ne se décharge que très-difficilement, et que, s'il en reste dans la cuillère, les fragments qu'on saisit ultérieurement, reposant sur une surface mouvante, s'en échappent aisément. Cet

(1) Et cependant il fit pour cela comme pour tout, comme pour les hypertrophies prostatiques, les inerties de la vessie, etc., etc. Tout en s'appropriant les idées des autres qui lui semblaient bonnes, il ne lâchait jamais les siennes. Ainsi, dans son ouvrage posthume, bien qu'il fût notoire qu'il n'employait presque plus que l'instrument courbe, il vante à chaque page le droit, et presque toujours de manière à faire croire qu'il est supérieur à l'autre. Je signale cet esprit parce qu'il jette souvent dans ses écrits une singulière confusion.

inconvénient était, comme nous allons le voir, on ne peut plus facile
à éviter ; mais on a cherché au contraire à y remédier par des
complications. Ainsi, M. Guillon a eu l'idée de placer au fond de
la cavité du bec femelle une lame métallique mince qui, terminant
une tige glissant entre les deux principales, permet de faire tomber dans la vessie le détritus tassé à sa surface dans la cuvette.
Un autre a criblé le fond de cette cuvette d'ouvertures par lesquelles
ce détritus pût être chassé par la compression (*V. fig.* 32). Pour
moi, convaincu qu'on ne doit pas demander au même instrument

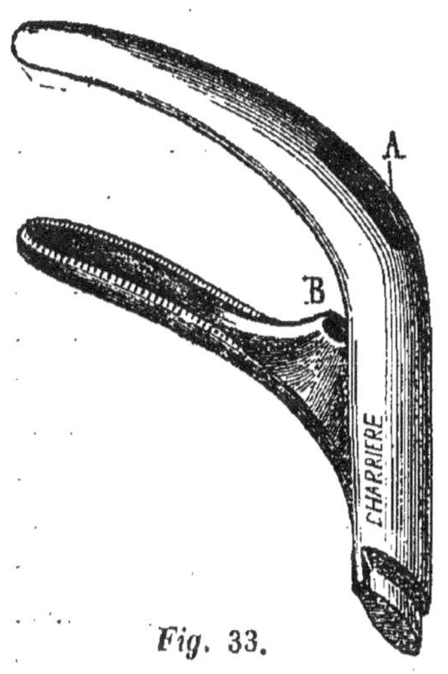

Fig. 33.

de remplir les indications les
plus opposées, je n'emploie l'instrument à cuillères que comme
moyen évacuatoire, aussi me
suis-je appliqué à en tirer tout
ce qu'il peut faire. J'ai creusé
chacun des mors d'excavations
aussi profondes et aussi longues
que possible (fig. 33), et mon
bec mâle, contrairement à ce
qu'on voit dans l'instrument
d'Heurteloup, a la même longueur que celui de la pièce
femelle. Si cette disposition
donne aux cuillères toute la
capacité possible, elle leur donne en outre plus d'aptitude à saisir
les fragments. Il est vrai qu'elle exposerait à pincer la vessie ;
mais je suis parvenu, par un mécanisme des plus simples, à lu
donner plus de sécurité qu'on en aurait avec tout autre. M. Charrière avait muni l'extrémité externe de la tige de la branche femelle du brise-pierre fenêtré d'une rondelle qui, lorsqu'on la
fait reculer de quelques pas de vis, permet à cette branche de
pénétrer plus avant, et par cela même à son bec de traverser
complétement la fenêtre de la branche femelle et de forcer à en
sortir les débris qui pourraient s'y être fixés (v. fig...). J'ai adapté
au mien une rondelle pareille, mais devant, par un mouvement
contraire, venir butter contre l'extrémité externe de la pièce femelle

avant que les deux mors soient assez rapprochés pour pincer la muqueuse (*V. fig.* 13 et 28. R). C'est, du reste, un moyen de sécurité dont tous mes brise-pierre sont munis. Avant d'extraire l'instrument, on ramène la rondelle en arrière par quelques tours de vis en sens contraire, et, après s'être assuré que les mors ne sont maintenus écartés que par du détritus, on les force à se rapprocher par l'un des moyens qui seront indiqués.

Mon lithotribe plat (*fig.* 27) présente une large fenêtre près du talon, mais seulement dans une étendue correspondante à la profondeur de la gouttière où glisse la pièce mâle. Le talon de celle-ci offre une saillie qui, lorsque l'instrument est fermé, remplit exactement la fenêtre, en sorte qu'au moment de l'introduction le talon est tout à fait lisse. En cet endroit, où toute la force employée dans le broiement tend à redresser le mors femelle et à forcer la courbure du mors mâle, l'épaisseur de tous deux est très-grande ; mais, au-dessus de la fenêtre, ces mors, se trouvant pleins, n'ont plus besoin de cette épaisseur et s'aplatissent complétement en même temps qu'ils s'élargissent (1). Celles de leurs faces qui se regardent sont hérissées d'aspérités un peu descendantes sur la branche femelle, un peu montantes sur l'autre, pour empêcher les corps interposés de glisser, mais pas assez saillantes pour que le détritus y puisse adhérer en couche épaisse et déterminer un écartement notable des mors. D'ailleurs le moindre choc de ceux-ci l'un contre l'autre, la moindre agitation dans le liquide que contient la vessie, suffisent pour détacher ce qui pourrait y rester.

(1) Civiale, depuis mes premiers pas dans la science jusque dans son livre d'outre-tombe, m'a présenté sous de telles couleurs, qu'il m'importe de le faire voir lui-même sous son vrai jour. A la page 15 de ce dernier ouvrage, on lit : « *Mes* principaux instruments sont : le litholabe et ses accessoires, le lithoclaste à mors plats et à écrou brisé, le lithoclaste explorateur et *accidentellement* le forceps fenêtré. *Je les ai fait connaître*.. » Le trilabe, j'en ai fait l'historique p. 252 ; quant au lithoclaste à mors plats, c'est cet instrument décrit plus haut, dont le bec femelle est cave ; mais ce nom impropre ne peut-il pas le faire confondre avec le mien ? L'écrou brisé, instrument usuel dans l'industrie, lui a été fortement disputé par Leroy ; mais j'ai lieu de croire qu'ils le devaient tous deux à M. Charrière, leur fabricant. Le lithoclaste explorateur, il n'en a jamais parlé avant la description que j'en ai donnée p. 492 de mes *Recherches* de 1856, et surtout dans mon

Ces deux faces sont légèrement biseautées sur leurs bords pour prévenir le pincement de la vessie ; mais, pour plus de sûreté, j'ai adapté à l'extrémité externe de la tige mâle la rondelle dont il vient d'être question.

Ce brise-pierre peut, dans une foule de cas, remplacer ceux à dents et à cuillères ; voici comment :

1° Ses mors, dans la portion prenante, sont moins épais que ceux de tous les autres, ce qui leur donne plus de facilité à passer entre la vessie et la matière pierreuse, et plus larges, ce qui donne plus de chance de la saisir. Comme c'est vers l'angle de courbure et d'avant en arrière que viennent se concentrer toutes les forces mises en œuvre pendant le broiement, et que chaque branche a dans ce point et dans ce sens autant d'épaisseur que l'instrument fenêtré (*v.* p. 266) qui en a plus que tous les autres, il a toute la force voulue, et, en effet, je l'ai soumis à des épreuves infiniment plus rudes que celles qu'on se permettrait dans la vessie sans qu'il ait faibli de la manière la plus imperceptible ;

2° Les petites pierres ou les fragments s'interposent mieux entre ses mors qu'ils ne le feraient entre deux surfaces déchiquetées, comme celles de l'instrument à dents, ou linéaires, comme les bords de celui à cuillères ;

3° Larges et plats, ses mors réduisent les fragments en poudre aussi fine, plus fine même que le lithotribe à cuillers, et il n'a pas comme lui l'inconvénient de s'engorger ; le détritus qui se trouve au fond de la gouttière se trouvant chassé par la large fenêtre du talon, et celui qui correspond aux mors n'ayant là que de faibles adhérences, il s'en suit qu'il n'exige pas comme le lithotribe à

Mémoire sur l'extraction des graviers de l'urèthre (*Gaz. méd.* 1861). Civiale était un chirurgien peu inventif, peu modeste, encore moins scrupuleux, mais très-judicieux. Quand apparaissaient quelque idée ou quelque instrument nouveaux, il en distinguait aussitôt le fort et le faible ; ce dernier côté devenait l'objet de ses dénigrements ; quant au premier, il changeait soit un peu la forme, soit beaucoup le nom, et il en prenait aussitôt possession. Que dira le lecteur du mot *forceps* donné au brise-pierre fenêtré et de celui *d'accidentellement* appliqué à son invention ? Et cet homme, qui n'a pas même inventé la pince à trois branches, se plaint à chaque page de ce qu'on a changé quelque chose à ses préceptes, à ses instruments !

cuillers des extractions pénibles et des introductions répétées plusieurs fois dans la même séance. On peut donc pousser le broiement beaucoup plus loin et diminuer par cela même le nombre des séances ;

4° C'est surtout dans les mouvements de latéralité que les arêtes dorsales de l'instrument à large fenêtre peuvent offenser la vessie. Mais ces mouvements sont d'autant plus marqués qu'ils se passent plus près du bec ; ils sont bien moindres près du talon qui en est le point central. Or ce n'est que là que mon instrument est fenêtré ; le reste est parfaitement poli.

En résumé, il suffira dans nombre de circonstances pour mener à bien une lithotritie depuis le commencement jusqu'à la fin.

Je ne rejette cependant ni le lithotribe à dents ni celui à cuillers. Au contraire, je regarde ces trois instruments comme complémentaires l'un de l'autre. La pierre est-elle dure, lisse, volumineuse ? c'est par le lithotribe à dents qu'il faut l'attaquer : ces dents y mordront mieux, la fixeront plus vite ; lors même qu'elles glisseraient d'abord à sa surface, elles y laisseront des empreintes, des sillons, qui bientôt la rendront bien plus facile à prendre, et, comme elles agissent sur une surface étroite, il faudra pour la faire éclater une force bien moindre que celle qu'exigerait un mors plus large. Une fois qu'elle est brisée en morceaux, il est assez rare que ceux-ci résistent au brise-pierre à mors plats ou à celui à cuillers ; ce qui doit entraîner notre choix, c'est la largeur du canal et la liberté des urines. Sont-elles normales, incontestablement c'est le mors plat qu'il faut préférer, puisqu'il pulvérisera beaucoup plus vite et que la poudre qu'il produira sera facilement et promptement entraînée par la miction. Celle-ci est-elle gênée, impossible, on se servira du lithotribe à cuillers, ou encore du mors plat, quitte à extraire ensuite le détritus par des injections et par les moyens que j'ai imaginés à cet effet. Telle me paraît être la conduite à laquelle M. Courty, de Montpellier, a été conduit par son expérience, sans s'être assez rendu compte de mes travaux si j'en juge par son mémoire *sur le Broiement de de la pierre en une seule séance (Congrès médico-chir. de Rouen,* p. 161 ; 1863). Quant à Amussat qui n'en a rien dit dans son *Mé-*

mo re sur la lithotritie en une seule séance (*Gaz. méd.*, oct. 1853).
Quiconque comparera ce travail avec celui que j'ai publié dans le
Journ. des conn. méd., chirurg. (avril 1848) se figurera difficilement qu'il n'en ait pas eu connaissance. Je n'ai pas, il est vrai,
parlé de lithotritie en une séance, mais je dirai plus loin pourquoi
aujourd'hui encore je me garderais bien de le faire.

Il est en outre un instrument pulvérisateur que le nom de son
auteur ne me permet pas de passer sous silence, bien que personne
n'en ait parlé depuis sa divulgation. On sait que Heurteloup, dans
ses annonces, se disait inventeur d'instruments « inédits plus
parfaits » que ceux qu'il avait fait connaître. Poussé à bout par ses
adversaires, i   finit par présenter à l'Académie des sciences, le
27 nov. 1860, un instrument qu'il nommait *porte à faux à deux
leviers*, et qu'il destinait à pulvériser la pierre. Pour rendre plus
facile à comprendre la description de cet instrument, je dirai que
la partie pulvérisante tient et du lithotribe *en bec de canard* de
Civiale (v. p. 285) et du brise-pierre *fenétré* (v. p. 266). « Si l'on suppose, dit-il, la branche immobile de l'instrument recto-curviligne
coudé disposé en cuiller, si l'on suppose cette cuiller percée dans
son milieu d'une large fente, on aura l'idée du porte à faux : le
fragment appuyé sur les bords de la cuiller n'est pas soutenu au
milieu, il se brise et sa partie moyenne est forcée de passer par le
fond béant de la cuiller ; de là pulvérisation d'autant plus effec-
tive que les parois internes de la cuiller étant naturellement inclinées, cette cuiller forme infundibulum et donne à l'instrument
toute l'intensité de l'action pulvérisatrice du moulin à café. — Le
désengouement est tout naturel, puisque l'instrument, ne pouvant
rien renfermer, ne peut s'engouer ; il est donc toujours propre à
l'action. — Le principe attenant au mécanisme pour prendre
repose sur cette loi de statique naturelle, à savoir : que si on
déprime le milieu d'une membrane molle et flexible, tous les corps
lourds qui se trouvent sur cette membrane tendent à se rendre au
point déclive déterminé par la pression opérée. Or, si la cuiller
du porte à faux déprime le bas-fond de la vessie, tous les fragments
viennent naturellement se rendre dans son creux. De là fourniture
incessante de la matière à moudre par une action continue, et conséquemment solution du problème. »

Quant au mouvement, voici comment on l'imprime à la pièce mobile ou mâle : Celle-ci porte extérieurement une denture comme celle du brise-pierre à pignon (v. p. 287). Au même niveau, de chaque côté de la pièce femelle, s'élève perpendiculairement une tige métallique de quelques centimètres de hauteur, percées toutes deux près de leur sommet d'un trou pour une goupille destinée à suspendre dans leur intervalle une troisième pièce que Heurteloup appela un double levier : c'est plutôt un levier coudé à angle aigu formant les deux tiers d'un angle droit dont l'un des côtés a environ le quart de l'autre en longueur. Le plus petit est percé près de son extrémité d'un trou par où passe la goupille ; de sorte que si, pendant qu'on tient de la main gauche l'extrémité externe de la pièce femelle, on fait exécuter avec la droite au grand côté du levier un mouvement semblable à celui d'un soufflet qu'on met en action, le talon de ce levier, taillé en quart de roue dentée, se meut comme une balançoire sur la denture de la pièce mâle et lui imprime le mouvement de va-et-vient qui gruge la pierre. Quelques dispositions accessoires permettraient d'agir au besoin avec la vis ou le marteau.

Le 27 du même mois, j'écrivis à mon tour à l'Académie des sciences une lettre dont voici quelques extraits : «... Je conviens d'abord que, comme pulvérisateur, le nouvel instrument ne peut s'engouer, ainsi que le fait le bec de canard, et qu'il n'a pas, de même que celui-ci, la prétention d'extraire : mais l'a-t-on également ment dépouillé des inconvénients reprochés au brise-pierre fenêtré ? Loin de là, à mon avis ; car, du moins, ce dernier est destiné à fragmenter les grosses pierres, et la vessie ne contient point ou ne contient encore que très-peu de fragments quand on en fait usage ; elle en est, au contraire, remplie quand on agit avec le nouvel instrument, puisqu'il n'a d'autre but que de les pulvériser. Lors donc que son talon déprime fortement la paroi postérieure de la vessie, qui en est alors le point le plus déclive, il est presque impossible qu'il ne se rencontre pas des fragments plus ou moins nombreux entre cette paroi et lui, et qu'il n'en résulte pas ces lacérations tant reprochées au lithotribe fenêtré.

« Mais, du moins, cette dépression si douloureuse, si dangereuse, pourra-t-elle se faire toujours assez pour que les fragments viennent, comme on le prétend, tomber tour à tour dans la cuillère à mesure que la trituration s'opère ? Non, bien certainement non. D'une part, la sensibilité, le racornissement, l'induration des parois vésicales s'y opposeront souvent, et souvent aussi ces parois, dans les cas de pierre, sont creusées de cellules, hérissées de colonnes charnues qui rendent peu facile le glissement des fragments à leur surface ; d'un autre côté, ces fragments ne sont pas ronds ; ils sont, au contraire, toujours à facettes, et souvent même ils sont larges et minces, résultant de la désagrégation de couches concentriques. Voilà bien des raisons pour que le problème ne soit presque jamais aussi simple que l'auteur le suppose, et que nous soyons encore bien loin du moulin à café auquel il compare son instrument.

« D'ailleurs, en admettant pour un instant que les choses se passent comme il le dit, où trouvons-nous, dans la vessie, l'analogue du récipient qui, dans le moulin à café, reçoit la poudre ? J'ai beau chercher derrière la fente de la cuillère ce qui doit donner issue aux débris, je n'y rencontre que la paroi vésicale qui la bouche d'autant plus hermétiquement que la dépression est plus forte. Il s'ensuit que, pour que les débris obéissent à chaque pression de la pièce mâle, il faut qu'ils passent de vive force entre le dos de la pièce femelle et la paroi membraneuse fortement tendue ; et, comme cette pression se fait à coups rapides et « instantanés, » comme ces débris, quoi qu'on suppose, sont durs et hérissés d'aspérités, je laisse à penser ce qu'il doit en résulter pour la vessie. Il pourra se faire, à la fin, que les choses se passent, en effet, comme dans un moulin à café, c'est quand la paroi de l'organe aura été détruite, perforée, et que le détritus tombera dans le péritoine.

« Autre inconvénient qui n'est pas non plus sans conséquences fâcheuses. J'ai parlé de cellules que présente souvent la vessie des calculeux. Admettons qu'il s'en trouve là où se passe le travail dont il vient d'être question (et c'en est le siége le plus ordinaire), n'y fera-t-on pas et pour ainsi dire nécessairement pénétrer des parcelles de la pierre ? Ces parcelles n'y deviendront-elles pas, avec le temps, les noyaux de calculs enchâtonnés ? Je crois que ces questions ont à peine besoin d'être posées... En définitive, le problème de la lithotritie est encore ce qu'il était avant la divulgation de l'instrument inédit de M. Heurteloup. » (*Monit. des sc. méd. et pharm.*, 1860, p. 1,114 et 1,224.)

Nous avons étudié le volume de l'instrument et la forme de son bec; la longueur de celui-ci mérite encore une sérieuse considération et c'est cependant ce qu'ont négligé tous ceux qui ont écrit sur la lithotritie. La capacité de la vessie varie non seulement avec l'âge des sujets, mais plus encore avec les complications dont cet organe est atteint. A-t-on une pierre à briser dans une large vessie, il est évident que des mors longs la saisiront mieux que des mors courts qui d'abord parviendront difficilement dans la partie déclive du bas-fond, si cela devient nécessaire, et ensuite pourront à peine atteindre les extrémités opposées de l'un des diamètres du corps à broyer, ce qui lui permettra d'échapper à la pression. A-t-on au contraire affaire à une vessie contractée, enflammée, saignante au moindre frottement, il est évident qu'il faudra un bec assez court pour y circuler aisément, et qu'on fera avec lui tout ce qu'on peut demander alors à la lithotritie; car elle serait impossible et surtout périlleuse si l'on avait à la fois une vessie étroite et une pierre volumineuse.

S'agit-il maintenant d'extraire les débris, il est évident que plus le bec sera long, plus les cuillers auront de capacité et plus chaque extraction sera copieuse; mais il faut pour cela que la vessie ait une certaine dimension, tandis que si elle était étroite et sa paroi postérieure peu distante du col, ce qui n'est pas rare, comme il est plus nécessaire encore que dans le cas précédent d'aller dans les parties déclives chercher ces débris, puisqu'ils se déplacent plus difficilement qu'une pierre entière dont la forme est habituellement plus ou moins arrondie, il faut un bec court. Ces dernières considérations sont communes au lithotribe à cuillers et à celui à mors plats.

Donc il faut des instruments à becs de formes et de longueurs diverses. Voici quels sont ceux qui m'ont paru nécessaires et je pourrais presque ajouter suffisants pour répondre à tous les besoins.

1° Deux à dents : l'un ayant 8 millimètres de diamètre, et l'autre 6 ; le premier dont le bec plus long décrirait, en tournant sur l'axe de la tige, un cercle de 3 centimètres et demi de rayon, et le second de 2 centimètres et demi seulement.

2° Deux à mors plats ayant les mêmes dimensions, mais il faut noter que le bec, ayant moins d'épaisseur que la tige, peut avoir plus de largeur : celle-ci, dans le plus fort, peut être portée à 9 ou 10 millimètres et à 8 dans le plus petit.

3° Trois à cuillers : deux forts décrivant l'un un cercle de 3 centimètres et demi de rayon et l'autre un cercle de 2 seulement ; le troisième plus petit, de 6 millimètres de diamètre, et décrivant un cercle de deux centimètres et demi de rayon.

A l'âge où l'on opère généralement chez les jeunes garçons, les lithotribes de 6 millimètres de diamètre pénètrent bien. Au-dessous, ils commencent à avoir, à un degré assez prononcé déjà, cette élasticité dont j'ai parlé p. 265.

L'extrémité externe de la tige se compose de diverses parties qu'on a désignées par le nom d'*armure* ou d'*armature*. La plus simple de la pièce femelle, celle de Heurteloup, comprend : 1° un renflement assez volumineux (C D, fig. 23), long de 3 ou 4 centimètres, carré, ayant ses faces latérales couvertes d'aspérités ; 2° une rondelle assez large C. C'est par le carré que, pendant l'opération, on fixe cette pièce soit avec la paume de la main, soit entre les mors d'un étau ; la rondelle l'empêche de céder aux efforts qui tendraient à la pousser en arrière.

La tige de la pièce mâle, dans le percuteur, dépasse la pièce femelle de 8 centimètres environ et, dans cette longueur elle présente, comme armature, deux rondelles F et E qui servent, la première à tirer avec le pouce de la main gauche cette pièce en arrière pour la fixer contre la pierre, la seconde à protéger ce pouce dans le cas où le marteau, frappant sur l'extrémité saillante de la tige, viendrait à glisser. Les figures que j'en ai données sont au quart de la grandeur réelle.

Cette armature suffit quand, à l'exemple d'Heurteloup, on n'emploie pas d'autre force que la percussion. On place le carré entre les mors d'un étau ; car, dans ce cas, la main gauche de l'opérateur est insuffisante, quelque faible que soit la percussion.   8**

L'étau de cet opérateur était fixé à un lit spécial, son *lit rectangle*, dont on pouvait supprimer pour ainsi dire les pieds de derrière en les couchant, ce qui faisait que le malade avait le bassin plus haut que la tête et que la pierre abandonnait le col de la vessie pour gagner un point de la paroi postérieure plus ou moins rapproché du sommet. Plus tard il remplaça ce lit par un autre qui vaut mieux, à mon avis. Ce lit, sur lequel le malade est parfaitement équilibré et fixé, peut facilement se mouvoir sur un axe transversal, se renverser en arrière, et, venant frapper par deux tiges élastiques de métal sur le plan qui supporte le tout, il éprouve un choc moelleux suivi immédiatement de rebondissement. On comprend que si, pendant que ce mouvement s'exécute, les branches du percuteur sont écartées et que son talon déprime la paroi postérieure de la vessie, la pierre a de grandes chances d'être déplacée et jetée pour ainsi dire entre ses mors.

Ceci obtenu, la pierre prise et amenée au centre de la vessie, le lit relevé à sa position normale, on monte l'étau à la hauteur et dans une position convenables, on le fixe, on introduit le carré du percuteur entre ses mors, on serre la vis de pression et quand tout est ainsi bien agencé, que le malade, l'appareil instrumental et la pierre ne font qu'un pour ainsi dire, on frappe avec le marteau dont l'action même assez puissante est peu sensible pour la vessie (v. *L'art de broyer les pierres* fig. 3, 4, 5 et 6 ; 1858).

On ne peut qu'admirer cet ensemble, et cependant il a un défaut capital, c'est la difficulté ou pour mieux dire l'impossibilité de le transporter. Un chirurgien ne peut pas avoir autant de lits que de malades, et s'il est appelé à de grandes distances ! Il en est résulté, ceci est au su de tous les chirurgiens, que Heurteloup ne se déplaçait pas et que les malades étaient obligés de venir chez lui se faire opérer et de retourner après chez eux quels que fussent la gravité de leur mal, l'inclémence du temps et l'éloignement de leur domicile. Aussi combien ont été victimes de cette pratique ! Combien ont eu de violents accès de fièvre, des inflammations intenses qu'ils auraient évités si, opérés dans leur lit, ils y étaient restés bien tranquillement, bien chaudement après l'opération ! Et puis si le lithotribe est maintenu parfaitement immobile pendant la percussion, il peut arriver que le malade ne le soit pas également, surtout pendant les mouvements de bascule. Blandin rapporte un cas ou un mouvement brusque occasionna une déchirure du col de la vessie, une phlébite et une infection purulente. (*Parallèle entre la taille et la lithotritie*, p. 104; 1844).

On a de bonne heure essayé de remplacer cet appareil par d'autres plus portatifs. Leroy d'Etiolles, entre autres, a imaginé celui

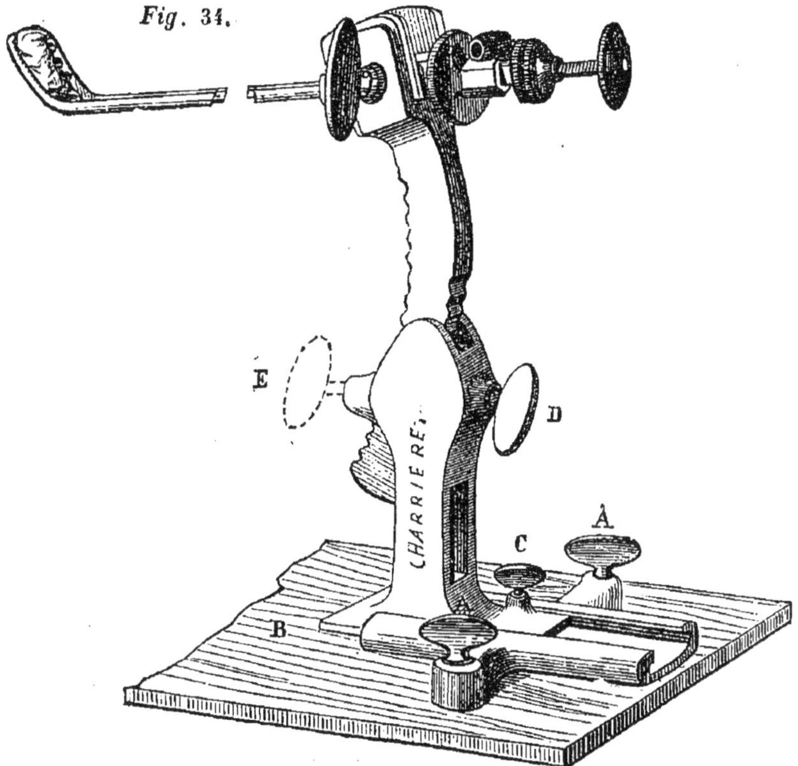

que représente la figure 34 et qui est disposé de manière à pouvoir être fixé au moyen de tire-fond sur une table ou sur une planche AA quelconque recouverte d'un coussin épais et placé sous le siége du malade. La vue de la figure suffit pour faire comprendre comment on peut lui imprimer les variations de hauteur, d'inclinaison, de latéralité, etc., qu'exige chaque cas particulier, mais aucun de ces appareils n'est véritablement entré dans la pratique, par une raison peut-être bien simple, c'est que la masse du premier était pour beaucoup dans sa fixité. Du moment que la masse n'y était plus, le plus portatif devait être préféré, et c'est sans contredit l'étau à main d'Amussat (fig. 35). Mais aussi fallut-il changer le mode de percussion. car l'aide quel qu'il soit qui soutient cet étau ne peut lui donner cette immobilité qu'exigeaient les grands coups de marteau d'Heurteloup.

Amussat (*Gaz. med.*, 1853, p. 681), et particulièrement Beniqué insistèrent sur ce que ces grands chocs ne sont pas indispensables, et qu'en frappant avec un marteau plus petit, à coups rapides,

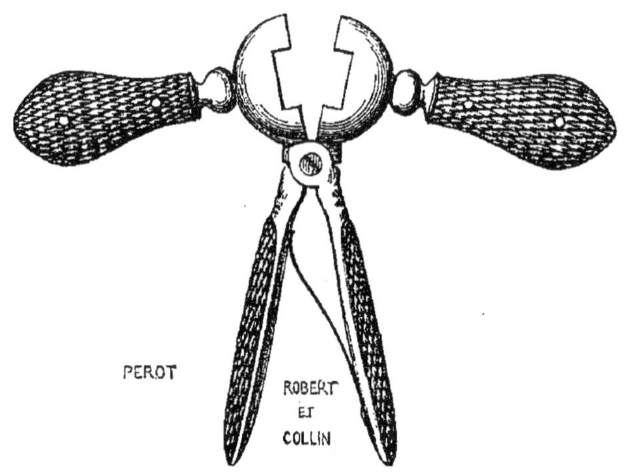

Fig. 35.

précis, réguliers et secs, c'est-à-dire de manière que le marteau se relève instantanément, on détermine dans les molécules de la pierre un ébranlement qui ne tarde pas à les dissocier. Beniqué a même imaginé une mécanique qui lui permettait de frapper jusqu'à trois cents coups par minute. Mais il a établi, eu égard au volume de la pierre, des distinctions que je donne sans les garantir. « Est-elle un peu volumineuse ? dit-il, dans ce cas précipiter les coups n'est point un avantage. Si le nombre des chocs est porté *progressivement* jusqu'à 150 par minute, le calcul est brisé de plus en plus promptement. Mais à peine la vitesse a-t-elle atteint le chiffre de 150, l'accélérer ne présente plus une utilité réelle, et même, à mesure qu'elle approche de 300, on voit le calcul céder de plus en plus difficilement. Quant à la régularité, elle paraît aussi favorable. Lorsque le calcul est moins volumineux, lorsque, par exemple, l'instrument est chargé de détritus, la loi ci-dessus cesse d'être applicable, et les deux mors se rapprochent d'autant plus vite que les coups se succèdent plus rapidement (*Mém. sur la destr. mécaniq. de la pierre dans la vessie*, p. 12). Pour remplir ces nouvelles indications le marteau d'Heurteloup était trop gros et son manche trop long. On le modifia en conséquence (v. fig. 36, de demi-grandeur.)

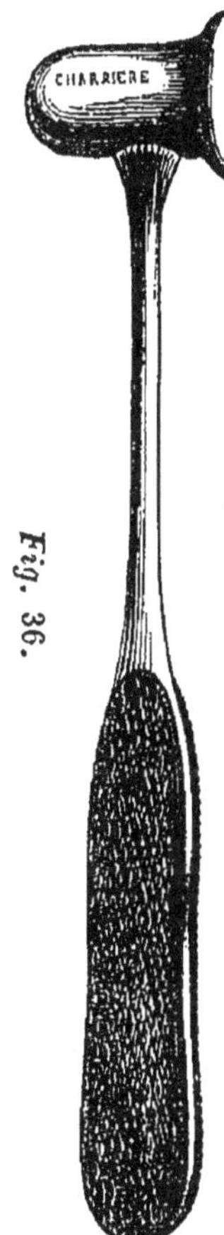

Fig. 36.

Dois-je parler d'un appareil à l'aide duquel Leroy a pendant un temps pratiqué la percussion sans support d'aucune sorte? Cet appareil avait une certaine ressemblance avec celui de Touzay (*V.* p. 283) ; seulement en tournant la manivelle, il faisait remonter une sorte de pilon qui, parvenu à une détente et pressé par un ressort en spirale, venait frapper sur l'extrémité de la branche mâle du percuteur comme le mouton frappe sur un pilotis. Mais comme les coups de cette machine ne se répètent nécessairement qu'à d'assez longs intervalles ; comme ils sont lourds, appesantis, ils n'agissent nullement par ébranlement moléculaire, et uniquement par pression. Sur le petit nombre de cas où elle fut employée, on compte en effet au moins une rupture d'instrument (Civiale: *de la lithot.* 2ᵉ éd.; p. 317). Elle est donc totalement abandonnée.

De tous ces moyens le lit d'Heurteloup a seul l'avantage de faire sauter les calculs ou fragments entre les mors, manœuvre sur laquelle cet opérateur comptait à l'exclusion de toute autre ; on crut pouvoir lui substituer un ébranlement brusque imprimé au bassin et à la vessie par une pression forte, instantanée, exercée par un aide sur l'un des côtés de l'hypogastre : cette manœuvre m'a paru toujours être à peu près sans résultat. On verra plus loin comment j'arrive au but d'une manière plus sûre et plus douce.

On ne s'est pas borné à vouloir réduire et simplifier les moyens de percussion, on a voulu les supprimer complétement et n'agir que par pression.

Le moyen le plus simple est la main : on a en effet conseillé cette manière d'agir; Bancal a même placé à l'extrémité externe des branches mâle et femelle une poignée transversale pour opérer leur rapprochement ; dernièrement encore on lui a donné une certaine importance : c'est un tort. Si, pendant qu'on presse énergiquement, la pierre glisse tout à coup, il peut arriver qu'on blesse la vessie ; ensuite, un grand degré de force ne peut être opéré de la sorte sans un certain tremblement qui retentit douloureusement sur des organes sensibles ; ce n'est qu'à de très petits fragments que ce procédé est applicable, et encore faut-il se tenir en garde contre le tremblement en question.

Mais un moyen qui a compté et compte de nombreux partisans, c'est la vis appliquée, dès 1824, par Weiss à ses instruments. La vis peut en effet donner une puissance qui n'a d'autre limite que celle que la prudence lui impose; mais il ne faut pas oublier qu'avec des instruments également forts, la vis ne pourrait, sans manquer aux règles de la prudence, donner d'aussi puissants effets que le marteau. L'industrie nous offre chaque jour l'occasion de constater cette différence. La vis a de plus un grave inconvénient: pendant la percussion, le chirurgien tient de la main gauche l'armature de la pièce femelle et presse du pouce de la même main appliqué sur la deuxième rondelle F, la pièce mâle sur le calcul. Celui-ci vient-il à se rompre, cette pièce le suit, et, pendant qu'une portion se détache, souvent une autre reste prise entre les mors. Avec la vis on n'a pas cette mobilité, et, pour peu qu'on mette de temps à la tourner pour opérer un pareil rapprochement, tout tombe et il faut desserrer la vis pour faire de nouvelles recherches, exercer de nouveaux frottements sur la vessie pour reprendre un nouveau fragment, resserrer la vis afin de l'écraser, etc., toutes manœuvres qui rendent l'opération beaucoup plus longue et plus pénible pour le malade. On a, il est vrai, cherché à abréger ces différents temps au moyen de systèmes plus ou moins ingénieux ; mais, si brefs qu'on les suppose, ces temps entraînent toujours une intermittence d'action pendant laquelle la pierre tombe nécessairement sitôt que la moindre parcelle a cédé à la compression. Ajoutons enfin que si la pierre résiste, l'élasticité de l'instrument se trouvant constamment en état de tension tant que presse la vis, elle est bien plus exposée à céder que pendant la percussion dans laquelle chaque choc est séparé par un intervalle de relâchement.

Quoi qu'il en soit, dès 1832, Touzay fit faire ce qu'on a appelé *compresseur indépendant*, dans le but de l'adapter au percuteur d'Heurteloup. Qu'on suppose quatre tiges métalliques réunies de manière à former un carré long très-étroit. Qu'on se figure l'une des deux petites creusée en gouttière de manière à pouvoir saisir l'armature de la pièce femelle immédiatement derrière la rondelle C, et l'autre percée d'un écrou dans lequel s'engage une vis de pression munie d'une poignée transversale ; on comprendra que si, pendant que la première prend son point d'appui derrière la rondelle de la pièce femelle, on serre la vis dont l'extrémité porte sur celle de la figure mâle, les mors tendront à se rapprocher et à écraser le calcul qui se trouverait entre eux. Mais l'adaptation de cet instrument au percuteur est elle-même fort embarrassante, et il est à remarquer que c'est précisément dans les cas les plus simples qu'elle peut avoir lieu.

On a conséquemment tâché de produire les deux effets au moyen d'un seul instrument, et les uns ont adapté la vis à la pièce femelle ; d'autres, et c'est le plus grand nombre, à la pièce mâle.

Les premiers ont prolongé la pièce femelle et sa gouttière à sept ou huit centimètres au delà de la rondelle terminale, et ce prolongement offre un pas de vis dans toute sa longueur (fig. 36). La pièce mâle, qui la dépasse de deux centimètres à peine, se termine comme d'habitude ; mais, ce qui la distingue, c'est son union, au niveau de la gouttière dont il vient d'être question, avec une virole

extérieure C, qui lui sert d'épaulement et contre laquelle vient
presser l'écrou B, quand on veut agir par pression. Cet instrument
passe dans la science pour être de M. Ségalas ; cependant, Leroy
veut qu'il soit d'Amussat et Charrière (*Hist. lith.*, p. 65). Disons,
de suite, que cet écrou donne du poids à l'instrument, produit
pendant les recherches un cliquetis qui trompe souvent, et que,
chaque fois qu'on a broyé un calcul, il faut, pour saisir un frag-

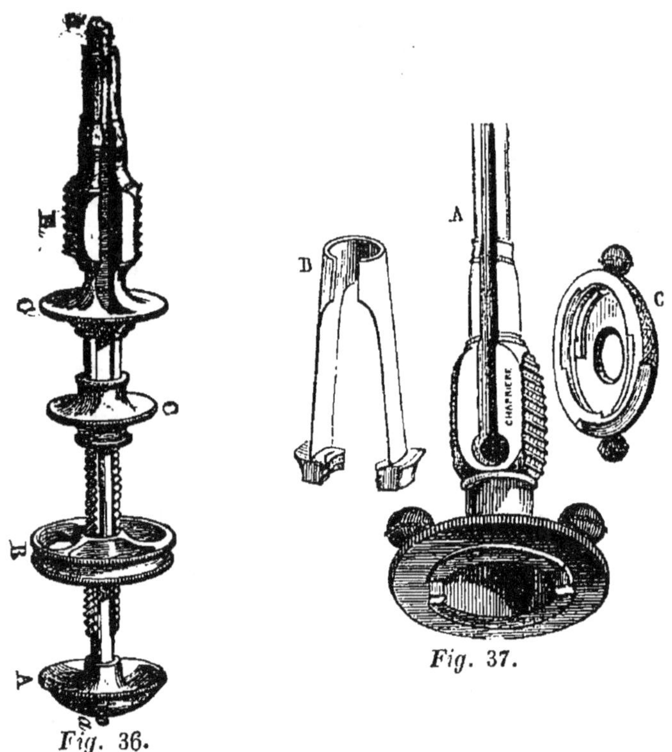

Fig. 36.

Fig. 37.

ment, le faire rétrograder de plusieurs centimètres, ensuite le faire
redescendre quand on l'a saisi, manœuvres qui demandent du
temps et prolongent l'opération. Leroy a fait cet écrou de deux
pièces articulées, ce qui permet de le déployer et de l'ôter sitôt
qu'il a produit son effet, et de le remettre, quand il en est besoin,
à la place même où il doit commencer à agir.

D'autres, ai-je dit, ont adapté la vis à l'extrémité externe de la tige mâle qu'elle engaîne et qui doit nécessairement suivre ses mouvements ; l'écrou est, au contraire, fixé au-devant de la rondelle de la pièce femelle. Comme l'écrou simple aurait été inapplicable en raison des lenteurs qu'il aurait entraînées dans la manœuvre, on l'a formé de plusieurs pièces susceptibles, en se rapprochant, de mordre instantanément sur la vis et réciproquement. Plusieurs systèmes ont été imaginés : le dernier, et le plus simple, se compose de deux ressorts B fixés dans l'extrémité externe de la pièce femelle (fig. 37). Ces deux ressorts qui tendent à s'écarteer par leur élasticité, se terminent chacun par un coussinet ou petite masse munie à sa face interne de filets en creux moulés sur les pas de la vis de la pièce mâle. Il résulte de cette disposition que, tant que les coussinets sont abandonnés à l'élasticité des ressorts, la vis est libre, et que la pièce mâle, indépendante, peut être soumise à la percussion ; mais que si l'on vient à les presser contre la vis, celle-ci se trouve fixée et ne peut se mouvoir que dans la direction des filets des coussinets formant écrou. Or, c'est à quoi on parvient au moyen de l'opercule C. On voit dans son intérieur des parties rentrantes et d'autres qui font saillie. Quand on lui imprime un mouvement de quart de cercle qui met en rapport les saillies avec les coussinets, ceux-ci sont comprimés et mordent sur la vis ; quand on tourne dans un sens opposé, les parties rentrantes revenant au niveau des coussinets, ceux-ci obéissant à l'élasticité de leur ressort, s'écartent, et la vis redevient libre. La fig. 38 représente ce mécanisme tout agencé ; deux boutons placés littéra-

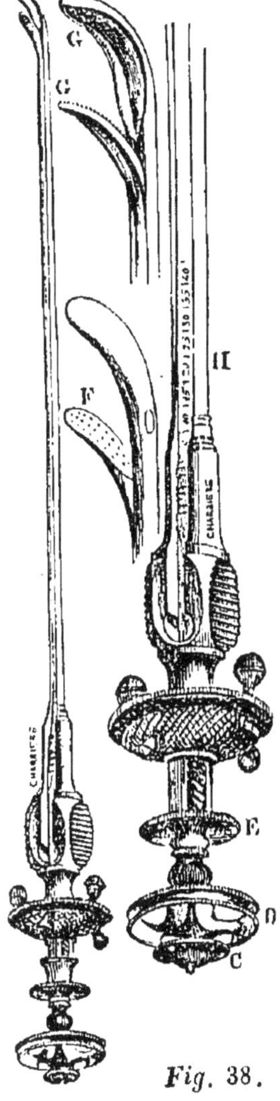

Fig. 38.

lement sur la rondelle de la pièce femelle et deux autres placés sur l'opercule permettent d'imprimer ces mouvements de quart de cercle avec facilité.

Ces divers mécanismes ont, comme tous ceux à vis, l'inconvénient d'exposer à la rupture des mors. En outre le dernier, qui a prévalu, est compliqué, fragile et difficile à nettoyer. Le précédent, même avec l'écrou brisé, allonge peut-être un peu la manœuvre ; mais, il a un grand avantage, c'est que, si le calcul vient à céder à la pression de l'écrou, la pièce mâle, libre au devant de celui-ci et pressée par le pouce qui appuie sur la virole, court sur le fragment qui reste et ne lui donne pas le temps de tomber, ce qui a lieu infailliblement avec l'autre système, quelque célérité qu'on mette à ouvrir l'écrou. Ajoutons que, si la pierre résiste, on peut, sans cesser la compression qui la maintient, y joindre la percussion, toujours par la raison que la pièce mâle n'a rien qui l'arrête en avant. Seulement, je crois qu'on ne doit alors frapper qu'avec prudence à cause de cette tension dont je parlais il n'y a qu'un instant.

L'instrument de M. Thompson dans lequel il suffit de pousser un bouton correspondant à la rainure qu'on remarque sur la partie renflée C de la fig. 39 pour rapprocher ou écarter les coussinets B, et celui de MM. Robert et Colin que cette figure représente, et dans laquelle on n'a besoin que de relever la petite anse A pour serrer l'écrou et de l'abandonner à elle-même pour le desserrer. Ces deux instruments, dis-je, me semblent le type de la simplicité ; mais ils ne peuvent être soumis à la percussion, ce qui, à mon sens, est un défaut capital. D'ailleurs, celui à pignon me semble tellement simple et si bien remplir toutes les conditions voulues que je ne comprends pas qu'on en emploie d'autres.

Les Anglais attribuent l'adaptation du pignon au percuteur à Fergusson, qui l'aurait proposée en 1834. En France, M. Charrière passe pour en être l'auteur. Ce qu'il y a de certain, c'est que celui qui se fait en France (fig. 40) est préférable à celui dont les auteurs anglais nous donnent la figure, et dont le pignon, prenant son point d'appui dans une simple encoche, ne me paraît pas avoir assez de fixité. J'ai dit que mes instruments ont tous le volume que le canal peut admettre sans en être distendu, ce qui fait qu'ils sont moins dangereux et moins douloureux même que de plus petits, puisqu'ils pressent par une extrémité et par des surfaces plus larges ; j'ai dit qu'ayant moins d'élasticité, le glissement des deux pièces l'une dans l'autre est plus facile et plus doux ; j'ajouterai ici que, doués d'une très-grande force, ils me permettent

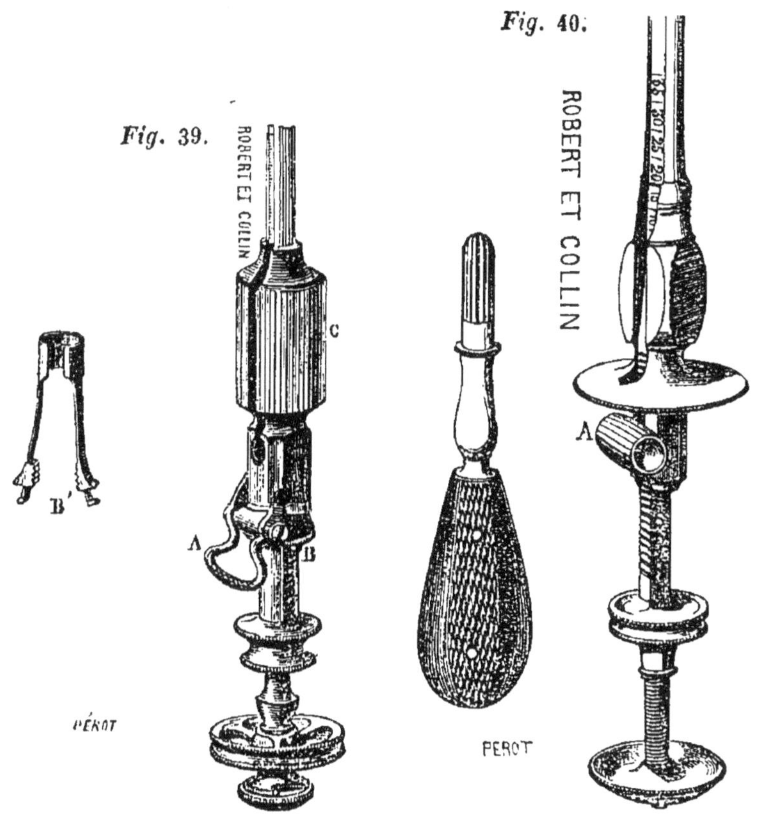

de donner au pignon un manche beaucoup plus volumineux que celui qu'on lui fait en général, ce qui, je n'ai pas besoin de rappeler en vertu de quelle loi de mécanique, me met en état de lui imprimer une bien plus grande puissance et de broyer, par la seule compression, par conséquent sans secousse et sans la moindre trépidation, des pierres qu'avec d'autres instruments on ne parviendrait pas à rompre sans l'intervention du marteau. Le pignon est donc le moyen que je préfère à cause de sa simplicité et de sa solidité, parce que la main a beaucoup mieux avec lui qu'avec une vis le sentiment de la résistance qu'elle éprouve, qu'il peut, jusqu'à un certain point, agir d'une manière intermittente comme le marteau, et que, pendant ce temps, le pouce gauche, pressant constamment la pièce mâle, ne lâche pas le calcul interposé entre les mors lorsque, pour une raison quelconque, le diamètre saisi vient à diminuer : il suffit pour cela de laisser le pignon tourner dans la main droite.

L'intermittence, dont je viens de parler, a bien plus d'importance qu'on ne pourrait le croire de prime abord : j'ai nombre de fois brisé par elle des calculs qui avaient résisté à la compression continue la plus énergique. Comment expliquer cet effet ? Je ne puis admettre alors un ébranlement moléculaire. Ne serait-ce pas simplement le résultat d'un léger déplacement de la pierre pendant le relâchement ? On verra plus loin les bons effets que me donne un déplacement de ce genre fait à dessein.

A cet avantage, j'en ajouterai un autre : c'est de se rendre mieux compte de l'état de l'instrument. J'ai déjà dit que, dans les quelques cas où il s'est brisé, c'est au talon, au niveau de la fenêtre. Or, je ne crois pas que, par la compression, il se rompe tout à coup dans toute son épaisseur : dans le seul cas, où un malheur de ce genre a failli m'arriver, je me suis aperçu que j'éprouvais, en pressant, une élasticité que la pierre ne donne jamais, et que la pièce mâle revenait à moi quand je cessais de comprimer. Ceci me parut assez singulier pour me faire lâcher la pierre et retirer l'instrument. Je vis, en effet, qu'il s'était rompu dans toute la moitié située à gauche de la fenêtre ; l'autre avait résisté. Mais si, au lieu d'une pression lente, mais intermittente, je me fusse servi du marteau ou de la vis, en aurait-il été de même ? Me serais-je aperçu à temps de l'accident dont j'étais menacé ?

Je n'ai pas parlé du brise-pierre à levier de M. Guillon parce que, s'il permet d'agir par une pression intermittente comme celui

à pignon, le levier qui s'y trouve suspendu pendant les recherches rend celles-ci plus difficiles par son balancement et trompeuses par son cliquetis.

Avant d'opérer, une première question se présente : Peut-on le
faire en tout temps ?

« On a trop légèrement écrit, dit Amussat, qu'on pouvait pratiquer la lithotritie dans toutes les saisons de l'année indistincte-
ment. Je l'ai cru d'abord moi-même ; mais maintenant, je ne pense
plus ainsi, parce que mon expérience m'a appris qu'il y a, en général, beaucoup plus d'accidents à redouter à l'époque des grandes
chaleurs et pendant les grands froids que dans les autres saisons
de l'année. Dans l'été, les inflammations de la vessie sont beaucoup plus fréquentes et plus redoutables ; l'urine est moins aqueuse
et plus ammoniacale, parce que les boissons abondantes dont on fait
usage, pendant cette saison, augmentent la transpiration et influent
peu sur la sécrétion de l'urine. Alors il faut prescrire des bains
fréquents qui tendent à rétablir l'équilibre en diminuant la transpiration et en augmentant la sécrétion urinaire. Dans l'hiver, il
y a à redouter les inflammations vésicales et pulmonaires qui
peuvent survenir à la suite des bains indispensables après la lithotritie ou par le seul fait d'une très-basse température. Au reste,
les chirurgiens et les lithotomistes recommandent depuis longtemps
de choisir de préférence le printemps et l'automne pour pratiquer
les grandes opérations et surtout la taille. » (*Gaz méd.*, 1853,
p. 653). Aux yeux de nos modernes encyclopédistes, le problème
est beaucoup plus simple : « Pour ce qui est de la lithotritie, dit
M. Dolbeau, on peut dire, comme pour toutes les opérations spéciales (même celle de la cataracte sans doute), qu'elle réussit
quelle que soit l'époque de l'année à laquelle elle s'exécute ; il
n'est pas, que nous sachions, une saison où les résultats soient
plus favorables qu'à une autre. » (*op. cit.*, p. 201.)

Je vais dire à mon tour ce que l'expérience m'a démontré.

Nul doute que les froids vifs et secs et plus encore les froids
brumeux agacent la vessie et la disposent d'une manière particulière à s'irriter et à s'enflammer ; moins de doute encore à l'égard
des grands vents, surtout s'il s'y joint de l'humidité comme dans

les vents du nord-ouest. Cependant il faut dire que c'est surtout au passage de la belle à la mauvaise saison que ces conditions atmosphériques sont fréquentes et redoutables ; mais, lorsqu'on y est pour ainsi dire acclimaté, et surtout lorsqu'on a l'attention de choisir une période calme et douce relativement, on peut fort bien opérer en hiver. Ce qu'on nous dit au sujet des bains n'a pas grande importance pour moi, parce que je suis loin de leur reconnaître les avantages qu'on leur attribue généralement et que j'en administre rarement, surtout après l'opération.

Quant à l'été, je ne le redoute pas, et je suis convaincu que cette crainte, qui est pour ainsi dire vulgaire, n'est qu'un préjugé. Sauf le cas où surviennent tout à coup des chaleurs brûlantes avec un air épais et brumeux, je n'en ai jamais vu bien manifestement de mauvais effets. C'est encore ici presque uniquement une affaire d'acclimatation : tout malade s'accorde mal de toute transition brusque. C'est alors que les bains ont une action qu'Amussat a fort bien expliquée ; mais, en temps ordinaires, la fréquence des besoins d'uriner qu'ils provoquent fait plus de mal qu'ils ne font de bien en rendant l'urine plus aqueuse. C'est un fait que j'ai signalé il y a plus de vingt-cinq ans et que j'ai bien des fois observé depuis (*Rech.* de 1844, p. 204) ; à part cette unique exception, je regarde l'été comme une saison très-favorable.

Mais le printemps, qui était tant recommandé par les anciens chirurgiens (Celse, l. VII, c. XXVI, a. 2), a-t-il toujours les avantages qu'on lui a prêtés ? Loin de là ; il faut, au contraire, singulièrement se défier de ses approches et de ses débuts. Autrefois, dans toutes les affections chroniques, notamment celles de la poitrine, on disait aux malades : *attendez le printemps* ; il est reconnu aujourd'hui que c'est au printemps que la plupart de ces malades succombent. C'est alors, en effet, que surviennent surtout les variations brusques de température, les embarras gastriques, les érysipèles, les éruptions cutanées et d'autres maladies qui annoncent une disposition vicieuse de l'économie. Or, dans de telles conditions, pour peu qu'il y ait inflammation ou même imminence d'inflammation de la vessie et des reins, n'aura-t-on pas à craindre son explosion ? Pour moi, je crois, que quand rien ne presse, il faut également éviter cette transition du mauvais au beau temps.

Qu'on se rappelle, d'ailleurs, les époques où les accès de goutte se manifestent le plus souvent, qu'on rapproche cette observation de ce que j'ai dit relativement à l'influence que la diathèse urique exerce sur la composition de l'urine, sur l'irritabilité des organes, et l'on comprendra aisément quand l'appareil urinaire a le plus besoin d'être respecté.

Quant à l'automne, qui était redouté autrefois, je le regarde comme une saison très-favorable jusqu'aux approches des mauvais temps ; seulement il a un grave inconvénient, que je dois d'autant moins omettre que personne ne me paraît y avoir songé. Ce n'est pas tout d'avoir débarrassé un malade de sa pierre, il serait encore bon que, avant d'arriver à l'hiver, il fût guéri des complications, inflammations, etc., qu'elle a déterminées dans ses organes, des fatigues de l'opération elle-même. Or, c'est à quoi l'on arrive bien plus difficilement si l'on attend la fin de l'automne pour se faire traiter. Il vaudrait mieux, à coup sûr, s'y résoudre au commencement de la belle saison, parce qu'alors on aurait pour se remettre toute cette saison avec ses ressources, telles que la campagne, les stations minérales, etc., et l'on arriverait à l'hiver assez rétabli pour en braver les mauvaises influences. Mais non : presque tous comptent que l'été, que les eaux surtout vont les guérir, et ces moyens, qui leur auraient fait tant de bien s'ils eussent été délivrés de leur pierre, leur deviennent souvent préjudiciables quand ils la conservent. D'autres, plus excusables, tels que les magistrats, les avocats, les professeurs, sont obligés d'attendre les vacances pour s'occuper de leur santé.

Quoi qu'il en soit, il se trouve dans ce que je viens d'exposer quelques indications générales qu'un bon praticien ne doit jamais perdre de vue, non-seulement quand il s'agit d'entreprendre une lithotritie, mais encore quand on se détermine à pratiquer une séance, quelle que soit la saison dans laquelle on s'est décidé à agir. Si, au moment d'opérer le temps paraît peu propice, il vaut mieux attendre quelques jours.

Avant de commencer une lithotritie, il faut encore examiner s'il n'existerait pas certaines conditions de nature à la contre-indiquer.

L'état général du sujet a une immense influence sur les résultats, et souvent des octogénaires m'ont inspiré plus de confiance à première vue que beaucoup d'adultes.

Néanmoins, une constitution débile et même scrofuleuse n'est pas une contre-indication formelle ; seulement, il faut alors voir si les organes sécréteurs de l'urine ne sont pas trop altérés, et prendre garde de provoquer, par des séances longues ou fatigantes, un ébranlement auquel ces malades ne résisteraient pas. La pierre, chez eux, contient habituellement une certaine quantité de sels calcaires qui, la rendant assez friable, permet de faire des séances très-courtes. Nombre de fois, j'ai pu lithotritier avec succès des sujets de ce genre ; mais aucun ne m'a frappé autant qu'un frère du docteur Ysabeau, médecin de l'Hôtel-Dieu de Bourges, que j'ai opéré il y a une quinzaine d'années avec l'aide de mon ami le docteur Brochin, rédacteur en chef de la *Gazette des hôpitaux*. Telle était la faiblesse physique et morale de ce malade, telle était l'irritabilité de ses organes, qu'après deux séances très-courtes, je me voyais dans l'impossibilité de continuer. J'essayai néanmoins des séances plus courtes encore ; pour mieux dire, ce n'étaient pas des séances. Tous les deux jours, et souvent même tous les jours, je lui introduisais le petit instrument figuré p. 96, et je me contentais de broyer un ou deux fragments. Par cette conduite, je parvins à le débarrasser d'une pierre du volume d'un œuf de poule formée d'urates et de phosphates. Des séances rares, mais plus fatigantes, l'auraient probablement tué.

Pareilles observations relativement à la vieillesse : si un âge avancé amène nécessairement un affaiblissement de l'organisme, il fait supposer aussi que cet organisme est foncièrement bon. Mais, quand il a été vicié par quelque maladie organique, les conditions changent entièrement ; c'est donc plutôt alors l'état des organes que le nombre des années qu'il faut consulter : ainsi, un catarrhe pulmonaire, des accès d'asthme, doivent peser beaucoup dans nos déterminations ; j'en dirai autant d'un état de pléthore et de grand embonpoint. Une constitution sèche, qu'il est facile de distinguer d'une maigreur maladive, est au contraire une condition favorable. Il y a même cela de singulier, que certains états patho-

logiques fréquents chez les vieillards, surtout chez ceux qui ont
la pierre, loin d'être une contre-indication, comme on le croyait
il n'y a pas longtemps encore, deviennent plutôt favorables au
point de vue qui nous occupe. J'y reviendrai.

Une condition défavorable, surtout quand elle est prononcée,
c'est la diathèse urique dont j'ai déjà si souvent parlé, parce que
alors les organes urinaires, les reins en particulier, sont plus disposés à s'enflammer; ensuite parce que, leur inflammation sus-
pendant l'excrétion d'acide urique et l'économie s'en trouvant
surchargée, il n'est pas rare de voir des accès de goutte se manifester pendant le traitement et forcer de le suspendre. Les maladies
du cerveau et du foie, qui coïncident si souvent avec la diathèse
urique, sont aussi une complication fâcheuse. Mais une contre-
indication des plus formelles pour la lithotritie, c'est l'inflammation chronique des reins : non-seulement elle exerce sur l'économie l'influence la plus délétère, mais souvent aussi elle passe à
l'état aigu, et si les deux reins en sont le siége, une mort prompte
en peut être l'effet. Il est donc de la plus haute importance que
les malades fassent tout pour la prévenir, et que, une fois produite, le chirurgien ne néglige rien pour la reconnaître.

L'essentiel pour la prévenir, c'est de se faire débarrasser de sa
pierre dans le plus bref délai, de se faire, par conséquent, explorer
dès qu'on la soupçonne, et de ne pas se bercer d'espérances dont
le résultat le moins fâcheux est de la laisser grossir. Je le répète,
les remèdes internes, et particulièrement les eaux, ont à peine
amené quelques soulagements; en revanche, il en résulte très-
souvent une plus grande irritabilité, une plus grande disposition
aux inflammations si redoutables des organes urinaires. Ceci est
pour moi un fait bien avéré.

Quand, après, ou même sans l'apparition de coliques néphrétiques (v. chap. v), il est resté, ou bien il est survenu une douleur
gravative dans la région lombaire, augmentant par la pression des
flancs, quand l'urine, au lieu d'être limpide, de couleur ambrée
naturelle, ou légèrement rutilante (v. chap. ii), ou mêlée quelquefois d'un peu de sang formant au fond du vase un dépôt couleur
de café au lait, elle commence à prendre la teinte verdâtre d'une

citronade, qu'elle devient louche, jumenteuse, odorante ; que, en même temps, elle perd son acidité et devient neutre ou alcaline au sortir même des uretères, on doit craindre que les reins ne se prennent ; on doit le craindre surtout si les voies digestives se dérangent de plus en plus, si la langue se sèche, si la constipation augmente, si le ventre se ballonne, si des rapports nidoreux se manifestent ; si, vers le soir, la peau devient chaude, sèche, et plus encore s'il survient de ces accès fébriles qu'on désigne à tort sous le nom de fièvre uréthrale, et que j'ai dit il y a longtemps déjà résulter d'une mixtion au sang d'une certaine quantité des éléments de l'urine, soit par défaut d'élimination, soit par absorption. (*Rech.* de 1856, p. 461, et surtout *Gaz. méd.*, 1861, p. 766.)

Il va sans dire que la contre-indication serait plus formelle encore s'il y avait une maladie des reins plus grave que celle qui précède, telle que suppuration, gangrène, hydatides, ou même présence suffisamment évidente de calculs dans leur intérieur, principalement quand ces affections existent des deux côtés.

Les affections organiques, ou même une inflammation un peu intense de la vessie sont toujours une mauvaise condition pour la pratique de la lithotritie ; néanmoins, toutes choses égales d'ailleurs, elles n'ont pas l'importance de celles des reins. La vessie, en effet, n'est que le réservoir de l'urine, les reins en sont les organes sécréteurs, et sitôt que leur fonction se trouve notablement troublée, l'épuration du sang ne se fait plus convenablement, et il en résulte des troubles généraux, un véritable empoisonnement. J'ai broyé et extrait de petites pierres phosphatiques de vessies cancéreuses, ulcérées, fongueuses, dans lesquelles elles se forment souvent, et j'ai presque toujours amélioré la position des malades ; aurais-je mieux fait de les tailler ou de m'abstenir de toute opération ?

Quant à l'inflammation ou cystite, il en existe presque constamment quand les malades nous consultent, et ce sont généralement les effets de cette complication qui les décident à l'opération. Or, il faut, quand elle n'a pas envahi les reins, qu'elle soit arrivée à un degré bien avancé pour m'inspirer des inquiétudes sérieuses. L'essentiel alors est de bien étudier l'état des reins et, surtout s'il n'y a pas de symptômes plus directs, l'état de l'urine. Celle-ci, même avec une inflammation bornée à la vessie, peut présenter les altérations les plus grandes ; elle peut être catarrhale, sanguinolente, alcaline et ammoniacale (v. p. 79), glaireuse, fétide, et noircir les instruments d'argent ; mais si, après avoir vidé et bien lavé cet organe, les quelques gouttes qu'on recueille ensuite par la sonde restée en place sont meilleures, et surtout présentent quelques indices d'acidité, on peut encore fonder bon espoir sur la lithotritie, à moins qu'il n'y ait d'autre contre-indication.

La cystite peut entraver l'opération de plusieurs manières. Tantôt elle rend la vessie extrêmement irritable et le contact des instruments excessivement douloureux ; tantôt elle la rend sensible à la présence de la moindre quantité d'urine ; elle excite au plus haut point sa contractilité, et la met dans l'impossibilité de conserver la quantité de liquide nécessaire pour la manœuvre des instruments ; tantôt elle ramollit, ulcère la membrane muqueuse, et fait qu'elle saigne abondamment au moindre frottement ; il n'est même pas rare que tous ces inconvénients se trouvent réunis. Eh bien, on peut la plupart du temps, avec de la prudence, mener à bien une lithotritie, malgré ces symptômes fâcheux.

D'abord, il faut surseoir un peu à l'opération, surtout si le temps présente quelqu'une de ces conditions fâcheuses que j'ai signalées p. 289, surtout encore si, comme il arrive souvent, le malade vient de faire un voyage long ou fatigant pour arriver à l'opérateur. Il faut quelques jours de repos, surtout en position horizontale, et l'attention d'éviter les mouvements capables d'imprimer à la pierre des ballottements répétés, brusques et saccadés. En même temps, on fera chaque jour dans la vessie des injections adoucissantes, telles qu'une décoction tiède de racine de guimauve et de tête de pavot. Ces injections, dont on augmente graduellement la quantité à mesure que l'organe devient plus tolérant, ont le triple avantage de l'habituer au contact des instruments, d'indiquer quand il est parvenu à une capacité suffisante et d'adoucir l'urine. Parfois aussi quelques sédatifs en pilules, en quarts de lavement ou en suppositoires, amènent un calme qui favorise l'opération et conjure les accidents.

Ces jours d'attente, outre qu'ils donnent à l'exaspération causée par le voyage le temps de se calmer, permettent au malade de s'acclimater avec ses nouvelles conditions hygiéniques. On sait, par exemple, que les nouveau-venus à Paris sont souvent pris de diarrhée au bout de peu de jours : cet incident n'a rien de fâcheux, quelquefois même il est utile; mais il importe qu'il soit terminé avant d'agir. Pendant ce temps encore, le chirurgien étudiera son client; celui-ci fera connaissance avec son chirurgien, et se familiarisera avec l'idée de l'opération qui va lui être pratiquée.

Cette attente sera surtout utile à ceux qui, depuis longtemps, ne vident pas entièrement leur vessie, pour permettre à l'hypersécrétion qui survient alors de rentrer dans ses limites normales. On n'oubliera pas ce que j'ai déjà dit, p. 155, qu'on courrait grand risque d'ajouter à l'irritation des reins et de la vessie en opérant immédiatement une évacuation complète de l'urine. Plusieurs fois, je ne suis parvenu à rendre la lithotritie possible qu'en modifiant la muqueuse vésicale, ainsi que je l'ai dit page 157 ; mais il s'agit là d'un cas particulier sur lequel je reviendrai plus tard en raison de son importance.

Les lavages entraînent les sécrétions morbides et leur ôtent le temps de se décomposer et de donner lieu à des produits ammoniacaux irritants ; mais il faut pour cela que le liquide employé ne soit pas trop mucilagineux. Autrement, il laverait mal. Civiale insistait surtout et partout pour que pendant quelque temps on passât journellement et qu'on laissât à demeure quelques minutes d'abord, plus longtemps ensuite, des bougies molles telles que celles de cire, pour habituer le canal au contact des instruments. Il y a des cas où cette pratique a quelque utilité ; mais d'autres fois c'est le contraire qui a lieu : on émousse effectivement ainsi la sensibilité d'un canal sain ; mais, quand il est enflammé, j'ai vu les bougies augmenter l'inflammation. Les sondes élastiques au moyen desquelles je fais les injections préparatoires dont il a été question plus haut, m'ont paru remplir suffisamment les diverses indications. En laissant à la fin dans la vessie une quantité de liquide proportionnée à sa tolérance, on l'habitue peu à peu à se dilater, et on rend l'urine qui y arrive pendant un certain temps étendue et plus douce.

Le col de cet organe est sa partie la plus irritable. Or, dans la position verticale du tronc, c'est là que la pierre frotte à chaque instant. Il est donc avantageux de l'en éloigner par la position horizontale. Il y a même des cas où le malade se trouve bien de préférer, s'il le faut, cette dernière position, soit pour uriner, soit pour aller à la selle : la position accroupie, qui rend alors les efforts plus efficaces, a par cela même l'inconvénient d'augmenter encore la congestion sanguine de la vessie et les frottements de la pierre. Inutile de dire que les courses longues ou rapides, que celles à cheval ou en voiture seraient on ne peut plus nuisibles ; mais souvent aussi un bon praticien évitera un repos trop absolu à la chambre. Il en serait encore de même si l'on se conformait rigoureusement aux recommandations si répétées de Civiale. Il faut, en général, que chaque injection soit petite et lente ; mais il faut aussi commencer chacune avec une certaine force quand on soupçonne qu'il y a des dépôts visqueux ou tassés à délayer : autrement on n'entraînerait rien. En ralentissant presque aussitôt la projection, on évite distension et douleur.

Le régime doit être doux, ai-je dit, mais rarement débilitant. C'est que, dans la diathèse urique un peu avancée, pour peu surtout que la sécrétion urinaire soit troublée, il y a tendance à la débilité, même avec des apparences de pléthore. Aussi faut-il s'appliquer bien plus à modifier la qualité du sang par un régime approprié qu'à en diminuer la quantité par la diète et des évacuations sanguines. Trop de praticiens combattent les exacerbations inflammatoires qui compliquent si souvent les maladies urinaires, notamment la pierre, par des saignées, des sangsues : il en résulte, en effet, du soulagement ; mais celui-ci n'est que momentané, tandis que l'affaiblissement qui en résulte se dissipe difficilement : des ventouses, des révulsifs, dont il faut exclure avec soin les préparations cantharidiennes, sont aussi efficaces et moins nuisibles. Bien mieux, il est souvent utile, en même temps qu'on prescrit des viandes adultes, de favoriser leur digestion en donnant, avec un peu de vin vieux rouge, une infusion légère de quinquina, de cascarille, du fer, de la pepsine, etc.   9*

Les boissons les plus douces, les bains trop prolongés ou trop répétés, les lavements eux-mêmes, quand on en abuse, ont des inconvénients (v. p. 179). Les calmants, les opiacés, qui sont en général les plus fidèles, peuvent aussi rendre de grands services ; mais il faut également n'en user qu'avec réserve, et surtout ne pas en prolonger trop longtemps l'emploi ; ils augmentent la débilité, surtout celle des organes digestifs, et ils déterminent presque toujours une constipation qu'il importe au contraire de prévenir, tout en s'abstenant autant que possible de purgatifs, de drastiques principalement, qui irritent le rectum, et par cela même la vessie.

Un bon traitement préparatoire est donc de la plus haute importance, et l'on ne comprend pas que M. Dolbeau ait pu écrire ce qui suit : « Cette thérapeutique, qui consistait dans l'emploi de moyens simples, tels que les toniques, les bains, etc., n'a pas toute la valeur qu'on lui accordait. Il est une remarque curieuse à faire, c'est que, à toutes les époques de notre art, les opérations importantes ont été surtout pratiquées par des chirurgiens *spécialistes* qui plaçaient leur succès sous la dépendance de médications plus ou moins insignifiantes. » (*op. cit.*, p. 281). Pauvres spécialistes qui gagnaient ainsi la confiance des malades ! Leur prudence méritait-elle donc qu'on leur décochât un pareil trait ? Il me semble qu'elle prouvait au contraire qu'ils avaient plus de sens pratique, et surtout plus de modestie que certains chirurgiens soi-disant pour tout faire.

Une fois l'opération décidée et le malade préparé, quand et comment faut-il procéder ?

Excepté dans quelques cas insignifiants, je n'opère jamais que le matin, parce qu'il y a à cela plusieurs avantages: 1° C'est le moment de la journée où il y a le moins de disposition à la fièvre ; 2° s'il survient quelques accidents après l'opération, il est plus facile d'y remédier pendant le jour que pendant la nuit ; 3° on laisse moins longtemps le malade en proie aux appréhensions ; 4° il est plus facile de ne lui donner aucun aliment avant l'opération, et on évite par conséquent les inconvénients de digestions faites dans de mauvaises dispositions d'esprit.

Beaucoup font, et moi-même je faisais prendre de très-bonne

heure un lavement pour vider le rectum dont la réplétion soulève-
rait le bas-fond de la vessie, et gênerait les manœuvres. J'ai
reconnu à cela l'inconvénient d'agiter le malade et sa pierre, et
souvent de rendre le col de la vessie plus irritable. Aujourd'hui,
c'est la veille au soir que je fais prendre cette précaution si elle me
paraît nécessaire.

Quelques chirurgiens font aussi prendre un bain pour préparer
à l'opération. Je ne saurais trop m'élever contre cette pratique qui
rend la peau bien plus impressionnable et agace la vessie plus
souvent qu'elle ne la calme.

Comme je l'ai déjà dit, je n'emploie pas de lit spécial. Outre les
inconvénients signalés, p. 278, un lit de ce genre entraîne encore
l'obligation de faire mouvoir le malade pour le mettre dessus, et
le ramener ensuite dans son lit, de le refroidir presque inévitablement, et enfin de l'émouvoir beaucoup. Je le laisse presque toujours dans son lit, où je lui conseille de m'attendre tranquillement
et bien chaudement, immobile sur le dos, et, dans quelques cas
spéciaux, sur le côté où j'ai des raisons de rencontrer préférable-
ment la pierre. Comme la percussion, et par cela même l'intervention d'un aide me sont rarement indispensables, un lit étroit ne
m'est pas toujours nécessaire. Il est bon, en tout cas, qu'il soit
placé de manière que, l'opérateur étant à la droite du patient, un
aide puisse être à sa gauche. Ceci ne présente aucune difficulté
quand le lit est isolé ou mobile ; mais, quand il n'a aucune de ces
conditions, il faut placer dans la chambre un lit convenable, c'est-
à-dire isolé, étroit, assez élevé pour que le chirurgien n'ait pas
besoin de se pencher, et suffisamment ferme. Le malade s'y couche
une heure ou deux avant l'opération, de manière à se trouver à ce
moment dans les conditions de calme et de chaleur désirables.
Cette dernière est une des plus importantes ; car la vessie et tout
l'appareil urinaire sont, je l'ai déjà dit, on ne peut plus sensibles
aux variations atmosphériques. Il faut donc que le patient ait tout
le corps bien recouvert de laine, et qu'il n'ait à nu que ce qui est
strictement nécessaire. Il doit avoir la tête modérément élevée, un
peu plus, un peu moins, suivant qu'il est ou n'est pas sujet aux congestions cérébrales et à la dyspnée ; mais le tronc devra être en

position horizontale, et le siége nullement enfoncé ; il serait même bon, pour peu que le lit fût mou et dépressible, de mettre une planche sous le premier matelas. Ajoutons que les cuisses doivent être écartées et les jambes étendues.

Pour une première séance, et souvent même pour toutes, il convient, au moment d'agir, d'élever le bassin au moyen d'un coussin de crin ou d'un oreiller roulé de l'un de ses angles vers l'angle opposé et fixé par une serviette. Cette élévation est surtout nécessaire quand on a besoin d'éloigner la pierre du col de la vessie et de la faire rouler plus ou moins loin sur la paroi postérieure, quand, par exemple, elle est située derrière une saillie du bord postérieur de l'orifice uréthral, ou une tumenr du lobe susmontanal (moyen) de la prostate. Elle a encore alors un autre avantage : c'est de permettre d'abaisser facilement et suffisamment l'extrémité externe du lithotribe pour que son extrémité interne passe aisément par-dessus l'obstacle. Cependant, on a tort de faire de cette élévation une règle générale : quand les pierres sont petites ou multiples, ou quand il n'existe plus que des fragments, la position simplement ou à peu près horizontale est souvent la meilleure, parce qu'elle ne les éparpille pas sur la paroi postérieure et qu'on les laisse agglomérés dans le bas-fond où il est plus facile de les prendre.

Que le bassin soit élevé ou non, il importe que le patient repose bien à plat sur le dos. Il peut arriver cependant que la pierre soit plus facile à saisir quand il est incliné sur l'un ou l'autre côté. Lorsque, par exemple, la prostate forme une saillie sur l'un des bords latéraux du col vésical, il est bon de faire tomber la pierre ou les fragments du côté opposé ; il en serait encore de même si l'on avait quelque raison de croire qu'il existe une cellule sur l'un des côtés de la vessie qui en sont le siége le plus ordinaire ; de même encore si l'une des parois latérales était plus douloureuse que l'autre, ou que sa forme, sa dépression favorisassent moins les recherches.

C'est ici le lieu de rappeler, à cause de son importance pratique, une disposition qu'aucun anatomiste ne me paraît avoir signalée. En explorant avec mon cathéter coudé le pourtour de l'orifice uréthro-vésical, ou en recherchant les fragments de pierre avec le lithotribe, je me suis bien des fois aperçu que ces instruments circulent mieux à gauche qu'à droite. Comment Celse a-t-il été amené à dire : « *Vesica in viris juxta rectum intestinum est, potius in sinistram partem inclinata* » (*op. cit.*, lib. IV, cap. I) ? Je ne sais ; quant à moi, je n'ai pu me rendre compte de cette petite différence à la simple vue ; mais le cathétérisme explorateur m'a convaincu de sa fréquence, et, depuis longtemps, il m'arrive souvent de faire tomber les fragments vers la paroi latérale gauche de la vessie uniquement pour avoir plus de facilité à les prendre.

Afin d'opérer avec sécurité, il faut que la vessie contienne assez de liquide pour que l'instrument puisse saisir la pierre et la broyer sans trop de frottements sur ses parois. Les premiers opérateurs firent des injections avant d'agir ; M. Ségalas (*Rev. méd.*, 1840, t. 1), conseilla au contraire de faire garder au malade son urine aussi longtemps qu'il le peut avant l'opération. M. Thompson dit une heure ou une heure et demie (*loc. cit.*, p. 165) , plus tard il s'est borné à quarante minutes (*Union Med.*, 10 mars 1864), pratique que Civiale qualifie de « mauvaise » (*De la lith.*, p. 552, 1847). Pour moi, je ne puis répéter à cet égard que ce que j'ai dit dans mes *Recherches* de 1856, p. 555 : « Quelques praticiens donnent le conseil de se dispenser des injections, en laissant la vessie se remplir spontanément. J'ai rencontré, en effet, quelques cas dans lesquels je n'ai pu opérer que de cette manière : toute injection était rejetée avec force ; mais ce sont des exceptions, et, dans les circonstances ordinaires, cette manière de faire a des inconvénients. D'abord, la réplétion de la vessie ne doit pas être la même dans tous les cas, et on doit la proportionner, soit au volume de la pierre, soit à diverses autres circonstances ; et puis, le même individu peut, dans un temps donné, produire une grande ou une faible quantité d'urine, et on ne sait pas au juste ce qu'il y a. Ensuite, la crainte provoque le besoin d'uriner, et c'est souvent un supplice très-pénible pour le malade que de ne pouvoir y satisfaire quand approche l'arrivée du chirurgien. Je préfère donc faire une injection ; toutefois, pour ne pas fatiguer les organes, je la fais avec une sonde élastique courbe, fine et souple. » J'ajouterai que j'imite autant que possible la nature en injectant avec une extrême lenteur; que, d'ailleurs, persister à opérer pendant un grand besoin d'uriner, c'est s'exposer à rencontrer dans la partie profonde de l'urèthre des contractions difficiles à vaincre et à trouver la vessie aplatie d'arrière en avant par la pression des intestins qu'occasionnent les contractions abdominales.

On se contente ordinairement d'eau pour ces injections, et on la pousse à la température du corps ; car, plus chaude ou plus froide, elle provoque les contractions vésicales ; d'autres fois, on les fait avec une décoction émolliente et même calmante, celle de racine de guimauve et de tête de pavot, par exemple ; mais quelquefois ni urine ni injection quelconque ne sont tolérées. A. Key a conseillé l'huile avec laquelle E. Home avait déjà essayé de calmer la vessie, mais sans grand résultat (*On. prost.*, t. I, p. 187 et trad. p. 132). Ce sont des expériences à répéter ; toutefois, je crains que l'huile ne rende la pierre plus glissante. Nous verrons que je me suis quelquefois trouvé bien d'injecter du mercure que j'avais proposé dès 1856.

Malgré tous les soins pris pour préparer le malade et calmer sa vessie, il arrive quelquefois qu'elle est encore trop irritable et qu'elle ne peut tolérer la quantité de liquide nécessaire pour l'opération. On peut, dans quelques cas, provoquer le sommeil chloroformique; mais il faut alors bien distinguer. A l'origine de cette belle découverte, plusieurs chirurgiens, peut-être sur la foi de quelques succès insuffisamment analysés, se vantèrent de lithotritier, grâce à cette méthode, tous leurs calculeux sans douleur. Quant à moi, je ne me laissai pas aller à cet engouement. Je me demandai d'abord s'il était bien prudent de chloroformiser un malade débilité par une affection chronique au point de le réduire au degré d'immobilité qu'exige cette opération; ensuite si, dans un pareil état, on n'a pas à craindre des accidents qu'on éviterait aisément chez un sujet en possession de sa sensibilité; enfin si, le chloroforme agissant avant tout sur le système nerveux cérébral, et la vessie obéissant moins à ce système que son col, il n'en résulterait pas plus tôt une paralysie du second que de la première, et partant une difficulté plus grande qu'auparavant à retenir le liquide injecté. L'expérience, en effet, ne tarda pas à démontrer la justesse de mes prévisions. C'est ce que prouvera une observation rapportée plus loin, dans laquelle le chloroforme échoua complétement, tandis que trois injections nitratées firent merveille.

C'est à la page 556 des *Recherches* de 1856 que j'ai émis cette idée avec observation à l'appui, et j'y suis revenu en 1858 avec plus de développements à la page 3 d'un *Mémoire sur la litho-tritie*, lu à la Société médicale du Panthéon, en réponse à Heurteloup. C'est alors que, après avoir dit que « si les organes soumis à l'action du système ganglionnaire étaient *aussi promptement influencés* par les anesthésiques que ceux qui dépendent du système encéphalo-rachidien, il en résulterait des accidents bien plus fréquents encore, puisque le cœur lui-même cesserait bientôt de battre, » je me demandai si, chez les malades que ce chirurgien disait avoir chloroformisés avec succès, « les efforts d'expulsion ne dépendaient pas des contractions de l'abdomen plutôt que de celles de la vessie. » En 1864, à la page 83 de son *Traité de la pierre*, M. Dolbeau a publié des idées identiques ; il prend, il est vrai, soin de nous dire qu'elles sont le résultat de ses « observations personnelles. »

Mais un point que je n'avais pas abordé avant lui, et au sujet duquel mes observations personnelles ne concordent pas avec les siennes, c'est l'influence des anesthésiques sur le col vésical. Il paraît, d'après lui, qu'ils ne diminuent pas sa contractilité, tandis que moi j'ai positivement observé le contraire. Le fait que j'ai rapporté page 93, et plusieurs autres encore, m'ont démontré qu'on peut retirer d'excellents effets du chloroforme quand l'orifice uréthro-vésical est tellement contracturé que les instruments à courbure courte et brusque ne peuvent le franchir. J'en ai rendu plusieurs fois témoins les docteurs R. Perrin et Plouviez.

En résumé, la chloroformisation peut rendre de très-grands services dans quelques cas où ce n'est pas à l'inflammation de la vessie que sont dues ses contractions et l'expulsion de son contenu, mais à une excitation générale et à des contractions des parois abdominales, ou simplement à l'indocilité, comme chez les enfants, ou quand il existe un violent spasme du col de la vessie.

Un autre moyen conseillé dans ces cas par M. Onimus, et que M. Reliquet dit avoir employé avec succès, ce sont les courants électriques continus et faibles (de 10 à 20 éléments). « Lorsqu'il s'agit, dit le premier, d'abolir la sensibilité exagérée d'une partie douloureuse par suite d'inflammation, il faut appliquer l'électrode positif sur la partie douloureuse et l'électrode négatif sur un point quelconque éloigné de cette partie. Dans ces conditions, en maintenant les électrodes en place, afin que le courant passe d'une manière bien constante, on constate souvent très-rapidement que la sensibilité a considérablement diminué. Lorsqu'au lieu d'agir localement, on agit suivant la direction des nerfs dont les rameaux se rendent à ces parties douloureuses, il faut employer une direction centrifuge, c'est-à-dire mettre le pôle positif près des centres nerveux et le pôle négatif près de la périphérie. » L'appareil employé par le second pour agir sur la vessie est à peu près le même que celui qui a été décrit p. 209. « Ainsi, ajoute-t-il, le courant traverse le liquide de la sonde ; par l'œil, il communique avec celui de la vessie et agit sur ses parois. Après l'avoir fait passer pendant cinq à six minutes, nous avons toujours pu injecter 150 grammes de liquide dans une vessie qui, surexcitée par un calcul et des incrustations calcaires, n'en recevait auparavant qu'une dizaine de grammes. » (*Opér. des voies urin.*, p. 411.) Cette ressource est bonne à connaître ; mais je dois dire que je tiens de M. Smith, habile chirurgien urologiste de Bruxelles, une observation détaillée dans laquelle deux fois les courants continus furent appliqués sans résultat, et où deux injections nitratées permirent d'amener une guérison complète.

Avant d'en finir avec ce sujet si important des injections, il me reste à faire une dernière observation, c'est que, s'il importe au plus haut point d'avoir dans la vessie une quantité de liquide proportionnée au volume de la pierre, il est bon aussi de ne pas en avoir trop, parce que, lors même qu'il n'en résulterait pas des besoins gênants d'uriner, il importe de n'avoir pas à chercher le corps qu'on veut saisir dans une cavité trop vaste et trop globuleuse où il échapperait facilement aux mors de l'instrument. Parfois même, quand la pierre est peu volumineuse et ronde, ou bien, quand il ne reste plus que quelques petits et rares fragments, il ne faut que très-peu d'injections. En général, pour une pierre de 3 à 6 centimètres de diamètre, je tâche, à une première séance, d'introduire au moins les trois quarts de la seringue ordinaire de lithotritie, de 200 à 300 grammes.

Lorsque tout est prêt, je me place à droite du malade, et, après avoir fait choix d'un brise-pierre convenable (v. plus haut), je l'enduis intérieurement d'axonge ou de suif qui s'opposent mieux que l'huile à ce que le liquide contenu dans la vessie filtre entre les branches : pour le lubrifier extérieurement, l'huile suffit (1). Je renverse le prépuce, et, si le méat urinaire me paraît trop étroit, je l'agrandis du côté du frein avec un bistouri ou mieux avec l'instrument fait par Civiale sur le modèle du bistouri de Bienaise. Il n'y a nulle utilité, il y a même quelques inconvénients à pratiquer cette petite opération quelques jours à l'avance. Cela fait, j'introduis l'instrument d'après les mêmes règles que mon explorateur (v. p. 87). Je ferai seulement remarquer ici que le bec du premier étant ordinairement plus long que celui du second, il faut éviter avec plus de soin encore d'abaisser trop tôt son extrémité externe et de pénétrer dans la vessie par un simple mouvement d'abaissement, comme il suffit souvent de le faire avec les algalies ordinaires : on risquerait ainsi de perforer la paroi pubienne de la région prostatique, de pénétrer entre la prostate et la symphyse, au milieu des sinus veineux, et de déterminer une résorption urineuse, une phlébite, une suppuration générale, comme j'en ai vu, à l'Hôtel-Dieu en 1841, un exemple que Civiale a mal interprété faute d'avoir connu cette perforation (*Tr. de lit.*, p. 303). On ne put pénétrer dans la vessie ; donc ce n'était pas une lithotritie, mais une fausse route qui avait été cause des accidents. (J'ai publié sommairement ce fait dans l'*Examinateur méd.*, de 1841, p. 266.)

(1) Une petite précaution très-utile : quand je me suis servi d'un lithotribe, aussitôt après l'avoir nettoyé, je l'enduis de suif intérieurement ; j'ai le double avantage de prévenir la rouille et d'avoir constamment tous mes instruments prêts de manière à pouvoir passer, au besoin, de l'un à l'autre sans perte de temps. Le suif de chandelle étant bien privé d'eau, met mieux que la plupart des autres graisses à l'abri de la rouille.

Arrivé dans la vessie, je tourne la rondelle R (fig. 28) de manière à ce qu'elle vienne buter contre la branche femelle quand les mors sont encore à 6 ou 8 millimètres l'un de l'autre et ne peuvent ainsi pincer les parties molles. Cela fait, on procède à l'opération, mais pas toujours de la même manière. A une première séance, quand on a lieu de croire que la pierre est d'un certain volume, mobile et plus ou moins ronde, il faut diriger le talon de l'instrument vers la paroi postérieure qu'on déprime doucement et sans frotter. Quelquefois il suffit alors de tirer suffisamment la branche mâle avec la main droite pendant qu'avec la gauche on maintient la femelle en place pour que la pierre roule spontanément entre leurs mors. On s'en assure en rapprochant doucement la première de la seconde, qui reste toujours immobile, et on en est averti par un arrêt brusque, sec, souvent accompagné de crépitation, et bien distinct, pour peu qu'on ait d'habitude, de la sensation molle, élastique que donnerait l'interposition de quelque substance charnue. Si l'on n'a rien pris, ou si, à mesure qu'on serre, on sent le corps étranger glisser complétement en transmettant à la main une sensation de grattement, on retire de nouveau le mors mâle et l'on a soin, autant, bien entendu, que la dilatation de la vessie le permet, de le tirer assez pour que sa distance du mors femelle soit supérieure au diamètre de la pierre, et que celle-ci puisse s'interposer entre eux par son centre. Si une seconde tentative n'est pas plus heureuse, il faut alors, par une pratique spéciale, remplacer les secousses de totalité au moyen desquelles le lit de Heurteloup aiderait à précipiter la pierre entre les mors. On a conseillé de presser brusquement sur l'un des côtés de l'hypogastre ; mais cette pression est souvent douloureuse et presque toujours insuffisante, tandis que la manœuvre que j'ai conseillée est aussi efficace qu'inoffensive : elle consiste, pendant qu'avec la main gauche tenant la pièce femelle par le carré, on déprime la paroi postérieure de la vessie, à perculer à coups petits, mais répétés, soit avec l'extrémité des doigts de la main droite, soit même avec le marteau, sur la face antérieure de la rondelle dont cette pièce est munie au-devant du carré. Il en résulte, sur la paroi déprimée, une sorte de trépidation ou tremblement qui y fait rouler presque infailliblement le corps à saisir. J'ai donné ce conseil à la page 11 de mon *Mémoire* de 1858, et Civiale, qui n'en avait rien dit jusqu'alors, le donne à son tour, page 156 de son ouvrage posthume de 1870. Ceci prouve que la force d'assimilation qui a toujours fait le fond de son génie, l'a accompagné jusqu'à la tombe. Cependant, comme sa conscience n'était pas tout à fait tranquille, il ajoute : « Sir B. Brodie a proposé de frapper de petits coups sur la tige de l'instrument. » Or, ceci n'est pas exact : Le chirurgien anglais a écrit : « The instrument being then gently shaken by a lateral motion of the hand... » (*Op. cit.*, p. 364.) Il conseille donc « d'ébranler doucement par un mouvement *latéral* de la main » l'instrument pendant qu'il déprime la paroi postérieure de la vessie, manœuvre assurément moins efficace et moins inoffensive que la mienne (1).

Ici je dois faire une observation. Dans les manœuvres que je viens d'exposer, il faut avoir soin, pendant qu'on déprime la paroi postérieure de la vessie avec la pièce femelle, d'éloigner le bec mâle d'une distance supérieure au diamètre de la pierre, surtout si elle est ronde ; car, autrement, on ne la saisirait jamais près de son centre, et elle fuirait toujours. Le curé du village natal du docteur Leuret avait été confié par lui à un chirurgien encyclopédiste qui, dans son ouvrage sur la pierre, semble avoir créé la science de toutes pièces. Deux longues séances furent complétement inutiles ; il ne put saisir le corps étranger, bien que la vessie fût d'une patience à toute épreuve. Il appela alors un plus grand maître encore à son secours ; même résultat après une troisième et une quatrième séance. Pendant tout ce temps, le pauvre patient, qui résidait dans la maison des frères Saint-Jean de Dieu, où je traitais en ce moment quatre autres calculeux avec succès, réclamait à grands cris mon assistance ; mais on faisait la sourde oreille, et finalement on lui dit que c'était inutile, que la taille était

---

(1) J'ai eu connaissance, au moment de mettre sous presse, que Brodie a lu, en 1855, à la Société méd. chir. de Londres, un mémoire dans lequel il dit : « The forceps may be gently struck with the hand on one side, or *on its anterior part...* » Ces derniers mots expriment-ils la même idée que la mienne ? Cela me paraît peu clair : le lecteur jugera.

son unique ressource. Celui-ci leur répondit qu'il préférait aller mourir dans son pays et les congédia ; puis il me fit venir. Je vis de suite que sa pierre avait le volume et la rondeur d'une grosse bille de billard. Je fis conséquemment une injection presque double de ce que j'injecte ordinairement. Grâce à cela, l'instrument fut largement ouvert ; la pierre fut immédiatement saisie, brisée, et comme, bien que entièrement composée d'acide urique, elle n'était pas très-dure, tout marcha beaucoup plus vite et mieux qu'on n'aurait pu l'espérer.

Si ces tentatives échouent, on peut les répéter plusieurs fois, pourvu qu'on le fasse avec prudence. Même alors elles sont rarement inutiles : Si l'on ne parvient pas à écraser la pierre, les dents de l'instrument y creusent des sillons, en détachent même des écailles, ce qui la rend inégale et plus facile à saisir.

Si cependant on ne parvient pas à la faire venir, pour ainsi dire, il faut, sans cesser de déprimer la paroi postérieure, l'aller chercher en inclinant le bec du lithotribe, soit à droite, soit à gauche (v. p. 301). Si l'on ne réussit pas, on le tourne vers les recessus qui se trouvent en dehors des orifices urétéraux, et même directement en arrière, vers le bas-fond ; on peut enfin, si la dilatation de la vessie le permet, faire faire plusieurs fois le tour de clé à l'instrument en rasant la circonférence de l'orifice d'abord, et ensuite à différentes profondeurs pour être bien sûr qu'aucune des parties déclives n'échappe à la recherche. Il faut, dans ces mouvements de rotation, que le bec effleure légèrement la paroi postérieure, et, pour cela, on abaisse ou on élève l'armature extérieure, selon que le bas-fond est peu ou très-profond. Quand on croit avoir senti le corps étranger, on s'arrête ; on étudie sa position, comme on le ferait avec un explorateur. Puis, tout en maintenant l'instrument à la même profondeur, on le fait tourner sur son axe pour éloigner son bec de la pierre ; dans cette position, on ouvre ses mors et on les reporte ainsi écartés à la place où l'on avait senti le corps étranger qu'on ne manque presque jamais alors de saisir. Civiale pense que « cette manœuvre, qui est possible et même facile dans certains cas simples où les tissus ont conservé leur souplesse, devient difficile, pénible et dangereuse dans la plupart des cas compliqués, surtout si la prostate est volumineuse et dure, et le col vésical rigide, et qu'il est préférable, dans ces cas, de recourir à la cystotomie. » (Ouv. posth., p. 231). Je puis affirmer que, surtout depuis l'invention de mon cathéter à bec plat (v. p. 94) qui me permet de déplacer si facilement les calculs logés derrière les saillies de la prostate, cette circonstance m'a rarement obligé de recourir à cette dernière ressource, et, en raison de mes travaux sur les maladies du col de la vessie, j'ai eu de nombreux cas de ce genre à traiter.

Dans ces dernières manœuvres, c'est presque toujours, comme dans les premières, la branche mâle qu'on pousse sur la femelle ; quelquefois cependant il est bon de faire le contraire, c'est-à-dire de tirer la branche femelle contre l'autre ; c'est notamment quand le corps étranger, étant en contact avec la paroi inférieure ou trigone, il a fallu glisser le mors mâle entre eux ; en suivant une marche inverse, on repousserait ce corps vers le mors femelle, et on courrait risque, dans ce trajet, de le jeter de côté.

Parfois, et ce n'est pas extrêmement rare, aucune de ces manœuvres ne réussit : on ne sent plus la pierre qu'on avait parfaitement constatée ; quelquefois même on la sent, mais on ne peut pas la saisir. Cela a lieu dans certains cas où, en pénétrant dans la vessie, le bec a passé par-dessous le corps étranger, de sorte que celui-ci se trouve couché sur sa concavité. Il en résulte que si l'on tire le mors mâle en avant il amène la pierre entre lui et le col de la vessie, et que si l'on cherche sur les côtés ou en arrière on ne trouve rien. Ce fait m'est arrivé dans des circonstances très-diverses ; mais ce qui m'a confirmé surtout dans l'opinion que je viens d'émettre sur sa cause, c'est que je l'ai presque constamment rencontrée chez un Polonais qui eut plusieurs récidives de pierre après avoir été opéré par Philips quelque temps auparavant d'une valvule du col de la vessie, et c'est parce que ce chirurgien n'avait pu parvenir à saisir la pierre que le malade avait eu recours à moi. Aux deux ou trois récidives qu'il eut je réussis toujours de la même manière. Pensant que, par suite de la division de la valvule, le bord postérieur de l'orifice uréthral avait été abaissé à peu de distance de la paroi postérieure de la vessie (je suppose le malade couché) et que, par cela même, le bec de l'instrument passait, à son entrée, sous la pierre comme sous un pont, je prenais soin de le tourner immédiatement à gauche ; ouvrant alors ses mors, j'amenais le mâle, par-dessous la pierre, au contact du col, tandis que l'autre restait à la même distance, et, les tournant ensuite en avant, je ne manquais presque jamais, en serrant, de trouver la pierre entre eux.

Civiale, qui signale le même fait à la page 202 du même ouvrage, conseille une autre manœuvre : « L'opérateur expérimenté, dit-il, fermera l'instrument et le retirera de façon que son extrémité corresponde à l'orifice interne de l'urèthre. En l'introduisant de nouveau dans la cavité vésicale, il cherchera à faire glisser la branche postérieure sur les côtés de la pierre. Ces cas, ajoute-t-il, peuvent devenir très-embarrassants. » C'est ce qui doit en effet arriver avec une pareille manière de faire.

Or, il faut qu'on sache que cet effacement presque complet du bas-fond n'est pas rare chez les calculeux, même chez certains qui n'ont subi aucune opération et par le seul fait d'une rétraction de la tunique charnue résultant d'une inflammation prolongée ; si, chez d'autres, on trouve un état contraire, il tient presque toujours à ce qu'il existait un obstacle qui empêchait la vessie de se vider et la maintenait habituellement distendue.

Une fois que, par l'une ou l'autre de ces manœuvres, on a saisi la pierre, ce qu'annonce l'arrêt sec, dur et quelquefois accompagné de crépitation que j'ai signalé p. 306, il faut bien prendre garde de la laisser échapper. Règle générale, il faut, quelle que soit la position où on l'a prise, l'amener en avant et au centre du liquide contenu dans la vessie ; mais on doit le faire avec lenteur, car elle pourrait échapper dans ce mouvement soit par son poids, soit en heurtant par l'un de ses points les parois vésicales. Mais auparavant on serre peu à peu avec la main, sur place, en interrogeant pour ainsi dire la sensibilité du malade. Souvent, pendant ce temps, elle glisse tout à fait ; on écarte alors de nouveau les mors et on les porte un peu plus du côté où l'on a lieu de croire qu'elle s'est échappée pour tâcher de la reprendre plus au centre. Si elle ne glisse qu'incomplétement, on s'assure, en faisant toutefois le moins de mouvements possible, que l'instrument ne saisit rien d'adhérent et on serre plus fortement, assez pour que la pierre ne puisse échapper davantage à la pression.

Alors saisissant de la main gauche le carré de la pièce femelle et pressant avec le pouce la rondelle de la pièce mâle, on imprime avec la main droite à l'ensemble de l'instrument les mouvements nécessaires pour que la pierre soit tournée en avant, et amenée au centre du liquide. Du moment qu'on veut presser avec une certaine force, il faut éviter de le faire avec la main seule, comme Civiale dit ne pouvoir trop le recommander (*Ibid.*, p. 157), surtout si l'instrument n'est pas, comme les miens, agencé de manière à ce que ses mors ne puissent se rapprocher complétement, parce que si, pendant une compression puissante, le calcul cédait instantanément, ou s'il venait à glisser, ils pourraient se rapprocher brusquement et léser la vessie. On adapte donc le pignon et on le tourne par un mouvement lent d'abord, mais finalement aussi énergique que le morcellement de la pierre l'exige et que la prudence le permet. Pendant ce temps, la main gauche continue d'agir ; de sorte que, si la pierre vient à éclater, il suffit d'ouvrir la droite pour que le mors de la branche mâle, obéissant au pouce gauche, maintienne toujours comprimée la portion du corps étranger qui pourrait encore se trouver entre lui et l'autre mors. Ce rapprochement opéré par le pouce seul, et modéré d'ailleurs par le pignon tournant sur l'engrenage, n'est ni aussi brusque ni aussi violent qu'il le serait avec la main agissant comme il vient d'être dit. Tels sont les avantages de ce système sur ceux à vis généralement adoptés. Si, dans ce premier effort, la pierre n'éclate pas, on recommence avec une nouvelle énergie ; on peut même, en tenant compte, bien entendu, de sa propre force comparée à celle de l'instrument quand celui-ci a été bien éprouvé, augmenter encore la puissance du pignon en entourant son manche d'un linge plus ou moins épais ; souvent même on se trouve bien d'imiter la percussion en imprimant au pignon des mouvements de rotation brusques et répétés, et on brise la pierre ainsi en agissant très-probablement moins par ébranlement moléculaire qu'en permettant un déplacement insensible de la pierre entre les mors. Bien des fois, en effet, j'ai pu obtenir avec facilité ce que toutes les manœuvres précédentes avaient été impuissantes à produire, en saisissant avec la main droite l'instrument ainsi chargé, les doigts et le pouce placés derrière la rondelle de la pièce femelle, et la paume appuyant modérément sur la rondelle terminale de la pièce mâle, et en frottant ensuite doucement l'une des extrémités de la pierre contre la paroi correspondante de la vessie, de manière à lui faire subir un léger déplacement. Celui-ci, pour peu qu'il change les rapports de l'instrument et des points comprimés, favorise l'éclatement d'une manière véritablement surprenante.

Enfin, si toutes ces ressources échouent, il faut recourir à la percussion qui, elle, fait rarement défaut.

Pour cela, il faut fixer l'instrument. Un encyclopédiste, M. Voillemier, a dernièrement émis l'idée que « quand on a la main assez ferme, il est préférable de s'en servir pour immobiliser le brise-pierre, parce qu'on a mieux conscience de sa position et des déplacements de son bec. » (*Dict. encycl. des sc. méd.*, 2ᵉ série, t. II, p. 726.) J'aime à croire que l'auteur n'a jamais mis ce conseil en pratique. Que l'homme le plus fort l'essaye à ciel ouvert, et il jugera, en regardant les mors, de l'immobilisation obtenue. On recommande, il est vrai, de ne frapper qu'à petits coups ; mais quand la pierre est dure, lisse, et qu'on n'a pu réussir par la compression faite convenablement, de petits coups, avec un pareil balancement, n'auront presque jamais d'autre résultat que de faire tomber la pierre.

Si l'on n'a pas le lit de Heurteloup qui, je le répète, n'entrera probablement jamais dans la pratique, on met le lithotribe dans la position où l'on veut agir, en ayant soin de ne pas abandonner la pierre. Puis un aide intelligent et fort, placé à gauche du lit, saisit le carré E de la pièce femelle (fig. 28) entre les mors de l'étau à main tournés en haut (v. p. 280) et, empoignant de chaque main, dont le dos regarde en avant, l'un des manches latéraux, en même temps qu'il appuie le pouce sur l'hémisphère correspondant, il serre et maintient le tout solidement fixé et autant immobile que possible dans la position que lui a donnée le chirurgien ; il doit surtout se tenir en garde contre le moindre mouvement de recul.

Un second aide pourrait saisir l'étau par son manche inférieur ; mais j'ai toujours vu que cela n'est ni facile ni utile. Ce que je ne saurais trop recommander, c'est que l'opérateur lui-même embrasse avec la paume de la main gauche la sphère de l'étau et la rondelle C (fig. 28, p. 263) de la branche femelle, pendant que son pouce attire fortement en arrière la rondelle R de la pièce mâle, de manière à serrer constamment la pierre. Cette précaution de tenir soi-même l'ensemble de l'appareil me paraît essentielle, parce qu'on est averti ainsi du moindre mouvement, du moindre déplacement qu'il pourrait subir. Pendant ce temps, la main droite frappe avec le marteau sur l'extrémité de la pièce mâle, bien parallèlement à son axe, à coups secs, petits et assez lents d'abord, mais de plus en plus forts et rapprochés, qui ont pour effet d'ébranler, et enfin de dissocier les molécules de la pierre.

Une fois ce résultat obtenu, il est quelquefois prudent de s'en contenter ; d'autres fois, il y a eu si peu de douleur, si peu de fatigue, qu'on peut reprendre successivement quelques fragments pour les réduire en parcelles plus petites par la compression, qui suffit presque toujours alors. On ne peut poser à cet égard de règle générale ; c'est à l'expérience et à la sagacité du chirurgien de juger de ce qu'il peut se permettre. Il est bon de dire cependant que, surtout dans les premiers temps, où l'on ne connaît pas encore parfaitement la susceptibilité du malade et de ses organes, il vaut mieux faire des séances trop courtes que trop longues. Il faut, en général, ne pas dépasser 5 ou 6 minutes.

Quand on veut retirer le lithotribe, on imprime à la rondelle R quelques tours en arrière qui permettent aux deux mors de se rapprocher complétement ; puis on opère ce rapprochement à l'aide de la main, du pignon et même de quelques coups de marteau s'il est nécessaire ; généralement cependant, au lieu de recourir à ce dernier moyen, je préfère écarter un peu les mors et les agiter dans le liquide, par de petits mouvements circulaires, ce qui manque rarement de les débarrasser suffisamment du détritus qui les tient éloignés. L'instrument fermé, on le retire avec lenteur.

Ma conduite après chaque séance n'est pas toujours la même. Cependant, après la première, je varie peu : je fais enlever le coussin, je passe une sonde élastique à courbure fixe, à larges yeux, et aussi forte que le canal peut l'admettre sans en être distendu. Si un spasme du canal, une déviation ou une fausse route l'exigent, je la munis d'un mandrin ou bien je me sers d'une algalie et je fais deux ou trois injections tièdes qui amènent des mucosités, du sang s'il y en a, et en même temps quelques débris de pierre assez ténus pour être entraînés contre leur propre poids par le cours du liquide. J'ai toujours soin de laisser une petite quantité d'injection dans la vessie, d'abord pour prévenir le contact trop direct de cet organe contre les fragments anguleux ; ensuite parce que, si quelques excoriations de la muqueuse ont ouvert une voie à l'absorption, il importe, surtout dans les premiers moments, qu'elle soit en contact avec une urine étendue d'eau, plutôt qu'avec une urine pure. Pendant les premières vingt-quatre heures au moins, le malade se tiendra sur le dos, et il faudra veiller à ce que la miction se fasse bien ; car il n'est pas rare qu'une irritation du col y mette obstacle.

Il y a des chirurgiens, Civiale par exemple (*La lith. et la taille*, p. 159), qui font mettre, immédiatement après la séance, le malade dans un bain. C'est avec raison que M. Ségalas juge cette pratique vicieuse ; elle n'a souvent d'autre effet que de provoquer des besoins fréquents d'uriner, des frissons et la fièvre. Il vaut mieux le laisser dans son lit, le bien couvrir, lui faire prendre une infusion diaphorétique chaude et même lui faire appliquer un cataplasme également chaud depuis l'anus jusque sur le ventre ; au besoin on lui donne une potion calmante. En outre, je ne manque presque jamais, surtout s'il y a eu tant soit peu d'écoulement de sang, de lui administrer vingt ou vingt-cinq centigr. de sulfate de quinine. Ces moyens divers ont surtout pour but de prévenir les accès de fièvre caractérisés par du frisson, de la chaleur et de la sueur, qui sont si fréquents dans les maladies des voies urinaires. Dans la même intention j'attends au moins trois heures pour faire prendre quelque nourriture à l'opéré, parce que c'est souvent pendant le travail digestif que l'accès survient. Au bout de ce temps, je me borne presque toujours à du bouillon et, aux approches du soir, à un potage. Il est bien entendu que ces aliments eux-mêmes sont suspendus jusqu'au lendemain si, malgré mes précautions, un accès se déclare. Je continue alors les diaphorétiques et le sulfate de quinine jusqu'à ce que vingt-quatre heures au moins se soient passées sans fièvre. Sitôt que toute crainte est dissipée, on ramène le malade à un régime plus analeptique.

Avec ces précautions, il est rare qu'on ne puisse recommencer au bout de trois, quatre ou cinq jours. En tous cas, on ne doit le faire que quand l'irritation causée par la précédente séance est entièrement calmée. Quant à cette répétition des séances, elle n'a pas en général les dangers qu'on lui a prêtés. Des chirurgiens tels que Amussat (*Gaz. méd.*, 8 oct. 1853), M. Courty (*Bul. du congrès méd. chir. de Rouen*, p. 161 ; 1863), ont érigé en principe de faire, autant que possible, la lithotritie en une seule séance. « Le perfectionnement de ce dernier consiste à pulvériser, à l'aide du lithotriteur de M. Guillon (V. p. 269 et 288), les fragments de la pierre déjà brisée par le lithoclaste. Il se sert ensuite d'un instrument à mors plats comme ramasseur. Reste l'évacuation des fragments et la lotion de la cavité vésicale qu'il opère au moyen d'une sonde à double courant. » Il m'a suffi de reproduire quelques extraits d'un mémoire que j'ai publié en avril 1848 dans le *Journal des Connaissances médico-chirurgicales*, pour faire voir que ledit perfectionnement n'était presque que la répétition de ce que j'avais dit moi-même et répété dans mes *Recherches* de 1856 (Voy. *Union méd.* des 8 et 13 oct. 1863) ; seulement, bien que mon but évident fût d'abréger autant que possible l'opération, je m'étais bien gardé de parler de la faire en une seule séance. Heurteloup lui-même s'est élevé contre une pareille prétention (*Gaz. des hôp.*, 1856, p. 395). Certainement, quand on peut, sans fatigue pour les organes, débarrasser la vessie en une seule fois, il vaut mieux le faire ; mais la répétition des séances, quand on la règle avec sagesse, a-t-elle des inconvénients comparables à ceux qui pourraient résulter de l'introduction successive et continue de tant d'instruments? Et puis il faut bien se garder de promesses trop merveilleuses. N'est-il pas vrai qu'on est alors entraîné malgré soi à tâcher de tenir parole, et qu'il est quelquefois trop tard quand on s'aperçoit qu'on a manqué de prudence ? J'ai parlé, p. 292, d'un malade que je suis parvenu à guérir d'une énorme pierre par un grand nombre d'extractions presque journalières : une séance unique mais plus fatigante l'aurait certainement tué. Chez beaucoup, peut-être chez la plupart des malades qui succombent à la lithotritie, les accidents se manifestent après la première séance. Ce n'est donc pas la multiplicité des séances qui leur a été fatale. La mort, quand une opération est bien faite, est presque tonjours due à une néphrite latente à laquelle la lithotritie n'a fait qu'imprimer une marche plus aiguë. Aussi, quand une première séance s'est bien passée, doit-on augurer favorablement du résultat.

Au reste, s'il se manifestait du côté de la vessie ou des reins des accidents inflammatoires, on les combattrait aussitôt avec autant d'énergie que l'état général le permettrait par des antiphlogistiques, des révulsifs, des calmants, et, s'il survenait des accès de fièvre intermittente, il ne faudrait pas oublier que, même alors, le sulfate de quinine est très-utile.

Pour faire ressortir les avantages qu'il y a à débarrasser la vessie en une seule séance, on a beaucoup insisté sur les inconvénients qui résultent du séjour des débris ; on a parlé de frottements, d'aspérités. La vérité est que l'état de la vessie s'améliore souvent aussitôt que la pierre est brisée et lors même qu'il n'est encore presque rien sorti, ce qu'on expliquerait peut-être en admettant que le corps étranger, se trouvant réduit en fragments disséminés, n'est plus ballotté et n'exerce sur chaque point qu'une pression, un frottement insensibles. Quelquefois cependant il n'en est pas ainsi et la présence des fragments provoque une irritation très-vive du col de la vessie qui pourrait, si l'on n'y obviait pas, avoir du retentissement sur le reste de l'appareil urinaire. Cela peut se produire dans deux conditions fort différentes : ou bien l'urine s'écoule très-bien, précipite ces fragments vers le col et les y entraîne trop rapidement ; alors il faut que le malade continue d'uriner en position horizontale : ou bien il y a rétention d'urine et il faut faire usage de la sonde ; celle-ci, lorsqu'on la retire, entraîne des fragments qui excorient le passage. Le plus sûr alors est de ne jamais la retirer sans avoir préalablement injecté quelques cuillerées d'eau tiède dans la vessie. Sous ce rapport les affections du col de la vessie, qui empêchent cet organe de se vider complétement, sont plutôt utiles que nuisibles au succès de la lithotritie. Si elles entravent l'évacuation des fragments, nous verrons que nous avons des moyens faciles d'y remédier.

Quand la vessie est revenue à un état aussi satisfaisant qu'il est permis de l'espérer, on pratique une seconde séance pour laquelle on s'entoure de presque autant de précautions que pour la première.

De quel instrument doit-on alors se servir? On ne peut rien répondre de positif à cet égard. Le choix dépend presque toujours de ce qui s'est passé dans la première opération. De même que lorsque, dans celle-ci, l'éclatement s'est bien fait et sans fatigue pour le malade, il m'arrive de retirer le brise-pierre à dents, et de le remplacer immédiatement par un autre à mors plats ou à cuillers ; de même, si l'éclatement a été nul ou s'il n'a été que très-imparfait, de manière à laisser un ou plusieurs fragments volumineux et durs, il est prudent de reprendre, à la seconde séance, le lithotribe à dents. Le plus souvent l'un des deux autres suffit, et, dans le choix que j'en fais, je me base sur plusieurs considérations. Si le canal est libre et si la vessie se vide aisément, nul doute ; il ne s'agit que de pulvériser autant que possible, et celui à mors plats doit être préféré ; mais il n'en est pas de même tout à fait quand il y a dysurie et qu'on prévoit que les débris auront besoin d'être extraits. S'ils forment une masse considérable et que le canal soit facile à franchir, il vaut mieux, à mon avis, se servir d'un lithotribe à larges cuillers qu'on introduit et qu'on retire deux, trois ou quatre fois chargé d'autant de détritus qu'il peut en contenir sans prendre un volume exagéré : c'est un grand soulagement qu'on donne immédiatement à la vessie. Mais on comprend que, si le canal était le siége d'un rétrécissement fibreux non assez dilaté, ou s'il présentait d'autres difficultés au passage de l'instrument, ou bien s'il était douloureux, fongueux et saignant au moindre frottement, que s'il était surtout le siége de fausses routes difficiles à éviter, les introductions et extractions multipliées que cette manière de

faire exige pourraient avoir de graves incouvénients. Dans ces cas,
il vaut mieux se servir du lithotribe à mors plats, broyer le plus
possible et recourir ensuite à l'un des autres modes d'extraction
qui seront décrits plus tard, soit dans la séance même, soit ultérieurement.

En général, quand il n'y a plus de grosses pierres, la manière
de saisir en déprimant la paroi postérieure de la vessie avec le talon de l'instrument perd tous ses avantages, quel que soit le mode
de succussion employé, parce que les fragments, surtout les lamelles, arrivent difficilement entre les mors. Ce procédé a encore
l'inconvénient de les éparpiller, de rendre ainsi leur recherche
plus difficile, et même d'exposer à l'éraillement de la vessie quand
l'instrument vient à presser sur l'un d'eux. Le second procédé, qui
a pour but de les aller chercher, devient de beaucoup préférable.
Il faut se rappeler alors quel est le point du corps sur lequel le
malade repose le plus habituellement, surtout quel était celui sur
lequel il reposait avant de se mettre dans la position nécessitée
par l'opération : c'est dans les parties qui étaient alors les plus
déclives qu'on trouvera presque infailliblement les fragments accu-
mulés. On choisira donc, suivant que l'émission urinaire se fait
bien ou difficilement, un lithotribe à mors plats ou à cuillères, et
de longueur proportionnée à ce qu'ont dû apprendre les recherches antérieures, sur la distance du col aux parois latérales et
postérieure. Si l'on a pris soin de ne pas laisser le malade faire
des mouvements brusques pour se mettre en position et de n'élever le bassin que de la quantité strictement nécessaire pour pouvoir abaisser l'armature de l'instrument autant que les circonstances pourraient l'exiger, on sera presque sûr, en portant le bec
modérément ouvert dans ces parties déclives, de tomber sur les
débris et d'en saisir; mais je ne serre jamais avant de l'avoir retourné en avant. Si l'on a choisi un lithotribe extracteur, on le
retire, mais après s'être assuré qu'il franchira l'urèthre avec facilité; car, dans le cas contraire, on doit le vider en partie (v. p. 313).
Des accidents de plusieurs sortes, et surtout la fièvre, peuvent
résulter de ces extractions difficiles, sans parler de l'impossibilité
où l'on est quelquefois, même avec un urèthre non rétréci, de

franchir la portion pénienne de ce conduit. J'ai assisté à une opération dans laquelle on fut obligé de pratiquer une boutonnière au périnée pour y faire passer l'instrument et le débarrasser. Dans certains cas, on peut répéter cette manœuvre deux, trois et même quatre fois, ce qui, avec des cuillères un peu larges, avance singulièrement la guérison. Si l'on a fait choix d'un lithotribe à mors plats, on laisse à la vessie le soin d'expulser la poudre qui résulte de l'action de cet instrument, ou bien, si l'on a des raisons pour craindre qu'elle s'en acquitte mal, on vient à son aide immédiatement après l'opération ou l'un des jours suivants, par l'un des moyens d'extraction qui seront étudiés plus loin.

Je n'ai pas besoin de rappeler combien mes instruments, avec leurs mors égaux en longueur et avec la rondelle qui ne permet pas le rapprochement complet de ces mors, donnent alors de rapidité d'action et de sécurité (v. p. 269).

Après cette séance, et, je puis ajouter, après toutes celles qui suivront, ce sera la même conduite à tenir, les mêmes précautions à prendre. On ne se départira un peu de leur sévérité qu'à mesure qu'on y sera autorisé par l'amélioration survenue dans l'état général du sujet et dans celui de ses organes.

Il est un point, toutefois, qui exige quelques modifications spéciales. Quand l'urèthre est très-libre, les fragments, ai-je dit, sortent quelquefois si gros ou si vite qu'il est bon, au moins les premiers jours, de faire uriner le malade couché sur le dos pour prévenir l'encombrement du canal et le surcroît d'irritation qu'il éprouverait soit du séjour de ces fragments, soit des manœuvres nécessaires pour les extraire. Il est quelquefois utile de faire de même après les séances qui suivent. Civiale conseille même de mettre en permanence une grosse sonde dans le canal (ouv. posth., p. 174); mais cette sonde est rarement bien supportée.

En général, il y a avantage à ce que l'opéré urine debout, et même, vers la fin, quand les débris sont en petit nombre, surtout quand il existe au col vésical une tumeur ou une saillie qui les empêche d'y aborder, il est bon de lui conseiller de se coucher sur le ventre lorsque le besoin d'uriner se manifeste, de se laisser ensuite glisser de son lit ou du canapé sur lequel il repose les pieds en avant, de prendre le vase, et enfin d'uriner avant d'avoir entièrement quitté la position penchée en avant. Je n'ai pas besoin d'expliquer pourquoi les débris se rendent bien plus facilement de la paroi antérieure de la vessie vers son col que de sa paroi postérieure, même en l'absence des obstacles que je viens de signaler. On comprend que, dans la position horizontale sur le ventre, les fragments et même la poudre qui aurait pu se tasser derrière ces obstacles, tombent en s'éparpillant sur la paroi antérieure, prêts à se précipiter vers le col à mesure que le malade se rapproche de la position verticale.

M. Thompson dit avoir saisi un fragment introuvable en introduisant un lithotribe creux, en faisant mettre le malade debout et penché en avant, en lui recommandant de chasser son urine et en fermant enfin l'instrument par le retrait en bas de la pièce femelle (*Op. cit.*, p. 190). Civiale avait déjà proposé d'agir ainsi avec la pince à trois branches.

J'ajouterai qu'il m'arrive souvent, quand existent les obstacles en question et qu'il ne reste plus qu'un petit nombre de fragments, d'aller les prendre avec le petit instrument que j'ai représenté p. 96 et de les extraire entiers, parce que, si l'on brise ces fragments, chaque parcelle qui en résulte peut nécessiter de nouvelles recherches, de nouvelles extractions, outre qu'on a bien plus de chances alors d'en laisser. Néanmoins, il ne faut agir ainsi que quand on a lieu de croire qu'il n'en résultera pas trop de préjudice pour le canal ; et encore, doit-on, pour peu que l'extraction y rencontre de difficultés, serrer l'instrument de manière à ce qu'il sorte aisément ; les débris qu'il laisse ainsi derrière lui seront entraînés par les urines, ou bien seront retirés comme il sera expliqué plus loin.

C'est un point bien important et qui devient l'échec d'opérateurs même habiles, que la découverte et l'extraction des derniers débris. J'ai déjà parlé, p. 82, d'un malade chez qui un des chirurgiens les plus connus n'avait pu rien trouver malgré des explorations multipliées, et de la vessie duquel j'ai retiré une grande cuillerée de fragments. J'aurais encore à citer nombre de faits, non pas tous aussi sérieux, mais analogues. Je me bornerai à un des plus instructifs qui, en raison de circonstances particulières, a eu, dans les journaux de l'époque, un certain retentissement.

Au commencement de 1861, je fus appelé à Saint-Quentin par M. Carion, que Civiale avait lithotritié quelques mois auparavant et déclaré, après plusieurs explorations, parfaitement guéri. Je le trouvai couché avec une fièvre des plus intenses, et dans un état voisin du marasme; le scrotum descendait jusqu'au milieu des cuisses, et son côté gauche était le siége d'un énorme phlegmon. Comme le cours de l'urine se faisait avec une difficulté extrême, j'introduisis, non sans peine, mon catheter coudé, et je trouvai la région prostatique remplie de fragments. En insistant, je pénétrai dans la vessie, où j'en trouvai encore, ce que je fis constater par M. Bâche, médecin ordinaire du malade. Je déclarai à celui-ci que son état était trop grave pour être traité à Saint-Quentin, et qu'il fallait venir à Paris. Il s'y refusa d'abord en raison de la gravité de son état, mais, comme il était doué d'une grande énergie, il finit par s'y résigner, partit avec moi, et entra dans la maison de santé du docteur Plouviez.

Mon premier soin fut d'ouvrir l'abcès; mais, chose qui me surprit, la tumeur ne disparut qu'en partie, et je trouvai au fond et à droite, du côté du périnée, une seconde poche que j'ouvris dans la première. Dès lors le foyer se vida. Plus tard, j'ai extrait, par l'urèthre, en cinq ou six séances, de la région prostatique et de la vessie, de douze à quinze fragments anguleux qui avaient le volume d'une noisette, les uns plus, les autres moins. L'urine sortit par l'abcès; celui-ci diminua peu à peu, mais ne se ferma jamais complétement, et il resta une fistule capillaire qui, j'en ai acquis la certitude plus tard, commençait dans une excavation résultant de la destruction d'une partie du lobe droit de la prostate, destruction opérée sans aucun doute par le séjour des fragments, et se terminant à la partie la plus inférieure du côté gauche du scrotum. M. C... vécut encore sept ou huit ans, mais toujours conservant cette fistule qui donnait issue à quelques gouttes de liquide chaque fois qu'il urinait.

Cette permanence d'un ou de plusieurs fragments ne donne pas heureusement toujours lieu à des accidents aussi graves; mais les plus ordinaires sont la persistance des symptômes et la reproduction plus ou moins rapide de la pierre, sujet qui sera traité ultérur ement.

C'est surtout pour découvrir ces fragments que le cathéter que j'ai figuré page 94 est d'une très-grande utilité. Outre les avantages que j'ai énumérés, il a encore celui de permettre de les déplacer si on le juge convenable, et de les amener dans un point où il sera plus facile de les prendre, soit avec le petit lithotribe de la page 96, soit avec tout autre. Quand on veut saisir un petit fragment avec un instrument volumineux, il est souvent bien de remarquer le point de la circonférence vésicale où se trouve ce fragment, de noter sur le cathéter sa distance du méat, et de marquer cette distance sur le lithotribe. On est sûr, par ce moyen, de porter le bec dans son voisinage, et on limite le champ des recherches : on se rappelle ce que j'ai dit, page 81, sur la difficulté de sentir les petites concrétions avec les instruments pesants et volumineux.

En m'occupant du diagnostic, je n'ai pas cru devoir parler d'appareils au moyen desquels on cherche à voir dans la vessie; cependant, comme ce serait ici surtout qu'ils pourraient avoir quelque utilité, disons pourquoi cette utilité me semble aussi restreinte que leurs inconvénients me paraissent sérieux. Le premier a été décrit et figuré par M. Ségalas, en 1828, dans son *Traité des rétentions d'urine* (p. 39, fig. 5). Étant à Londres, en 1851, le docteur Avery, avec lequel j'eus l'honneur de me rencontrer, me proposa de me faire voir un nouvel instrument de ce genre, mais le temps ne me permit pas de me rendre à son invitation. Ces deux instruments étaient complétement oubliés lorsque M. Desormeaux les reproduisit avec quelques perfectionnements ayant surtout pour objet de porter à l'extrémité du tube un faisceau lumineux aussi intense que possible, sans que l'œil de l'observateur en soit incommodé, et, au lieu du tube ouvert à ses deux extremités, employé pour l'exploration de l'urèthre, et qui, arrivé dans la vessie, aurait laissé l'urine s'écouler, il en fit faire un semblable à mon cathéther coudé, avec une ouverture au talon, ce qui lui donne tout à fait la forme d'une des sondes évacuatoires à double courant simple, que j'ai fait connaître dans mes *Recherches* de 1856, et qu'on retrouvera plus loin. Cette ouverture est bouchée par une petite lame de verre à faces planes et parallèles, mais sertie obliquement pour prévenir la réflexion des rayons lumineux. (*De l'endoscope,* p. 157; 1865.) Tout cela est ingénieux assurément; mais que de circonstances empêcheront souvent d'arriver au but! D'abord, il faut que ce tube ait un certain calibre pour donner un champ de vision tant soit peu étendu, et combien d'urèthres n'en permettront pas l'emploi, tantôt par étroitesse naturelle ou acquise, tantôt par inflammation, sensibilité extrême, disposition de la muqueuse à l'hémorrhagie, fausses routes, etc.! Et puis, si le liquide contenu dans la vessie est purulent ou sanguinolent, on ne verra rien. L'auteur dit bien qu'on doit alors laver jusqu'à ce que l'eau revienne claire et limpide ; j'admets cela pour le pus; mais le sang s'arrêtera-t-il à temps ? Ne sera-t-il pas même provoqué à s'épancher par l'introduction de ce gros tube ? Et il en faut si peu pour altérer la transparence de l'injection ! Enfin, la vue ne peut atteindre ainsi ni la paroi antérieure, ni les parois latérales, ni le bas-fond quand il est tant soit peu profond, ou que le lobe sus-montanal de la prostate est hypertrophié, ni dans les recessus latéraux de la vessie, surtout quand ils sont agrandis, et remarquons que ces points sont précisément ceux où les moyens habituels de diagnostic font le plus souvent défaut. Bref, il n'atteint qu'une étendue assez limitée de la paroi postérieure, et encore son application demande-t-elle que les organes ne soient pas trop altérés, soit dans leur forme, soit dans leur texture, ce qui est rare dans les cas où il pourrait être utile.

D'ailleurs, avec les moyens que j'ai décrits, et qui sont d'une application infiniment plus simple, il est presque toujours facile de de reconnaître un gravier ou un fragment, même d'un très-faible volume, et dans les endroits les plus reculés, tandis qu'à moins d'être enchatonnées, il est rare que des concrétions se trouvent sur la paroi postérieure. L'auteur nous dit, il est vrai, que c'est le seul moyen de distinguer les concrétions des plaques calcaires adhérentes (v. p. 72); mais j'en possède de cette dernière espèce que je défierais bien de distinguer ainsi des pierres enchatonnées, ce qu'un chirurgien un peu expérimenté ferait aisément en promenant l'extrémité de mon cathéter à bec large et plat d'un côté à l'autre de l'incrustation.

En résumé, le meilleur moyen de s'assurer qu'il ne reste plus rien dans la vessie, c'est la main armée des différents explorateurs que j'ai décrits précédemment et surtout de celui qui a le bec aplati. Mais il est un point sur lequel je ne saurais trop insister c'est qu'il ne faut jamais prononcer qu'il ne reste plus rien tant qu'on n'a pas fait une recherche et même deux sans rien trouver.

Quand on se dispose à pratiquer ces dernières explorations, il est bon de faire mettre à l'avance le malade dans la position où l'on a motif de croire que les fragments tomberont dans le lieu de la vessie qui permettra le mieux de les trouver : j'ai déjà dit qu'à mon avis c'est le plus souvent le côté gauche. Or, si l'on en trouve ainsi et qu'on en extraie un, rien ne prouve qu'il n'y en a pas encore un second et qu'on ne l'a pas déplacé, égaré en prenant le précédent. Et puis, les premières manœuvres de recherche, de préhension et d'extraction ont nécessairement agacé plus ou moins la vessie, et elle n'a plus assez de patience pour que de nouvelles explorations offrent toutes les garanties désirables.

Il faut donc, je le répète, une ou deux séances inutiles et c'est ce que souvent on obtient difficilement des malades, quand on leur a trop tôt annoncé leur guérison ; il est même bon d'examiner, dans la même séance, la vessie à divers degrés de vacuité.

Jusqu'à présent nous avons eu presque uniquement en vue la lithotritie chez l'homme adulte.

On y soumet rarement l'enfant parce que la taille, comme nous le verrons, est bien moins dangereuse chez lui que dans le reste de la vie, et que le broiement est plus difficile pour plusieurs raisons.

La pierre dans le jeune âge est rarement volumineuse; mais, le plus souvent formée d'urates ou d'oxalate, elle est d'une assez grande dureté ; or le calibre des organes ne permet pas de se servir d'instruments volumineux. De plus la vessie se trouve à cet âge placée très haut dans le bassin, l'urèthre a conséquemment une courbure très forte. D'un autre côté, l'orifice interne du conduit est très-dilatable et la vessie très-irritable, ce qui fait que l'injection est difficilement gardée, et que les fragments, après l'opération, se précipitent trop vite dans le canal; enfin si l'on ajoute à cela l'indocilité des enfants, l'impossibilité où l'on est de leur faire sentir l'importance et la nécessité de l'operation qu'on leur fait subir et d'obtenir par cela même d'eux l'immobilité necessaire, on comprendra quelles difficultés sont à vaincre Ces dernières peuvent être, il est vrai, diminuées par la chloroformisation, mais cette méthode est sans effet sur les autres.

Néanmoins quand la pierre est très-petite, ou bien qu'avec un volume moyen elle a une grande friabilité, ce que les antécédents et le toucher par la sonde peuvent assez souvent faire soupçonner, quand, en un mot, on peut espérer de débarrasser rapidement le malade, on doit tenter la lithotritie, surtout si le sujet approche de la puberté et est bien développé, ce qui manque souvent, soit que sa croissance ait été arrêtée par les effets de la pierre elle-même, soit qu'elle l'ait été par le vice de nutrition qui l'a déterminée.

Rien de particulier à dire sur la manœuvre. On a proposé de fixer le petit malade par des liens; Civiale trouve qu'on n'arrive par là qu'à l'effrayer, le faire pleurer, sangloter, et il se contente de placer à ses côtés deux aides intelligents chargés de maintenir les jambes écartées et fixes, et un troisième près de la tête dans la crainte qu'il ne veuille se mettre sur son séant.

Quant à la valeur de la lithotritie chez la femme, on a émis des opinions très-opposées. Les uns ont prétendu que la largeur, la brièveté de l'urèthre et la capacité de la vessie devaient rendre l'introduction et la manœuvre des instruments, ainsi que la sortie des débris, beaucoup plus faciles que chez l'homme; d'autres ont pensé au contraire que l'irritabilité plus grande de ces parties, l'absence presque complète de bas fond et de paroi inférieure, la saillie de la paroi postérieure soulevée par l'utérus devaient rendre l'injection presqu'impossible à garder, la pierre plus difficile à prendre et la sortie des fragments trop précipitée. Mais, si j'en juge par mon expérience, rien de tout cela n'est véritablement fondé. J'ai lithotritié un certain nombre de femmes, et je n'ai pas trouvé l'opération plus difficile que chez les hommes; peut-être même l'était-elle moins, à cause de l'arrêt moins fréquent des fragments dans le canal.

L'introduction des instruments n'offre aucune difficulté, pourvu qu'on ne cherche pas l'orifice à tâtons comme les accoucheurs le conseillent. Quand le bec est entré, il faut presser sur le talon (v. p. 88), et n'abaisser la tige que lorsqu'on touche au col de la vessie. Pour prendre la pierre, il ne faut pas compter autant que chez l'homme ,sur la dépression de la paroi postérieure, mais aller directement la chercher dans les recessus latéraux. Le reste de l'opération ne présente rien de particulier.

Une circonstance qui pourrait devenir fort embarrassante, c'est la coïncidence d'une pierre avec l'état de grossesse. On en a cité des exemples, et cependant je ne sache pas qu'il s'en soit présenté à un lithotritiste. « Si la pierre était petite, dit Civiale, et qu'on l'eût reconnue avant l'accouchement, nul doute qu'il ne fallût procéder immédiatement à l'application de la lithotritie. Si l'on n'était appelé qu'au moment de l'accouchement, on pourrait tenter l'opération, surtout si le calcul était susceptible d'être détruit sans désemparer. Il n'en serait pas de même si le calcul était volumineux et dur, si le morcellement devait exiger un nombre de séances incompatible avec l'état avancé de la grossesse. Le cas rentrerait dans la catégorie de ceux dont les accoucheurs se sont déjà occupés, et l'on agirait selon l'indication, soit qu'on se bornât à refouler la pierre pour laisser passage à la tête du fœtus, soit qu'on eût recours à l'extraction du corps étranger par une voie artificielle » (*De la lithotritie p.* 265).

Nous verrons, quand il s'agira des déformations de la vessie, la conduite à tenir en cas de cystocèle vaginal.

Maintenant que nous avons étudié la lithotritie dans les cas simples ou peu compliqués, revenons sur quelques particularités qui en rendent l'application plus ou moins difficile.

Il est rare que la pierre soit par elle-même une contre-indication; cependant il peut en être ainsi dans quelques circonstances.

Ainsi on a dit qu'une pierre dépassant cinq centimètres n'était plus du domaine de cette opération : c'est une erreur. J'en ai broyé plusieurs fois de six et même de sept centimètres; mais il est évident qu'il faut pour cela qu'elle ne soit pas très-dure, que la vessie soit patiente et capable de recevoir une forte injection ; il faut aussi que les mors du brise-pierre soient au moins assez longs pour prendre la pierre par les extrémités opposées d'un même diamètre. Je ne dis pas que le canal doit être parfaitement libre, mais encore est-il nécessaire qu'il n'apporte pas trop d'entraves au passage des instruments et des débris.

Il est rare aussi que la forme de la pierre soit par elle-même un obstacle invincible. Représentant ordinairement un ovoïde aplati, on la saisit presque toujours perpendiculairement à son plus grand diamètre : si c'est trop près de l'une des extrémités, elle glisse souvent ; mais les dents de l'instrument y creusent alors des empreintes qui rendront ces glissements de plus en plus difficiles, et l'on finira par la faire éclater. Les cas où elle m'a paru le plus difficile à prendre sont ceux où elle est tout à fait ronde ou bien plate et mince. Ronde, elle glisse à chaque fois qu'on la prend ; plate et mince elle est difficile à saisir sans s'exposer à pincer la vessie. Heureusement que ces formes sont rares. S'il arrivait que cette dernière créât des difficultés insurmontables, peut-être les injections de mercure métallique, dont je parlerai plus loin, fourniraient-elles une ressource utile.

Il est rare également que la composition d'une pierre oppose un obstacle invincible au broiement. La plupart, notamment celles de phosphates, cèdent facilement à l'action du pignon (voyez p. 287), et, quand celui-ci est impuissant, la percussion ne fait presque jamais défaut, pourvu que la vessie réunisse certaines conditions d'ampleur et de tolérance. J'ai cependant rencontré quelques pierres si dures que la percussion elle-même aurait été sans effet. J'ai dit ailleurs que celles d'oxalate de chaux qui, formées de grains agglomérés, résistent à la scie, m'ont paru moins résister, toutes choses égales d'ailleurs, à l'action du marteau que celles d'acide urique, qui sont composées de couches concentriques. Cependant je dois ajouter aujourd'hui que celle qui m'a offert le plus de résistance est une grosse pierre d'oxalate dont je parlerai quand je traiterai de la taille hypogastrique.

Une circonstance qui crée souvent des difficultés insurmontables et contre lesquelles il serait même imprudent de lutter (v. p. 177), c'est la présence, au milieu de la pierre, d'un corps étranger dur qui lui a servi de noyau. J'ai déjà parlé, p. 159, d'un homme chez qui la pierre s'était formée autour d'une tige métallique semblable à un passe-lacet. Quelquefois ces corps étrangers y sont à l'insu des malades et sont parvenus dans la vessie par une plaie, ou bien proviennent des intestins dans lesquels ils ont été avalés ; mais le plus souvent ils ont été introduits directement par les malades eux-mêmes ; seulement ils se gardent d'en avertir le chirurgien. Quand on connaît la nature de ce noyau, sa dureté et son volume doivent jouer un grand rôle dans le choix du traitement : il est évident que quand cette substance est très-dure, volumineuse, ou susceptible de donner des débris propres à lacérer les organes, on doit recourir à la taille.

Les contre-indications à la lithotritie proviennent bien plus souvent de l'état des organes que de la pierre elle-même.

Quand le prépuce est trop étroit, on le débridera par le procédé le plus simple, à moins que l'âge du sujet n'en fasse préférer un plus complet.

J'ai déjà dit que quand c'est l'orifice du canal qui est trop étroit c'est par le bas qu'on l'agrandit ; cependant dans quelques cas d'hypospadias, j'ai préféré diviser un peu à droite et à gauche, plutôt que de m'exposer à augmenter la difformité naturelle. Presque toujours le passage ultérieur des instruments suffit pour empêcher la réunion des parties divisées. En tous cas on pourrait passer pendant quelques jours une grosse bougie conique boutonnée. Il fut un temps où l'on abusait de cette petite opération : on ne faisait pas assez attention qu'elle modifie la direction du jet urinaire et qu'elle nécessite quelquefois certaines précautions pour qu'il ne tombe pas sur les vêtements ; on l'a même accusée de rendre plus facile la contagion de certaines maladies vénériennes ; mais il ne faut pas oublier non plus que, quand le méat est trop étroit, il devient le siége de douleurs très-vives à chaque passage d'instrument, à chaque sortie ou chaque extraction de fragment, si bien qu'il en résulte à la fin une inflammation, une induration, et l'étroitesse naturelle est remplacée par un rétrécissement organique plus complet et plus dur.

L'urèthre est quelquefois doué d'une sensibilité tellement vive que l'introduction d'instruments rigides y provoquerait des spasmes violents et ferait même tomber le malade en convulsions.

C'est alors qu'on peut tenter, avec espoir de succès, l'introduction quotidienne de bougies extrêmement douces, comme celles de cire, qu'on laisse en place pendant quelques minutes. Si l'on ne réussit pas, et surtout que la muqueuse offre des signes d'inflammation chronique, deux ou trois injections avec une solution d'azotate d'argent (v. p. 158), ou bien une cautérisation très-superficielle avec le même sel à l'état solide, présentent encore une grande ressource. Enfin, j'ai dit (p. 303), que, dans quelques cas d'irritabilité extrême du col, j'ai employé la chloroformisation avec un succès complet.

Ce canal peut encore être dévié, soit par une tumeur née dans son voisinage, soit par une hydrocèle, soit par une hernie volumineuse; la verge peut même être alors complétement effacée. S'il s'agissait d'une tumeur dure, de mauvaise nature, et dont les manœuvres nécessitées par l'introduction des instruments pussent accélérer la marche, il y aurait assurément imprudence à tenter la lithotritie; mais quand rien de ce genre n'est à craindre, dans les cas d'hydrocèle ou de hernie, par exemple, la lithotritie peut encore être tentée avec succès. Il suffit, d'une part, de faire éloigner par un aide autant qu'on le peut la tumeur de la ligne moyenne, dans le but de diminuer la courbure qu'elle imprime au canal; en second lieu, de bien étudier celle-ci, afin de pouvoir diriger le bec des instruments en conséquence; enfin il faut que ces derniers aient une longueur suffisante : presque tous ceux qu'on trouve dans le commerce seraient trop courts; mais il sera rare, je crois, que la longueur que j'ai indiquée ne puisse suffire.

Je ne m'étendrai pas davantage sur ce sujet, qui est, du reste, peu susceptible de régles générales et dont on trouvera un exemple remarquable lorsqu'il s'agira de l'extraction artificielle des débris.

L'urèthre aussi peut être trop étroit, soit naturellement, soit par suite de maladie. Il est rare que le premier cas, qui se présente le plus souvent dans la région pénienne où le tissu spongieux est plus serré, plus dense, soit porté au point de constituer un empêchement sérieux ; en tout cas, l'usage progressif de quelques bougies de plus en plus volumineuses manque rarement d'amener au but désiré. Il en est de même des rétrécissements accidentels. Ceux-ci diffèrent cependant des précédents en quelques points qu'il importe de connaître. Ils sont en général peu étendus, de un, deux ou trois centimètres, rarement plus ; ils occupent le plus souvent la région bulbeuse, presque jamais on n'en trouve plus loin ; ils ne sont pas très-rares dans la région pénienne ; mais il en coexiste habituellement dans le bulbe ; formés quelquefois par un tissu de cicatrice, résultant le plus souvent d'une réduction inflammatoire des tissus vasculaires à leur partie fibreuse, ainsi que je l'ai démontré dès 1839, et particulièrement dans la *Gazette médicale* de 1845, ils occupent soit la muqueuse seule, soit en même temps la tunique spongieuse. Dans le premier cas, la dilatation temporaire en triomphe ordinairement avec facilité ; mais, dans le second, ils offrent parfois une résistance extrême, surtout dans la portion pénienne, où nous avons vu que le tissu fibreux est plus serré, et on est obligé de recourir à la scarification. Mais il ne faut la faire que l'orsqu'on a acquis la certitude qu'on ne peut s'en passer, et surtout ne pas pratiquer de ces incisions profondes dont l'Académie, induite en erreur, a pu couronner l'auteur (v. p. 7), mais que leurs résultats désastreux ont bientôt bannies de la saine chirurgie ; car, indépendamment des inconvénients inhérents à ces opérations, aux grandes surtout, elles ont ici celui de présenter au passage des instruments, et surtout à la sortie des fragments, une cicatrice récente, molle et saignante au moindre frottement, circonstance qui pourrait amener plus tard l'extension de la transformation fibreuse aux parties voisines et aggraver le rétrécissement, ce dont j'ai vu de tristes exemples. Civiale dit, à la page 217 de son ouvrage posthume, que « l'opérateur doit avoir grand soin, avant de pratiquer la lithotritie, de détruire par l'uréthrotomie interne tout ce qu'il peut rester de tissus morbides et rétractiles ! » En 1847, époque où il n'avait pas encore éprouvé le besoin de faire triompher les grandes incisions, il conseillait de mettre une sonde à demeure qu'on ôterait pour passer le lithotribe et qu'on remettrait immédiatement après pour maintenir le rétrécissement dilaté et faire sortir les débris par des injections (*De la Lith.*, p. 148; 1847). Je laisse à penser ce qu'il doit résulter de la permanence d'une grosse sonde pendant tout le cours d'une lithotritie. M. Smith a publié une observation dans laquelle, grâce à la seule dilatation, il parvint à broyer et à extraire, au moyen du lithotribe à cuillères, chez un homme de 80 ans, une pierre volumineuse formée autour d'une allumette qu'il s'était introduite (*Gaz. des Hôp.*, 4 fév. 1869).

Disons, pour terminer ce sujet, qu'il ne faut pas croire qu'un urèthre rétréci, mais ramené par un moyen quelconque au maximum normal, qui est, dans la grande majorité des cas, de 8 mill. de diamètre, équivaut, pour la lithotritie, à un canal sain. Dans celui-ci, les parois ont une élasticité qui permet souvent le passage de fragments d'un diamètre supérieur au sien, tandis qu'un rétrécissement dilaté ou incisé, non-seulement ne récupère pas la souplesse qui lui permettrait de céder, mais encore conserve sa rétractilité, qui tend à lui faire perdre de la dilatation qu'on lui a donnée. Aussi voit-on souvent les fragments s'arrêter et s'accumuler derrière, ou stationner dans la division si on l'a faite profonde, ce qui oblige à recourir à des moyens d'extraction difficiles et douloureux. Le mieux, en pareils cas, c'est, aussitôt qu'on a fragmenté la pierre avec le brise-pierre à dents, de pulvériser les fragments avec celui à mors plats, et d'extraire ensuite les débris par l'un des procédés que nous étudierons bientôt. Il y a longtemps déjà que j'ai eu l'occasion de signaler l'influence des rétrécissements uréthraux sur la pratique de la lithotritie (thèse 1839). Les difficultés qui en résultent sont telles quelquefois qu'on a proposé de faire alors cette opération sans passer par le point rétréci.

M. Bouisson, ayant à traiter deux malades affectés de rétrécissement infranchissable de l'urèthre, d'une fistule périnéale située derrière ce rétrécissement, et d'un calcul dans la vessie, qu'il constata en passant une sonde par cette fistule, eut l'idée d'introduire également par cette voie des instruments de lithotritie. Il broya la pierre chez l'un en deux séances et chez l'autre en six, après quoi il parvint dans les deux cas à franchir l'obstacle, à le dilater et finalement à guérir la fistule. Il trouva même qu'à l'aide de pinces appropriées, il lui était plus facile d'extraire les fragments par cette voie qu'il ne lui aurait été de le faire par la voie et les moyens ordinaires... « Si la fistule est large et directe, dit il, el'e se prête à un broiement aussi facile que prompt avec les instruments ordinaires. Si elle est étroite, on la dilate promptement. Cet effet peut être obtenu d'un jour à l'autre, soit en employant l'éponge préparée ou la racine de gentiane, soit en faisant usage de bougies d'un calibre gradué que l'on renouvelle fréquemment. Si le trajet fistuleux est oblique, on peut le ramener à la direction désirée par une incision qui n'intéresse que les parties superficielles, ou par une contre-ouverture convenable. S'il existe plusieurs fistules, on choisit celle qui rend le calcul plus facilement accessible. »

Jusqu'ici, l'auteur a pour lui sans conteste les faits et la logique ; mais il va plus loin, et il propose d'ouvrir le canal derrière le bulbe chez les calculeux atteints d'un rétrécissement considérable de l'urèthre, afin d'exécuter la lithotritie par cette ouverture (*Gaz. méd.*, 1849). Quoi qu'il en dise, ce n'est pas une opération facile d'atteindre la portion membraneuse sans conducteur, et puis d'y introduire des sondes et des instruments de lithotritie sans se fourvoyer dans les parties voisines. Remarquons d'ailleurs que, pour se permettre cette hardiesse, il faut nécessairement que le rétrécissement ait laissé passer un instrument métallique capable de faire reconnaître la pierre. Mais, quand il en est ainsi, on peut presque toujours, par un moyen ou par un autre, arriver à une dilatation suffisante pour faire l'opération d'une manière moins effrayante et plus inoffensive. Ce n'est pas que je craigne beaucoup la permanence d'une fistule ; mais, qu'on vienne à léser le bulbe, tissu si éminemment vasculaire, il peut en résulter une absorption urineuse, ou même une phlébite, dont la moindre conséquence fâcheuse serait la formation d'un nouveau rétrécissement en cet endroit, ainsi que nous le verrons à propos de la taille périnéale. Nous aurons, du reste, sujet alors de revenir sur cet important travail de M. Bouisson.

Le col de la vessie peut encore présenter des obstacles plus sérieux : tantôt ce sont des fausses routes plus ou moins nombreuses, plus ou moins profondes, dans lesquels les instruments pourraient d'autant plus se fourvoyer qu'elles ne sont presque toujours elles-mêmes que le résultat d'autres obstacles que nous allons étudier, et dans la face inférieure desquels elles ont été faites le plus souvent; tantôt c'est ce que j'ai nommé une valvule musculaire; tantôt ce sont des hypertrophies de la prostate. On pourra se faire une idée des valvules musculaires en se reportant à la page 3 de ce volume; les autres se présentent, tantôt sous forme de barrières ayant beaucoup de ressemblance avec les précédentes, sauf qu'elles sont plus épaisses, tantôt sous forme de tumeurs saillantes dans la vessie, s'élevant ordinairement sur le lobe susmontanal ou moyen, quelquefois sur l'un des lobes latéraux, plus rarement encore sur plusieurs lobes à la fois. Je ne parle pas des hypertrophies centrales de la prostate, qui, saillantes dans la partie profonde de l'urèthre, dévient le canal du côté opposé à leur lieu d'origine, parce qu'il est rare qu'elles constituent un obstacle bien sérieux à la lithotritie, quoi qu'on en ait dit. Cependant, il ne faut pas oublier que, lorsque les deux lobes latéraux sont hypertrophiés, il en résulte deux effets, sur lesquels j'ai fortement appelé l'attention (*Bull. soc. anat.* 1835 et *Recherches* de 1841). Le premier, c'est que la glande, en s'allongeant, détermine un allongement proportionnel de la portion du canal qui la traverse, et comme cet allongement ne peut se faire en bas, à cause de l'aponévrose moyenne du périnée, il porte vers le ventre l'orifice interne de l'urèthre et augmente quelquefois considérablement la longueur du canal, d'où résultent des difficultés au cathétérisme, surtout si le lobe susmontanal est en même temps hypertrophié. Le second effet, c'est un élargissement proportionnel également à l'hypertrophie, puisque j'ai démontré que les parois antérieure et postérieure de la prostate n'augmentent que peu d'épaisseur, quel que soit l'accroissement de la glande dans le sens pubio-rectal. Il est quelquefois résulté de cet énorme élargissement que des chirurgiens, arrêtés au col de la vessie, se sont crus arrivés dans la vessie elle-même, et y ont fait des recherches dont quelques-unes ont eu de funestes conséquences. Aux exemples cités par Civiale, je pourrais en joindre d'autres; mais, quand il dit que cette disposition a empêché certains chirurgiens de faire des injections dans la vessie (*De la Lith.*, p. 153), il ignore sans doute que les injections faites dans la région prostatique pénètrent toujours dans la vessie. C'est peut-être même cette pénétration facile qui a fait croire qu'on était véritablement arrivé dans ce viscère.

Il résulte de ce qui précède que la grande majorité des obstacles existant au col de la vessie se trouvent sur son bord postérieur ou rectal, et que, pour les franchir, il faut abaisser fortement l'extrémité externe des instruments entre les cuisses du malade (v. p. 88). Malgré cette précaution, on ne réussit pas toujours; la compression de l'obstacle elle-même peut être insuffisante (v. p. 91), et on est obligé de recourir au procédé représenté par la figure 11 (v. p. 92); mais celui-ci, qui est très-utile pour conduire un cathéter explorateur, n'est plus applicable quand il s'agit d'un lithotribe. C'est dans ces cas que l'emploi du chloroforme m'a plusieurs fois réussi (v. p. 93 et 303). Ce résultat se conçoit aisément quand il s'agit d'une valvule musculaire à l'état de spasme ou même de contracture; mais l'expérience m'a prouvé que le chloroforme est encore efficace quand il y a rétraction et même quand il s'agit de valvules ou de tumeurs formées par la prostate. C'est que, lorsqu'on rencontre une grande difficulté à franchir ces saillies glandulaires, il survient presque toujours dans les fibres musculaires qui les avoisinent un spasme qui, en les portant encore plus en avant contre le bord antérieur du col, accroît considérablement leur résistance au passage des instruments.

Une fois l'obstacle franchi, souvent il ne gêne en rien le broiement; au contraire, il le rend plus facile en empêchant l'urine de passer entre le canal et le lithotribe. Cependant il ne faut pas toujours compter là-dessus, car il arrive parfois, quand la saillie est relevée par l'instrument, que l'urine, dont le malade ne rend pas habituellement une goutte sans sonde, peut alors obéir aux contractions de la vessie et s'écouler autour de la tige.

Ces obstacles peuvent avoir encore un autre genre d'utilité. Souvent chez les calculeux, et surtout après une séance de lithotritie, la vessie est le siége de contractions énergiques. Qu'arrive-t-il alors, quand le passage de l'urine est complétement libre? Celle-ci s'échappe continuellement, et continuellement la vessie coiffe la pierre ou les fragments anguleux contre lesquels elle s'irrite, s'excorie, de sorte que le mal s'aggrave par lui-même et le malade se trouve dans un cercle vicieux dont il est difficile de le faire sortir. Parfois même les débris sont précipités en masse dans le canal et causent, soit par la gêne qu'ils apportent à la miction, soit par la difficulté de les extraire, de grandes perplexités. Quand la vessie ne se vide pas, on ne rencontre presque jamais de ces entraves : d'une part, il arrive souvent qu'elle a perdu de sa contractilité par suite de l'impossibilité où elle est depuis longtemps de se vider entièrement (v. p. 9); d'un autre côté, la couche de liquide qui la sépare des fragments la protége; enfin ceux-ci ne passent pas dans l'urèthre, assez vite du moins pour amener des embarras sérieux. On n'a donc alors qu'à broyer, soit avec le lithotribe à cuillers, qui permet d'extraire immédiatement, soit avec celui à mors plats, qui n'exige pas comme le précédent plusieurs introductions, mais qui doit être suivi de l'extraction artificielle des débris.

Ces considérations nous aideront à résoudre un problème qui se présente fréquemment dans la pratique, et que je me suis déjà posé à la p. 581 de mes *Recherches* de 1856. S'il existe un obstacle au col de la vessie en même temps qu'une pierre, et qu'on se dispose à traiter l'un et l'autre, par quoi faut-il commencer? En consultant mes observations, notamment celles du sixième mémoire du volume que je viens de rappeler, on voit que je débute presque toujours par la pierre. Pourquoi, au contraire, ne pas faire cesser la rétention, ce qui donnerait ensuite plus de facilité aux fragments pour sortir? En général, je préfère attaquer d'abord la pierre parce qu'il faudra probablement y revenir plusieurs fois, parce que le développement du lithotribe exige que la vessie conserve une certaine capacité, parce qu'enfin il importe que le col n'offre pas au passage des instruments et des fragments une surface trop sensible, trop molle ou même une cicatrice trop faible. Or, en divisant de suite la valvule, la présence du calcul pourrait en premier lieu provoquer un ténesme vésical d'où résulteraient une inflammation plus vive, une hémorrhagie plus abondante. Je dois dire cependant qu'avec mes nouveaux procédés ce dernier accident n'est plus à craindre ; mais on pourrait toujours surexciter la cystite provoquée par la pierre, et la vessie, qui aurait recouvré la faculté de se vider, se contracterait et s'excorierait à chaque instant sur le corps étranger ; enfin le passage des fragments pourrait causer de la douleur et gêner le travail de cicatrisation. En finissant au contraire par la valvule, on trouve la vessie plus calme ; mais, quand même il n'en serait pas ainsi, on aurait au moins cet avantage, que l'opération qui resterait à faire se pratique en une seue fois, qu'elle n'exige pas un grand espace pour la manœuvre des instruments, et qu'une fois terminée, rien ne vient irriter la plaie et contrarier la cicatrisation.

Néanmoins, quand la dysurie s'accompagne de complications telles qu'il est urgent de la faire cesser, c'est par elle que je commence, et l'observation que j'ai rapportée à la p. 249 des mêmes *Recherches* prouve que cette conduite peut être couronnée de succès. Le 26 septembre 1866, je fus appelé à Bruxelles par le docteur Smith pour opérer d'une valvule un malade âgé de 68 ans, qui, depuis plusieurs années, était à chaque instant pris de rétention d'urine et qu'on avait des peines inouïes à sonder. Le fait est qu'au milieu de toutes les difficultés que je rencontrai, je ne trouvai qu'une valvule et que j'en fis immédiatement l'excision. Mais, en pratiquant celle-ci, je crus sentir une pierre et j'en fis part à mon confrère. Celui-ci la constata en effet et en commença le broiement vers le 15 novembre. L'opération fut d'autant plus longue et difficile que le malade commettait à chaque instant des écarts de régime, et que plusieurs fois on fut obligé d'extraire des plaques calcaires détachées de la muqueuse vésicale (v. p. 72). Malgré tout, et grâce à l'habile chirurgien, la guérison fut complète, et même les urines, depuis longtemps alcalines, redevinrent acides. J'ai pu constater ce remarquable changement en 1867, époque où le malade vint visiter l'Exposition universelle.

On peut encore ajouter aux raisons précédentes qu'on a la chance, en suivant la marche que je viens d'indiquer, de voir la rétention d'urine disparaître ou tout au moins diminuer par le seul fait de l'extraction. Cela a lieu en effet quand le spasme du col joue un rôle dans la production de la rétention d'urine. Mais il n'en est plus de même quand la dysurie tient à un obstacle purement matériel, comme une valvule musculaire à l'état de rétraction on une hypertrophie de la prostate. Il n'est même pas rare alors qu'un malade qui urinait encore un peu avant d'être débarrassé de la pierre, n'urine plus du tout après. On en trouve la preuve dans plusieurs observations du sixième mémoire de mes *Recherches* de 1856, notamment dans la première. Ce singulier phénomène a dû se présenter plus d'une fois aux autres chirurgiens, mais je ne sache pas que personne s'en soit occupé avant moi (ibid., p. 135).

A quoi tient-il? S'il s'accompagnait toujours d'une aggravation des autres symptômes, on pourrait l'attribuer à une inflammation du col ou à une tuméfaction plus grande de la prostate causées par l'opération de la pierre; mais non, tout se calme au contraire, et les besoins d'uriner et le trouble des urines; seulement celles-ci sortent plus difficilement encore, souvent même pas du tout. Il aut, à mon avis, admettre que, dans ces cas, c'était les contractions violentes et spasmodiques des parois vésicales provoquées par la pierre qui, avant l'extraction, chassaient l'urine malgré l'obstacle, tandis qu'après, la vessie, réduite à ses seules forces, devenait insuffisante.

Tout ce qui vient d'être dit des valvules s'applique aux tumeurs prostatiques; mais celles-ci ont des inconvénients qui leur sont propres. D'abord, une tumeur, même petite, peut gêner beaucoup la préhension de la pierre ou des fragments, surtout quand elle est sur le bord postérieur de l'orifice uréthro-vésical. Les instruments la relèvent en entrant dans la vessie, et si un calcul est derrière, il se trouve pressé entre elle et la paroi postérieure, de manière qu'il est difficile de l'atteindre et de le déplacer. Sous ce rapport, une tumeur latérale a moins d'inconvénients. D'abord, il ne peut exister entre elle et la paroi vésicale correspondante un sillon aussi profond et aussi large, et puis, si l'instrument la relève en entrant, presque toujours elle reprend sa première place aussitôt que le bec l'a dépassée. Je crois m'être assuré, notamment sur un client du docteur Boinet, que c'est encore un de ces cas dans lesquels la pierre peut venir se poser sur la concavité de l'instrument (v. p. 309).

Il faut alors commencer par constater quel est le côté de la vessie qui est le plus libre, faire coucher, *avant l'opération*, le malade sur ce côté, de manière que la pierre y tombe, et éviter, en le ramenant sur le dos, tout mouvement propre à la déplacer; puis on opère et, aussitôt qu'on ne craint plus une résistance trop grande, on emploie, comme précédemment, soit le brise-pierre à cuillers, soit celui à mors plats suivi de l'extraction artificielle. Le plus souvent, à moins de difficultés trop grandes au passage des instruments, telles que complications de fausses routes, etc., j'emploie le premier procédé d'abord et je n'ai recours au second que lorsqu'il ne reste plus que peu de fragments.

Mais il est des circonstances dans lesquelles la simple position ne peut opérer ce déplacement. J'ai vu, et j'en ai déjà parlé, p. 256 de mes *Recherches* de 1841, un calcul aplati, ayant tout à fait la forme d'un croissant couché sur le trigone et embrassant dans sa concavité la base d'une tumeur du lobe susmontanal derrière laquelle il s'était évidemment formé et moulé. Il est probable que la seule position ne l'aurait pas fait changer de place. Dans des cas analogues, la sonde que j'ai décrite p. 94 m'a rendu de très-grands services. Si l'on imprime à son extrémité externe une obliquité convenable, son bec peut fouiller pour ainsi dire entre les parois de la vessie et les tumeurs qui avoisinent le col, et entraîner en un lieu plus favorable les pierres ou fragments qui pourraient s'y trouver. Malheureusement, quand la tumeur a un grand volume, et on en voit qui ont celui d'une mandarine, d'un œuf de poule et même plus, cette ressource est elle-même en défaut, et parfois les mouvements des instruments dans la vessie sont considérablement gênés, surtout en bas, où se trouve habituellement la pierre. Dans ces cas, il y aurait imprudence à tenter la lithotritie; car, réussirait-on à broyer la pierre, qu'on courrait grand risque d'y laisser la plus grande partie des débris. Les pressions par le rectum, qu'on a conseillées en pareil cas, sont souvent gênantes et presque jamais utiles. Pourrai-t-on conseiller, en cas semblable, les injections mercurielles dont il sera question plus loin?

Civiale parle beaucoup de fongus, de fongosités de la vessie, particulièrement autour de son col. Or, je l'ai dit il y a déjà longtemps, ces fongus sont excessivement rares et je n'en ai jamais vu que sur les parois vésicales (1). Il se peut que Civiale ait pris pour tels des cancers, affection qui elle-même a rarement son siége au col et dans la prostate. Au cas que j'ai décrit dans mes *Recherches* de 1841, p. 169, je ne pourrais aujourd'hui en ajouter que deux, et encore ne les ai-je soupçonnés que par les déformations insolites et les bosselures de la glande. Peut-être a-t-il aussi pris pour des fongosités ces bosselures que forme la muqueuse enflammée et ratatinée par la contracture de la couche musculeuse. Le plus souvent, il prenait pour telles des tumeurs prostatiques ulcérées par les frottements de la pierre ou des instruments. Car c'est un fait que j'ai déjà fait ressortir du vivant même de Civiale : jamais il ne reconnaissait qu'il se fût trompé. Au début de sa carrière, il ne voyait presque partout que fongus ; or, quand j'eus démontré que les tumeurs du pourtour du col de la vessie n'étaient que des excroissances prostatiques, il parla à son tour beaucoup de celles-ci, mais non moins des autres. Ces excroissances ulcérées se recouvrent quelquefois d'incrustations calcaires qui les ont fait prendre pour des pierres (v. p. 72); mais quand l'état général est bon, la facilité avec laquelle elles saignent n'est pas toujours un obstacle au broiement des pierres mobiles, et souvent au bout de quelques séances les hémorrhagies cessent.

C'est ici, je crois, qu'il convient de dire quelques mots de la proposition faite par M. Franc de pratiquer la lithotritie par l'hypogastre. Un homme étant tombé sur le périnée y éprouva une contusion violente qui donna lieu à une hémorrhagie par le canal, à une rétention d'urine, à une infiltration urineuse, à de la suppuration et finalement à huit ou dix ouvertures fistuleuses entre

(1) A la p. 132 de mes *Rech.* de 1841, on trouvera le seul fongus que j'aie constaté près du col vésical, et « *il commençait à 8 ou 10 mill. de l'orifice uréthral.* »

les bourses et l'anus. A son entrée à l'Hôtel-Dieu de Montpellier, l'urèthre était imperméable et l'urine s'écoulait en totalité par une des fistules. Les tentatives de cathétérisme furent sans résultat, ou plutôt elles amenèrent une rétention d'urine qui nécessita la ponction hypogastrique, et celle-ci fut entretenue au moyen d'une sonde élastique. Mais cette sonde étant un jour sortie, on s'aperçut, en la remettant en place, que la vessie contenait des graviers dont quelques-uns sortirent spontanément, et un autre de 2 lignes fut extrait (*Bull. de thérap.*, 1834).

M. Franc tira de ce fait la conséquence qu'on pourrait, non-seulement pratiquer la lithotritie, mais encore l'extraction de calculs entiers par la ponction hypogastrique. « Il est à peine nécessaire, dit-il, de poser la question de savoir si la lithotritie peut être pratiquée par l'hypogastre ; il est de toute évidence que cette opération est non-seulement possible, mais même plus facile par cette voie que par toute autre. » Cependant Civiale, qui, il est vrai, ne manifeste jamais beaucoup de tendresse pour les idées d'autrui, traite ce projet d'*absurde*. Il ajoute qu'on l'a essayé, et qu'après de vaines tentatives, on renonça à l'opération, et que l'opéré marcha désormais courbé en deux sans pouvoir se redresser ; que trois malades qui avaient une fistule hypogastrique, ayant eu la pierre, il essaya chez eux la méthode en question, et éprouva de telles difficultés pour saisir le corps étranger qu'il revint à la voie naturelle (*Ouv. posth.*, p. 315).

Pour moi, je crois que, quand on peut arriver par cette dernière, c'est encore le meilleur chemin, et que Civiale a eu tort, dans ces cas, d'en tenter un autre ; mais ne peut-il pas se rencontrer, surtout dans les affections du col de la vessie (tumeurs, fausses routes, ulcérations, etc.), des cas où une fistule à l'hypogastre est le seul moyen d'arriver dans la vessie et où l'on n'a que le choix entre cette voie et la taille ? Voilà, selon moi, le seul point en litige. Je n'ai rencontré qu'un seul cas de ce genre ; mais le malade exigea positivement la taille, qui, du reste, lui réussit. Il sera question de ce fait intéressant quand je traiterai de la cystotomie hypogastrique.

La vessie peut offrir des complications de diverses sortes, et elles sont tellement fréquentes que je me suis cru obligé d'en dire quelques mots dans ma description générale des manœuvres de la lithotritie. Nous allons maintenant entrer dans les détails.

Chez quelques sujets, l'irritabilité de la vessie est telle que vainement on évite de la mettre en jeu en laissant l'organe se dilater graduellement par l'arrivée naturelle de l'urine, et qu'elle ne cède pas aux moyens ordinaires. Nous avons vu que le chloroforme est alors peu efficace, et que les courants électriques continus, qu'on a également préconisés, n'ont pas suffisamment fait leurs preuves (v. p. 295 et suiv.). Un moyen qui m'a maintes fois réussi, et qui a également réussi entre d'autres mains que les miennes (v. p. 304), ce sont les injections de nitrate d'argent. Voici dans quelles conditions j'ai été conduit à les appliquer à la lithotritie. J'ai donné ce fait avec détails, p. 326 de mes *Recherches* de 1856, parce qu'il est instructif sous bien des rapports.

M. Rousseau, de Nemours, âgé de 66 ans, avait été lithotritié par Civiale, mais il lui restait un catarrhe purulent et glaireux qui égalait le tiers de l'urine. Les soins qui lui avaient été donnés ayant été sans effet, il vint à moi dans les premiers jours d'octobre 1852. Deux injections au nitrate (3 grammes pour 60 grammes d'eau distillée), faites à une huitaine de jours d'intervalle, le débarrassèrent de son catarrhe, et il ne resta pas plus de quinze jours à Paris. Toutefois, je le prévins en partant qu'il avait un engorgement de la prostate et qu'il ne vidait pas sa vessie, ce qui l'exposerait à une récidive.

Pendant quelque temps M. Rousseau a joui d'une tranquillité parfaite, mais, au mois de mai 1854, il revint me consulter, se plaignant de voir son catarrhe reparaître, accompagné de besoins fréquents d'uriner.

Je lui dis immédiatement que cela tenait à ce que sa vessie ne se vidait pas, et, pour le lui faire voir, je lui introduisis une sonde élastique après l'avoir fait uriner. Comme il ne sortait rien, je crus d'abord ne pas être arrivé dans la vessie, et j'exécutai des mouvements de va-et-vient pour y pénétrer, mais toujours sans que l'urine jaillît. Cependant, dans l'un de ces mouvements, je crus sentir le frottement d'un calcul, et je m'en assurai à l'aide de mon explorateur. Je compris dès lors que, si la vessie se vidait à ce point malgré la tuméfaction prostatique, cela tenait à la présence de la pierre, qui lui donnait une contractilité exagérée.

Trois fois je voulus tenter la lithotritie, mais chaque fois il me fut impossible de faire séjourner seulement deux cuillerées de liquide dans la vessie, tant elle était irritée. Bains, narcotiques par la bouche, par le rectum et en injections, tout fut inutile. J'essayai du chloroforme ; mais ce fut encore pis : la volonté n'agissant plus sur le col vésical, l'injection sortait entre le canal et la sonde sans qu'une seule goutte s'arrêtât dans la vessie. Après ces quatre tentatives, je commençai à croire qu'il n'y avait plus d'autre ressource que la taille.

Néanmoins, les conditions n'étant guère plus favorables pour celle-ci, parce que le sujet était replet, sa prostate énorme, et que sa vessie coiffait constamment la pierre ; me rappelant en outre combien les injections de nitrate lui avaient été utiles dix-huit mois auparavant, je résolus d'essayer si elles n'amoindriraient pas cette extrême sensibilité.

Une première fois, deux injections dépassèrent mon attente ; je les répétai trois fois encore à huit jours d'intervalle, après quoi la lithotritie marcha on ne peut mieux : un calcul du volume d'une forte noix fut broyé, et le malade partit guéri le 8 juillet.

Je dois ajouter qu'à dater du jour où la vessie fut débarrassée, elle cessa de se vider ; aussi ai-je conseillé à M. Rousseau de se sonder et de se faire des injections une fois par jour. Il mourut le 3 mai 1858.

Je citerai aussi M. L., porteur d'une pierre du volume d'une grosse pomme d'api que Civiale avait méconnue. Je l'ai opéré avec l'aide du docteur Coffin, qui me l'avait adressé, et du docteur Plouviez, dans la maison de santé duquel il se trouvait. La vessie de ce malade était tellement irritable que jamais je ne pus lui pratiquer une séance de lithotritie sans avoir fait la veille une injection de nitrate d'argent grâce à laquelle l'opération était bien supportée. Ces injections étaient moins fortes que dans le cas précédent (v. p. 158).

Je pourrais exposer encore bon nombre d'autres faits confirmatifs, mais, persuadé que ceux qui ont été observés sans amour-propre d'auteur seront plus convaincants, je rappellerai celui de M. Smith (v. p. 304) et je dirai quelques mots de celui que m'a communiqué un chirurgien distingué de Lyon, M. le docteur Bron, dans une lettre datée du 5 décembre 1862. Un vieillard affecté d'engorgement de la prostate, de catarrhe vésical, etc., éprouvait de telles souffrances qu'il ne voulut pas se soumettre à l'introduction d'une sonde métallique. Aussi se borna-t-on à faire deux injections au nitrate d'argent. « Elles ont amené chaque fois un soulagement pendant un ou deux mois, et le malade se crut un moment guéri. » Mais les symptômes s'étant reproduits, il se décida au cathétérisme et on lui trouva une pierre qui fut traitée par la lithotritie.

Malheureusement, il est des cas où, sous l'influence de cette irritabilité prolongée, la couche musculaire de la vessie s'est hypertrophiée et a perdu la faculté de revenir à des dimensions plus grandes. Dans ces cas encore, on peut tenter la lithotritie quand, par un moyen quelconque, on est parvenu à amoindrir la sensibilité, surtout si la pierre est d'un petit volume et friable. Et encore ne doit-on faire alors que des séances de peu de durée, n'employer que des instruments à mors courts dont le développement n'exige pas un grand espace, et s'appliquer à extraire les fragments à mesure qu'on les détache du morceau principal. En laissant de nombreux débris s'accumuler, ils seraient difficilement expulsés, léseraient la vessie par leurs aspérités et augmenteraient son irritabilité ; or, cette étroitesse de la vessie, quand elle s'accompagne d'une sensibilité un peu vive de la muqueuse, crée bien des obstacles, pour peu que la pierre ait de volume et de dureté. On peut essayer d'empêcher le liquide de s'échapper, en comprimant le canal sur l'instrument ; quelquefois même on réussit en cédant aux premiers spasmes de la vessie, en laissant écouler son contenu pour y faire une autre injection ; mais presque toujours, au contraire, ces contractions, qui sont extrêmement douloureuses, vont en augmentant, et on est obligé de remettre à une autre séance ou même de recourir à la taille, car on ne doit opérer à sec qu'avec une extrême réserve.

Avec ou sans l'irritabilité dont il vient d'être question, l'inflammation s'accompagne souvent de catarrhe. Ce symptôme mérite une grande attention, parce qu'il n'a pas toujours la même signification, surtout sous le rapport du pronostic.

Quand il s'est m nifesté postérieurement au développement de la pierre, il ne présente habituellement rien de sérieux : il en est l'effet et disparaît avec la cause qui l'a fait naître ; quelquefois même on le voit diminuer d'une manière notable dès les premières séances, et sans qu'il soit encore sorti une quantité proportionnelle de débris. S'il persiste après l'extraction complète, il est rare qu'on ne puisse y mettre fin par quelques injections nitratées (v. p. 157).

D'autres fois, il préexiste à la pierre, et c'est même lui qui lui a donné naissance (v. p. 61). C'est ce qu'on doit craindre quand, pendant l'existence d'un catarrhe indolent, on voit des douleurs se manifester et acquérir bientôt un grand degré d'intensité. Alors le pronostic est beaucoup plus grave que dans le cas précédent, et parce le catarrhe coïncide souvent avec une phlegmasie des reins, et parce que, quelle que soit la méthode de traitement employée, on verra presque toujours la pierre, qui est ordinairement de triple phosphate, se reproduire avec une opiniâtreté et une rapidité désespérantes. Cependant, en raison de sa friabilité, la lithotritie peut lui être appliquée dans la grande majorité des cas.

L'hématurie a encore pu être regardée comme une contre-indication ; mais la plupart des malades que nous lithotritions ont rendu du sang à des époques plus ou moins répétées de la maladie, et ils n'en guérissent pas moins pour cela. Néanmoins, quand ces hématuries sont fréquentes, il ne faut pas oublier que souvent elles proviennent de ce que la muqueuse est mamelonnée, ulcérée par la pierre et souvent même recouverte d'incrustations phosphatiques dont la chute donne lieu à une exhalation sanguine, laisse la muqueuse à nu et sans protection contre l'absorption urineuse, ce qui expose à ces phénomènes généraux connus sous le nom de fièvre urineuse. Il faut, pendant les manœuvres, apporter la plus grande attention à ne pas exercer de frottement sur la vessie.

Quand les hématuries sont très-abondantes, ce qui n'est pas

rare, même sans pierre, chez certains sujets dont le sang s'est appauvri sous l'influence d'une diathèse urique très-avancée, il faut, avant tout, essayer de reconstituer l'organisme au moyen de préparations toniques et astringentes, de limonades minérales et d'un régime analeptique proportionné aux forces digestives.

C'est surtout dans les cas de distension habituelle de la vessie qu'il ne faut pas agir avant d'avoir étudié la susceptibilité des organes. On la vide une ou deux fois par jour avec le soin d'y laisser constamment une certaine quantité d'eau pour qu'elle ne reste jamais complétement vide : la transition trop brusque d'une distension habituelle à une vacuié complète la dispose à une inflammation et à l'hémorrhagie, le sang qui gorge ses vaisseaux sous-muqueux allongés et élargis ne pouvant rentrer assez vite dans la circulation générale et se trouvant exprimé comme d'une épo ge que l'on comprime (v. mon mémoire sur ce sujet dans l'*Union médicale* du 5 janv. 1861).

Rappelons aussi que le sang provient, dans un certain nombre de ca-, d'une dégénérescence cancéreuse des parois de la vessie. Il faut donc alors les explorer avec soin, mais prudemment, et de préférence avec l'instrument figuré p. 96. On se tiendra sur la réserve s'il révélait une tumeur circonscrite et dure sur un des points de leur étendue ; cependant, s'il s'agissait de calculs peu volumineux, phospatiques et friables, comme ils le sont habituellement en pareils cas, on pourrait en tenter l'extraction : je l'ai faite plusieurs fois dans ces conditions et j'ai eu la satisfaction d'amoindrir considérablement les souffrances des malades. Autant à dire, et à plus forte raison s'il s'agissait de fongus.

Quant aux polypes, je n'en ai également vu qu'un très-petit nombre de cas. Ils avaient la plupart la texture des polypes muqueux du nez. Deux existant dans la même vessie paraissaient avoir été primitivement un caillot sanguin épanché sous la muqueuse qu'il aurait entraînée de manière à s'en faire un pédicule. Il me semble, en l'absence de faits, que la coïncidence d'une tumeur de ce genre avec une pierre ne devrait pas faire repousser la lithotritie : on s'appliquerait à l'éviter, et d'ailleurs sa lésion ne serait pas grave ; peut-être même pourrait-on en faire l'ablation si l'on arrivait à un diagnostic suffisamment précis.

D'autres fois ce n'est pas une irritabilité trop grande que présente la vessie, mais c'est précisément le contraire, c'est-à-dire une inertie ou même une paralysie. Ces deux états ayant été de ma part l'objet de travaux spéciaux (*Gaz. méd.* de 1854, et *rech.* de 1856), je dirai seulement que le premier est presque toujours l'effet de quelque obstacle matériel au cours de l'urine, tel que rétrécissement de l'urèthre, valvule musculaire uréthro-vésicale et surtout hypertrophie de la prostate (v. note 3 de la page 9); j'ajoute que souvent il coïncide avec une altération de la membrane contractile, comme hypertrophie musculaire, inflammation avec épaississement du tissu connectif interfibrillaire, etc. Quant à la paralysie, c'est dans une affection générale ou partielle du système nerveux qu'elle a sa source.

Nous avons déjà vu qu'une diminution de la contractilité vésicale, loin d'être un obstacle au broiement de la pierre, le rend au contraire plus facile (v. p. 334); cependant il est un temps de l'opération qui pourrait s'en trouver notablement gêné, c'est l'évacuation des débris. Mais nous étudierons plus loin des moyens faciles et sûrs de remédier à cet inconvénient.

Sous l'influence de la distension, il peut survenir une complication de la pierre plus sérieuse qu'un simple défaut de contractilité. Je veux parler d'une déformation de la vessie. Tantôt cet organe se dilate plus dans certaines parties que dans le reste, et cette dilatation est commune à toutes ses tuniques. Le lieu qui m'a paru en être le siége le plus ordinaire est celui qui se trouve immédiatement derrière le bord postérieur du trigone, à ce point que ce bord, qui cède peu, en raison de son épaisseur, s'avance quelquefois comme une barre transversale au-dessus de l'excavation et protége contre l'atteinte de nos instruments les calculs qui s'y trouvent logés. On ne trouve pas alors ceux-ci ou leurs débris immédiatement derrière l'orifice interne du canal; si l'on veut aller les saisir à l'aide d'un lithotribe, on sent que son bec, pour arriver dans l'excavation, descend pour ainsi dire une marche d'escalier; il faut relever fortement son extrémité externe, et, quand l'on écarte les mors, le femelle, continuant de plonger dans l'excavation tandis que le mâle remonte au-dessus de la barre que j'appellerai *trigonale*, celle-ci risque très-fort d'être pincée au moment du rapprochement, d'être mâchée si l'on serre fortement, ou d'entraîner avec elle le corps étranger, si l'on essaye de la dégager avant de serrer. Une fois ce vice de conformation constaté, on doit se garder de fortes injections qui augmenteraient à la fois la profondeur de l'excavation et proportionnellement la saillie de la barre. C'est ici le lieu de parler des injections de mercure que j'avais déjà proposées p. 556 de mes *Recherches* de 1856, et que j'ai su depuis avoir été déjà vantées par Fournier de Lempdes pour entraîner les débris au dehors, ou, ce qui paraît moins rationnel, pour soulever le calcul quand il cause de vives souffrances, et protéger la vessie contre ses frottements (*Lith. perf.* p. 42). Moi, c'est pour les saisir que j'ai utilisé ce métal lourd et liquide.

La première fois que je l'essayai, c'était il y a 6 ans chez un vieillard qui avait une tumeur derrière laquelle restaient cachés quelques fragments que j'étais sûr d'avoir sentis, mais que je n'avais pu prendre, peut-être simplement parce que les instruments pressaient la tumeur contre eux. Je vidai la vessie et j'y poussai un demi-verre de mercure; mais j'eus beau chercher ensuite, je n'ai pu rien prendre, et ce ne fut même pas sans difficulté que je fis sortir tout le mercure. Peut-être cependant cette tentative ne fut-elle pas inutile; peut-être a-t-elle déplacé les fragments, car quelques jours après j'en saisis et ramenai trois avec le lithotribe et le malade se trouva débarrassé de tout symptôme de pierre.

Cet insuccès me fit réfléchir : n'ayant injecté, me suis-je dit, que du mercure, et en certaine quantité, il est probable que les fragments n'ont pu être saisis que parce qu'ils avaient été portés vers les parties les plus élevées de la vessie où l'extrémité des mors de l'instrument ne pouvait que difficilement les atteindre. Je résolus en conséquence de faire une autre fois une injection ordinaire et de ne pousser de mercure que la quantité nécessaire pour amener le corps à prendre plus à portée des instruments. C'est ce que je mis à exécution il y a quatre ans chez un vieillard qui avait en arrière, mais plus à droite qu'à gauche de la vessie, une excavation du genre de celles que nous étudions. Il y avait avec cela rétention d'urine complète produite par une valvule vésico-uréthrale. A l'aide du brise-pierre à cuillers et de la sonde à double courant dont il sera question plus loin, la lithotritie marcha d'abord très-régulièrement; mais, à la fin, il restait quelques fragments que je ne pouvais saisir pour les raisons que j'ai exposées ; c'est alors que l'idée des injections de mercure me revint à l'esprit, mais je résolus, après avoir introduit de l'eau comme d'habitude, de pousser deux cuillerées seulement de ce métal, craignant qu'en en injectant davantage, les fragments n'eussent pour ainsi dire une plus grande surface navigable pour échapper aux mors de l'instrument. Ce procédé me réussit on ne peut mieux : en quelques minutes j'en pris et repris plusieurs ; puis je fis mettre le malade debout, et, à l'aide d'une grosse sonde élastique munie de larges yeux, je fis sortir le contenu de la vessie qui entraîna immédiatement beaucoup de débris. Le mercure que j'avais pris soin de mesurer préalablement dans une éprouvette, sortit en totalité et deux ou trois injections à grande eau faite les jours suivants, débarrassèrent complétement mon malade.

J'ai déjà parlé des services que ces injections mercurielles peuvent rendre quand il s'agit de prendre des fragments qui, en raison de leur forme plate ou en écaille, sont, pour ainsi dire, collés à la muqueuse de la vessie. Voici d'autres genres de déformation où elles pourraient encore être utiles.

On peut rapprocher de la précédente celle qui, chez la femme, est constituée par une sorte de hernie de la vessie du côté du vagin, et est assez grande parfois pour former une poche saillante à l'entrée de la vulve (cystocèle vaginale). J'en ai vu une de ce genre qui contenait trois calculs ; mais c'était sur un cadavre. On comprend que plusieurs des manœuvres qui viennent d'être décrites sont applicables ici. On a conseillé l'introduction du doigt dans l vagin pour refouler cette poche et favoriser la préhension de la pierre ; mais peut-être serait-il plus commode d'opérer et de maintenir cette réduction au moyen d'une éponge. Je crois, d'ailleurs, qu'il sera presque toujours facile de porter au fond de la poche le bec plus ou moins allongé, plus ou moins courbe d'un lithrotribe.

Nous avons déjà vu que ce ne sont pas toujours des dilatations générales ou partielles des parois de la vessie qu'on rencontre chez ceux qui ont depuis longtemps de la dysurie, que souvent même elle est rapetissée par la contracture et l'hypertrophie de sa couche musculaire. Mais bien que cette couche soit loin d'avoir dans sa structure l'irrégularité qu'on lui supposait avant mes *Recherches* de 1841, il n'en est pas moins vrai qu'elle est formée de faisceaux diversement entrelacés et qui ne sont pas tous d'égale force. Il s'ensuit que, dans la lutte pour vaincre l'obstacle, les plus forts se contractant plus que les autres finissent par former dans la cavité vésicale des saillies dirigées en divers sens qu'on a désignées sous le nom de *colonnes,* et ces colonnes déterminent nécessairement des anfractuosités dans lesquelles de petites pierres ou des fragmen's sont quelquefois difficiles à sentir, mais surtout à prendre.

Nous triomphons presque toujours sans peine de ces difficultés, puisque la plupart des malades que nous opérons sont plus ou moins dans ce cas. Ces cavités sont rarement profondes, et leurs bords, habituellement évasés, permettent d'aller saisir les corps solides qu'elles renferment, surtout si l'on prend soin de les élargir par de fortes injections. Néanmoins, on est encore parfois exposé à saisir, à contondre, à mâcher les colonnes qui les circonscrivent ; aussi suis-je convaincu que des injections mercurielles, qui dénicheraient les corps étrangers en les soulevant, seraient quelquefois très-utiles.

Mais il est d'autres cavités qui sont de véritables hernies de la muqueuse dans les interstices des faisceaux musculaires, et que j'ai partagées en alvéoles, cellules et poches suivant leur capacité (*Bull. Soc. anat. Gaz. méd.* 1836). Les premières, qui ne dépassent pas la couche musculaire, sont étroites, aussi bien dans leur fond qu'à leur entrée ; les secondes, arrivées en dehors de la tunique musculaire ou tout au moins en dehors de ses couches profondes, s'épanouissent plus ou moins et ont le fond plus large que l'orifice ; les troisièmes enfin acquièrent une capacité considérable, quelquefois supérieure de beaucoup à celle de la vessie elle-même. Ces cavités peuvent se rencontrer partout, excepté peu-être au niveau du trigone ; mais c'est sur les parois latérales qu'on les voit le plus souvent acquérir de fortes dimensions.

Dans toutes des pierres peuvent se former, mais elles sont presque toujours fixes ou *enchatonnées* dans les deux premières; tandis qu'elles peuvent être mobiles dans les troisièmes, si mobiles quelquefois que, suivant certaines positions, elles passent de la cavité normale dans l'autre et réciproquement, ce qui apporte souvent une grande incertitude dans le diagnostic.

Dans les deux premières catégories, on ne peut avoir connaissance de la pierre tant qu'elle est renfermée dans la cavité qui la loge; mais souvent elle continue de grossir, à l'orifice surtout, où elle est plus directement en contact avec l'urine, et souvent elle finit par former à l'intérieur de la vessie un renflement plus ou moins volumineux (v. p. 65).

Les meilleurs moyens de les reconnaître sont mes différents explorateurs, et particulièrement celui à bec aplati (v. p. 94). On peut, par des mouvements de rotation, promener d'un côté à l'autre ce large bec sur toute la surface de la vessie avec beaucoup plus de sécurité que le bec d'une sonde ordinaire, et on a bien plus de chance de rencontrer l'extrémité saillante de la pierre.

Dans la troisième catégorie, les calculs ont rarement cette forme de bouton à deux têtes, et généralement on ne peut en avoir connaissance que quand ils viennent dans la vessie. Dans quelques cas cependant, la poche est située de telle façon et son orifice assez large pour permettre aux sondes, et surtout à mon explorateur à petit bec, d'y pénétrer et d'y sentir un ou plusieurs corps solides.

Quand on a constaté qu'un calcul est enchatonné, il faut, avec ma sonde à bec plat, presser doucement sur sa partie saillante, tantôt à droite, tantôt à gauche, et tâcher ainsi de l'énucléer, ou du moins de l'ébranler, car on ne doit pas désespérer trop vite, ni même faire de trop grands efforts qui exposeraient à détacher cette partie. On a vu en effet le simple ébranlement déterminer dans la cellule une inflammation qui en ramollit les parois et y provoque une secrétion éliminatoire, d'ou résulte ultérieurement une plus grande facilité à énucléer la pierre; ensuite on la broie comme d'habitude.

Si l'on ne réussit pas, on tâche de la prendre avec un lithotribe à cuillers ou à mors plats, et particulièrement avec le petit que j'ai figuré p. 96. C'est dans ces cas encore que mes instruments, à mors égaux en longueur et à rapprochement limité, ont un grand avantage sur les autres : il serait oiseux de l'expliquer. Quand on y est parvenu, on fait des tentatives d'extraction ou d'ébranlement comme il vient d'être dit, et en prenant garde de briser le collet.

Dans la première catégorie, on réussira presque toujours facilement ; mais il n'en sera plus de même dans la seconde, où le renflement incarcéré a plus de volume. Voici ce que j'ai fait dans un cas de ce genre.

M. L..., sexagénaire, demeurant quai Le Peletier, 8, avait été lithotritié, à peu d'intervalle, par Leroy d'Etiolles et par Heurteloup, et bientôt les symptômes de pierre s'étaient reproduits une troisième fois, ce pourquoi il me fut adressé, dans les premiers mois de 1863, par les docteurs Aubrun père, son médecin, et Martin Lauzer, inspecteur des eaux de Luxeuil. Je constatai un engorgement de la prostate qui ne permettait pas à la vessie de se vider et une pierre du volume d'un marron. Je confesse que mon diagnostic se borna là. En présence de M. Aubrun, je saisis la pierre, je la broyai, et, au bout de deux ou trois séances, cette pierre se trouvant extraite, je croyais mon traitement terminé, lorsque je trouvai dans une dernière exploration un corps solide fixe vers l'union du tiers supérieur avec les deux tiers inférieurs de la paroi postérieure de la vessie, un peu à gauche de la ligne moyenne. Je reconnus, en conséquence, une pierre enchatonnée, ne dépassant en rien la face interne de l'organe et sensible seulement dans un espace circulaire de 7 ou 8 mill. de diamètre. Était-ce une seconde pierre? ou bien celle que j'avais extraite n'était-elle qu'une partie de celle-ci que j'aurais détachée sans m'en apercevoir? C'est ce que je ne puis dire. Quoi qu'il en soit, c'est pour tâcher de l'énucléer que j'eus l'idée de ma sonde à bec aplati et même évidé de la p. 94 ; mais elle ne me servit à rien, parce que la pierre n'offrait aucune saillie, et ce n'est que plus tard que je lui trouvai d'autres applications. Force me fut donc de tenter d'autres moyens.

J'avais acquis, dans mes tentatives précédentes, une telle habitude de porter mes instruments coudés sur cette pierre, que je conçus le projet d'aller la saisir et de l'extraire avec l'instrument de la page 96. Je dirigeai le bec fermé sur elle, puis j'écartai les mors de manière à refouler les bords de l'orifice l'un en haut, l'autre en bas, mais il me fut impossible de les insinuer entre le corps solide et les parois de la cellule. Toutefois je m'aperçus que, dans mes tentatives pour le saisir, le glissement des mors sur sa surface en détachait des parcelles, et, comme il n'en résultait aucun accident, je continuai pendant quatre ou cinq séances de le gratter ainsi par des manœuvres d'écartement et de rapprochement. Un jour enfin, ne trouvant plus rien dans la cellule, je cherchai dans le bas-fond et j'y rencontrai deux ou trois fragments dont je fis l'extraction. J'acquis ainsi la certitude que j'avais usé, scié pour ainsi dire le calcul dans son milieu, et que ses débris étaient tombés dans la vessie.

Mon malade se trouva complétement guéri, et lui, qui avait eu deux récidives en peu de temps, n'a plus éprouvé de signes de pierre depuis sept années. Une fois seulement, environ dix-huit mois après l'opération, il vint m'accuser la réapparition de quelques souffrances; mais la nature des symptômes et une exploration attentive me permirent d'affirmer que ce n'était qu'un peu d'irritation vésicale : je pénétrai en effet dans la cellule que je trouvai vide et considérablement réduite. Au bout de quelques jours, tout cessa.

Ne peut-on pas aujourd'hui se demander si les récidives ne furent pas dues à ce que les premiers opérateurs, n'ayant pas reconnu la partie enkystée du calcul, n'en ayant pas extirpé la racine pour ainsi dire, celle-ci a grandi une deuxième et une troisième fois, en appelant à sa surface libre de nouvelles molécules solidifiables?

Civiale rapporte un fait analogue au précédent; seulement la poche, s'ouvrant à droite et en arrière de l'uretère droit, était beaucoup plus large. Avec un lithotribe il broya la pierre et retira de leur loge ceux des fragments qui ne tombèrent pas dans la vessie (*De la lith.*, p. 177). Quand le ou les calculs peuvent passer dans le réservoir urinaire, il est évident que ce qu'on a de mieux à faire, c'est de les y faire tomber en pratiquant une forte injection, en faisant, avant l'opération, coucher le malade sur le côté opposé au siége de la poche, et même en imprimant quelques secousses à son bassin pendant qu'il est dans cette position. Si l'on ne réussit pas, je crois qu'on pourra, dans quelques circonstances, pousser des injections dans la cavité même à l'aide d'une sonde semblable à mon explorateur ordinaire, mais ouverte à son extrémité.

Les lésions des uretères et des reins ont une telle importance, que j'ai cru devoir en parler, avant même d'exposer les manœuvres de la lithotritie (v. p. 293). Je me bornerai à rappeler qu'elles sont, dans toutes les opérations sur les organes urinaires, notre principale pierre d'achoppement, et que, malheureusement, elles ont souvent un caractère insidieux qui expose à les méconnaître. Ce sont elles surtout qui exigent une grande expérience jointe à une prudence extrême, car, si l'on opérait dans certaines circonstances, on aurait pour résultat les plus fâcheux mécomptes, et si, d'autre part, on s'abstenait toutes les fois qu'on a lieu de soupçonner quelque atteinte du côté des reins, on n'opérerait presque jamais. Indépendamment des symptômes locaux, il faut tenir grand compte des autres appareils : des accès répétés de fièvre urineuse, caractérisés par frissons, chaleurs et sueurs, un état saburral habituel des organes digestifs, et particulièrement la sécheresse de la langue, sont toujours un indice fâcheux. D'un autre côté, si les troubles généraux ne présentent pas une grande gravité, si un seul des reins paraît affecté, si les manœuvres ne semblent pas devoir présenter de grandes difficultés, si la pierre n'est pas très-volumineuse ou très-dure, on peut encore, avec le soin de bien surveiller tous les symptômes, de s'arrêter à temps et tout le temps nécessaire, on peut, dis-je, espérer d'arriver à bonne fin par la lithotritie.

A part un très-petit nombre, les accidents qui se manifestent pendant le cours d'une lithotritie lui sont communs avec d'autres opérations qui exigent l'introduction d'instruments dans les voies urinaires.

Ainsi on a signalé le gonflement inflammatoire du prépuce, se terminant même quelquefois par des abcès. Je crois cet accident extrêmement rare, à moins qu'on ait opéré dans un cas de phimosis assez étroit, et alors l'introduction de tout autre instrument un peu volumineux pourrait en faire autant. Il faut dire toutefois que la lithotritie y disposerait plus spécialement, à cause de la multiplicité des passages d'instruments et des fragments. Le moyen infaillible d'éviter cet accident, c'est le débridement du prépuce avant de commencer.

J'ai vu une fois, avec le docteur E. Besnier, un œdème, puis une gangrène du prépuce envahir graduellement, chez un sexagénaire, la peau de la verge et du scrotum, de sorte qu'à la fin cette peau tomba presqu'entièrement; mais j'avais déjà vu pareil accident survenir chez un jeune homme opéré d'une valvule musculaire du col de la vessie. J'ai attribué cet accident, dans les deux cas, à l'écoulement habituel d'une urine ammoniacale. De grands soins de propreté, des toniques *intus et extra* arrêtèrent la gangrène, et, chez ces deux malades, les parties dénudées se recouvrirent d'une manière surprenante.

On dit que le gland s'est enflammé et tuméfié à ce point de devenir le siége d'un étranglement semblable à celui qu'on observe dans quelques cas de paraphimosis. Le seul accident que j'aie vu résulter de cette inflammation, c'est le rétrécissement du méat urinaire par gonflement d'abord et ensuite par rétraction (v. p. 328). On le préviendrait presque toujours en débridant l'orifice, comme il a été dit quand il est assez étroit pour nécessiter une distension douloureuse à chaque passage d'instrument ou de fragments quelque peu volumineux. Mais quand cette distension n'arrive qu'accidentellement on n'a pas à s'en préoccuper, l'inflammation ne tarde pas à disparaître. Ce qu'on a de mieux à faire, c'est de laisser le méat en repos pendant quelques jours, de relever la verge sur le ventre et de la couvrir de fomentations ou de cataplasmes émollients; puis, quand le méat reste trop étroit, on le débride, si on a eu le tort de ne pas commencer par là.

Le méat étant la partie la plus étroite de l'uréthre, il s'ensuit que, quand un instrument le franchit aisément, il arrive la plupart du temps sans grande douleur au col de la vessie, à moins de quelque empêchement pathologique. Quelquefois cependant, et cela a lieu surtout quand il existe dans les parties profondes une sensibilité morbide, le malade se contracte si vivement qu'il faut nécessairement, si l'on veut arriver dans la vessie, employer une certaine force. Il y a alors froissement et même excoriation de la membrane interne, d'où résultent une sensibilité, des spasmes qui rendraient le reste du traitement très-douloureux et même dangereux, si l'on n'avait la précaution de s'arrêter à temps et d'attendre que le calme fût revenu avant de continuer. Les antiphlogistiques et les calmants ne suffisent pas toujours pour cela, et il m'a fallu, dans quelques circonstances, en venir aux injections nitratées pour y parvenir.

Pour prévenir cet accident on doit avoir la précaution, quand on a lieu de le craindre, de ne jamais débuter par l'introduction d'un instrument rigide. Par conséquent, il faut toujours, pour faire l'injection, s'abstenir, autant que possible, de ces sondes métalliques qu'on trouve à cet effet dans les boîtes de lithotritie : une sonde élastique de courbure appropriée est de beaucoup préférable. On sait que l'introduction d'une deuxième sonde est, toutes choses égales d'ailleurs, moins douloureuse et bien plus facile que celle de la première ; il semble que celle-ci ait émoussé la sensibilité ; mais c'est à la condition de ne pas l'exalter, au contraire, par des manœuvres intempestives.

Si, malgré cela, l'introduction du lithotribe devait être difficultueuse, on pourrait, une ou deux heures à l'avance, administrer quelque narcotique et même, au besoin, chloroformiser le malade avant l'opération.

Un effet assez fréquent de ces introductions difficiles, c'est l'écoulement d'une certaine quantité de sang. Cet accident n'a en général que peu d'importance quand il résulte de simples excoriations ; cependant je crois pouvoir affirmer que les accès fébriles, dont il sera question plus tard, sont plus fréquents alors que quand l'opération s'est faite sans traces de sang. Mais les suites en sont bien plus redoutables quand cet accident provient de déchirures du col ou de fausses routes. Ce n'est pas que celles-ci soient habituellement graves par elles-mêmes, mais elles le sont toujours par les obstacles qu'elles apportent à l'introduction ultérieure des instruments, et quelquefois les suites en sont véritablement funestes. Je me suis beaucoup occupé de ce point dans mes travaux antérieurs, mais il a une telle importance que je désire m'y arrêter un peu.

On a fait des fausses routes dans tous les points du canal, mais surtout au niveau de ses courbures. Elles sont rares à la courbure antépubienne, qui est concave en bas et correspond au ligament suspenseur de la verge; cependant je dois dire que les instruments à courbure brusque généralement usités aujourd'hui y exposent plus que les autres. En général, elles sont peu dangereuses, et du moment qu'on en a constaté l'existence, il suffit, pour les éviter, de porter le bec en bas jusqu'au delà. Les instruments droits devaient au contraire singulièrement disposer aux fausses routes de la courbure sous ou postéro-pubienne. Généralement, elles ne sont pas non plus très-dangereuses par elles-mêmes, et, en se servant des instruments coudés, on les évite facilement : il suffit de faire glisser leur bec sur la paroi supérieure du canal.

Les plus fréquentes et les plus fâcheuses sont celles de la région prostatique, au-dessous de l'opercule normal ou pathologique qui ferme le col de la vessie.

Les instruments droits exposent presque exclusivement, mais quelquefois aussi presque inévitablement, à en faire dans la paroi postérieure ou rectale de cet orifice, surtout quand son bord postérieur, par contracture du muscle obturateur (v. p. 4), ou par hypertrophie de la portion susmontanale de la prostate, offre une saillie anormale sur laquelle l'urine de la vessie presse d'autant plus fort que ce viscère est plus plein, ou se contracte plus énergiquement. Les instruments courbes y exposent aussi quand leur bec est long, ou quand on n'abaisse pas assez tôt leur extrémité externe pour que ce bec soulève l'obstacle par son dos au lieu de tendre à le relever par son sommet. Ces fausses routes, bien qu'elles ne siégent pas dans un tissu très-vasculaire à l'état normal, donnent souvent beaucoup de sang, parce que l'opercule dans lequel elles sont creusées, se trouvant fortement pressé du côté de la vessie, et point ou peu du côté de l'urèthre, le sang afflue vers ce dernier chaque fois qu'il se produit une envie d'uriner, comme il s'échappe d'une piqûre faite à l'extrémité du doigt quand on presse celui-ci de haut en bas, ou, mieux encore, comme il afflue sous les téguments de la tête du fœtus quand elle met un certain temps à franchir l'orifice utérin. Et puis ces vaisseaux prennent souvent un développement anormal dans les inflammations chroniques ou les hypertrophies prostatiques ; aussi ai-je vu quelques cas rares où une infection urineuse ou purulente n'a pas eu d'autre source ; j'en ai même publié un où je trouvai du pus dans les veines du mollet (*Rech.* de 1841, p. 192).

Mais c'est surtout pour la continuation du traitement que ces fausses routes sont fâcheuses par l'obstacle qu'elles apportent au passage des instruments, les écoulements sanguins dont elles sont la source au moindre frottement, les irritations et spasmes du col qu'elles provoquent. Cependant, à moins de grandes complications générales ou locales, elles ne sont pas une contre-indication absolue à la lithotritie ; seulement on doit attendre la disparition des premiers accidents ; puis, quand on juge à propos de recommencer, il faut les éviter avec le plus grand soin. Pour cela, on choisit des instruments suffisamment courbes et à mors n'ayant de longueur que ce que le cas auquel on a affaire exige strictement ; de plus, on ne doit jamais chercher à les introduire pendant qu'il existe le moindre besoin d'uriner, et, aussitôt que leur bec arrive dans la région prostatique, on abaisse l'extrémité externe de manière que ce bec arrive au contact de la paroi pubienne ; enfin on pousse doucement et directement, de telle sorte qu'il se présente par son dos à l'entrée de la fausse route et au bord postérieur de l'orifice vésical qu'il s'agit de dépasser. Si j'avais affaire à une valvule compliquée de fausses routes difficiles à franchir et d'un calcul vésical, je n'hésiterais pas, si les autres circonstances étaient favorables, à commencer par enlever la valvule en tâchant, autant que possible, de comprendre les fausses routes dans l'opération.

Nous venons de voir par quelle manœuvre on doit chercher à franchir les obstacles existant au bord postérieur du col vésical ; il faut se garder de l'exagérer et d'appuyer le bec de l'instrument assez fortement sur la paroi pubienne de la région prostatique, pour qu'il la déprime en godet et tende à la perforer. On est quelquefois d'autant plus tenté de le faire qu'on sent que son dos presse contre l'obstacle, et qu'il semble que le bec est parvenu à l'hiatus existant entre cet obstacle et le bord antérieur de l'orifice vésical. Eh bien, il peut se présenter une particularité à laquelle je ne sache pas que personne ait fait attention : il peut arriver que l'obstacle, pressé par la réplétion ou la contraction trop fortes de la vessie, soit refoulé à une certaine profondeur dans le canal et arrête le dos de l'instrument avant que le bec soit arrivé à l'hiatus en question. On comprend que si l'on abaisse alors trop fortement l'extrémité externe de l'instrument, on court d'autant plus risque de faire fausse route dans la paroi antérieure que sa muqueuse est refoulée au devant du bec par le mouvement de propulsion qu'on exerce presque toujours simultanément. Or, n'oublions jamais que, si l'on perfore complétement cette paroi, on pénètre en plein au milieu des sinus de Santorini. C'est ce qui est arrivé dans le cas dont il a été parlé p. 305. Il me semblait bien le reconnaître à la simple vue de l'extrémité externe du lithotribe; mais l'opérateur, ayant introduit son doigt dans le rectum, crut reconnaître, au contraire, qu'il s'était fourvoyé entre l'intestin et la prostate. « Je sens le talon presqu'à nu, » me disait-il. Je ne pouvais, dans une clinique, rappeler au professeur que, d'après mes recherches, la paroi postérieure de la région prostatique est loin d'avoir l'épaisseur qu'on lui suppose, mais je dis aux internes : Vous allez avoir des accidents très-graves, et je leur en expliquai la cause, circonstance qu'ils ont eu toute raison d'omettre dans la relation qu'ils ont publiée de ce fait dans la *Gaz. méd.* de 1842, p. 744. Je ferai remarquer que l'obstacle était formé par le lobe susmontanal (moyen) de la prostate, faisant une tumeur du volume d'une noix, *libre et pédiculée,* disposée par conséquent à s'enfoncer dans le canal sous l'impulsion de l'urine.

On doit alors, comme dans le cas précédent, se bien garder d'introduire l'instrument pendant une envie d'uriner ; mais il faut, au rebours, quand un accroc a été produit en avant, choisir un instrument à bec allongé et d'une courbure moins brusque, qui permette d'arriver au col vésical sans abandonner la paroi rectale du canal; il faut surtout n'abaisser l'extrémité externe qu'avec une grande réserve, n'avancer que bien lentement, et, aussitôt qu'on sent le moindre arrêt, suspendre sa marche pour changer de direction.

Je n'ai pas besoin de dire combien, dans tous les cas de fausses routes de la partie profonde de l'urèthre, il importe de faire précéder l'introduction des instruments lithotriteurs de celle d'une grosse sonde de gomme élastique pour faire une injection dans la vessie. On a ainsi l'avantage : 1° de refouler l'obstacle, s'il était projeté dans le canal ; 2° de lui donner le temps de se dégorger, s'il était congestionné par une accumulation d'urine; 3° de prévenir les besoins d'uriner, en ne laissant dans la vessie que ce qu'on a reconnu utile d'y mettre. C'est alors, surtout quand l'obstacle siége derrière le col de la vessie, que sa dépression par l'introduction d'un mandrin droit élastique dans la sonde, ou mieux dans une bougie courbe, peut être d'une grande utilité en aplatissant l'opercule et même en le renversant en arrière (v. mes *Rech.* de 1856, p. 171). Ajoutons enfin qu'il faut, autant que possible, choisir le procédé et les instruments qui exigent le moins d'introductions.

Toute cause d'irritation de la partie profonde de l'urèthre peut se communiquer aux testicules par les conduits spermatiques. L'inflammation et même la suppuration de l'un ou de l'autre de ces organes peut en être la suite; quelquefois même la tunique vaginale se prend, mais cela est rare. Habituellement le mal s'arrête à l'épididyme, et il en résulte de la fièvre, de la douleur et du gonflement de cette partie. Parfois les antiphlogistiques sont nécessaires; mais presque toujours du repos et des cataplasmes suffisent, joints à quelques soins en tous cas indispensables, qui consistent à tenir d'abord le malade en position horizontale et à relever, autant qu'il est possible de le faire sans douleur, les parties souffrantes au moyen d'un tampon mou, ou mieux d'une cravate dont le plein passe par-dessous, et les extrémités vont se fixer sur le ventre à une ceinture. Aussitôt que l'inflammation est en décroissance, l'usage habituel d'un bon suspensoir suffit, et, au bout de quelques jours, on peut reprendre la lithotritie sans attendre la disparition de l'engorgement, qui est assez longue à se faire. Cet accident n'a presque jamais de gravité et se borne à retarder de quelques jours la fin du traitement ; néanmoins, s'il survenait des deux côtés, il pourrait entraîner, je ne dis pas l'impuissance, mais l'infécondité, ce qui n'est pas sans gravité à certaines époques de la vie.

Lorsqu'on est parvenu dans la vessie, l'accident le plus fréquent auquel la lithotritie donne lieu c'est l'inflammation de cet organe. Sa fréquence m'a déjà obligé d'en parler, aussi me bornerai-je à rappeler que, quand il ne tient pas à de fausses manœuvres, c'est surtout chez les personnes dont la vessie reste habituellement distendue, ou bien chez celles qui la vident avec le plus de facilité, qu'il peut atteindre l'intensité la plus grande (v. p. 295 et 316). Dans le premier cas, plusieurs conséquences fâcheuses sont à redouter : la première c'est la généralisation de l'inflammation dans le reste de l'appareil urinaire, la seconde, sur laquelle M. Reliquet a insisté, c'est son extension à la couche musculaire et la formation d'abcès dans son épaisseur ; enfin une troisième, que j'ai particulièrement étudiée, c'est l'ulcération de la muqueuse du fond des alvéoles ou cellules qui existent si souvent alors, et l'épanchement d'urine, soit entre les couches de la tunique musculaire, soit en dehors d'elle et même dans les organes voisins (*Gaz. méd.* de 1836, p. 257, 273 et 847). Le cathétérisme pratiqué régulièrement, les injections émollientes, puis légèrement phéniquées (1 gram. pour 1000 d'eau) sont les moyens les plus généralement utiles. Je crois qu'au début les injections nitratées seraient plus efficaces que tout le reste ; mais, si les reins venaient à se prendre, le chirurgien en serait accusé. Le parti le plus sûr, pour peu que cet accident prenne d'intensité, est de recourir au plus vite à la taille. Mais quand l'inflammation tient simplement à des manœuvres laborieuses, le pronostic est bien moins grave : quelque repos, des cataplasmes, un ou deux bains, des boissons et lavements émollients suffisent presque toujours. En général il est bon de maintenir alors le malade couché et de lui recommander même de faire ses urines et ses garde-

robes dans cette position, pour plusieurs raisons, particulièrement pour ne pas pousser les fragments vers le col, ce qui aggra-
verait l'inflammation. Quelquefois même quand la vessie est en
état de spasme et vient continuellement coiffer ces fragments
anguleux, il est bon d'administrer d'assez fortes doses de narcotique par le rectum et même par la bouche. Le traitement antiphlogistique serait surtout actif si l'inflammation gagnait le péritoine, complication à laquelle le jeune âge est très-sujet.

On a parlé de perforations de la vessie pendant la lithotritie ; mais
pour que cela fût arrivé avec les instruments droits, il faudrait
supposer que cet organe était vide au moment de l'introduction, et
qu'arrivé contre sa paroi postérieure, on a poussé au delà de
toute raison, dans la croyance qu'on butait contre le col : ce serait
alors un accident commun à toute opération qui exige l'introduction d'un instrument rigide dans la vessie. On comprend
encore moins comment un lithotribe courbe pourrait la percer,
puisque ce n'est pas par l'extrémité, mais par le dos de son bec
qu'il se présente à elle. Je ne connais pas d'exemple bien avéré de
perforation ; je n'en connais même pas de déchirure de toute
l'épaisseur des tuniques. Civiale dit que Breschet, Tanchou, Bancal,
etc., en ont cité (*lith.* p. 322) ; or je n'ai pu découvrir le cas rapporté
par le premier ; celui du troisième est une vessie gangrenée qui
s'est déchirée pendant l'autopsie (*Lithotripsie et lithotomie,* p. 62 ;
1839) ; quant à Tanchou, il dit qu'un chirurgien digne de foi lui a
affirmé avoir tenu entre ses mains une vessie perforée par Civiale !
(*Nouv. méth. pour détruire la pierre,* p. 113 ; 1830). Voilà comment
celui-ci écrit l'histoire.

Quant aux exemples d'éraillement et de pincement, ils sont beaucoup plus communs. Les instruments droits étaient surtout défec-
tueux à cet égard ; mais certains instruments courbes y exposent
également. J'ai déjà signalé, p. 266, les éraillements de la muqueuse comme un des grands inconvénients des instruments complétement fenêtrés quand on les emploie comme le voulait Heurteloup ; tous quand on les manœuvre de manière à aller chercher la
pierre, notamment en arrière, peuvent pincer la muqueuse par
leur bout, malgré la précaution qu'on a prise de faire les mors

d'inégale longueur (v. p. 269). Cela a lieu surtout quand on est obligé de pénétrer dans une cellule ou dans une anfructuosité des colonnes charnues, ou même quand, dans un dernier examen, on a jugé utile de ne pas remplir la vessie. Il est incontestable qu'il n'y a que les miens qui mettent véritablement à l'abri de cet accident quand on a la précaution de tourner, au moment où l'on entre dans la vessie, la virole qui s'oppose au rapprochement complet des mors (v. p. 269). En tout cas, qu'on se serve des miens ou des autres de cette seconde manière, on doit se garder de les fermer entièrement sans leur avoir auparavant imprimé un mouvement de rotation suffisant pour donner la certitude qu'ils ne tiennent rien d'adhérent aux parois ; pour peu qu'on ait de doute, on desserre : c'est surtout dans les cas de tumeurs, d'excroissances, de cloisons, de saillies musculaires, de mamelons de la muqueuse qu'on doit redoubler d'attention ; on ne doit jamais comprimer fortement quand, au lieu d'une résistance brusque et nette, on a une sensation d'élasticité.

En général, ces lésions se bornent à la muqueuse, ou tout au plus aux fibres musculaires les plus superficielles : aussi sont-elles habituellement sans inconvénients graves. Cependant il importe de les éviter, et parce qu'elles peuvent être suivies d'inflammation, et parce qu'elles donnent lieu à un saignement plus ou moins abondant, et surtout par ce qu'elles ouvrent une voie à l'absorption urineuse. Inutile de revenir sur ce qui a été dit de l'inflammation. Quant à l'écoulement sanguin, ordinairement il n'exige pas de traitement spécial ; mais s'il était assez abondant pour former des caillots capables de gêner le cours de l'urine, il faudrait les extraire avec grand soin pour éviter les efforts d'expulsion qui l'augmenteraient de plus en plus. Quelquefois même une sonde à demeure qu'on ouvre fréquemment, et l'emploi de quelques narcotiques sont nécessaires pour prévenir ces efforts ; on ne doit recourir aux astringents en injections qu'avec la plus grande circonspection, parce qu'ils agissent le plus souvent comme irritants. Par la bouche ils peuvent être utiles : c'est l'état général qu'il faut consulter. Quant à l'absorption, c'est un sujet sur lequel nous reviendrons, p. 368.

Un des accidents les plus redoutables de la lithotritie, c'est la déformation et la fracture des instruments; mais, s'il a pu se présenter assez fréquemment dans le principe, il n'en est plus de même aujourd'hui que nos fabricants ont atteint, dans leur œuvre et dans leur trempe, un degré remarquable de perfection. Malgré cela un chirurgien prudent ne doit jamais employer un instrument sans l'avoir préalablement soumis à des épreuves beaucoup plus fortes que celles qu'il doit supporter dans la vessie. Le chirurgien qui a le plus eu d'accidents de ce genre, passait pour un homme très-léger, et comme il était tourmenté par une fièvre incessante de modifications, il ne prenait très probablement pas pour chaque instrument les précautions qui viennent d'être indiquées. Le pignon, comme moyen de compression, est certainement le mécanisme le plus sûr. En général, il est plus dangereux de fausser un lithotribe que de le briser: quand il est faussé, assez, bien entendu, pour ne pouvoir sortir, la seule ressource est de pratiquer immédiatement la taille hypogastrique qui permet de rapprocher ses mors à l'aide d'une forte pince, ou bien de l'extraire après avoir scié la partie extérieure. Il importe de ne pas faire trop d'efforts pour l'extraire par le canal; car la partie profonde de celui-ci étant plus dilatable que le reste, il pourrait arriver qu'on l'y engageât de telle sorte qu'on ne pût ni l'amener au dehors, ni le repousser dans la vessie; dans ce cas, il ne resterait qu'à pratiquer une ouverture au périnée, à faire saillir l'instrument par cette ouverture, et enfin à en scier l'extrémité interne, opération bien plus grave encore que la précédente.

Dans les cas de fracture, on peut presque toujours retirer sans difficulté le corps de l'instrument, et quelquefois alors on a vu le fragment détaché sortir spontanément avec l'urine; quelquefois on est parvenu à l'extraire par les voies naturelles (V. ch. VIII); ce qu'il peut arriver de pire, c'est d'être obligé de pratiquer la taille, qui permet d'extraire à la fois la pierre et le fragment métallique sans plus de danger qu'une taille ordinaire. Disons toutefois que les choses ne se passent pas même toujours ainsi : on a vu, par exemple, une lame du mors femelle d'un brise-pierre fenêtré se rompre seule et sa partie terminale s'éloigner assez de l'autre lame pour former hameçon. Comme on l'avait attirée de force dans le canal, on a été obligé de pratiquer au périnée une boutonnière qui permit de voir ce dont il s'agissait, de rompre l'autre lame et d'extraire le reste (*J. de méd. de Toulouse*, déc. 1845). J'ai rapporté un fait semblable, p. 288 ; mais tout se passa sans le moindre accident, sans même que personne s'en aperçût. C'est que ce n'est pas quand la pierre est placée entre les mors de manière à présenter la même résistance à tous les points de leur largeur que la fracture a lieu ; mais quand elle est prise dans une partie conique, de telle sorte que tout l'effort porte sur un seul côté, sur une seule lame quand l'instrument est fenêtré. Il tend alors à se faire un mouvement de torsion qui facilite la rupture, et, ce qui le prouve, c'est cette élasticité qui m'a averti dans le cas en question. Mais la fenêtre de mon instrument étant très-petite, ses côtés n'ont pû s'écarter comme ils l'auraient probablement fait s'ils eussent été indépendants l'un de l'autre dans toute leur longueur. Les lithotribes ainsi faits doivent donc être bannis de la pratique, surtout ceux à vis.

D'autres fois on a vu l'instrument engagé dans le canal chargé d'une pierre trop volumineuse pour y passer et trop dure pour y être broyée. Dans quelques cas, la faute en fut à l'opérateur qui, imprudent ou inexpérimenté, croyait accélérer ainsi le traitement : j'en ai vu un exemple en 1837, à l'Hôtel-Dieu, entre les mains d'un célèbre chirurgien fort connu par sa haine des spécialistes. L'instrument ne put être retiré qu'après qu'on eut fait au périnée une boutonnière qui permit de le débarrasser et de le fermer. (*Gaz. des hôp.* 1837, p. 173.) Dans d'autres cas, c'est au lit contenteur que fut dû l'accident. J'ai déjà cité un fait de Blandin, p. 279 ; Leroy d'Étiolles en rapporte un autre à peu près semblable. (*De la lithot.* p. 31.)

Un accident moins grave, mais plus ordinaire, c'est la rétention d'urine. On comprend que, dans les cas où il y a déjà dysurie, si le col de la vessie vient à être irrité, violenté, il en résulte soit une contraction plus grande du muscle obturateur, soit une tuméfaction inflammatoire d'une hypertrophie prostatique. Parfois, la présence au col de la vessie d'un fragment, même peu volumineux, produit le même effet, surtout chez les sujets nerveux. Ce sont des faits qu'il importe de ne pas oublier, car j'ai vu certains malades s'imaginer que c'était un effet habituel de l'opération, surtout ceux qui urinaient par regorgement ; d'autres, loin de croire à une rétention, n'accusent au contraire que des besoins fréquents qu'on pourrait n'attribuer qu'à une surexcitation de la contractilité vésicale. L'examen de l'hypogastre, le passage d'une sonde bien souple et de courbure appropriée, lèvent tout doute, et on met ainsi promptement fin à cet accident.

Les antiphlogistiques et les calmants sont souvent utiles ; quelquefois même un cataplasme un peu chaud suffit ; mais il est des cas dans lesquels il devient nécessaire de continuer régulièrement la sonde ou de la laisser à demeure, selon les circonstances.

D'autres fois, ce sont au contraire les fragments qui sortent ou trop gros ou trop vite, et s'arrêtent dans l'urèthre ; mais ce sujet sera longuement traité dans le chapitre suivant.

Enfin, l'accident le plus à redouter, c'est l'inflammation des reins, soit qu'elle existât déjà auparavant d'une manière plus ou moins latente, soit qu'elle ait été provoquée par l'un ou l'autre de ceux qui précèdent. Selon Brodie, les désordres des reins seraient plus fréquents dans les cas de calculs d'oxalate (*op. cit.*, p. 226) ; mais je n'ai pas d'opinion personnelle à cet égard.

Il ne faut donc jamais perdre les reins de vue pendant le cours d'une lithotritie, surtout s'il existe un catarrhe purulent ; ou bien, quand les urines sont abondantes, citrines, pâles, louches et surtout alcalines ; ou bien quand, avant d'être soumis aux manœuvres opératoires, les organes étaient depuis longtemps distendus ; ou bien quand il existe déjà, dans les flancs ou dans la région lombaire, un malaise qui donne lieu de craindre quelque chose, inflammation ou corps étranger, dans les uretères ou les reins.

Si l'on voit l'urine de louche devenir catarrhale, purulente, diminuer en quantité ; si les sensations pénibles se dessinent davantage du côté des uretères ou des reins, surtout quand on presse sur ces organes, si l'appétit se perd, le ventre se météorise, la langue devient blanche, pâteuse, l'haleine fétide ; s'il survient tantôt de la constipation, tantôt de la diarrhée ; si les besoins d'uriner deviennent plus fréquents et l'urine plus brûlante au passage, plus fétide ; si le sommeil se perd, si la peau se sèche, si le sujet maigrit rapidement, si le pouls s'accélère le soir, si des frissons se manifestent par intervalles irréguliers, il faut cesser immédiatement toute tentative de broiement, donner des boissons mucilagineuses, veiller à ce que l'urine s'écoule régulièrement, appliquer des rubéfiants sur la région lombaire, tels que larges sinapismes, vésicatoires ammoniacaux, ventouses scarifiées, et même, au besoin, quelques sangsues. Je rappellerai ici l'action irritante des vésicatoires et autres préparations cantharidiennes sur les organes urinaires, et même je conseille de ne pas abuser des sinapismes, qui m'ont souvent rendu de grands services au début des accidents, mais qui peuvent faire, en petit, l'effet des cantharides. Il faut s'empresser aussi de ramener le canal digestif à des conditions meilleures : les vomitifs et surtout l'ipécacuanha sont les moyens qui m'ont paru les plus généralement efficaces. Enfin on doit s'empresser de recourir à la taille, si l'on avait lieu de croire que la présence des débris dans la vessie fût pour quelque chose dans la persistance de ces désordres.

Autrement on ne tardera pas à voir l'urine devenir brunâtre, fétide, ammoniacale, de plus en plus rare, concentrée, et même se supprimer complétement ; la langue devenir brune, sèche, quelquefois se couvrir de muguet ; du hoquet, des nausées, souvent même des vomissement apparaître, la diarrhée devenir continue et fétide, le pouls de plus en plus rapide et concentré, la respiration fréquente, gênée, avec anxiété précordiale ; le sommeil, de plus en plus agité par des rêvasseries, fait place à un assoupissement continuel, les idées se troublent, et finalement la mort survient.

Ce tableau, qui ne représente d'ailleurs que la fin de presque toutes les maladies des voies urinaires, quand on ne les traite pas à temps, n'est pas toujours aussi complet ; les divers appareils ne sont pas toujours également pris ; mais on voit néanmoins qu'une cause funeste exerce son action sur l'organisme tout entier, ce qui s'explique facilement, si l'on réfléchit que les reins sont l'appareil épurateur du sang, et que, s'ils viennent à être frappés tous deux simultanément, les symptômes d'une viciation générale, d'un véritable empoisonnement spontané ne tardent pas à se produire. Je dis *tous deux*, parce que, si un seul rein est pris, il peut arriver à une désorganisation très-avancée sans amener des troubles aussi graves.

A l'autopsie, en cas pareils, on trouve presque toujours les reins volumineux, ramollis, d'un rouge foncé et, çà et là, noirâtre. A un degré plus avancé, ils sont parsemés de points blancs qui ne sont que de petits abcès remplis de pus, et, pour peu que la mort ait tardé à survenir, ces abcès se réunissent et forment des collections plus ou moins étendues. Il suinte du pus des mamelons quand on les presse ; les calices, les bassinets et les uretères en sont remplis, et la muqueuse a une couleur lie de vin. Quand il y a de la dysurie depuis quelque temps, on trouve les parois de ces cavités plus épaisses et plus larges.

Parfois l'inflammation s'étend aux graisses qui enveloppent le rein, et des abcès se forment qui envahissent la région lombaire et quelquefois s'étendent au loin, vers les aines ou dans le bassin.

Ce que je viens de dire de l'importance des fonctions rénales donne tout lieu de croire qu'il n'est pas nécessaire qu'ils arrivent à une désorganisation aussi grande pour amener des symptômes généraux sérieux. Ainsi j'ai vu plusieurs fois des accès de goutte se manifester pendant le cours d'une lithotritie : ne peut-on pas supposer qu'ils ont eu pour cause une néphrite légère, mais double et simultanée? que le sujet, produisant un excès d'acide urique, était préservé de ses mauvais effets par l'excrétion qui s'en faisait par les reins, agissant comme soupape de sûreté, et que cette excrétion se trouvant entravée par une modification vitale due à la phlegmasie, la matière morbifique s'est dirigée vers d'autres organes ? C'est encore ainsi que j'ai expliqué les arthrites qu'il n'est pas rare de voir apparaître chez les individus atteints de blennorrhagie, quand ils sont sujets aux rhumatismes ou soumis à l'influence du froid (*Union méd.*, 8 déc. 1868). Probablement que c'est encore ainsi qu'on doit expliquer les taches d'apparence scorbutique observées chez certains calculeux par Civiale, qui les attribue à une cystite (*Lith.*, p. 302), et les parotidites que j'ai vues naître et suppurer sous l'influence d'une rétention d'urine, en l'absence de toute opération (*Rech.* de 1841, p. 249). Civiale parle encore de douleurs suivies de collections purulentes dans les muscles et dans les articulations avec ou sans opération, comme j'en avais moi-même déjà cité des exemples (v. p. 305 et 357). Quand il y a des fausses routes, je crois qu'il faut plutôt s'en prendre à une résorption urineuse ou à une phlébite (v. p. 358); mais, quand il n'y a pas eu d'opération, n'est-il pas à croire qu'il faut attribuer ces accidents à un arrêt de l'épuration rénale?

Je crois enfin que c'est tantôt à l'une et tantôt à l'autre de ces causes qu'on doit attribuer ce phénomène, le plus souvent sans gravité, mais quelquefois si foudroyant, qui est caractérisé par les trois stades de froid, de chaud et de transpiration, et qu'on désigne sous le nom de *fièvre uréthrale, fièvre urineuse*, etc., fièvre que nous voyons si souvent apparaître pendant le traitement des maladies des voies urinaires, même en l'absence de tout traitement. Je crois que si les opinions ont été si divergentes sur sa nature, c'est que les divers auteurs qui s'en sont occupés ont été trop exclusifs et ont envisagé le problème d'une manière trop étroite.

Pour moi, il dépend toujours de la présence des éléments de l'urine dans le sang; mais tantôt cette présence est due à l'absorption de l'urine en nature par une plaie, une excoriation, une surface, en un mot, dépourvue d'épiderme ou d'épithélium; tantôt elle est due à la suppression de la sécrétion urinaire, qui fait que les éléments qu'elle devrait éliminer restent dans la circulation. Dans le premier cas, les éléments de l'urine rentrent dans le sang; dans le second, ils n'en sortent pas. C'est à cette seconde catégorie que doivent appartenir les faits les plus graves, et, en effet, j'ai presque toujours alors trouvé la vessie vide et la sécrétion urinaire suspendue (v. *Gaz. méd.* 1861, p. 766).

Quoi qu'il en soit, l'indication la plus pressante à remplir, c'est d'activer le plus possible les divers appareils d'épuration, les reins et surtout la peau qu'il y a moins de danger à surexciter d'une manière une peu vive. Chaque fois, en effet, que l'accès se termine par une sueur abondante, on a de grandes chances pour qu'il n'en revienne pas un autre, ou du moins pour qu'il revienne considérablement plus faible. Si, au contraire, la sueur ne vient pas, on peut être presque sûr que l'accès reviendra et souvent avec une intensité nouvelle. Il faut donc, sitôt que du frisson se manifeste, donner des boissons chaudes et diaphorétiques, faire des applications chaudes, surtout aux extrémités, et bien recouvrir le malade jusqu'à ce que la transpiration ait été abondante, et même alors ce n'est que peu à peu qu'on cesse l'emploi des moyens qui l'ont provoquée. Aussitôt qu'elle est sur son déclin, on administre le sulfate de quinine, dont on continue l'usage jusqu'à ce que vingt-quatre heures au moins se soient écoulées, et même, s'il survient plusieurs accès, on ne le cesse que graduellement. On doit, en même temps, surveiller l'état des reins et, pour peu qu'ils manifestent d'irritation, agir en conséquence.

CHAPITRE XII.

Suite de la lithotritie. — De l'extraction artificielle des fragments.

Nous avons vu que les débris resultant du broiement de la pierre peuvent éprouver des difficultés à sortir soit au col de la vessie, soit dans l'urèthre.

Jusqu'à présent nous ne nous sommes occupés de l'évacuation artificielle de ces débris arrêtés dans la vessie qu'en tant qu'elle se confond avec la lithotritie. Mais, quand la rétention devient complète, les moyens décrits jusqu'à présent seraient presque toujours insuffisants, parce qu'il résulte toujours du broiement des parcelles qui sont trop ténues pour être senties et saisies ; aussi faut-il recourir à d'autres moyens, sans quoi on laisserait presque infailliblement les malades incomplétement guéris.

Le premier qui dut se présenter à l'esprit, c'est l'emploi d'une sonde élastique aussi large que le canal le permet, et beaucoup de chirurgiens, aujourd'hui encore, n'en emploient pas d'autre ; mais il n'en est pas moins vrai qu'elle a de nombreux inconvénients. 1° Ses œils ne peuvent être larges ni se trouver en face l'un de l'autre ; autrement on affaiblirait trop ses parois. 2° Il n'est pas possible de donner à une sonde élastique des parois aussi minces qu'à un instrument métallique ; c'est donc autant de moins pour le diamètre de son canal qui, pourtant, n'est jamais trop large en pareil cas. 3° Ce canal a des courbures moins régulières, moins douces et des parois moins lisses que celui d'une sonde métallique, toutes circonstances qui ne peuvent que rendre plus difficile le passage des fragments dans le tube. 4° Il est presque impossible que ses œils soient placés précisément au-dessus de l'orifice vésico-uréthral ; s'ils sont plus élevés, les fragments tant soit peu lourds ne peuvent remonter jusqu'à eux, et, s'ils sont en partie engagés dans le col, ils ne présentent à ces fragments qu'une issue plus ou moins étroite et par conséquent insuffisante. 5° Comme ces débris ne peuvent sortir qu'autant qu'ils sont mis en mouvement, élevés à la hauteur des œils et entraînés par le tourbillonnement du liquide injecté, ils retombent vers les parties déclives aussitôt que ce tourbillonnement se ralentit. 6° Comme elle n'a qu'un seul canal et que le liquide ne peut ressortir que quand l'injection est complétement terminée, il s'ensuit que bien des parcelles soulevées par la projection de ce liquide, ont le temps de se précipiter avant que celui-ci soit entièrement sorti. 7° Si un fragment vient à s'engager en travers dans l'un des orifices, on ne peut le morceler ; ceux-ci se trouvent donc bouchés et il peut arriver qu'on les lacère en retirant l'instrument ; en tout cas on blesse presque infailliblement l'urèthre.

En conséquence on a essayé de remédier à ces inconvénients.

Le premier entré dans cette voie est Heurteloup ; il a imaginé pour cela une sonde métallique volumineuse, pourvue de deux trous largement ouverts vis-à-vis l'un de l'autre. Les fragments qui s'engagent dans ces œils sans pouvoir les traverser, sont pulvérisés à l'aide d'un mandrin dont la tige est articulée de manière à s'approprier à la courbure de la sonde. A 14 mill. environ de son bec, cette sonde est brisée, et son extrémité, jointe au corps de l'instrument par un pas de vis, forme une espèce de dé dans lequel s'amoncellent les parties du fragment broyées par le mandrin. En outre cette algalie est munie, près de son extrémité externe, sur la face correspondante au bec, d'un tuyau à robinet pour pratiquer des injections. Je ne parle pas de la sonde de Leroy d'Etiolles qui avait, outre le défaut de n'être qu'une copie, celui d'être inférieure au modèle ; car ses œils étaient à des hauteurs différentes.

Cette sonde a évidemment plusieurs avantages sur la sonde élastique ; mais elle ne remédie pas aux 3ᵉ, 4ᵉ et 5ᵉ inconvénients que je reprochais aux premières ; elle a en outre, à un plus haut degré, celui de relever plus fortement, en entrant dans la vessie, les obstacles, valvules ou tumeurs, qui s'y trouvent souvent en pareils cas, d'où résulte, pour les fragments situés derrière eux, une impossibilité presque absolue d'obéir à la projection du liquide injecté.

Sir Philip Crampton, ayant à traiter un paralytique, eut l'idée de compléter la sonde d'Heurteloup au moyen d'un flacon de cristal fort, ovale, pouvant contenir une pinte et demie d'eau et muni d'un robinet, flacon dans lequel on fait le vide et qu'on adapte à la sonde après avoir auparavant fait une injection dans la vessie (*Dublin Quat. Journ.*, fév. 1846). On comprend en effet que si, tout étant ainsi disposé, on ouvre le robinet, le liquide de la vessie se précipite dans le flacon et entraîne les débris ; mais on conçoit aussi que, pendant que se fait cette adaptation, l'effet de la projection du liquide sur les fragments a tout à fait cessé, que si le vide n'est pas assez grand pour attirer tout le liquide contenu dans la vessie, les fragments qui, à l'état de repos, doivent arriver en dernier lieu, ne sortent que peu ; et que si, au contraire, il est trop grand, il s'opère une succion sur les parois de la vessie. Il y a là un degré précis qu'il est difficile d'atteindre.

Près d'un an auparavant, M. Cornay, de Rochefort, avait publié sous le nom de *lithéréteur* un appareil bien plus ingénieux, se composant d'une sonde D ouverte tantôt à son extrémité interne *o*, tantôt sur une ou deux de ses quatre faces ; à quelque distance de l'extrémité externe se trouve un entonnoir à robinet *d'* pour faire les injections, et, un peu plus près de cette extrémité, un robinet *d* pour forcer le liquide à passer dans la vessie. Enfin l'extrémité externe elle-même aboutit dans un ballon de cristal A à deux tubulures, l'une B qui communique avec la sonde, et l'autre G, qui, munie d'un robinet *e*, s'adapte à un instrument aspirateur, pompe aspirante, seringue ou poire de caoutchouc E. (*De la Lithérétie, ou extract. des concr. urin.*, etc., in-4°, avec 12 pl., 1845). Des nombreux modèles donnés par M. Cornay j'ai représenté le plus simple, fig. 41. Il est évident que si, après avoir fait le vide dans le ballon, on fait une injection dans la vessie et qu'on ouvre aussitôt le robinet *d* qui les met en communication, le liquide se précipite dans ce ballon bien plus vite qu'avec l'appareil précédent ; mais je sais que des épreuves faites à l'hôpital Beaujon ne furent pas très-favorables et qu'il se fit sur les parois de la vessie une aspiration d'où résultèrent des exhalations sanguines.

Ceci me donna lieu de penser, il y a une quinzaine d'années, que si l'on pouvait avoir la certitude de n'aspirer que juste la quantité injectée, on pourrait avoir tous les avantages de l'aspiration sans ses défauts, et je fis faire, par M. Charrière fils, un ballon de caoutchouc A terminé à l'une de ses extrémités par une tubulure en cuivre munie d'un robinet B; cette tubulure se termine elle-même par un ajutage conique C, à pas de vis extérieur, destiné à

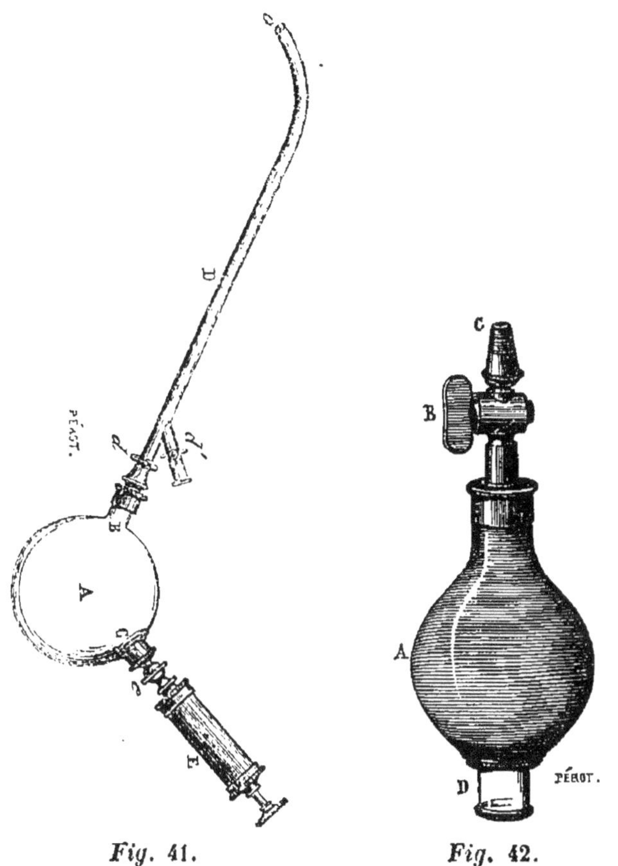

Fig. 41. Fig. 42.

s'adapter à l'extrémité externe d'une sonde ; aussi en ai-je fait faire de 3 diamètres. L'extrémité opposée présente un petit réci-pient en cristal D qui permet de voir les débris que l'appareil amène au dehors (fig. 42). J'emploie habituellement celui-ci avec une sonde élastique aussi grosse que le canal le permet ; je remplis complétement le ballon d'eau tiède et je ferme le robinet ; je munis la tubulure d'une ajutage en rapport avec la sonde ; j'introduis celle-ci et je vide la vessie ; puis je visse l'ajutage dans son extrémité externe et j'ouvre le robinet. Prenant alors le ballon à deux mains, je pousse le liquide dans la vessie en rapprochant avec la main droite son extrémité inférieure de la supérieure que la main gauche maintient immobile, et je l'aspire par un mouvement contraire ; je répète cette manœuvre tant que je vois des débris tomber dans le récipient inférieur. On voit qu'avec cette appareil l'aspiration du liquide suit aussi vite que possible sa projection, et que, sans avoir à se préoccuper de rien, on est sûr de ne pas exercer de succion sur les parois de la vessie, puisque le ballon aspire à peine tout ce qu'il a injecté.

Par ce qui précède on voit que l'appareil qu'on vante depuis quelque temps sous le nom de M. Cloves n'est qu'une reproduction de celui de M. Cornay et du mien : ce ne serait même qu'une copie du modèle de M. Cornay reproduit plus haut si ce dernier avait eu l'idée, comme je l'ai eue plus tard, de confondre les appareils injecteur et aspirateur. L'instrument de M. Cloves se compose d'une sonde s'enfonçant d'une certaine quantité dans un réservoir cylindrique en cristal, comme on le voit en B dans la figure 43. Seulement à ce réservoir s'adapte une poire de caoutchouc. On remplit ces derniers d'eau tiède ; on adapte le cylindre à la sonde, puis on presse le caoutchouc pour injecter l'eau et on l'abandonne à son élasticité pour l'aspirer.

Je n'ai pas employé cet instrument ; mais je suis convaincu qu'il doit avoir peu d'action : ou la poire de caoutchouc est petite, et alors elle n'injecte et n'aspire que très-peu de liquide, ou bien elle a une certaine capacité, et alors, échauffée par l'eau qu'elle renferme, elle n'a que très-peu d'élasticité. Quand j'ai fait faire mon instrument, c'était ainsi que j'espérais agir ; mais je me suis vu aussitôt forcé de tirer sur son extrémité libre pour avoir un véritable effet.

MM. Robert et Collin ont fait à l'appareil de Cloves une heureuse modification en remplaçant la poire de caoutchouc par le corps de pompe qu'on voit dans la figure 43. Celui-ci communique avec le

réservoir en cristal B par un large orifice muni d'une toile métallique
pour empêcher les fragments d'y pénétrer, et il renferme un piston
pourvu d'une tige à crémaillère qu'une roue dentée, mue par une
manivelle, fait descendre ou monter, suivant qu'on la tourne dans
un sens ou dans l'autre. La sonde a été également modifiée : au
lieu de s'ouvrir dans la vessie par un ou deux œils, toute sa partie
courbe est dépourvue de paroi antérieure A, et, pour l'introduire,
on la remplit par un mandrin ou baleine qu'on voit en C. La
manœuvre est facile à comprendre : le malade est couché sur le
dos ; on remplit d'eau tiède le corps de pompe et le réservoir en
cristal ; on introduit la sonde et on adapte le réservoir à son extrémité externe ; puis, après avoir déprimé la paroi postérieure de la
vessie avec le dos de son extrémité interne, on tourne la manivelle
de manière à faire descendre le piston pour pousser l'eau dans la
vessie, et, aussitôt que le malade accuse la moindre distension, on
ramène l'eau dans le réservoir par un mouvent inverse de la roue.
On voit alors les fragments qu'elle entraîne s'élancer de l'extrémité
externe de la sonde dans le réservoir et tomber dans l'intervalle
circulaire qu'on voit entre eux. On réitère cette manœuvre autant
de fois qu'on le juge convenable, après quoi on détache le réservoir de la sonde, on introduit le mandrin dans celle-ci et on la
retire.

La première fois qu'on expérimenta devant moi cet appareil,
j'admirai ses résultats ; mais en regardant au fond du pot qui servait à l'expérience, une première chose me frappa, c'est qu'il contenait une masse de détritus au milieu de laquelle le bec de la
sonde était enterré. Je me demandai alors si les résultats seraient
aussi satisfaisants dans une vessie qui ne contiendrait plus que
quelques fragments épars sur son bas-fond, comme cela est dans
les cas où ce genre d'extraction est le plus nécessaire, et, simulant
des conditions à peu près semblables dans une carafe à fond
arrondi, mes soupçons se trouvèrent complétement justifiés. Ajoutons que cet instrument ne pourrait servir dans la position verticale pour plusieurs raisons, notamment parce que les débris tombant sur l'ouverture de la pompe, seraient en partie renvoyés
dans la sonde.

Qu'on l'emploie seule ou aidée de l'aspiration, la sonde, surtout si elle est en gomme élastique, ne doit être extraite qu'avec de grandes précautions. Si le réservoir urinaire est vide quand on la retire, les fragments viennent se tasser autour d'elle et elle tend à les entraîner avec d'autant plus de force que sa surface est moins polie. Il s'ensuit, pour le chirurgien, une sensation de grattement, et, pour le patient, de la douleur et des excoriations. Bien plus il s'en engage souvent dans l'un des œils de la sonde, et c'est alors surtout que se produisent des souffrances très-vives, des éraillures, de véritables déchirures du canal. Il y a longtemps que ce fait m'a frappé ; aussi, ai-je grand soin de ne jamais retirer la sonde avant d'avoir poussé une certaine quantité d'eau dans la vessie. Civiale, qui l'avait signalé dès 1847, dit que si on sent la sonde serrée au col vésical quand on la retire, il faut pousser une injection avec force, et essayer ensuite de retirer l'instrument avant que l'eau ne se soit toute échappée. Si l'on ne réussit pas ainsi à repousser le fragment, il conseille de le faire avec un stylet en baleine, ou un mandrin articulé, ou même une petite sonde élastique. (*De la lith.* p. 224). Il ne croit pas beaucoup alors à l'efficacité du broiement. Ce qu'il y a de certain, c'est qu'on ne peut raisonnablement le tenter quand on se sert d'une sonde de gomme élastique. M. Reliquet qui, dans ces derniers temps, a beaucoup attiré l'attention sur ce point, conseille de pousser, dans ce cas, l'injection avec force pendant tout le temps que la sonde parcourt le canal. Ce précepte est bon assurément ; mais il ne faut pas trop y compter, parce que les points les plus étroits du canal, la région pénienne, par exemple, ont une texture tellement serrée qu'ils ne cèdent certainement pas d'une matière sensible à la pression d'un liquide qui a toute liberté de passer devant ou derrière le point résistant. Mieux vaut prévenir l'engagement des fragments comme je l'ai dit, ou s'il s'en engage un malgré cela, le repousser dans une partie large sitôt qu'on sent une résistance, et le faire sortir de la sonde à l'aide d'un mandrin : car il vaut mieux le broyer dans le canal que de l'extraire de vive force.

Fournier de Lempdes, préoccupé également de faire sortir les fragments, eut l'idée d'injecter dans la vessie une quantité de mer-

cure variable selon les cas, et ce conjointement avec une certaine
quantité de liquide mucilagineux. Après avoir ôté l'instrument qui
avait servi à introduire l'injection, et comprimé l'urèthre avec un

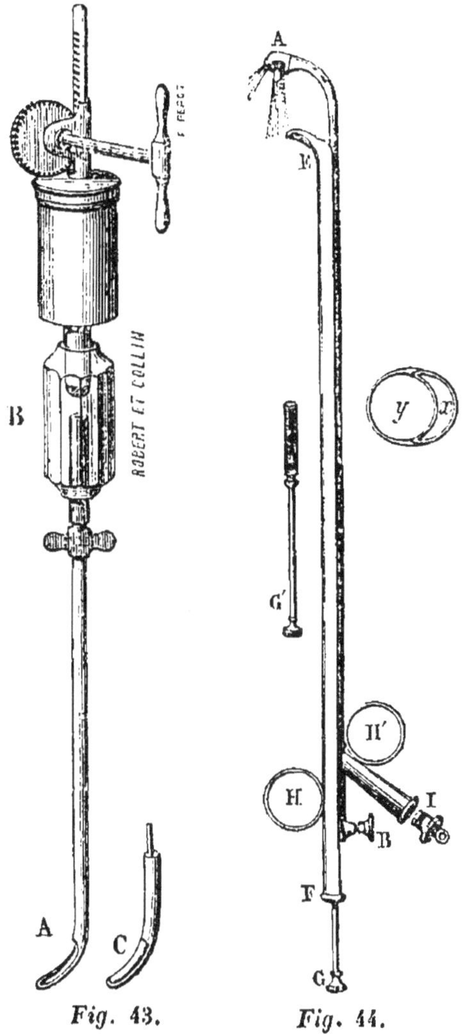

Fig. 43.   Fig. 44.

tampon, il faisait prendre au malade des positions convenables pour
que le mercure coulant pût dilater la partie supérieure de l'urèthre
et se précipiter au dehors aussitôt qu'il cessait de comprimer le

périnée, ouvrant le passage aux fragments que le liquide mucilagineux poussait par derrière. Ce procédé semble assez ingénieux, mais je ne l'ai jamais mis en pratique (*Lith. perf.* p. 42).

A une époque où l'on ne connaissait encore que la soude d'Heurteloup, dans une lettre adressée en 1839 à l'Académie de médecine et qui se trouve dans le **T. IX** de ses *Bulletins*, je décrivis une *sonde évacuatoire à double courant* qui, avec quelques modifications que je lui ai faites depuis, me paraît encore celle qui répond le mieux aux exigences de la pratique.

Cet instrument, si on le suppose fermé et prêt à être introduit, a à peu près la forme de mon cathéter coudé; mais il est, suivant sa longueur, formé de deux pièces, dont l'une (voy. fig. 44), correspondant à la concavité, forme les deux tiers de la circonférence, et dont l'autre, correspondant à la convexité, forme le troisième. Les bords de la portion droite de cette dernière, que j'appelle *mâle,* sont reçus dans une rainure que présente chacun des bords de la portion correspondante de l'autre pièce, que je nomme *femelle* (voy. *x y*). De cette manière, lorsqu'on fait glisser la pièce mâle dans les rainures de la pièce femelle, leurs becs s'éloignent l'un de l'autre. (V. A, E).

La pièce femelle EF offre sur sa convexité, ou dos, une gouttière très-profonde dans sa portion droite, peu profonde, au contraire, dans la partie qui correspond au bec.

La pièce mâle AB présente également une gouttière, mais sur sa concavité; cette gouttière est destinée à compléter le canal formé par la gouttière de l'autre pièce, lorsque toutes deux sont assemblées. Ce canal a 6 mill. de diamètre pourvu que l'instrument en ait seulement 9 (voy. *y*). Mais cette pièce mâle offre une particularité : c'est qu'elle est formée de deux lames concentriques faisant partie de circonférences inégales, de telle sorte qu'il existe entre ces lames, dans toute leur longueur, un petit canal en forme de croissant (voy. *x*). Celui-ci se termine à l'extrémité externe par un entonnoir I, et, à l'extrémité interne, par plusieurs trous placés sur les parties latérales et un peu antérieures A.

Ainsi l'instrument, quand les deux pièces sont assemblées, forme deux canaux : l'un qui est très large et circulaire (E F) doit donner passage au détritus : l'autre A I, qui est beaucoup plus étroit et en forme de croissant, sert à pousser un courant d'eau dans la vessie. On voit, d'une part, qu'en faisant glisser la pièce mâle sur la femelle, le premier canal se trouve largement ouvert et prêt à donner passage à tous les fragments dont le diamètre n'excède pas le sien; on voit, d'autre part, que si l'instrument regarde en arrière et qu'on pousse la pièce mâle, son bec s'éloigne du bas-fond, et que si l'on fait passer un courant d'eau par le canal qui la traverse, ce courant s'échappera par les trous du bec, ira frapper contre les parois latérales et postérieure pour venir ensuite converger sur le bas-fond où le détritus se trouve, le déloger, le mettre en mouvement et l'entrainer par le large canal.

Mais, pour éloigner, comme je viens de le dire, le bec de la pièce mâle de celui de la pièce femelle, il est important de maintenir la vessie dilatée, et par conséquent d'empêcher l'écoulement du liquide qu'elle contient. L'entonnoir de la pièce mâle se ferme à l'aide d'un simple bouchon métallique I, l'autre au moyen d'un piston en liége G et G' qui avance ou recule avec la pièce mâle à laquelle on le fixe à volonté par une vis de pression B placée tout près de l'extrémité de cette pièce, au-devant de son entonnoir. On conçoit qu'il était difficile de maintenir autrement le canal évacuatoire fermé dans les différents rapports qui peuvent exister entre les deux pièces qui le forment.

Lorsqu'on veut agir, on graisse l'obturateur G' ainsi que les rainures de la pièce femelle avec du suif, on assemble les deux pièces et on ferme les canaux. Cela fait, on introduit l'instrument dans la vessie; on tourne son bec vers la paroi postérieure et on l'attire en bas de manière à déprimer le bord postérieur du col. Ensuite on pousse la branche mâle de 3 à 4 cent. et ce n'est qu'alors qu'on ouvre le grand canal en desserrant la vis et en retirant le piston qui le bouche. Aussitôt tout le liquide contenu dans la vessie se précipite au dehors, entraînant une quantité plus ou moins grande de détritus. Alors on ouvre le canal I de la pièce mâle et on y pousse des injections abondantes au moyen d'une seringue, ou d'une pompe à courant continu, ou mieux encore d'un grand irrigateur Eguisier auquel on adapte un long tube flexible. Ce tube permet à l'aide de prendre la position la moins gênante pour l'opérateur, et évite au patient la transmission de mouvements qui lui occasionneraient des sensations pénibles.

La position verticale du patient est on ne peut plus favorable à la sortie des fragments. L'instrument s'ouvre à la partie la plus déclive de la vessie qu'il déprime encore, et où il forme une espèce d'entonnoir dans lequel le détritus est entraîné par son propre poids et par le courant du liquide injecté ; mais quelquefois celui-ci s'y précipite en telle abondance que le canal en est obstrué. On peut, il est vrai, à l'aide d'une tige flexible, d'une sonde élastique,'par exemple, qu'on introduit dans ce canal, désagréger les fragments et même les repousser dans la vessie ; mais ce n'est pas le seul inconvénient de ce mode de procéder. La position verticale est quelquefois, surtout pour certains malades, difficile à garder ; en outre, comme la vessie se vide aussitôt que le canal est ouvert, sa paroi postérieure, pressée par les viscères abdominaux, s'applique sur le bec de la pièce mâle, ce qui occasionne des douleurs, surtout quand cet organe est enflammé ; toutefois je n'en ai pas vu résulter d'autres inconvénients.

Si on laisse le patient étendu sur le lit, le détritus ne se précipite plus par son poids vers l'orifice de l'instrument, il ne sort qu'autant qu'il est mis en mouvement par le liquide injecté. Mais, quand la vessie en contient une certaine quantité, il sort encore assez vite, et l'on est moins exposé à ce que des fragments trop volumineux viennent obstruer le canal. D'un autre côté la paroi vésicale postérieure n'est plus appliquée avec autant de force contre le bec de la pièce mâle, et enfin le malade ne se fatigue pas comme dans la position verticale : on évite par conséquent tous les inconvénients du précédent mode d'agir.

On évacue ainsi tous les débris d'un petit volume ; puis on broie les autres avant de les extraire à leur tour.

Ainsi donc la position horizontale doit en général être préférée. Toutefois, comme, vers la fin du broiement, on n'a plus à craindre l'engorgement du canal, on peut faire une injection dans la position verticale pour être plus sûr de débarrasser la vessie jusqu'à la dernière parcelle. Dans ce cas, je fais coucher le malade sur le bord de son lit, de manière qu'il n'ait plus qu'à poser les pieds sur le sol pour se mettre debout; j'introduis la sonde et je tourne son bec en arrière comme il a été dit; puis je pousse la pièce mâle, après quoi l'opéré se met debout, le corps penché en avant et les mains appuyées sur le dossier d'une chaise ; c'est alors seulement que j'ouvre le grand canal, et quand le liquide contenu dans la vessie s'y est précipité, je fais les injections. Enfin, quand il ne sort plus de débris, le malade se recouche comme il était dabord.

En tout cas, lorsqu'on juge à propos de retirer la sonde évacuatoire, on pousse une injection pour écarter les parois de la vessie : pendant ce temps on reporte doucement le bec en avant et ce n'est qu'alors qu'on fait glisser les deux pièces l'une sur l'autre de manière à les rapprocher. Si ce rapprochement n'est pas complet, ce dont il est facile de s'apercevoir à l'extrémité externe, on a lieu de croire que ce sont des fragments qui s'y opposent, et si l'écartement est tel qu'on ne pense pas pouvoir retirer l'instrument sans risque, même sans douleur, on repousse de quelques millim. la pièce mâle et on refoule les fragments comme il a été dit. On ferme ensuite et on retire la sonde.

On voit que cet instrument n'a pas les inconvénients que je reprochais aux autres. 1° Au lieu de rendre plus saillantes les tumeurs ou valvules existant derrière le col de la vessie, il les affaisse, pour peu qu'on ait la précaution d'exercer sur la pièce femelle une traction légère. 2° Son orifice est toujours largement ouvert, forme entonnoir au col de la vessie, et il suffit de mettre le malade debout pour que cet orifice se trouve au point le plus déclive. 3° Son canal évacuatoire est droit. 4° Le courant du liquide injecté se dirige nécessairement sur les fragments, même quand ils sont agglomérés derrière une tumeur prostatique. 5° Le jet du liquide étant continu, les débris du calcul sont toujours en mouvement et n'ont pas le temps de se déposer. 6° Par cela seul que le courant est continu, la vessie n'est pas soumise à des alternatives de distension et de contraction. 7° Il ne s'opère pas de succion sur ses parois : les fragments sont entraînés par une force *à tergo.*

Cet instrument, quand la vessie n'est pas trop malade, remplit on ne peut mieux son but ; mais quand l'organe est au contraire dans un état de spasme ou de racornissement, l'écartement de ses branches ne se fait pas avec toute la facilité désirable, aussi ai-je fait faire deux autres sondes simples à double courant dont on voit les figures à la p. 577 de mes *recherches* de 1856 (voy. fig. 45 et 46). L'une a son grand canal ouvert sur le talon et l'autre sur sa concavité (voy. C), et chacune d'elles s'introduit fermée par un mandrin C G ; un peu de suif efface toutes les inégalités. Leur manœuvre est trop claire pour avoir besoin d'être décrite. Ces sondes, outre l'extraction des fragments, servent à des usages qui ont été, ou qui seront décrits. On peut choisir entre les trois, selon les circonstances, selon même le temps où l'on en est de l'opération.

Mais toutes ont besoin, pour être mises efficacement en œuvre, qu'on tourne leur bec en arrière, ce qui, chez quelques patients, ne se fait pas sans douleur ; aussi en ai-je imaginé un quatrième modèle dont les œils dirigent un jet récurrent dans le bas-fond, sur les débris qu'il entraîne par le grand canal B ouvert largement sur la tige, près du talon, et qu'on ferme, comme les deux précédents, à l'aide d'un mandrin au moment de l'introduction (fig. 47). On voit qu'il suffit de tourner tant soit peu le bec à droite et à gauche pour porter le jet sur toutes les parties déclives de la vessie.

Le canal à injection de ces sondes se termine, dans toutes, par un embout vissé A qui permet de les nettoyer facilement des matières qui pourraient s'y accumuler. Quant au canal évacuatoire, on peut toujours le débarrasser des fragments qui pourraient l'obstruer au moyen du mandrin, et on doit soupçonner qu'il en est ainsi chaque fois qu'on voit l'évacuation des débris cesser avant d'avoir donné les résultats qu'on espère. Enfin, quand on se sert de l'un des trois derniers modèles, c'est toujours une bonne précaution d'introduire ce mandrin avant de retirer l'instrument, et même de le laisser en place, pour qu'il en ferme l'œil évacuatoire.

Les fabricants devront toujours veiller à ce que le canal injecteur ne soit pas trop étroit, ce qu'il est facile de faire dans toute la longueur de la tige, en donnant à celle-ci une circonférence légèrement ovalaire, comme on le voit en x y de la fig. 44, et, au niveau du talon et du bec, puisque le canal évacuatoire n'y existe plus.

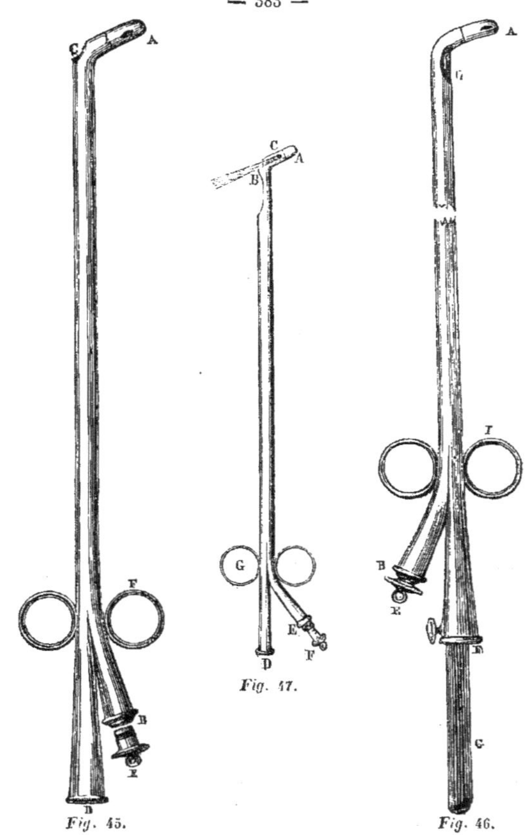

Fig. 45.

Fig. 47.

Fig. 46.

Quand on se sert de la seringue à lithotritie, il est bon que le canon soit dépourvu de son embout pour donner au liquide une issue plus facile, et, si on emploie un irrigateur, il faut aussi veiller à ce que toutes les ouvertures que ce liquide doit traverser aient un large diamètre; souvent même il est bon de ne pas s'en rapporter uniquement au ressort et de presser sur le piston, surtout quand celui-ci est près de terminer sa course. En raison de la largeur du canal évacuatoire, il arrive rarement que la vessie soit trop distendue; car, même quand un fragment s'arrête au passage, il est rare qu'il ait une forme assez régulière pour le boucher. D'ailleurs, au besoin, l'aide préposé à l'irrigateur modère le jet au moyen du robinet.

M. Voillemier adresse à ma sonde un reproche, c'est que son ouverture vésicale, ne dépassant pas le calibre du canal évacuatoire, est évidemment trop étroite, et, pour obvier à cet inconvénient, il en a imaginé, dit-il, une *toute différente* (*Encycl. des sc. méd.* art. LITHOTRITIE; 1869). Je ferai d'abord observer que son reproche ne s'adresse qu'à mon 2ᵉ modèle (fig. 45); pourquoi n'avoir rien dit des trois autres? Ensuite j'ajouterai que c'est un second modèle qu'il donne de sa sonde et qu'il ne l'a pas encore suffisamment changée pour avoir le droit de dire qu'elle est toute différente de la mienne : l'inégalité de ses canaux et leur formation au moyen de deux pièces glissant l'une sur l'autre, tout cela n'est qu'une copie de mon premier modèle. Quant aux nombreuses lamelles dont est formée l'une des pièces, pour qu'elle puisse glisser sur la concavité de l'autre et fermer son ouverture, je maintiens qu'au cas où celle-ci serait obstruée par un fragment, elles seraient facilement soulevées, déformées, et rendraient ainsi l'extraction fort difficile. En général, ces instruments doivent être composés de la manière la plus simple. Déjà Leroy d'Etiolles avait cru pouvoir s'emparer de mon idée en promenant dans le canal évacuatoire un rateau qui, en passant au niveau de l'ouverture, accrochait des fragments, les amenait dans le canal où le liquide injecté achevait leur expulsion. Dans des expériences, tout sembla d'abord bien marcher ; mais bientôt le rateau sortit par l'ouverture et ne put y rentrer ; de sorte que l'instrument ne put être extrait. De plus, l'autopsie démontra que le rateau ne raclait pas moins la muqueuse que les fragments et que le bas-fond en était presque dénudé. Heureusement que c'était sur un cadavre ! On pourra lire les détails authentiques de ce fait à la p. 577 de mes *recherches* de 1856. C'est après une série d'expériences, dont celle-ci faisait partie, qu'une commission de l'Académie de médecine a déclaré que ma sonde à double courant « paraît appelée à rendre des *services réels* à la lithotritie » (v. p. 7).

J'ai déjà, en effet, publié, dans mes précédents ouvrages, un certain nombre d'observations où, malgré les complications les plus sérieuses, l'emploi combiné du brise-pierre à mors plats et de la sonde évacuatoire fut suivi des plus heureux résultats, et souvent dans des cas où avaient échoué des hommes qui avaient les plus hautes prétentions d'habileté. En voici un exemple, qui eut pour témoins le chef et les élèves d'un des plus importants services des hôpitaux de Paris.

Un octogénaire, affecté de rétention complète depuis dix-sept ans, avait été lithotritié un grand nombre de fois, par la raison sans doute qu'il n'avait pas toujours été complétement débarrassé. Finalement, il s'adressa à Civiale, qui le lithotritia lui-même plusieurs fois, et il y avait à peine un mois qu'il l'avait déclaré complétement guéri, que, les mêmes accidents continuant toujours de se faire sentir, il vint me consulter. C'était en **1845.** Je le trouvai atteint d'une valvule du col de la vessie et de plusieurs calculs ou fragments d'un certain volume. Je le fis entrer à la Pitié, dans le service d'A. Bérard, et, grâce aux instruments sus-indiqués, il fut tellement bien débarrassé de sa pierre, qu'après sa mort, qui eut lieu quinze ou dix-huit mois après, à l'Hôtel-Dieu, par suite d'une opération de taille qui lui fut faite pour extraire une sonde qui s'était introduite tout entière dans sa vessie, on n'y en trouva pas la moindre parcelle. J'ai publié ce fait avec tous ses détails en 1848, dans la 2e édit. de mes *Recherches sur les valvules.*

En voici un autre, où toutes les difficultés semblaient réunies :

M. Petit-Buot, de Troyes, âgé de 80 ans, affecté d'une rétention d'urine complète depuis neuf années, porte en outre une hernie inguinale droite qui lui descend jusqu'au tiers **inférieur** des cuisses et a un diamètre transversal proportionné. Cette hernie a complétement effacé la verge, et elle refoule fortement à gauche la région spongieuse de l'urèthre. Un ténesme vésical des plus douloureux, le besoin d'introduire à chaque instant la sonde malgré ces difficultés, étant venus compliquer ce triste état, les urines étant devenues fétides, chargées de sang et de pus, il vint se confier à moi au mois d'avril 1853.

A la vue de tant d'infirmités réunies, mon premier sentiment fut qu'il ne fallait pas songer à la lithotritie ; mais pouvait-on penser à une taille quelconque, en présence d'une hernie irréductible aussi volumineuse ? D'un autre côté, une pareille vie était intolérable.

Tout bien pesé, je me décidai à tenter la lithotritie et je la pratiquai avec l'assistance du docteur Dechambre.

D'abord, les instruments dont je me servais alors ne pouvant atteindre la vessie, il me fallut en faire fabriquer de 5 ou 6 centimètres plus longs. Pour arriver à trouver le méat urinaire, il fallait qu'on soulevât la tumeur, afin de relâcher la paroi antérieure de son espèce de fourreau ; pour franchir la courbure qu'elle imprimait au canal, il fallait porter vers le côté gauche le bec de l'instrument ; enfin, arrivé au col de la vessie, il fallait, malgré la hernie, abaisser considérablement le pavillon pour faire passer le bec par-dessus le lobe moyen de la prostate hypertrophiée. Toutes ces difficultés furent vaincues avec le brise-pierre à mors plats et la sonde évacuatoire à double courant ; mais qu'on juge de ce qu'elles auraient été s'il eût fallu, à chaque séance, retirer et réintroduire cinq ou six fois un brise-pierre à cuillères pour extraire les débris.

En six ou sept séances, M. Petit fut débarrassé d'une pierre phosphatique, il est vrai, mais de plus de 3 centimètres de diamètre, et il retourna dans son pays plein de santé et de gaieté ; son urine était claire, et il était trois ou quatre heures sans avoir besoin de la rendre.

Mais, au mois d'octobre, on m'écrivit que les besoins s'étaient rapprochés et que le catarrhe avait reparu. Je soupçonnai que la vessie contenait encore quelque chose et je me rendis à Troyes.

Je fis, avec le docteur Saussier, une exploration des plus minutieuses, et je ne trouvai rien. Ma conviction n'étant pas cependant complétement ébranlée, j'introduisis la sonde à double courant, et je ramenai une demi-cuillerée au moins de substance phosphatique, trop divisée sans doute pour que la sonde exploratrice pût accuser sa présence, mais formant magma avec des matières muqueuses et organiques. C'étaient très-probablement de ces placages calcaires dont j'ai déjà parlé plusieurs fois, et sur lesquels je reviendrai plus longuement encore comme cause peu connue de récidive de la pierre. M. Petit mourut, à quatre-vingt-quatre ans, d'une pneumonie.

Dans ces observations, c'est de mon premier modèle de sonde évacuatoire que je me suis servi. Il serait rationnel d'exposer les faits qui m'ont conduit à le modifier, mais cela m'entraînerait bien loin. On voit d'ailleurs que, si mes quatre modèles ont un usage commun, chacun d'eux cependant répond plus particulièrement à certaines indications. Mais, comme il serait dispendieux de les avoir tous, je dirai que c'est le quatrième (fig. 47) qui me paraît le plus susceptible d'être généralisé.

On a vu précédemment que des calculs ou fragments s'arrêtent souvent dans l'urèthre; or, leur extraction est quelquefois une opération des plus délicates à cause de l'étroitesse de l'organe où l'on agit, et de la nécesité où l'on est de ne le faire qu'à sec, en contact immédiat avec les tissus. Ce sujet a été l'objet d'un mémoire que j'ai lu à l'Académie de médecine le 4 juin 1861, et inséré dans la *Gaz. méd.* de la même année. C'est lui que je vais reproduire.

J'établis ici trois catégories : A, les calculs ou fragments n'ont pas un volume supérieur, ou notablement supérieur au diamètre du canal et peuvent être extraits sans opération préalable; B. d'autres ont un volume trop considérable et doivent être broyés ; C. d'autres enfin, à cause de leur volume et de leur position, ne peuvent être ni extraits, ni broyés, et doivent être ou refoulés dans la vessie, ou retirés par une voie artificielle.

A. Il est assez rare que le col de la vessie, quoique beaucoup plus dilatable qu'on ne croit, laisse passer des calculs ou fragments trop gros pour franchir un urèthre sain dans toute sa longueur.

D'où il suit que, dans la plupart des cas, il suffit au malade de retenir son urine quelque temps, ou bien d'en activer la sécrétion par des bains, et des boissons abondantes et de l'expulser ensuite avec force pour entraîner le corps étranger. Quand on peut attendre, on voit quelquefois sortir ainsi des concrétions de 1 centimètre de diamètre.

Parfois, c'est parce qu'elles sont agglomérées qu'elles ne peuvent obéir à l'impulsion de l'urine ; dans d'autres cas elles s'arrêtent parce que, s'étant engagées dans le canal suivant leur longueur, elles se sont ensuite inclinées et mises en travers. Il suffit presque toujours alors de passer une petite sonde qui les désagrége ou les redresse.

Dans quelques circonstances, une concrétion, quoique d'un volume ordinaire, ne peut passer parce qu'il existe un rétrécissement de l'urèthre (V. p. 329) ; dans d'autres, l'arrêt tient à ce que le courant urinaire manque de force par suite soit d'une paralysie de la vessie, soit d'un obstacle à l'orifice interne de l'urèthre.

Dans ces cas, on dilate d'abord le rétrécissement s'il y en a un, et puis on réussit presque toujours à amener au dehors le corps étranger en l'accrochant par derrière à l'aide du crochet articulé de Ravaton (fig. 48), aplati et changé en curette par Leroy d'Etiolles, et que MM. Charrière ont rendu, d'après mes indications, plus solide, quoique plus mince, et surtout plus facile à nettoyer (fig. 49). Les deux tiges de l'instrument de Ravaton sont juxtaposées ; celles de Leroy pénètrent l'une dans l'autre. Je suis revenu à l'idée de Ravaton tout en conservant l'aplatissement du crochet et sa transformation en curette. On sait combien il est difficile d'empêcher l'instrument de Leroy de se rouiller et dans quel embarras est le chirurgien, celui de province surtout, quand, au moment où il en a besoin, il le trouve impropre au service. En outre, au lieu d'ouvrir ou de fermer la curette au moyen d'une vis de rappel placée à l'extrémité externe, il suffit de pousser ou de tirer le manche, ce qui en accélère remarquablement l'action.

On a fait des curettes articulées droites et courbes ; mais les premières doivent toujours être préférées, même dans la région ascendante du canal, à moins que le ligament suspenseur ne per-

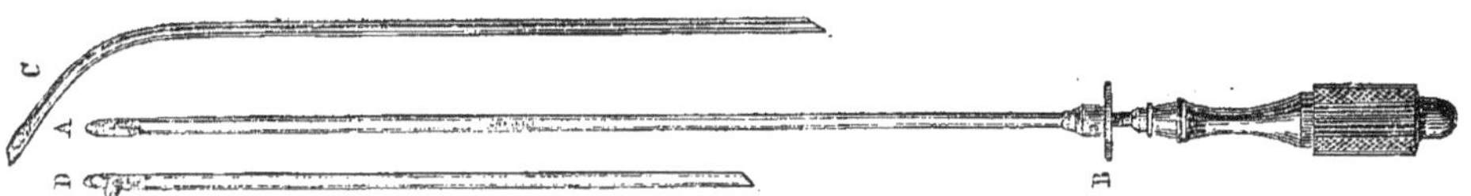

Fig. 49.

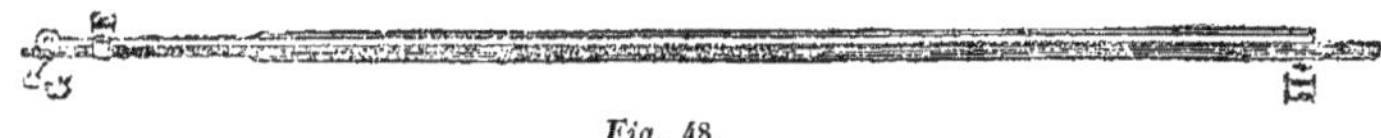

Fig. 48.

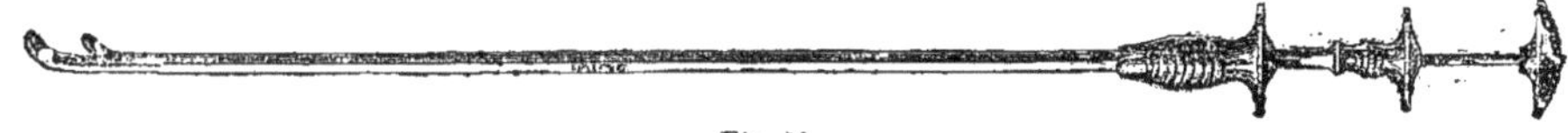

Fig. 50.

mette pas de les porter jusque-là. Les courbes ayant leur bec très-excentrique par rapport à leur tige, il est aisé de comprendre que leurs mouvements se suivent moins bien par la pensée et s'exécutent avec plus de difficulté. Les figures ci-jointes représentent l'instrument fermé et ouvert et donnent en outre un modèle courbe, mais beaucoup moins que ne l'était celui de Leroy.

Dans la partie antérieure du canal où l'arrêt a souvent lieu, parce qu'elle est la plus étroite et la moins élastique, la curette de trousse est presque toujours préférable à la curette articulée : elle est plus lisse, plus forte, plus courte, et par conséquent plus facile à manier. D'autres fois, une pince à dissection ou bien une pince à pansement, surtout de celles dont les branches se croisent à la manière des tenettes, suffisent pour pratiquer l'extraction ; il en est encore de même d'une anse de fil métallique ou d'une épingle à cheveux double qui se trouvent constamment sous la main. La pince à trois branches de Hales ou plutôt de Fabrice de Hilden (V. p. 164), que les fabricants mettent dans toutes les boîtes de lithotritie, est un mauvais instrument : la manœuvre en est difficile, et quiconque l'essayera sera de mon avis. Si l'on a à agir profondément, la meilleure de toutes est assurément celle de MM. Robert et Collin (V. p. 165).

Un léger débridement pratiqué en bas du méat urinaire est souvent utile et quelquefois indispensable.

B. — Quand le calcul est trop volumineux pour obéir aux moyens précédents, il faut nécessairement en réduire le volume.

Le perforateur de Paré est insuffisant ; celui de Dubowiski qui, pour faire éclater le fragment, le presse contre une curette articulée, n'a pas la force nécessaire. Il en est à plus forte raison de même de celui de Leroy. Tous ces instruments ne sont plus connus que de nom et c'est justice. M. Reliquet leur a substitué une curette à excavation plus forte que celle de trousse et a placé sur la face antérieure un perforateur destiné à faire éclater le fragment retenu par la curette : c'est, en petit, le perforateur d'Earle dont il sera question plus loin. Cet instrument a plus de solidité que celui de Dubowiski ; mais je le crois assez difficile à engager derrière le corps à extraire.

Amussat a proposé pour les cas en question un petit brise-pierre (fig. 50), qui n'est qu'une réduction de celui dont on se sert pour les calculs de la vessie : les mors, saillants seulement de 6 millimètres environ, font avec leur tige un angle qui varie suivant les fabricants. Ces variations ont chacune leurs avantages et leurs inconvénients.

D'abord, à part le faible relief de ses mors, cet instrument est droit dans toute sa longueur ; de là quelquefois l'impossibilité de l'introduire dans la portion courbe du canal.

En second lieu, si le bec fait un angle droit avec la tige, il est extrêmement difficile de faire passer le mors terminal entre les parois uréthrales et le corps étranger qui les remplit. On a proposé d'articuler ce mors de manière à ce qu'il puisse se redresser et revenir à la position horizontale par un mécanisme semblable à celui de la curette articulée ; mais on comprend combien doit être fragile un pareil instrument.

Si, au contraire, les mors font un angle obtus avec la tige, le temps de l'opération dont je viens de parler sera plus facile ; mais la compression exercée sur le corps à rompre sera moins directe et celui-ci s'échappera plus aisément, d'autant plus qu'il sera souvent trop volumineux pour que des mors si courts atteignent les extrémités opposées de son axe.

Je suppose enfin qu'on arrive au but, c'est-à-dire qu'on fasse passer un des mors derrière le corps étranger, qu'on saisisse celui-ci et qu'on le broie, les débris qui en résultent sont nécessairement refoulés en tous sens contre les parois déjà distendues de l'urèthre et y déterminent par leurs aspérités des érosions, sinon des déchirures.

En définitive, on ne ramène rien ou peu de chose, et, si l'on ne peut pas compter sur le courant urinaire, il faut aller de nouveau à la recherche de ces débris avec la curette articulée.

Frappé de ces inconvénients, j'ai remplacé cet instrument par un autre qui a sur lui plusieurs avantages (voy. fig. 51) où il est représenté un peu trop volumineux).

Le premier, c'est d'être courbe ;

Le second, de ne pas présenter de saillie abrupte ni en avant, ni en arrière des mors, et de se terminer par une extrémité amincie qui s'engage aisément entre les parois et le corps étranger ;

Le troisième, d'avoir les mors tout à fait perpendiculaires à l'axe ;

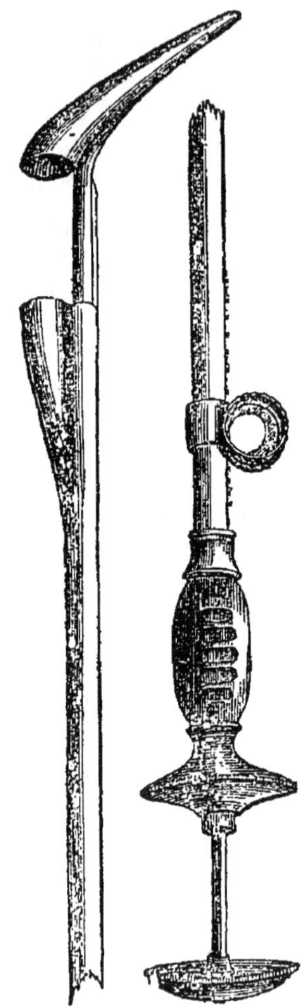

Fig. 51.

Enfin, un quatrième et très-grand avantage, c'est que ces mors offrent tous deux une excavation profonde, une véritable poche, dans laquelle les débris se logent et sont ramenés immédiatement au dehors sans toucher aux parois du canal.

Pour faire usage de cet extracteur, il importe que le corps étranger soit dans l'un des endroits les plus larges de l'urèthre, à savoir les régions prostatique ou bulbeuse dans lesquelles il s'arrête habituellement. Si de prime-abord on s'aperçoit qu'il est trop gros pour sortir entier, on l'y laisse; si l'on juge à propos d'essayer de l'amener plus en avant, on doit se garder de le faire avec force : agir ainsi serait s'exposer à de grands embarras et à de sérieux accidents. Il faut le repousser sitôt qu'on a constaté la difficulté.

On introduit alors l'instrument fermé, son bec longeant la paroi supérieure qui est la plus lisse et la plus résistante ; puis, quand il s'est engagé entre elle et la concrétion, on l'ouvre en ramenant en avant la tige qui porte le mors antérieur, et l'on continue de pousser le tout jusqu'à ce que le mors terminal ait dépassé cette concrétion qui se trouve ainsi prise entre les deux ; on les rapproche enfin doucement et en prenant garde de pincer les tissus, soit avec la main, soit mieux encore avec le pignon ; le corps étranger cède, l'instrument est ramené et l'opération se trouve terminée.

Mais voici une difficulté qui a bien souvent nécessité l'emploi de l'instrument tranchant, et que j'ai toujours résolue sans lui.

J'ai dit que rarement le col de la vessie laisse passer des calculs ou fragments de beaucoup supérieurs au diamètre de l'urèthre. Quelquefois pourtant, cela arrive. Il est évident que, dans ces circonstances, les instruments qui précèdent seraient inutiles, puisque je suppose qu'ils ne pourraient passer au delà du corps étranger.

Leroy, en proposant un brise-pierre d'enfant, s'engageait dans une bonne voie ; mais ce brise-pierre est encore trop long, trop pesant et surtout trop volumineux ; car, s'il ne s'agit pas de faire passer un de ses mors derrière le corps à rompre, il faut du moin que tous deux le saisissent sur les côtés. Mon explorateur à deux branches (v. page 96) me rend dans ces cas encore, les plus grands services.

Quand le calcul ou fragment se trouve au-devant du bulbe, rien de plus simple que de lui présenter les extrémités des mors : il suffit d'incliner la verge vers l'un des côtés et de lui présenter l'instrument en ligne horizontale. Le canal, qui est libre dans toute cette étendue, suit sa courbure; quand le bec touche la pierre, on écarte les branches et on les engage doucement d'un côté et de l'autre par de petits mouvements de va-et-vient, pendant qu'avec l'autre main on fixe, on pousse même la pierre par derrière. Lorsqu'elle est entre les mors, on les rapproche, lentement d'abord, et, quand on s'est assuré qu'on a pas saisi de tissus, on adapte la vis et on serre plus fortement.

On agit de même dans le bulbe; seulement l'instrument ne peut être, à cette profondeur, tenu dans une position aussi horizontale. Toutefois, ajoutons que ce que la direction laisse à désirer est largement compensé par la souplesse des parois qui est beaucoup plus grande là que dans les parties antérieures.

Dans la région ascendante du canal, la manœuvre doit différer totalement; je n'ai pas besoin d'en dire la cause, heureusement que les différences sont toutes favorables à la pratique de l'opération.

Quand le corps étranger se trouve à l'entrée même de cette région, c'est-à-dire dans la portion membraneuse, je le repousse doucement avec l'extrémité de l'instrument dans la région prostatique. S'il résiste, je mets la tige dans une position voisine de la verticale (je suppose, bien entendu, le malade couché sur le dos); je porte le bec fermé sur la face périnéale du corps à extraire, puis je l'ouvre graduellement, et, par des mouvements lents et alternatifs d'abaissement et d'élévation, je tâche d'engager l'un des mors en-dessous et l'autre en-dessus de ce corps. Quand on y est parvenu, on le serre et on l'écrase.

Le calcul ou fragment est-il dans la région prostatique, la manœuvre est plus simple encore. Cette région est la plus large du canal et même sa largeur augmente en proportion de l'hypertrophie plus ou moins grande dont la prostate est habituellement le siége à un certain âge. On y porte l'instrument jusqu'à ce que le dos de son bec repose sur le corps étranger; puis on le fait glisser entre celui-ci et l'une des parois latérales jusqu'à la postérieure. On l'ouvre alors en ramenant la branche mâle vers la paroi antérieure ou pubienne, et, quand l'écartement est suffisant, le corps étranger, qui est presque toujours soulevé dans ce dernier mouvement, se place de lui-même entre les branches ; alors on le serre et on le brise.

Ce procédé m'a plusieurs fois réussi, et c'est grâce à lui que j'ai pu extraire, en présence du docteur Plouviez, ces concrétions volumineuses dont j'ai parlé p. 321, qui remplissaient la région ascendante du canal, s'étaient creusé une loge dans le lobe droit de la prostate, avaient amené des accidents très-graves, des rétentions d'urine, des orchites, des abcès du scrotum, et mis le malade à deux doigts de sa perte. J'en rapporterai à propos de la taille périnéale un autre exemple non moins remarquable.

C. — J'ai dit qu'on rencontre quelquefois dans l'urèthre des calculs ou fragments qui ne peuvent être ni extraits ni broyés : cela tient à diverses causes.

Tantôt ils y ont été amenés de la vessie dans les mors d'instruments lithotriteurs, l'opérateur n'ayant pas fait attention que leur volume ne leur permettrait pas de franchir toutes les parties du canal : on en a vu un exemple, p. 364. Il m'est arrivé à moi-même quelquefois d'amener avec la curette articulée dans la partie antérieure de la région spongieuse des fragments trop gros que j'eus ensuite bien de la peine à écraser. On ne saurait donc trop se garder d'employer de la force avec cet instrument, et, sitôt qu'on rencontre la moindre résistance, il faut repousser le fragment dans une région plus large pour l'y broyer.

D'autres fois un calcul s'est arrêté en un point du canal, y a grossi, et s'est creusé une cellule ; d'autres fois encore, il s'est formé et accru dans une poche purulente. Quand on peut faire pénétrer un de mes lithotriteurs uréthraux, et, par des pressions extérieures bien dirigées, pousser le calcul entre leurs mors, la conduite à tenir est toute tracée ; mais cela n'est pas toujours possible à cause du volume du corps étranger ou de son chatonnement trop complet.

Enfin, dans la région prostatique, deux cas particuliers peuvent s'offrir.

Parfois un calcul se forme dans l'un des conduits excréteurs afférents, s'y développe, fait saillie dans le canal et finit par l'obstruer partiellement ou en totalité.

D'autres fois il existe une tumeur ou une valvule derrière le col de la vessie. Qu'un calcul ou fragment soit entraîné au-dessous, et que des instruments de cathétérisme ou de lithotritie soient introduits, ces instruments pousseront le corps étranger dans l'angle que forme la saillie du bord postérieur du col avec la paroi postérieure de la région prostatique, et l'y nicheront de telle sorte qu'on ne pourra ni le tirer en avant avec la curette articulée, à cause de la saillie morbide qui le coiffe par derrière et s'interpose entre l'instrument extracteur et lui, ni le repousser en arrière à cause de la résistance que la même saillie oppose à son passage dans la vessie. Ainsi blotti, pour ainsi dire, les lithotriteurs uréthraux ne peuvent également pas toujours le saisir. Ces cas ne sont pas extrêmement rares.

Que faire dans ces circonstances ?

Quand le corps en question se trouve enclavé dans la région spongieuse, on l'extrait au moyen d'une boutonnière, et généralement la plaie guérit assez bien, même à la verge.

Mais quand il siége dans la région profonde, l'opération n'est pas aussi facile, tant s'en faut. On a employé une sorte de taille latéralisée, on a proposé de séparer la région membraneuse et même la prostate du rectum, et d'ouvrir l'urèthre par cette voie ; on a tenté d'extraire le calcul en incisant sur lui la paroi antérieure de l'intestin ; mais ces opérations ne sont ni simples ni dépourvues de gravité.

Je me suis, en conséquence, appliqué à éviter tout emploi de l'instrument tranchant, et j'y suis parvenu en imaginant non pas des instruments nouveaux, mais, ce qui me semble préférable encore, en faisant une application nouvelle d'instruments que j'avais imaginés pour atteindre d'autres buts, et ils ne m'avaient jamais laissé en défaut lorsqu'il y a trois ans, il me survint, à Toul, un cas véritablement exceptionnel qu'on verra à propos de la taille périnéale.

Voici mon premier fait que j'ai communiqué à l'Académie de médecine le 8 mai 1854.

Je soignais avec le docteur Destrem un homme que j'avais guéri, près de deux ans auparavant, d'une rétention d'urine complète depuis sept années. Une valvule du col de la vessie avait été excisée en présence d'un membre de cette Académie, le docteur Robert, mais non tout à fait jusqu'à sa base. Cependant, comme ce malade urinait facilement, je n'en fis pas davantage, et tout allait bien quand survinrent des troubles dus à la présence d'une petite pierre dans la région prostatique. Cinq ou six tentatives furent pratiquées pour l'extraire avec des sondes et des brise-pierre de toute espèce, avec une curette articulée, etc., sans le moindre résultat. Cette pierre était nichée au-dessous du reste de la bride, et les instruments, glissant toujours par-dessus, ne purent la déloger. J'eus alors l'idée d'employer celle de mes sondes simples à double courant qui s'ouvre sur son talon (fig. 45, p. 383). Après l'avoir garnie du mandrin qui bouche et nivelle son ouverture, je l'introduisis jusqu'à ce que je sentisse son talon buter contre la pierre ; je retirai le mandrin, j'appuyai le talon béant sur cette pierre comme pour l'y faire pénétrer, puis je la soulevai en abaissant le pavillon et en poussant l'instrument dans la vessie par-dessus la valvule. Aussitôt celle-ci franchie, l'urine jaillit, et, avec le premier jet, la pierre qui avait au moins 6 millim. de diamètre. Ainsi fut faite presque instantanément cette extraction que des tentatives antérieures nombreuses et bien plus fatigantes n'avaient pu effectuer.

Voici une lettre que m'écrivit, le 14 du même mois, M. Cazenave, de Bordeaux :

« J'ai lu avec beaucoup d'intérêt votre dernière communication à l'Académie de médecine. J'ai maintenant un malade qui a deux ou trois petits fragments de calcul logés dans la portion prostatique, fragments que deux habiles confrères et moi nous n'avons pas pu enlever de leur position, malgré tous les moyens auxquels nous avons eu recours. Eclairé par votre communication, j'espère atteindre le même but que vous, et vous prie de m'envoyer votre sonde évacuatoire simple. »

J'envoyai immédiatement à M. Cazenave ce qu'il me demandait, et, le 25, il m'écrivait :

« Demain, je vous renverrai l'instrument que vous m'avez prêté de si bonne grâce. J'ai parfaitement réussi ; j'ai repoussé le fragment dans la vessie où je l'ai broyé avec la plus grande facilité. Merci donc de votre obligeance, et grâces vous soient rendues de mon succès. »

Je pourrais rapporter ici plusieurs autres faits semblables à l'un ou à l'autre de ceux qui précèdent ; je me bornerai à un seul que je choisis à cause des particularités insolites qu'il présenta.

En mars 1859, à l'une des séances de la Société médico-pratique, M. le docteur Bonnassies fit part à ses collègues de l'extraction que je venais de lui faire, avec l'aide du docteur J. B. Moreau, d'un calcul de la région prostatique. Ce calcul était niché immédiatement au-dessous de la portion sus-montanale, il y était même enchatonné dans une loge profonde, située entre cette portion et le *verumontanum*, un peu à gauche, circonstances que je pus vérifier après l'extraction.

Lorsque j'eus constaté l'existence et le siége de ce calcul avec ma sonde coudée, j'introduisis la sonde évacuatoire comme il a été dit précédemment ; mais j'eus beau appuyer son talon sur le calcul, le presser assez fortement pour en détacher des couches superficielles, il me fut impossible de l'ébranler, et, après avoir réitéré plusieurs fois ces tentatives, il me fallut y renoncer. Le malade qui souffrait beaucoup de cette affection et dont la miction se trouvait considérablement gênée, commençait à s'inquiéter vivement ; mais je lui dis, et il le comprit bientôt, qu'il n'y avait nullement à désespérer du succès et qu'il était presque impossible qu'il ne survînt pas dans la cellule, après de pareilles manœuvres, un travail inflammatoire propre à favoriser l'élimination. En effet, quelques jours après le succès dépassa mes espérances ; je n'eus même pas besoin de recourir à la sonde évacuatoire : ma sonde coudée que j'employai en premier lieu pour reconnaître la position des choses, suffit pour dégager la pierre et la repousser dans la vessie, d'où elle s'échappa aussitôt spontanément, entraînée par l'urine. Elle était enveloppée d'un magma glaireux et sanguinolent et elle avait la grosseur et presque la forme d'un noyau d'amande douce. (Voir le *Compte rendu des séances*, dans l'UNION MÉD. de 1859, t. II, p. 199.)

Si ce calcul m'eût offert une nouvelle résistance, j'étais décidé à mettre en usage un autre de mes instruments que j'avais déjà proposé dans mes Recherches de 1856 ; il s'agit de mon dilatateur du col de la vessie (V. p. 242.)

En effet, si, comme dans le dernier cas, la pierre était enchatonnée, si elle était d'un certain volume, dure et lisse, et qu'il fût à croire que non-seulement elle ne pourrait être rejetée par la sonde, mais que celle-ci n'aurait pas une prise suffisante pour la soulever et la refouler dans la vessie, c'est ce dilatateur que j'emploierais immédiatement. On l'introduit dans le réservoir urinaire jusqu'à ce que son second angle C soit parvenu au-devant de la pierre ; puis on pousse sa tige droite BC' d'une quantité proportionnelle au volume et à l'adhérence du corps étranger, de manière que l'instrument représente un Y dont l'une des branches serait oblique et longue, tandis que l'autre serait droite et beaucoup plus petite. La pierre se trouvant alors enclavée dans l'angle aigu formé par ces deux branches, peut être arrachée de force de sa loge et refoulée dans la vessie. Elle protége elle-même la valvule contre la saillie métallique qui la soulève et qu'elle dépasse, et l'on n'a pas à craindre de faire fausse route, puisque la plus longue branche, parvenue dans la vessie avant tout emploi de la force, guide le reste.

Chez la femme l'arrêt des fragments est beaucoup plus rare que chez l'homme, je n'en ai jamais observé de cas qui m'ait offert des difficultés sérieuses. Les moyens d'extraction sont les mêmes que chez l'homme, avec cette condition favorable que la dilatation offre de bien plus grandes ressources. Je ne pense pas qu'une opération tranchante soit jamais exigée par un simple fragment.

CHAPITRE X.

Suite du Traitement chirurgical de la pierre. — De la Taille.

La *taille*, opération qui consiste à ouvrir une voie artificielle pour arriver dans les organes urinaires et particulièrement dans la vessie afin d'en extraire un corps étranger, a été encore appelée *lithotomie* de (λιθος, pierre et τομη, section) ou *cystotomie* (de κυστις, vessie et τομη) ; mais, de ces deux derniers mots, le premier est impropre puisque ce n'est pas la pierre qu'on coupe, et le second insuffisant puisqu'il est des procédés où la vessie n'est pas incisée.

Nous avons vu, en traitant de la lithotritie, que, depuis son invention, la taille a perdu beaucoup de son importance, et qu'elle en perdrait bien plus encore si nombre de chirurgiens ne préféraient les chances d'une opération rapide, brillante et presque toujours tracée d'avance, à celles presque toujours beaucoup plus favorables, mais plus obscures d'une opération minutieuse, qui exige des études et une attention d'autant plus longues, plus soutenues, qu'il ne se présente presque pas de cas qui n'apporte son contingent d'imprévu. La pratique des hôpitaux, en ne laissant aux chirurgiens que peu de temps pour chaque malade, n'a pas peu contribué, je ne dirai pas au délaissement de la lithotritie, mais à la faveur que semble regagner la taille depuis quelques années.

Néanmoins je ne disconviens pas qu'il est des circonstances encore assez nombreuses dans lesquelles il serait imprudent de tenter, ou de continuer le broiement de la pierre. Je n'ai pas besoin de rappeler ce que j'ai dit relativement à l'âge du sujet, au volume et à la dureté du calcul, à la présence d'un corps très-dur qui lui servirait de noyau. M. Dolbeau a encore fait de la multiplicité des pierres une contre-indication à la lithotritie, « à moins que celles-ci ne soient très-petites » (*op. cit.* p. 215). Pour moi, je dirai qu'elle ne doit être une contre-indication que dans le cas où elles seraient très-grosses, ce qui est assez rare : dans les cas intermédiaires, il semble, au contraire que la nature ait pris soin d'éviter au malade et au chirurgien le temps le plus difficile de l'opération, c'est-à-dire l'éclatement de la pierre. Mais la cause qui devra le plus souvent nous décider pour la taille c'est la néphrite; il faudra surtout se hâter si, après quelques tentatives de lithotritie, on voit la fièvre survenir, les accidents généraux se déclarer ; attendre trop longtemps serait s'exposer à voir se développer la suppuration, la désorganisation des reins, et les symptômes d'un empoisonnement urineux.

Cependant elle est elle-même contre-indiquée quand il existe des complications inflammatoires très-aiguës, du moins, tant qu'on ne les aura pas fait disparaître ; lorsqu'il y a une affection générale incurable et déjà avancée, telle que tubercules pulmonaires, cancer de la vessie, etc.; on a encore dit qu'il ne faut pas opérer quand la pierre est enchatonnée; cependant on est parvenu à en énucléer avec succès ; de même chez les sujets très-âgés, et néanmoins, j'ai taillé plusieurs octogénaires dont un se promenait huit jours après son opération.

Il est difficile de poser des régles à cet égard. Un des points qui méritent le plus d'être pris en considération, c'est la douleur qui accompagne cette affection. Il y a des vieillards qui n'en souffrent que très-peu, et il vaut mieux leur laisser leur pierre que de les exposer à des chances funestes qui pourraient encore se faire attendre ; mais il y en a, d'autre part, qui souffrent horriblement; j'en ai même vu prendre la vie en dégoût et vouloir s'en débarrasser : ceux-ci, pour peu qu'il y ait de chance, doivent être opérés.

Si restreint qu'en soit le nombre aujourd'hui, les pierres qui reviennent au domaine de la taille ne sont pas toutes susceptibles d'être traitées par la même méthode. La vessie peut être atteinte par deux régions différentes : le bas-ventre et le périnée. La première méthode serait applicable à presque tous les cas; cependant l'autre est si simple, quand on sait la restreindre à ceux qui lui conviennent et choisir, selon certaines circonstances, parmi les nombreux procédés dont elle a été l'objet, que c'est encore à elle qu'il faut s'adresser dans beaucoup de cas.

C'est par elle que nous allons commencer, d'autant plus que c'est elle qui a été la première l'objet des tentatives chirurgicales.

Tailles périnéales.

Le *périnée* de l'homme qui, à l'extérieur, ne semble être que l'espace compris entre le scrotum et l'anus, a réellement la forme d'un triangle dont le sommet est formé par l'arcade des pubis, les côtés par les branches descendantes de ces os et ascendantes des ischions, et la base par une ligne menée d'une tubérosité sciatique à l'autre en passant au-devant de l'anus. Chaque côté de ce triangle, chez l'adulte, est de 7 cent. et demi à 8 cent. On y rencontre successivement :

1° La peau mince, velue, très-élastique, et partagée en deux régions latérales par le raphé ;

2° Une couche de tissu cellulaire, serré sur le trajet du raphé, mais très-lâche sur les côtés, souvent pourvu de graisse ou de sérosité ;

3° L'aponévrose superficielle qui se prolonge en avant dans le dartos, et sur les côtés avec l'aponévrose des cuisses, après avoir pris des attaches à la lèvre externe des branches ischio-pubiennes ; en arrière, elle remonte derrière les muscles transverses et va s'unir au bord postérieur de l'aponévrose moyenne, en dehors de ses attaches au rectum.

4° Une couche formée, en arrière et sur le milieu, par la pointe antérieure du sphincter de l'anus qui s'insère en partie sur l'aponévrose précédente, et se confond en partie avec les muscles qui s'insèrent sur le bulbe ; en avant est le bulbe lui-même dont le volume augmente avec l'âge, et l'urèthre que recouvrent d'abord les bulbo-caverneux, muscles qui, près de la racine de la verge, gagnent la partie supérieure de l'urèthre et vont se confondre avec le corps caverneux ; sur les côtés, et au niveau du bulbe, sont les ischio-caverneux qui se dirigent de la face interne des branches ischio-pubiennes vers la racine de la verge, cachant l'origine des corps caverneux et lui formant une espèce de gouttière ; de chaque côté, entre le bulbo et l'ischio-caverneux, existe un intervalle triangulaire qui se prolonge sur le côté correspondant de l'anus, est rempli par du tissu cellulaire, et n'est interrompu que par le transverse du périnée qui, comme son nom l'indique, se dirige presque transversalement de la tubérosité ischiatique vers le bulbe. C'est le long de cette espèce de triangle que rampent, presque parallèlement à la racine du corps caverneux, et obliquement dirigés d'arrière en avant et de dehors en dedans, les artères et nerfs superficiels, et c'est vers son milieu que se trouvent, transversalement placées, les artères bulbeuses ou transverses.

5° L'aponévrose moyenne, dont les fibres viennent, de toute l'étendue du rebord interne des deux branches ischio-pubiennes, converger vers la face antérieure du rectum, aux branches et à la pointe d'une intersection aponévrotique en V des plus évidentes, et cependant restée inconnue, que j'ai désignée sous le nom de *nœud central du bassin* (*Gaz. hebd. de méd. et chir.* 1857). Cette aponévrose forme un plan transversal séparant les parties qui viennent d'être décrites de celles que nous allons étudier. Près de sa circonférence cette aponévrose se dédouble, et, dans ce dédoublement, se trouvent, à droite et à gauche, l'artère honteuse interne dans une gouttière que l'os présente à cet effet, et, en avant, le dépresseur uréthral de Santorini, muscle resté oublié, et qui joue un si grand rôle dans les spasmes de l'urèthre (v. mes *Rech.* de 1856, p. 141). Au milieu de son bord postérieur, près de ses attaches à la pointe du V, passe la portion membraneuse de l'urèthre qui se trouve ainsi fixée au rectum sans cependant que ses parois se confondent avec l'aponévrose.

C'est à partir de cette attache que, tandis que l'urèthre continue de se porter en bas et en avant, le rectum se courbe brusquement en arrière vers l'anus. La portion membraneuse est donc adhérente au rectum, quoi qu'en aient dit Dupuytren (*Mém. sur.. la taille,* grand in-fol. p. 18 et 26) et d'autres, et ce n'est qu'au-dessous que les deux canaux divergent laissant entre eux une espace triangulaire qui, en allant de la peau vers le fond, est rempli par du tissu cellulaire, l'entre-croisement musculo-fibreux du sphincter externe, des muscles bulbo-caverneux et transverses, par les glandes de Méry, dites à tort glandes de Cooper, ainsi que par des branches terminales des artères bulbeuses.

. 6°. Une autre couche au milieu de laquelle se trouve la prostate dont la face antérieure est fixée aux pubis par des fibres ligamenteuses qui, en s'épanouissant à sa surface, lui forment une enveloppe dite fibreuse, mais que Duverney et beaucoup de modernes regardent comme musculeuse. Sa face postérieure, cordiforme, repose sur la face antérieure du rectum, entre les branches du V auxquelles des attaches fibreuses fixent ses bords latéraux. Au milieu passe l'urèthre, oblique comme elle, et n'étant, quel que soit le volume de cette glande, séparé de ses faces pubienne et rectale que par une épaisseur de tissu qui ne dépasse pas 5 ou 6 mill., excepté au niveau de la portion sus-montanale laquelle, passé l'âge de maturité, augmente assez souvent beaucoup d'épaisseur.

Au-devant de la prostate, au milieu du tissu fibreux qui l'unit à la symphyse pubienne, se trouve un lacis veineux considérable, connu sous le nom de sinus de Santorini. Il est formé par les veines profondes dorsales de la verge, et principalement par celles qui viennent des corps caverneux et de l'urèthre, de la paroi antérieure de la vessie et même de la face interne des pubis. Ce lacis, ou plexus, assez peu développé chez l'enfant, acquiert au contraire chez l'adulte et surtout chez le vieillard une ampleur considérable. La plupart des veines qui en émanent se portent en arrière, à droite et à gauche de toute la hauteur de la prostate dont elles pénètrent la membrane d'enveloppe, communiquant entre elles, recevant les veines latérales et postérieures de la vessie, et ayant des anastomoses avec les veines hémorrhoïdales avec lesquelles elles concourent à la formation des hypogastriques. Enfin d'autres veines, émanant également du sinus de Santorini, se portent en dehors vers la face interne des branches ischio-pubiennes, et concourent, avec de nombreuses émanations des plexus prostatiques précédents, à la formation des veines honteuses internes qui vont également se jeter dans les hypogastriques. On voit que la couche fermée en bas par l'aponévrose moyenne, renferme un lacis veineux qui devient de plus en plus considérable à mesure que l'âge et les maladies favorisent de plus en plus la stase du sang dans le bassin.

. En dehors des plexus prostatiques est une aponévrose qui les fixe contre la prostate, et qui a été représentée par Lecat (*Taille*, t. II, pl. VI, *n*). Partant, en avant, du pubis correspondant, elle va se rendre en arrière au V fibreux du rectum, et non sur sa face latérale, comme le veut M. Denonvillers qui, sauf cela, l'a bien décrite sous le nom d'*aponévrose latérale de la prostate* ; en bas elle se réfléchit sur l'aponévrose moyenne dont elle concourt à former le feuillet supérieur ; en haut elle se partage en deux feuillets dont l'externe se réfléchit sur la face inférieure du diaphragme pelvien dont il va être question, en se confondant avec l'aponévrose profonde, et l'interne va se perdre sur la face latérale de la vessie.

Entre cette aponévrose d'une part, et, de l'autre, les branches ischio-pubiennes, le trou obturateur, le muscle obturateur interne et l'aponévrose qui le recouvre en formant une arcade fibreuse tendue entre le pubis et l'épine sciatique, se trouve un espace occupé par le muscle releveur de l'anus, que j'ai cru désigner plus exactement sous le nom de *muscle pelvien*. Ses fibres naissent de la face postérieure du pubis, de l'épine sciatique, de l'arcade tendineuse tendue entre ces deux points, et, fait beaucoup moins connu, de la partie inférieure de la face postérieure du pubis et de la branche descendante de cet os, au-devant et même un peu au-dessous du trou obturateur, autour des insertions du muscle obturateur interne. Les fibres les plus élevées sont disposées en un plan presque horizontal, qui forme pour ainsi dire, entre le petit bassin et le ventre, un diaphragme inférieur, et vient, derrière le rectum, s'unir avec celles du côté opposé en un raphé fibreux étendu du coccyx à la pointe postérieure du sphincter anal ; les moyennes, croisant et recouvrant la face correspondante de la prostate et de la partie supérieure de la région menbraneuse, vont s'insérer à la branche correspondante du V rectal (1), et les inférieures, glissant sur la face supérieure de l'aponévrose moyenne, vont, se réfléchissant sur son bord postérieur comme sur une poulie, descendre entre les fibres longitudinales du rectum et le sphincter externe, pour se rendre à la peau de la marge de l'anus. Cette portion est la seule qui le *relève* véritablement.

(1) Il y a plus de 30 ans que j'ai avancé que les plus inférieures de ces fibres, celles qui se rendent près de la pointe du V, constituent ce que Wilson écrit comme un muscle particulier. Les anatomistes n'ont tenu aucun

7° Enfin on trouve, tapissant la face abdominale du diaphragme inférieur, l'*aponévrose profonde*, prolongement de l'aponévrose pelvienne qui ferme totalement le détroit inférieur du bassin, et ne donne passage qu'aux conduits stercoral et urinaire.

Le premier descend couché dans l'excavation formée par le sacrum, le coccyx et le raphé fibreux qui prolonge celui-ci vers la pointe postérieure du sphincter anal; c'est alors qu'il se recourbe en arrière pour se terminer à l'anus. Je renvoie à mon *Etude sur le rectum* pour quelques détails de son organisation qui ne sont pas nécessaires ici. On voit qu'il présente en haut une grande courbure regardant en avant, et en bas une petite regardant en arrière.

Le bas-fond, ou paroi postérieure de la vessie, et, plus bas, la prostate remplissent, chez l'homme, la courbure supérieure; mais leur contact n'est pas partout immédiat. J'ai dit que la face anté-rieure de la tunique musculaire du rectum présente une intersec-tion aponévrotique en V dont la pointe correspond à celle de la pros-tate, ainsi qu'à la partie supérieure de la région membraneuse, et dont les branches ont des adhérences intimes avec les bords latéro-postérieurs de la prostate. Dans l'intervalle de ses branches, l'union n'a lieu que par un tissu cellullaire serré et serait facile à détruire avec le doigt ou le manche d'un scapel; mais, avant d'y arriver, il faut couper les adhérences fibreuses qu'on rencontre auparavant, et, si on réfléchit à la minceur des parois des canaux qu'elle unissent, on comprendra les difficultés d'une pareille opé-ration.

En haut de la prostate le contact des organes stercoral et urinaire cesse d'être immédiat. Son bord supéro-postérieur offre une fente transversale, et, tandis que la lèvre supérieure de cette fente donne naissance à des fibres musculaires qui montent sur la face posté-rieure de la vessie, sa lèvre inférieure se prolonge en une mem-

compte de mon opinion; mais je vois avec plaisir que M. Sappey a été conduit aux mêmes résultats que moi (*Traité d'anat.*, t. III, p. 597 ; 1864). Il sera sans doute plus heureux, car, si l'on ne veut pas de spécialistes dan s la *pratique* chirurgicale, on ne croit qu'à eux quand on sort de là : la raison se devine.

brane fibreuse qui atteint bientôt le péritoine et le fixe, de
manière que celui-ci forme, entre le rectum et la vessie, un cul-
de-sac descendant jusqu'à 2 ou 3 centimèt. du bord postéro-supé-
rieur de la prostate. Entre cette aponévrose *prostato-péritonéale* que
M. Denonvilliers a découverte, sans indiquer d'une manière précise son insertion inférieure (Thèse, Paris, 1837, n° 285, p. 23.),
et le feuillet vésical du péritoine d'une part, et le bas-fond de la
vessie de l'autre, se trouvent les vésicules séminales, obliquement
couchées d'arrière en avant et de dehors en dedans, ainsi que les conduits qui leur font suite et qui s'engagent dans la fente prostatique
dont il vient d'être question, pour aboutir, accolés l'un à l'autre,
dans l'urèthre, sur sa paroi postérieure, à une petite éminence
nommée *vérumontanum*, et située au-dessous du lobe moyen de la
prostate, que j'ai appelé *sus-montanal* pour rappeler qu'il n'existe
jamais de granulations prostatiques au-dessous des conduits éjaculateurs, comme on le croit communément.

Comme tous les procédés de taille périnéale ont pour but d'extraire la pierre à travers la partie profonde de l'urèthre, on a fait
une foule de recherches pour préciser nos connaissances à cet
égard.

Sa direction, chez l'adulte, du col de la vessie vers son passage à
travers l'aponévrose moyenne, est oblique de haut en bas et d'arrière en avant. On ne peut, comme nous le verrons, rien dire
de précis sur les rapports du premier avec la symphyse pubienne ;
quant au second point, qui est fixe, il est, suivant M. Reliquet, à
12 mill. au-dessous du pubis ; je l'avais dit de 8 à 10, mais il doit
y avoir naturellement de grandes différences selon les individus,
car j'ai été souvent étonné, en pratiquant le cathétérisme, des différences de profondeur auxquelles on rencontre l'entrée de la région
ascendante de l'urèthre.

Sa longueur, selon le même auteur, est en moyenne de 3 cent.,
dont 10 à 15 mill. pour la région membraneuse, et 15 à 20 pour la
région prostatique. Je crois la première mesure un peu exagérée et
la seconde un peu trop faible : Velpeau donne à celle-ci de 18 à
30 mill. Mais quand la prostate augmente en longueur, l'urèthre
s'allonge dans la même proportion : j'en ai décrit de 22 lignes,

près de 5 cent. C'est surtout au-dessus du vérumontanum que fait l'allongement, parce que là seulement se trouvent des granulations susceptibles de s'hypertrophier. Dans le cas précédent, il y avait plus de 36 mill. de cette éminence au col. (*Bull. s. anat.* 1835, p. 24.)

La largeur de la région membraneuse est, en moyenne, de 8 mil. de diamètre ; mais cette portion est assez dilatable. Quant à celle qui traverse la prostate elle est un peu plus large, surtout dans son centre, et, quand, dans un âge avancé, cette glande augmente de volume, le canal prend des proportions considérables. Il représente toujours une fente antéro-postérieure située entre les lobes latéraux. Or j'ai dit il y a bien longtemps, et je le répète malgré les affirmations contraires de tous ceux qui ont écrit sur ce sujet, qu'il n'y a pas de tissu glandulaire au-devant et en arrière du canal, excepté au-dessus du vérumontanum (lobe moyen) ; partant, si la prostate gagne, par l'hypertrophie, en diamètre antéro-postérieur, c'est au profit du canal, pour ainsi dire. Ainsi, dans la prostate dont je viens de parler, le diamètre antéro-postérieur de la glande étant de 47 mill., la paroi antérieure ayant 15 mill. d'épaisseur et la paroi postérieure 7 mill., il restait 25 mill. pour le canal, c'est-à-dire 50 mill. de circonférence.

Pourquoi s'est-on ainsi mépris sur l'épaisseur de la prostate devant et derrière l'urèthre ? Je ne peux m'en rendre compte que par l'une ou l'autre de ces suppositions : ou bien on l'a mesurée au niveau du lobe sus-montanal qui, à peu près nul chez l'enfant, augmente de volume à mesure qu'on avance en âge, et plus souvent et plus grandement que le reste ; ou bien on a mis à nu la prostate par le périnée, et on a jugé de l'épaisseur de la paroi postérieure du canal par l'espace que l'on voit entre son point d'émergence et le rectum qu'on a décollé ; mais ce que l'on voit, c'est la face postérieure de la glande qui est oblique, et le canal suit son obliquité. Je le répète, *au niveau et au-dessous du vérumontanum*, au lieu des 14 ou 16 mill. que lui donnait Senn, la prostate a généralement de 3 à 5 mill. d'épaisseur et très-rarement plus de 6. L'épaisseur de la paroi antérieure est à peu près la même, quelquefois cependant un peu plus forte, ce qui fait que mon opinion est précisément l'inverse de ce qui est généralement admis. Quant au diamètre transverse de la prostate, pris, bien entendu, à sa partie la plus renflée, il est, suivant M. H. Bell, de 12 à 13 mill. de 2 à 4 ans ; de 13 à 17 mill. de 5 à 10 ans ; de 16 à 19 mill. de 10 à 12 ans ; de 19 à 22 mill. de 12 à 15 ans, ce qui fait moitié pour chaque lobe latéral, puisque le canal n'a pour ainsi dire pas de diamètre transverse. M. Sappey a dit le contraire (*Anat.* t. III, p. 598), ce qu'il m'est impossible de comprendre, et je croirais qu'il a pris pour type de sa forme celle de son orifice interne, si ce qu'il dit, p. 601, permettait un doute. Chez l'adulte, le diamètre transversal de la glande aurait, d'après Senn, 43 mill., de sorte qu'il y aurait, du canal directement en dehors, plus de 21 mill., et obliquement en bas et en arrière de 22 à 25. Litre, qui avait donné des mesures un peu inférieures, me semble plus près de la vérité.

Quant à l'orifice interne de l'urèthre, ou col de la vessie, il a une forme transversale, surtout marquée dans certaines hypertrophies prostatiques. Dans son état normal, il paraît, à simple vue, ne pouvoir admettre qu'un corps de 7 à 8 mill. de diamètre ; mais il est extrêmement dilatable, ce qui tient non-seulement à sa structure musculaire, mais encore à la disposition des fibres qui l'entourent. (V. pag. 4). Il y a lieu d'être étonné quand on lit (*Bull., Soc. chir.*, 2e série, t. III, p. 314 et 320) les divergences d'opinion de nos anatomistes à cet égard. Oui, il existe un muscle obturateur parfaitement caractérisé ; mais il n'est pas circulaire, comme le prétend M. Dolbeau. Il y a bien, au-dessous des fibres longitudinales internes, des fibres transversales au-devant du col ; mais elles n'appartiennent pas à l'obturateur, elles naissent, avec beaucoup d'autres qui se portent en tous sens sur la vessie, de la base du lobe latéral de la prostate, et vont en devant s'entre-croiser avec celles du côté opposé. M. Broca a donc eu raison de dire : « Je ne trouve pas que le mode de démonstration dont se sert M. Dolbeau soit concluant. Je vois bien sur les pièces qu'il nous montre des fibres transversales au niveau du col ; mais, d'après son mode de préparation, rien ne prouve que ces fibres soient indépendantes de celles de la vessie, qu'elles soient circulaires. » J'ai élucidé tout cela dans mes *Recherches* de 1841, p. 54 à 58 ; mais un spécialiste !

L'obturateur principal du col de la vessie, qui en entraîne le bord postérieur sur l'antérieur à la manière d'une soupape, est un plan de fibres qui se comporte, au trigone vésical, comme le plan musculaire désigné sous le nom de *fibres à anses* ou *en écharpe* se comporte sur la grosse tubérosité de l'estomac. De ce que les fibres qui entourent le col de la vessie n'appartiennent pas toutes au même plan et n'en font pas complétement le tour, il résulte qu'elles peuvent se prêter sans se rompre à un bien plus grand élargissement de cet orifice que si elles étaient véritablement annulaires.

L'invention de la taille par le périnée se perd dans la nuit des temps. D'après Antylus, le chirurgien porte deux doigts dans le rectum pour amener et presser le calcul contre la paroi inférieure de la vessie. Cela seul prouve que ce n'était que chez l'enfant que cette taille était pratiquée, puisque, chez l'adulte, le doigt ne peut qu'atteindre le bas-fond. Cela fait, on incisait toutes les parties molles un peu à gauche de l'urèthre suivant une ligne oblique de haut en bas et d'avant en arrière, et les doigts maintenus dans le rectum forçaient la pierre à sortir. Cette méthode, retrouvée par Guy de Chauliac, s'était perpétuée parmi les chirurgiens arabes, et Velpeau a raison de la rattacher à la taille latérale qui avait pour but de pénétrer dans la vessie en dehors de l'urèthre.

Celse a décrit une autre opération à laquelle son nom est resté. Suivant lui, après avoir amené le calcul contre le col de la vessie comme il vient d'être dit, on faisait, près de l'anus, une incision semi-lunaire dont les extrémité se dirigeaient en haut ou en bas, suivant qu'on traduit *coxa* par *cuisse* ou par *ischion* : la dernière interprétation est, chirurgicalement, la plus rationnelle. Au niveau de la courbure de cette incision, une autre, transversale, ouvrait le col de la vessie ; mais on conçoit combien il était difficile de le trouver au fond d'une plaie profonde et sanglante, et combien on était exposé à couper l'urèthre en travers ou à perforer le rectum ; cependant quinze siècles s'écoulèrent sans que les chirurgiens songeassent à innover. Deschamps rattache le procédé de Celse au précédent ; mais il est plutôt l'origine de la méthode *bi-latérale*, car Celse dit « cornibus *ad coxas* spectantibus » et non pas *ad coxam*.

C'est en 1535 que Mariano Santo, médecin de Barletta, fit connaître une nouvelle méthode qu'il avait apprise de Giovanni de Romanis, médecin de Cremone, qui l'avait imaginée en 1525. Bien plus il l'enseigna publiquement et il eut entre autres pour élève Ottaviano de Villa, chirurgien de Rome, que sa réputation fit appeler de tous les points de l'Europe, de France principalement, et qui, ayant dans ses voyages passé plusieurs fois à Trainel (1), y demeura chez Laurent Collot, médecin et chirurgien du lieu, se lia d'amitié avec lui et lui enseigna sa nouvelle méthode de tailler. Celui-ci, plus jaloux, ne la transmit qu'à son fils, et elle resta ainsi propriété de la même famille pendant huit générations (plus de 150 ans). Laurent acquit une grande réputation, et, en 1556, Henri II l'appela à Paris où il le fit lithotomiste de sa maison.

Parmi ses descendants Philippe Collot se distingua grandement sous le règne d'Henri IV, et il eut tant d'opérations de pierres à faire qu'il fut obligé de former deux élèves dont l'un fut Restitut Girault, auquel il donna sa fille aînée en mariage, à condition toutefois qu'il formerait son fils appelé également Philippe, et l'autre fut le célèbre Séverin Pineau auquel il maria une autre fille. Ce second Philippe Collot forma ensuite Jacques Girault, son neveu et fils de Restitut ; Pineau n'eut pas de fils ; aussi Henri IV le chargea-t-il, moyennant une récompense, de former dix élèves, projet que la mort de Pineau laissa sans effet. Finalement Jacques Girault apprit l'opération au fils du second Philippe, François Collot, qui, atteint lui-même de la pierre, en fut guéri par son fils, et dont nous avons les observations posthumes publiées en 1727. La vérité exige que j'ajoute que Mich. Troja, qui a donné ces détails dans ses *Lezioni intorno ai mali della vescica* publiées à Naples en 1788, met en parallèle la générosité de Mariano Santo avec la réserve des Collot.

Giovanni de Romanis imagina plusieurs nouveaux instruments, ce qui fit donner à sa méthode le nom de *grand appareil*, tandis que les précédentes en furent distinguées par celui de *petit appareil*. Il

(1) Je ne puis laisser passer le nom de cette petite ville sans dire combien elle m'est chère : elle a donné le jour à ma mère, j'y ai encore une partie de ma famille, et c'est là que j'ai reçu mes premiers éléments d'instruction.

introduisait d'abord dans l'urèthre un cathéter cannelé, faisait au périnée une incision antéro-postérieure qui pénétrait jusqu'à lui, séparant les bulbo-caverneux l'un de l'autre et ouvrant la partie postérieure de la région spongieuse, le bulbe et la région membraneuse ; il poussait ensuite dans la vessie, sur la cannelure, un conducteur qui lui-même, après l'extraction du cathéter, servait de guide à un second ; enfin, il glissait entre eux une sorte de pince très-ingénieuse dont les branches, en s'écartant parallèlement par le rapprochement des manches, dilataient la portion membraneuse, la prostate et le col vésical, assez pour permettre l'introduction de tenettes au moyen desquelles on retirait le calcul. « On a fortement blâmé ce procédé, ajoutais-je, p. 584 de mes *Recherches* de 1856 ; on l'a accusé d'amener des déchirements, des abcès, des incontinences d'urine, des ecchymoses, des infiltrations urineuses et la gangrène du scrotum, enfin des hémorrhagies provenant de la lésion du bulbe de l'urèthre et de son artère ; Mery prétend même que la séparation des bulbo-caverneux leur fait perdre souvent leur action (*Obs. sur la manière de tailler*, p. 21, 1700). Mais l'invention du cathéter cannelé et la sécurité qui en résulte furent un progrès immense. Sans l'invention de la lithotritie, je suis *convaincu* qu'on serait revenu à cette méthode un peu modifiée, pour les pierres peu volumineuses ; car, à moins d'être faite outre mesure, la dilatation a moins de danger que la division des plexus veineux prostatiques à laquelle expose l'instrument tranchant. »

Voilà où j'en étais en 1856, à une époque où tous nos opérateurs prenaient parti pour les grandes incisions, Dupuytren, Boyer, Roux, Velpeau, Civiale, etc. On voit que je cherchais à réhabiliter la taille avec dilatation et que j'indiquais la seule correction dont elle fût susceptible ; car, comme je signalais la lésion du bulbe et de son artère, on voudra bien, j'espère, me rendre la justice de croire que, quand je parlais d'une petite modification, moi qui, depuis 1834, avais toujours vu pratiquer et qui avais pratiqué moi-même la taille latéralisée, je voulais parler de pénétrer dans l'urèthre par la région membraneuse, au lieu d'y pénétrer par le bulbe comme le faisaient l'auteur et les continuateurs du grand appareil. Dès 1841, à la p. 165 du tome I de mes *Recherches*, je disais, en parlant du dévoloppemont des plexus veineux de la prostate chez les hommes âgés : « Cette amplitude contribue beaucoup aux dangers qui accompagnent la taille périnéale chez les vieillards ; car si l'on vient à diviser ces veines, le sang passe avec la plus grande facilité dans leur intérieur, à travers les corps caverneux, d'où résultent des hémorrhagies qu'il est difficile et quelquefois même impossible d'arrêter, et qu'on a attribuées, dans bien des cas, à des anomalies artérielles. En outre, l'urine, facilement absorbée par leurs ouvertures béantes, ne tarde pas à produire une infection générale du sang, des phlébites et une mort rapide. » On avait bien conseillé, pour éviter ces vaisseaux, de ne pas dépasser les limites de la prostate ; mais y a-t-on seulement réfléchi ? La prostate se termine en pointe inférieurement ; d'autre part, on n'a pas la prétention de ne pas dépasser les limites de cette pointe, et comme là elle est, de même qu'à sa partie la plus large, recouverte par les plexus, il s'ensuit qu'on les intéresse nécessairement, quelque peu profonde que soit l'incision. Or, les vaisseaux dont ils se composent ont entre eux de nombreuses et larges communications. Le peu de développement de ces veines chez l'enfant est évidemment ce qui fait que la taille est moins dangereuse chez lui que chez l'adulte et le vieillard. L'innocuité relative des tailles répétées sur le même sujet que j'ai entendu souvent signaler par Roux, tient évidemment, selon moi, à ce que la cicatrice de la première opération a oblitéré ou condensé ces vaisseaux.

On comprend, par ce que je viens de dire, que, passé le jeune âge, le grand appareil, même modifié, n'est applicable qu'aux petites pierres que je regarde comme étant presque toujours du domaine de la lithotritie ; on comprend qu'en y ajoutant encore, comme de raison, l'introduction de certains corps étrangers, les fragments d'instruments brisés, cette opération ne doit plus avoir qu'un domaine très-restreint, d'autant plus que, chez les enfants, elle pourrait avoir beaucoup d'inconvénients et peu d'avantages comme nous venons de le voir. Aussi, pour eux, le petit appareil était-il toujours resté en honneur. Il s'ensuit que, depuis quinze ans que j'ai tenté de la réhabiliter, je n'ai eu occasion de la pratiquer que cinq fois, chaque fois pour des pierres de deux à trois centimètres, que l'inflammation et le racornissement de la vessie ne permettaient pas de broyer, et chaque fois avec succès, à moins qu'on ne veuille considérer comme un insuccès un cas où le malade succomba au bout de cinq semaines à une néphrite antérieure dont rien ne put arrêter la marche.

Quoi qu'il en soit, mon idée de revenir au grand appareil tomba, non pas dans une terre stérile, mais bien ingrate. Le 6 septembre 1858, deux ans après ma publication, Heurteloup lut à l'Académie des Sciences une note sur ce qu'il appelait la *taille sous-pubienne membraneuse* pour les cas où la lithotritie n'est pas applicable ou ne peut être continuée. Se basant sur ce que, si l'on introduit sur un cadavre le doigt dans le col vésical, on ne le sent manifestement arrêté qu'à la partie supérieure de la région membraneuse, que, si l'on pousse un dilatateur dans la vessie et qu'on le ramène à l'état d'expansion dans le col, cet orifice obéit à la dilatation à un degré très-considérable sans se rompre ; enfin, que si, sur un autre cadavre, on fait une ouverture longitudinale à la partie inférieure de la portion membraneuse, on y détermine une boutonnière qui, dilatée, peut laisser passer une pierre d'un assez gros volume, il pratiqua cette opération sur trois malades d'un âge assez avancé : le premier avait une pierre d'oxalate de chaux dont on ne dit pas le volume, et qui avait résisté à la lithotritie ; le second en avait une d'acide urique de 5 cent. 1/2 de longueur, de 4 1/3 de largeur, de 2 1/4 d'épaisseur et de 16 de circonférence, et des orchites survenaient à chaque instant sous l'influence de la lithotritie ; le troisième dont la pierre était « assez volumineuse et parsemée d'aspérités, » avait une vessie considérablement restreinte et douloureuse. Tous les trois guérirent fort bien, le troisième urina par le canal le soir même, et sa plaie se réunit par première intention. Il n'y a qu'une chose qui m'étonne dans ces trois observations, c'est le volume de la seconde pierre.

L'auteur, suivant son habitude, ne décrit ni sa manière de faire ni ses instruments, et ne dit pas un mot de moi. Cependant, outre ce que je rappelais à l'instant, j'avais écrit à la p. 588 de mes *Rech.* de 1856 : « Le col de la vessie est si élastique que j'ai été étonné moi-même du degré auquel je parvenais sans déchirure, et pour ainsi dire sans douleur, avec mon dilatateur (V. p. 242),» et je l'avais répété, peu de temps avant sa note, p. 6 d'un *Mémoire* que j'ai lu *devant lui et à cause de lui*, en 1858, à la Société médicale du Panthéon.

Heurteloup ne s'en tint pas là, il voulut annoncer sa nouvelle découverte au public, et on lit dans le *Cosmos* du 1er octobre 1858 et dans le *Journal des Débats* du 9 : « M. le baron Heurteloup vient de pratiquer une fois de plus, sur un vieillard de 78 ans, en présence d'une nombreuse assistance, la belle opération décrite dans son dernier *Mémoire* lu à l'Académie des Sciences, et par laquelle il extrait la pierre de la vessie sans entamer cet organe, par la simple dilatation du col. Voilà un beau succès de plus et un succès véritablement remarquable à ajouter aux trois cures par lesquelles la nouvelle méthode a été si brillamment inaugurée. C'est une véritable gloire pour l'éminent et ingénieux chirurgien que d'avoir complété sa grande œuvre de la lithotripsie par un procédé applicable, sans danger et sans convalescence, aux cas où le broiement de la pierre par percussion devient impossible, incertain ou dangereux. *Personne certes n'aurait prévu a priori* que le col de la vessie, avec ou sans débridement superficiel, se dilaterait assez pour donner passage à des calculs volumineux et se refermerait ensuite presque spontanément. Ramener la cystotomie à la simple uréthrotomie, c'est ouvrir une voie nouvelle à l'art chirurgical et acquérir des droits à la reconnaissance des infortunés que cette cruelle maladie de la pierre condamne à des souffrances exceptionnelles. »

En 1864, M. Dolbeau vanta également la dilatation sans parler ni d'Heurteloup ni de moi (1).

En 1651, naquit au hameau de l'Etendonne, en Franche-Comté, Jacques de Beaulieu, connu sous le nom de frère Jacques, à cause

(1) Le *Moniteur universel* du 25 mars 1872, et même le *Monde illustré* du 6 avril, se sont chargés d'annoncer qu'il a *créé* une opération « qui consiste à pénétrer dans la vessie *sans rien couper*, en dilatant les tissus, et à briser la pierre, pour peu que ses dimensions dépassent le diamètre du canal artificiel. Pas d'hémorrhagie, moins de douleur et surtout moins de danger. » Nous verrons plus loin s'il est davantage l'inventeur du broiement de la pierre par le périnée, et si la conservation de son portrait ne sera pas tout ce que gagneront les générations futures à des publications semblables.

de l'habit de religieux qu'il prit à une certaine époque de sa vie. Frère Jacques imagina une méthode qui était déjà très-ancienne, au dire de François Collot qui vivait alors, et qui, quoique très-honnête homme, pourrait bien n'avoir pas été tout à fait exempt de jalousie. « Il est arrivé quelquefois, dit-il, que le chirurgien, arrêté par les obstructions faites dans le canal, ne pouvait passer sa sonde pour tirer les urines retenues, il se servait d'un petit instrument en façon de poignard et il faisait une ouverture au hasard et sans règle, au bas de la fesse, dans l'endroit le plus charnu; il coulait le poignard le long du rectum et il allait percer le corps de la vessie, laquelle étant pleine d'urine, favorisait l'opérateur... Parmi ces malades il s'en rencontrait qui avaient une pierre; en ce cas l'opérateur passait deux de ses doigts jusque dans la vessie, où s'étant assuré de ce corps étranger, il introduisait une tenette, le chargeait et le tirait. » (*De la taille*, p. 82; 1727).

Quoi qu'il en soit, frère Jacques, né de parents pauvres et ne sachant que lire et écrire, s'engagea, à 16 ans, dans un régiment de cavalerie où il eut occasion de faire connaissance avec un empirique nommé Pauloni qui courait la campagne, *taillant du boyau et de la pierre*. Abandonné à lui-même à 21 ans, il fit quelques pérégrinations en Provence, à Besançon, et vint à Paris où Méry fut chargé de faire un rapport sur sa méthode. D'après celui-ci, il introduisait une sonde solide, exactement ronde et sans rainure ; puis il enfonçait un long bistouri près de la face interne de la tubérosité ischiatique gauche, il coupait obliquement de bas en haut, tranchant tout ce qu'il trouvait depuis cette tubérosité jusqu'à sa sonde. Méry, dans une expérience sur un cadavre, trouva qu'il n'avait intéressé aucun muscle de la verge ; qu'il avait coupé la prostate, le col entier de la vessie par le côté et un peu de son corps. Il en conclut que l'extraction de la pierre devait être plus facile que par le grand appareil, l'incision divisant le col et le corps de la vessie, et étant faite dans la partie la plus large de l'arcade pubienne ; qu'on évite, en conséquence, plus sûrement les hémorrhagies, la contusion, le déchirement des parties ; il ajoute cependant, qu'en commençant l'incision deux pouces moins bas, on aurait une plaie moins profonde, et, quant aux instruments de frère Jacques, qu'ils n'avaient aucun avantage sur ceux en usage, qu'une sonde cannelée vaudrait même mieux que la sienne. En somme, le rapport de Méry fut très-favorable. Malheureusement pour frère Jacques, il ne fut pas toujours aussi heureux : Dans les opérations qu'il fit postérieurement soit à l'Hôtel-Dieu, soit à la Charité, sur le cadavre et sur le vivant, il lui arriva souvent de perforer l'intestin et même la vessie, de couper l'urèthre en travers, etc. Bref, de 60 malades qu'il tailla, 25 moururent, tandis que, de 22 qui furent taillés par les autres opérateurs, il n'en est mort que 3 ; des 37 qui survécurent, 13 seulement furent parfaitement guéris et encore la plaie s'est-elle rouverte chez quelques-uns ; les autres restèrent avec une incontinence d'urine ou une fistule, et tous dans une exténuation extrême. Il ne fut pas plus heureux à Orléans, d'après une lettre de Noël à Méry.

Celui-ci comprenant avec raison que la cause de la plupart de ces accidents provenait de l'insuffisance de la sonde ronde et de l'incertitude de la marche du bistouri conduit à la manière de frère Jacques, voulant néanmoins conserver l'avantage qu'il y a à extraire la pierre dans la partie la plus large de l'arcade pubienne, conseille d'introduire une sonde cannelée, de tourner sa cannelure à gauche, de pénétrer avec un bistouri convexe dans la partie de la cannelure « placée dans l'angle que les os pubis décrivent par leur union, » de conduire le bistouri jusque dans le col de la vessie, et de baisser ensuite la main pour faire son incision en descendant, du col de la vessie jusqu'à la tubérosité de l'ischion. On voit que c'est à peu près la taille latéralisée d'aujourd'hui, mais imparfaite et intéressant encore le bulbe.

Eclairé par les critiques de Méry et plus encore peut-être par les bienveillants conseils de Fagon et de Félix, frère Jacques changea de méthode en 1701, comme il le dit lui-même dans une petite brochure que Morand a reproduite (*Opus. de Chir.*, t. II, p. 81). Il tint à conserver l'avantage d'extraire la pierre par la partie la plus large de l'arcade pubienne, et, voulant éviter les muscles de l'urèthre, au lieu de la première sonde cannelée dont la rainure lui a paru difficile à découvrir, il en eut plusieurs dont le volume était proportionné à l'âge de chaque sujet ; puis il ajoute : « Il n'y a qu'à remarquer que toutes les chairs voisines du rectum sont membraneuses et souples, prêtent tant que l'on veut et en avançant le col de la vessie par-dessous les muscles de la verge avec la sonde, selon que le sujet est maigre ou que la pierre est grosse, en pesant avec le pouce on fait tendre et avancer les chairs sur le col de la vessie au défaut de l'urèthre, à l'épaisseur d'un écu de la sonde, les y tenant sujettes avec le pouce gour y faire l'incision obliquement dans la rainure, et ayant relâché la sonde, le col et le sphincter de la vessie, et les chairs se réloignent l'une de l'autre et retournent chacune dans leurs situations naturelles, et ainsi l'incision se trouve dans les chairs à un pouce ou deux doigts à côté gauche du rectum ou de l'anus. » Voici comment je comprends cette seconde manière de frère Jacques. Au dire de Bertrandi, « le manche de sa sonde était uni à angle droit avec sa partie convexe qui était moins allongée que dans les sondes ordinaires » (*Op. de chir.*, p. 118, édit. de 1784). Je crois que, grâce à cet angle et à la convexité brusque qui en résultait, si l'on en juge par ce qu'on voit sur le portrait qu'on trouve en tête du *Traité de la taille* de Pascal Baseilhac, il poussait en bas et à gauche la portion profonde du canal, tandis qu'avec le pouce gauche il tirait en haut et à droite le bulbe et les muscles qui le recouvrent ; qu'il plongeait alors son scalpel sur la rainure, pénétrait dans le défaut de l'urèthre, c'est-à-dire au-dessus du bulbe, dans la région membraneuse, et prolongeait ensuite l'incision en dehors et en arrière. On s'expliquerait ainsi comment, le pouce cessant de presser, et les parties reprenant leur place, la plaie se trouvait à un pouce en dehors du rectum et de l'anus. Frère Jacques, si l'on en croit les auteurs qui ont narré cette seconde époque de sa vie, Morand en particulier, obtint de cette seconde méthode de magnifiques succès. C'était véritablement la taille latéralisée, et si quelqu'un l'a précédé dans cette voie, c'était un Français, Franco, vers le milieu du xvi⁰ siècle.

Frère Jacques fut, en 1704, appelé en Hollande, où Raw qui, auparavant pratiquait le grand appareil, chercha à le dénigrer. Cependant, à partir de ce moment, il vanta une nouvelle méthode qu'il eut soin de tenir secrète, même après sa mort, et qui, d'après ce qu'en dit Albinus, qui l'avait vu longtemps opérer, ne paraît être que la seconde de frère Jacques. On a attribué son silence à une avidité criminelle : j'aime à croire qu'il ne faut en accuser que la honte d'avoir copié un homme qu'il avait vilipendé d'abord.

Cheselden, en Angleterre, voulant trouver le procédé de Raw en suivant les indications d'Albinus, fut conduit d'abord au procédé que voici : Il prend un bistouri convexe sur le tranchant, et, commençant à près de 3 cent. au-dessus de l'anus, sur le côté gauche du raphé, entre les bulbo et ischio-caverneux, il incise en bas, sur le côté du sphincter de l'anus et un peu obliquement en dehors, suivant sa direction, dans l'étendue de 5 cent. 1/2 à 10 cent. suivant l'âge du malade, le développement et la structure des parties. Quand il a divisé ainsi jusqu'au releveur de l'anus, il porte l'index gauche dans la plaie pour écarter le rectum ; il prend de l'autre main un bistouri courbe, tranchant sur sa concavité, le dirige sur son doigt au travers de la plaie, et enfonce la pointe dans la vessie, entre la vésicule séminale et l'os ischion du même côté ; alors, abaissant la main, il prolonge en haut cette incision jusqu'à ce que la pointe du couteau vienne sortir à la partie supérieure de la première. Ce procédé, publié en 1726, était une taille évidemment latérale, c'est-à-dire ouvrant la vessie en dehors de la prostate.

En 1730, il en publia un second dans lequel il commençait l'incision *où l'ancienne opération finissait*, puis dirigeait l'instrument en bas, entre les bulbo et ischio-caverneux ; il cherchait alors la sonde à l'aide du doigt et incisait la prostate dans toute sa longueur pour pénétrer directement dans la vessie, pendant qu'il déprimait l'intestin avec un ou deux doigts de la main gauche. En 1731, Douglas publia une troisième modification. Il commençait par remplir la vessie d'eau ; à travers une incision s'étendant du scrotum à la marge de l'anus, à gauche du raphé, puis obliquant en dehors et en bas, jusqu'au milieu de la circonférence de l'anus, il parvenait dans le voisinage de la vessie. Alors, sentant avec l'index gauche l'extrémité interne de la sonde, il pénétrait « au travers des parties latérales de la vessie, immédiatement au-dessus de la prostate, » et, la pointe de son bistouri continuant de glisser dans la cannelure en revenant vers l'opérateur, le sphincter de la vessie, le lobe de la prostate dans toute sa longueur, et la portion musculaire de l'urèthre se trouvaient divisés sur la partie convexe de la sonde. « A l'époque où M. Cheselden commença à pratiquer cette méthode, ajoute Douglas, il incisait les mêmes parties précisément en sens inverse... mais il observa que, dans cette manière de tailler, le bulbe se trouve trop sur le trajet de l'instrument, que la cannelure de la sonde n'est pas aussi aisément trouvée, et que l'intestin rectum est plus en danger d'être blessé. » (*Taille lat. de W. Cheselden*, etc., trad. fr. 1818).

En définitive, le procédé que nous connaissons sous le nom de Cheselden est celui de frère Jacques, et Cheselden l'avait abandonné sur la fin de sa carrière pour un beaucoup plus compliqué. En 1730, pendant que Morand était allé à Londres pour y étudier le procédé du chirurgien anglais, Garengeot et Percher, en le cherchant sur le cadavre, arrivèrent de leur côté à la découverte du second (Deschamps, t. II, p. 102). Dès lors on abandonna de plus en plus la dilatation, et nos chirurgiens luttèrent à qui imaginerait le meilleur moyen de diviser les tissus. Ledran, avant de retirer son catheter, glissait une sonde presque droite, à rainure très-profonde et large, qui lui servait à conduire, plus sûrement que le cathéter courbe, une lame coupant près de sa pointe et de largeur proportionnée à la profondeur qu'il voulait donner à l'incision ; aussi en avait-il de trois largeurs pour ne rien laisser au hasard. *Quelquefois il incisait la prostate en même temps à droite.* Lecat imagina, vers 1740, tout un arsenal ; mais, ce qui prouve combien il était peu commode, ce sont les nombreux changements qu'il y fit. Son instrument le plus original était un gorgeret cystitome formé de deux moitiés latérales susceptibles de s'écarter, et présentant, en dessous, une lame cachée qu'on pouvait faire saillir à volonté. Cet instrument lui servait à la fois à couper, à dilater et à conduire les tenettes, mais sa complication l'a fait abandonner.

Il n'en fut pas de même d'un instrument publié en 1748, par Jean Baseilhac, connu sous le nom de frère Côme, son inventeur, et qui est construit sur le principe du bistouri caché de Bienaise. Sous le nom de lithotome caché, il est encore aujourd'hui généralement employé pour faire l'incision profonde dans la taille latéralisée ; il sera décrit plus loin.

Vers 1753, Hawkins, chirurgien anglais, eut l'idée de faire cette incision de dehors et dedans, au moyen d'un gorgeret dont le bord droit était tranchant dans toute sa longueur ; mais on comprend combien il devait être difficile de faire une incision droite avec une lame concave d'un côté, et convexe de l'autre. Plusieurs chirurgiens l'ont modifié, notamment Scarpa ; mais on l'a véritablement perfectionné en faisant précéder sa gouttière d'une portion plate triangulaire, longue de 4 cent., dont le bord gauche prolonge celui de la gouttière en ligne droite, et dont le bord droit, parfaitement tranchant, va rejoindre obliquement le sommet de l'autre où ils se terminent en une crête destinée à glisser dans la gouttière du cathéter. Cet instrument est de Cline ; j'ai vu bien des fois Roux, qui l'attribuait à A. Cooper, l'employer d'une manière fort brillante. Celui de ce dernier lui ressemble, mais coupe des deux côtés.

C'est à dessein que j'ai passé sous silence de soi-disant auteurs de méthodes qui n'ont imaginé que des instruments oubliés et dignes de l'être. Foubert et Thomas se sont cependant distingués du nombre, en ce sens qu'ils n'incisaient pas le col de la vessie, mais attaquaient son corps en dehors de la prostate. Le premier se servait pour cela d'un poinçon lithotome ayant quelque analogie avec le lithotome du frère Côme qui lui fut postérieur de quelques années.

Tel était, au point de vue de la taille périnéale, l'état de la science au commencement de ce siècle ; mais lui, qui se montra si affamé de changements, ne devait pas non plus rester inactif à cet égard.

Déjà, comme je l'ai dit, Ledran, en 1756, avait conseillé, dans les cas de grosses pierres, de faire une deuxième incision à droite (*Suite du parall.*, p. 27 *et passim.*)

En 1805, Chaussier, basé sur une interprétation de Celse plus rationnelle que celle admise jusqu'à lui, et dans le but de donner à la pierre une issue plus large, conçut le projet, après avoir pénétré dans la région membraneuse, entre le bulbe et le rectum, d'inciser sur un cathéter à deux cannelures latérales, la partie profonde de l'urèthre à droite et à gauche ; il avait même eu l'idée d'un lithotome à deux lames. Béclard, en 1813, a proposé, pour arriver au même but, un gorgeret tranchant sur les deux côtés. Mais c'est

*

surtout Dupuytren qui, en 1824, donna à la méthode *bilatérale* une puissante impulsion. Il faisait son incision extérieure semi-lunaire à 12 mill. au-devant de l'anus, et la terminait, à droite et à gauche, entre cet orifice et les tubérosités sciatiques; puis, avec un lithotome double que M. Charrière a perfectionné de manière à lui faire faire simultanément deux incisions obliques, et ouvert au degré convenable, il complétait l'opération du même coup. Cette opération réunit d'abord de nombreuses adhésions : elle donne véritablement une ouverture plus large que la taille latéralisée simple; mais on craignait que la plaie ne se rapprochât difficilement et qu'elle ne fût fréquemment suivie de fistules. Toutefois il paraît que cette crainte ne s'est pas confirmée. On pourrait peut-être lui faire une objection que je n'ai vue nulle part. Supposons qu'une des lames coupe mieux que l'autre ; supposons, par exemple, que le tranchant de l'une, avant de sortir de la vessie, frotte sur la pierre et se trouve émoussé, ne sera-t-il pas à craindre que, malgré le soin de maintenir les lames fixes au milieu du périnée, tout leur écartement ne porte son action sur un seul côté? Quoi qu'il en soit, quand une idée paraît bonne, arrivent aussitôt les exagérations. Vidal proposa d'inciser la prostate sur ses quatre rayons obliques, soit avec un lithotome à quatre lames, soit successivement avec le bistouri.

La vogue momentanée de la méthode de Dupuytren empêcha Civiale de dormir; il voulut avoir aussi la sienne. Il prétendit d'abord, et non sans raison, que, le lithotome étant courbe sur le plat, il était impossible que ses lames coupassent bien, et qu'ayant besoin, après avoir été introduit la concavité en avant pour suivre la courbure du cathéter, d'être ensuite tourné en bas pour faire les incisions, il en résultait un allongement de l'opération et des frottements douloureux. Il eut l'idée de faire, sur la ligne moyenne du périnée, une incision de 30 mill. au moins de longueur, se prolongeant jusque près de l'anus; puis, après en avoir séparé le bulbe, d'arriver à la portion membraneuse et de l'ouvrir en arrière. Cela fait, il y glissait un cystotome à deux lames droit sur la cannelure du cathéter, l'ouvrait dans la vessie au degré fixé d'avance, le retirait horizontalement, incisait la prostate, et le fermait avant de traverser sa première incision. Quelquefois il chargeait des élèves d'en écarter les bords avec des crochets mousses pour ne pas les blesser en bas et les protéger contre le passage de la pierre. Il fait observer, en faveur de sa taille, qu'elle ne risque pas, comme celle de Dupuytren, d'ouvrir de gros vaisseaux : c'est une erreur, il court moins risque, il est vrai d'ouvrir les branches des vaisseaux superficiels du périnée ; mais comme il dépasse, au moins autant que Dupuytren, la circonférence de l'extrémité inférieure de la prostate, il ouvre comme lui les plexus veineux qui la recouvrent, et sa plaie, formée d'un incision profonde transversale et d'une superficielle longitudinale, est on ne peut plus mal disposée pour permettre au sang et à l'urine de sortir. Ajoutons enfin que la taille de Dupuytren, en prolongeant l'incision sur l'un ou les deux côtés de l'anus, rend la sortie de la pierre plus facile, tandis que M. Dolbeau convient lui-même que la taille médio-bilatérale « n'ouvre pas une voie très-large » (*loc. cit.* p. 261). Aussi je ne pense pas qu'en France la *taille médio-bilatérale* soit préconisée par d'autres que ce dernier (1).

Le même chirurgien en vante encore une autre, c'est la *taille prérectale* « si remarquablement ingénieuse, dit-il, du professeur Nélaton. » (*Op. cit.* p. 250.) Cette opération consiste à faire, à un centimètre et demi au-devant de l'anus, une incision dont les extrémités arrivent à deux cent. des parties latérales de cet orifice, à couper la pointe du sphincter, à disséquer la paroi du rectum jusqu'à la pointe de la prostate, à plonger à cette hauteur, dans le canal, un bistouri dont le dos regarde le rectum, à glisser enfin par cette ouverture la pointe d'un lithotome double et à terminer comme dans l'opération de Dupuytren. L'auteur dit la dissection du rectum trèsfacile ; mais nous avons vu, p. 403 et 406, quelles adhérences intimes unissent cet organe à l'aponévrose moyenne et à la prostate ; M. Dolbeau convient que cette dissection « présente des difficultés réelles » (*l. c.* p. 208). Il faut que l'index gauche reste pendant tout

---

(1) M. Dolbeau ne cite que deux contemporains dans son livre, Civiale et M. Nélaton, qu'il glorifie presque à l'égal l'un de l'autre : l'un, tout le monde sait pourquoi ; mais l'autre, un *spécialiste !* nous avons vu plus haut comment il les traite les malheureux spécialistes. Or, il paraît que l'exception n'a pas suffi à Civiale et il a pris soin de nous révéler, à la page **71** de son ouvrage posthume, quels étaient ses titres à la faveur de M. Dolbeau.

le temps de l'opération dans l'anus et que l'opérateur par conséquent fasse tout avec une seule main. Aussi, Civiale dit : « J'ai vu opérer d'après cette méthode une fois un chirurgien habile, et quatre fois, M. Dolbeau. J'ai été frappé tout d'abord de la longueur et des tâtonnements du premier temps de la manœuvre... L'urèthre ouvert, il faut encore tâtonner pour introduire le bout du cystotome dans la rainure du cathéter... Contrairement à toutes les règles, on rapproche la plaque du cathéter de la paroi abdominale au point que l'extrémité apposée sort quelquefois de la vessie et vient se placer juste au sommet de la prostate, à l'endroit où l'on ouvre l'urèthre... Je ne pus m'empêcher, en voyant opérer mon jeune confrère, de lui représenter à quels dangers on expose le malade par ce procédé; il ne tint compte de mon observation, et bientôt l'accident prévu eut lieu dans une autre opération, et les conséquences en furent funestes. Les résultats des six opérations dont j'ai été témoin, sont quatre morts et une fistule. » (Ouv. post. p. 416).

Disons ici, pour ne plus y revenir, que les chirurgiens, franchissant les limites du périnée, essayèrent d'extraire la pierre par le rectum. C'est Sanson qui, le premier, émit cette idée (Thèse ; 1817); cependant, au dire de Clot, cette méthode serait traditionnelle en Egypte (*Sur la fréquence des calculs en Égypte*; 1830). Sanson a décrit deux procédés. Dans l'un on attaque d'abord la portion membraneuse par le rectum et on la coupe, ainsi que le sphincter anal, d'arrière en avant ; puis on reporte le bistouri dans le canal pour continuer de le diviser en sens inverse jusqu'au col de la vessie. Dans l'autre, après avoir également divisé le sphincter, on pénètre dans l'urèthre par le bord supérieur, ou tout au moins par le tiers supérieur de la prostate, et on divise ensuite, d'arrière en avant, le trigone sur la ligne médiane, dans l'étendue de 2 à 3 cent.

Cette taille *recto-vésicale*, qui a séduit d'abord par la minceur des parois et le peu d'importance des vaisseaux qu'elle divise, est aujourd'hui complétement abandonnée, même le premier procédé qui fut à peu près seul mis en usage. L'expérience, qui en a été faite par Vaccà et par d'autres chirurgiens italiens, prouve que, sans être beaucoup moins dangereuse que les méthodes périnéales, elle expose plus qu'elles aux fistules urinaires, aux péritonites ; quant à la lésion de l'un au moins des canaux éjaculateurs, elle est à peu près inévitable. Vaccà en convint lui-même dans sa *quatrième lettre* et en proposa un autre, la taille médiane, se fondant sur ce qu'il existe un tissu cellulaire lâche entre le col de la vessie, la prostate et la région membraneuse d'une part, et le rectum de l'autre, sur ce qu'il existe « un grand espace entre l'intestin et la partie membraneuse de l'urèthre, entre le rectum et le bulbe. » Il en conclut que «toutes ces parties des voies urinaires peuvent être incisées sans blesser l'intestin. » Il conseilla donc, après avoir ouvert la région membraneuse, d'inciser directement en arrière avec un bistouri étroit offrant à son extrémité une languette mousse de 5 mill. de long, ajoutant qu'il est facile d'éviter les canaux éjaculateurs en incisant à côté du vérumontannm, depuis le col de la vessie jusqu'à la région membraneuse. Il a obtenu de beaux succès de de cette nouvelle méthode ; mais, il n'en est pas moins vrai que les dispositions anatomiques qu'il dit avoir copiées sur nature sont de pures illusions (v. 403), et la perforation du rectum serait fortement à craindre, si, en relevant, comme il le conseille, le manche de son couteau sur le cathéter resté en place, pour le retirer de la vessie, la languette qui le termine ne repoussait pas les tissus qu'on se propose de couper, comme l'auteur a soin de faire observer qu'elle refoule le bas-fond de la vessie. Evidemment, dans cette taille de Vaccà, on ne coupe que très-peu et ce n'est qu'une dilatation rendue un peu plus facile, mais faisant courir de grands risques aux canaux éjaculateurs. (*Mém. sur l'extr. de la pierre par le rectum*, trad. franç. 1823. — *De la lithot.*; 1826).

De ce court historique de la taille périnéale, des dangers que fait courir l'ouverture des plexus veineux qui entourent la prostate et de l'impossibilité où l'on est de ne pas les intéresser plus ou moins, des infiltrations urineuses qu'on a vues souvent se produire dans le tissu cellulaire voisin (Scarpa, *de la taille*, p. 34), je conclus qu'il faut se borner à la dilatation toutes les fois qu'on le peut.

Or, il est, pour la détermination à prendre, un point bien important et auquel je crois pouvoir dire qu'on n'a pas suffisammeu songé.

A mesure que la prostate prend du développement, avons-nous vu p. 408, le canal qui la traverse augmente de diamètre, et c'est,

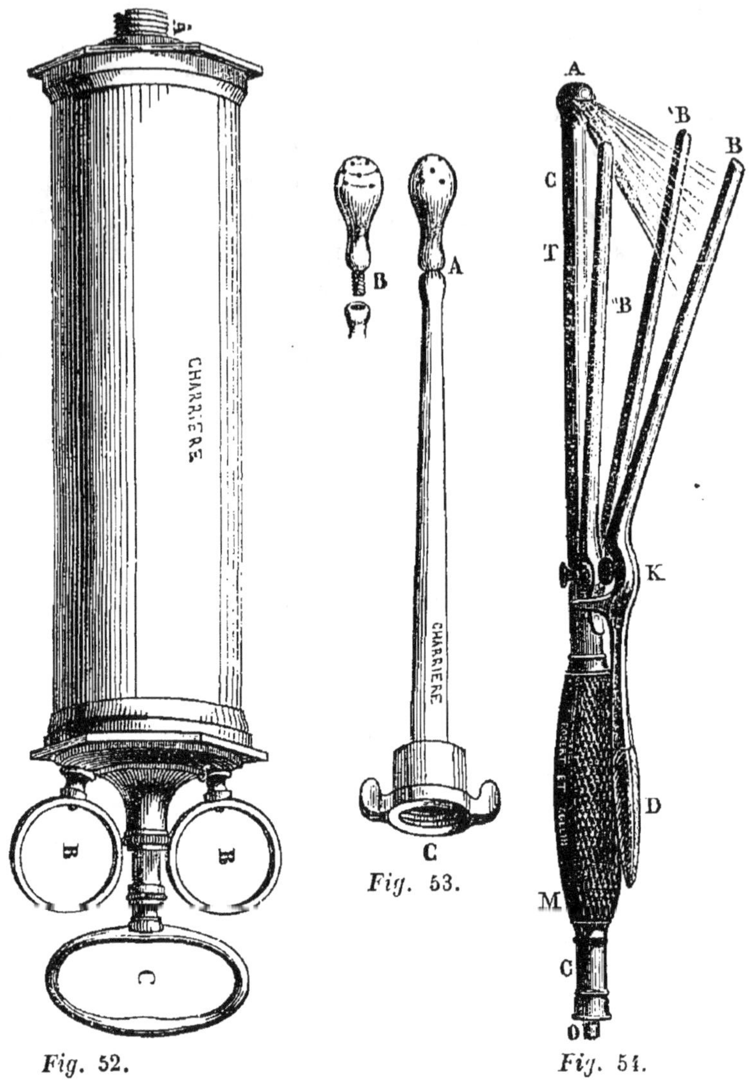

Fig. 52.

Fig. 53.

Fig. 54.

non pas un rétrécissement, mais une déformation, une déviation qui gêne alors le cours de l'urine. Pourquoi ne pas mettre à profit celte augmentation quand, ce qui arrive si souvent, un corps étranger vient compliquer la dysurie? Cette coïncidence est pour ainsi dire providentielle, car c'est dans ces cas surtout que les plexus prostatiques ont acquis leur summum de développement.

Mais procéder par la dilatation chez des sujets que l'âge n'y a pas encore disposés, dont la région profonde, si élastique qu'elle soit, n'a pas été élargie par l'hypertrophie de la prostate, c'est ou bien vouloir se borner à de très-minces résultats, ou s'exposer à de graves accidents. Qu'on lise en effet les expériences de Ledran sur des cadavres qui avaient déjà très-probablement un certain âge, et l'on verra que la dilatation faite soit avec le dilatatoire, soit avec le doigt seul, prolongeait la plaie de la région membraneuse jusqu'au col de la vessie. Bien plus, c'était dans celle avec le doigt que le délabrement était le plus complet. « Le col de la vessie semblait en être détaché, ce col était fendu et le corps glanduleux des prostates séparé en deux (*Parall.* p. 157). M. Dolbeau attribue ces résultats à ce que le dilatateur employé portait son action sur deux points seulement (*Loc. cit.*, p. 364), et il a multiplié les branches du sien de manière à répartir l'effort sur un grand nombre de points (fig. 57); mais le doigt n'agissait-il pas de la sorte? Et d'ailleurs, avec ses dilatatoires il a, lui aussi, produit les mêmes désordres signalés par Ledran. Il en a deux : le n° 1 dont le diamètre transversal est de 12 millimètres dans sa partie la plus renflée, mais peut acquérir un écartement qui porte ce même diamètre à 24 millimètres; le n° 2, de dimension double, peut atteindre une dilatation de 48 millimètres. « Après une dilatation de 24 millimètres, dit-il, constamment nous avons trouvé..... une déchirure linéaire de la paroi inférieure de la portion membraneuse ; mais, au lieu de s'arrêter à la pointe de la prostate, la fente se prolonge dans la région prostatique, longe la partie droite de la crête uré-thrale et vient finir au niveau de l'utricule. On trouve souvent une petite déchirure du tissu prostatique ; mais elle est limitée à la pointe de l'organe... Le dilatateur n° 2 ayant été substitué au n° 1, bientôt une résistance considérable vint mettre obstacle à la manœuvre et ce n'est que par la violence que nous avons pu faire cheminer le pas de vis. Dans toutes les expériences, il a été évident qu'à un moment donné, la constriction cessait brusquement, et que le dilatateur, à peine développé de 3 centimètres en diamètre, pouvait alors atteindre sa limite de 48 millimètres. Quant aux lésions organiques produites par cette distension exagérée, elles ont présenté un caractère identique : déchirure de la prostate avec des prolongements variables du côté de la vessie ; constamment l'orifice interne de l'urèthre nous a offert une surface mâchée et irrégulière. La principale déchirure se trouvait néanmoins toujours à la partie inférieure, et, dans un cas, elle se prolongeait jusque vers l'uretère gauche. Nous concluons de ces faits qu'il faut déchirer et désorganiser complétement la région prostatique elle-même, ainsi que le bourrelet circulaire qui entoure l'orifice interne de l'urèthre, pour qu'un calcul de 4 centimètres puisse passer par le périnée.» C'en est cependant un plus gros qu'Heurteloup prétend avoir extrait ainsi (V. p. 414). Il n'a pas, il est vrai, écrit ou fait écrire que ce fût *sans douleur*.

Je conclus de ce qui précède :

1° Qu'il serait difficile, chez les enfants, dont la prostate est tout à fait rudimentaire, et même chez beaucoup de jeunes gens, d'extraire par la seule dilatation un calcul tant soit peu volumineux sans amener des délabrements qui, lors même qu'ils ne compromettraient pas la vie, donneraient beaucoup à craindre pour les orifices éjaculateurs ; que la lithotritie offrirait également des dangers à ce point de vue et présenterait d'ailleurs de grandes difficultés, tandis que le peu de développement des plexus prostatiques rend, à cet âge, la taille presque inoffensive ; c'est celle-ci qu'il faut préférer pour eux en ayant soin de rejeter les procédés qui agissent sur la paroi postérieure. C'est donc la taille latéralisée, et, au besoin, la taille bi-latérale qu'on doit choisir.

2° Que chez beaucoup de vieillards la dilatation pourrait aller au delà de 24 millimètres, puisque, sans elle, souvent, un corps de ce volume passerait aisément, et que nous avons tant d'intérêt, chez eux, à respecter les plexus prostatiques.

3° Que, dans les conditions intermédiaires, c'est-à-dire à l'âge mûr, où la région prostatique admet assez facilement un corps de 15 à 18 millimètres, mais où l'introduction du doigt, c'est-à-dire une dilatation moyenne de 24 millimètres occasionne des déchirures rarement redoutables, il est vrai, dans ces limites, il ne faudrait

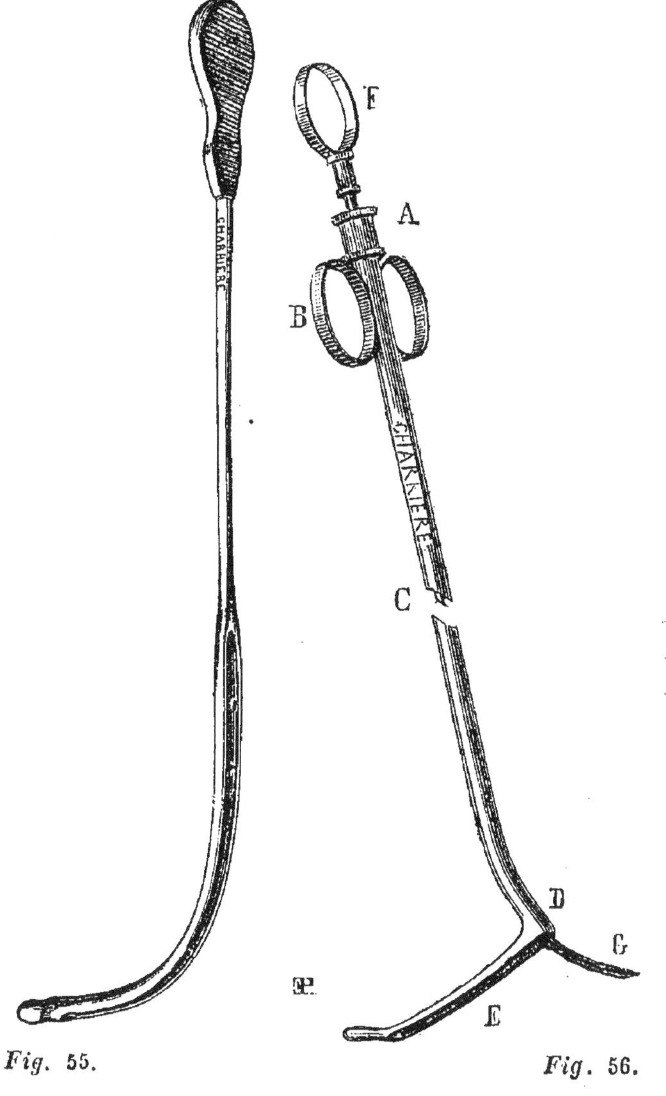

Fig. 55.

Fig. 56.

pas se borner à la dilatation, du moment que le corps à extraire, dépasserait ce volume ; qu'on devrait avoir recours à l'incision ; que néanmoins, comme les plexus prostatiques résisteraient beaucoup plus à la distension que le tissu glandulaire lui-même, tandis qu'ils seraient infailliblement assez largement intéressés par une incision qui donnerait la même ouverture, le mieux alors serait de combiner les deux méthodes, c'est-à-dire d'inciser peu profondément et de dilater ensuite. C'est ce que j'ai dit p. 588 de mes *Rech.* de 1856.

Le point essentiel est de connaître la dilatabilité de la région prostatique. Or, rien n'est plus facile : d'abord l'hypertrophie des lobes latéraux, qu'on peut toujours sentir par le rectum, est un sûr indice du diamètre du canal qui passe entre eux; ensuite on peut en avoir la mesure suffisante au moyen du dilatateur que j'ai figuré p. 242. Du reste on va voir que je commence l'opération de même dans les deux cas.

Tout ce que j'ai dit sur le traitement préliminaire de la lithotritie s'applique à la taille, à plus forte raison ; il est même bon qu'une nouvelle évacuation du rectum soit faite peu d'heures avant l'opération. On prépare sur une table, d'avance et à peu dans l'ordre de leur emploi, non-seulement les objets nécessaires, mais encore ceux qui pourraient devenir utiles. Ce sont : 1° Une seringue à injection avec une canule simple et une autre qui, longue de 16 centimètres se termine par une olive percée en arrosoir (fig. 52 et 53) ou plutôt encore l'irrigateur vésical de M. Amussat fils (fig. 54) ; 2° deux lacs de fil ou de laine, larges de deux ou trois travers de doigt et longs de 4 mètres, destinés à fixer les mains aux pieds du malade ; on pourrait les remplacer avec avantage par deux guêtres en cuir pour les pieds et deux brasselets également en cuir pour les poignets, munis, les premières d'une boucle en dehors, pour s'adapter à un crochet que portent les seconds ; à l'aide de cet appareil, que M. Thompson attribue à M. Prichard, de Bristol, la contention se fait instantanément et seulement quand le malade est sous l'influence chloroformique ; 3° une quantité suffisante de chloroforme et un appareil pour l'administrer ; je me contente habituellement d'un cornet évasé, à moitié rempli de charpie ; 4° des sondes métalliques et d'autres élastiques ; 5° un cathéter largement cannelé (fig. 55), et le plus gros que le canal du malade puisse admetttre. Je préfère de beaucoup celui à dard que j'ai imaginé (fig. 56) et je crois que beaucoup de chirurgiens seront de mon avis quand j'aurai donné mes raisons. Un élève en médecine, Lioust, avait déjà eu, en 1792, une idée analogue, mais

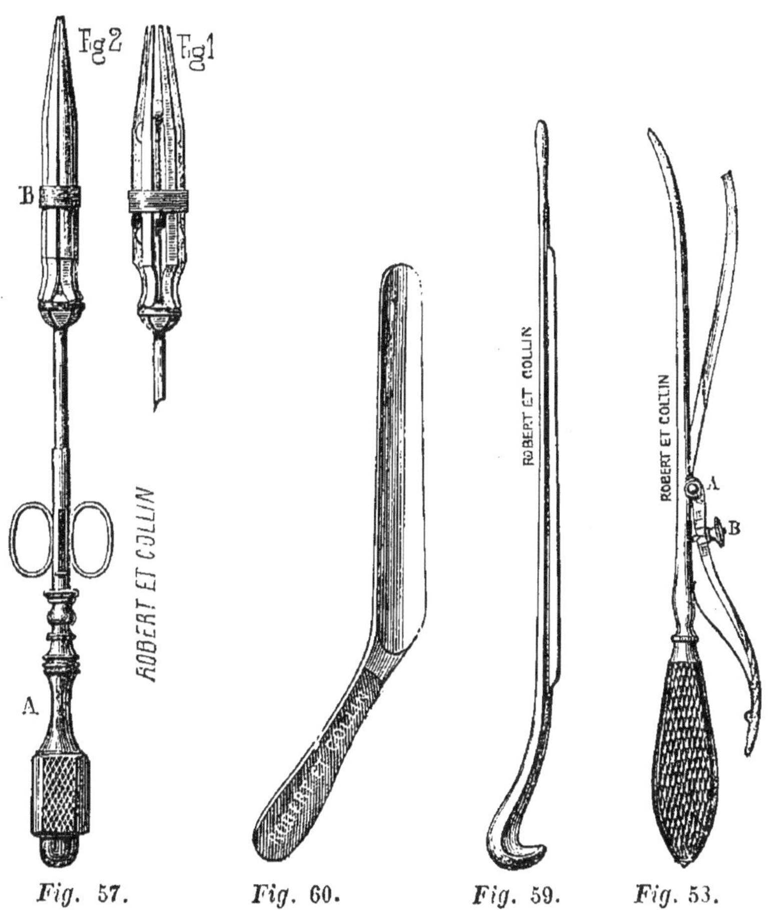

Fig. 57. *Fig.* 60. *Fig.* 59. *Fig.* 53.

on ne l'a jamais jugée applicable, et d'ailleurs la description qu'en donne Deschamps (T. II, p. 177) est à peu près incompréhensible. Un cathéter qui, du moins, a été appliqué est celui de Guérin, de Bordeaux, dont Treyeran a donné la figure. (*Parall. des div. méth.*, etc.; 1802). Son extrémité externe se renverse parallèlement à sa tige jusqu'au niveau de sa courbure. A ce point, il offre une noix destinée à donner passage à un poinçon cannelé qui, lorsqu'on l'enfonce à travers les tissus, va tomber infailliblement dans la cannelure de la tige et sert de guide au bistouri. Cet instrument ne protége en rien le bulbe, et puis, s'il évite des tâtonnements dans le second temps de l'opération, il doit être bien incommode pour le reste ; 6° un bistouri droit, un convexe et un droit boutonné ; si l'on se sert de mon cathéter à dard, il sera bon d'en avoir un pointu, légèrement courbe sur le dos près de son extrémité ; 7° Un dilatateur (v. plus loin) ; 8° le lithotome caché de frère Côme (fig. 58) ou un gorgeret tranchant. Lecat, Pouteau, Huin et d'autres, ont imaginé des instruments dilatants et tranchants, mais ils sont abandonnés ; 9° la tige à curette et à bouton portant une crète sur sa face plane (fig. 59) ; 10° un gorgeret ordinaire (fig. 60) ; 11° des tenettes droites et courbes de plusieurs dimensions (fig. 61 et 62) ; 12° de longues pinces à polype, des pinces à pansement, des pinces à disséquer, des ciseaux droits et des courbes ; 13° une aiguille à manche et un tenaculum ordinaire, des aiguilles à ligatures ; 14° une canule en argent ou en gomme élastique munie de sa chemise pour les cas d'hémorrhagie (fig. 63) ; 15° des bourdonnets de charpie fixés dans leur milieu par une anse de fil solide ; 16° de la charpie ordinaire, des bandes, des compresses ; 17° une solution normale de perchlorure de fer, qu'on étend plus ou moins, selon les circonstances ; 18° de l'eau tiède, des éponges et même une ou plusieurs bougies.

Dans les hôpitaux, il y a un lit spécial ; en ville, on le remplace par une table solide, une commode ou par un autre meuble analogue, haut d'un mètre et long d'un mètre et demi environ. On le recouvre d'un matelas qui ne doit pas en dépasser le bord ; ce matelas est lui-même replié en dessous par l'autre bout pour élever la tête du malade, et recouvert d'un drap plié en plusieurs doubles. Au-devant des pieds de l'opérateur sera placé un vase rempli de sable ou de cendre pour recevoir l'urine et le sang.

Le périnée doit être préablement rasé ; puis le malade est couché horizontalement, la tête seule élevée, le bassin au niveau du bord du lit, les cuisses fléchies sur le bassin, les jambes sur les cuisses, et les bras allongés de manière que chaque main touche le pied correspondant; on le fixe dans cet état. Alors deux aides main-

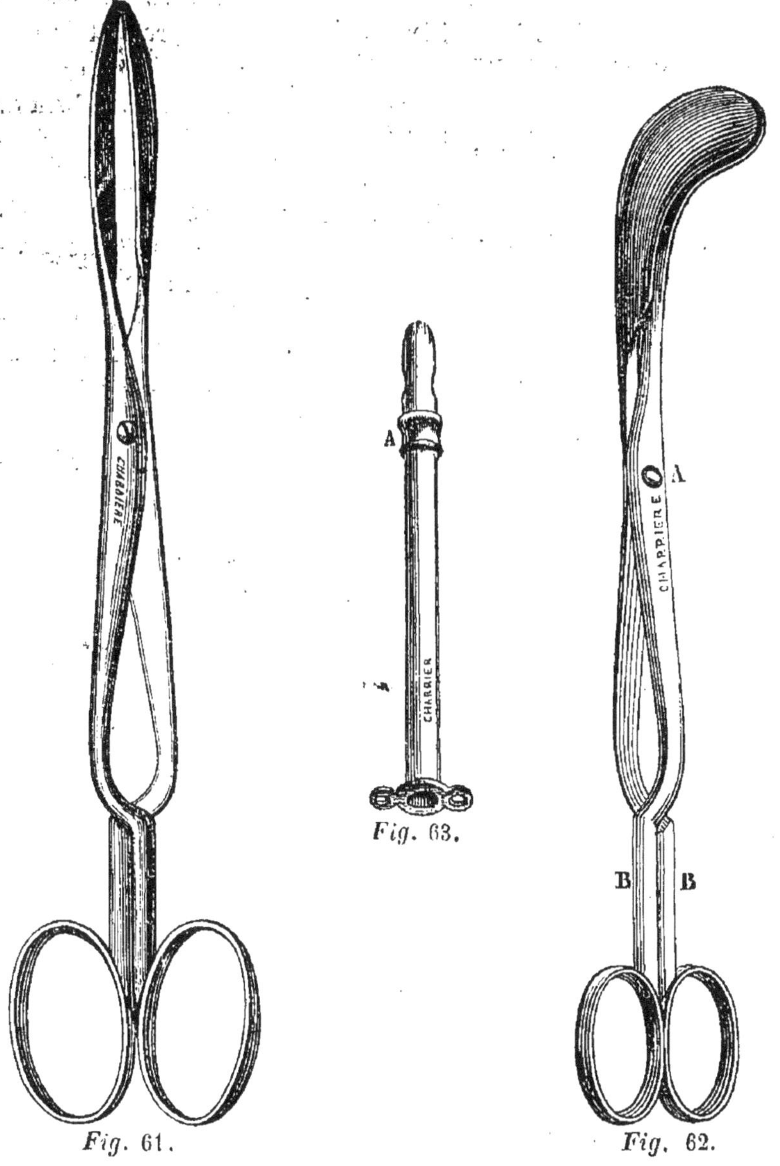

Fig. 61.

Fig. 63.

Fig. 62.

tiennent les cuisses et les jambes, appliquant l'avant-bras qui correspond à la tête du malade sur la partie supérieure et antérieure

dé la jambe ; l'autre main sur le cou-de-pied et non sous la plante, ce qui fournirait un point d'appui au malade dans ses mouvements involontaires. Un troisième aide, le plus instruit et le plus intelligent, placé à droite du bassin du malade, est chargé de ten'r le cathéter. Un quatrième, placé derrière sa tête, l'empêchera de reculer, et un cinquième, placé à la droite du chirurgien, lui donnera et en recevra les instruments.

On conseille de s'assurer de nouveau, avant de commencer, de la présence de la pierre : c'est presque toujours un tort. Cette certitude, qu'en général il n'est pas difficile d'acquérir avec les moyens de diagnostic que nous possédons aujourd'hui, on doit l'avoir d'avance, pour ne pas prolonger les angoisses du patient. On ne se permet cette recherche que quand l'apparition et la disparition de la pierre ont donné lieu de craindre qu'il n'y ait dans la vessie quelque recessus où elle pourrait se cacher et faire manquer l'opération. C'est ce qui a failli un jour m'arriver, et, grâce à Dieu, ç'aurait été la première fois. J'avais trouvé une pierre à un fabricant belge que Civiale avait sondé plusieurs fois sans rien sentir. Quelquefois cependant je ne l'avais pas retrouvée ; mais j'avais une certitude à cet égard. Pensant que peut-être il y avait quelque cellule, je fis, pour plus de sûreté, la taille hypogastrique, et cependant j'oubliai d'en constater la présence avant l'opération. Quelle ne fut pas alors ma stupéfaction de ne rien rencontrer ! Ce n'est qu'après beaucoup de recherches que je l'atteignis dans une arrière-cavité qui existait au *sommet* de la vessie.

Debout, autant que possible, devant le périnée du malade, le chirurgien fait une injection dans la vessie, passe le cathéter et le fait tenir par l'aide à ce destiné, de manière que sa tige soit presque verticale, un peu inclinée cependant vers l'aine droite, afin que la cannelure qui se trouve sur sa convexité soit un peu tournée à gauche. Le même aide relève mollement le scrotum. Alors le chirurgien de la main gauche tend la peau, et, de l'autre armée d'un bistouri ordinaire, il fait, d'un seul trait, une incision qui, commençant au raphé, de 12 à 30 mill., selon l'âge, au-devant de l'anus, s'étend en arrière jusqu'au milieu de l'espace qui sépare cet orifice de la tubérosité ischiatique gauche. D'un second coup il divise le tissu cellulaire sous-cutané. Cela fait, il reconnaît le bulbe pour éviter de le blesser ; puis, avec l'ongle de l'index gauche, il cherche au delà de ce renflement la cannelure du cathéter, et glisse jusqu'à elle, sur ce même ongle, la pointe de son bistouri, incisant l'aponévrose superficielle, l'entre-croisement des muscles qui s'insèrent au bulbe, et l'urèthre lui-même dans sa partie membraneuse. Dès qu'on sent le contact des deux instruments, l'ongle suit le bistouri jusque dans la cannelure, et on continue d'inciser à 8 ou 10 mill. de profondeur, jusqu'à la pointe de la prostate.

Quoi qu'on en ait dit, ce temps, surtout chez les sujets replets, est un des plus difficiles de l'opération. « On peut manquer la rainure, dit Civiale. Les plus habiles opérateurs, même dans les tailles ordinaires, s'y trompent et font l'incision à côté. » (Ouv. post. p. 417). C'est pour donner à ce temps toute la sûreté possible que j'ai imaginé mon cathéter à dard (fig. 56). Jusqu'au moment d'ouvrir la région membraneuse, je m'en sers comme du cathéter ordinaire et j'ai même cet avantage qu'en plaçant son talon D dans le bulbe, je mets celui-ci plus en relief. Quand je l'ai bien reconnu, j'abaisse un peu de la main gauche la tige de l'instrument, pendant qu'avec la droite je pousse le bulbe un peu à droite et au-dessus de son talon, et, quand je suis sûr que les parties sont bien comme je désire, je commande à l'aide de pousser lentement le dard pendant que j'observe avec soin son point d'émergence, pour le rectifier s'il en est besoin. Cela fait, plus d'incertitude, je rapproche la tige de la verticale, toujours un peu vers la droite du patient, pour rendre la cannelure du dard plus facile à suivre, et j'imprime à la totalité de l'instrument un mouvement d'ascension qui rapproche sa partie cannelée de l'arcade pubienne et éloigne par cela même la région membraneuse du rectum. Je prends alors le bistouri concave sur le dos, j'engage sa pointe dans la rainure du dard qui la dirige franchement dans la cannelure de la sonde, laquelle la conduit à son tour avec non moins de sûreté dans l'entrée de la région prostatique. Là, je m'arrête, et je commande à l'aide de faire rentrer le dard.

Alors commence la dilatation. L'aponévrose moyenne vient d'être divisée dans le temps précédent. Prenant donc la tige à bouton de la main droite, j'engage celui-ci dans la cannelure jusqu'au cul-de-sac ; puis, saisissant la tige du cathéter de la main gauche, je pousse simultanément les deux instruments vers la vessie et les faisant arc-bouter par leur extrémité interne, je les écarte extérieurement, de manière à dilater lentement la partie inférieure de la région prostatique qui habituellement cède sans grand effort. Si donc on a constaté avant l'opération la dilatabilité du col, il ne reste plus qu'à retirer le cathéter et à glisser les tenettes sur la crête du bouton, à moins qu'on ne préfère, avant de retirer le cathéter, extraire le bouton, explorer le passage avec l'indicateur gauche, pousser le gorgeret simple et s'en servir pour introduire les tenettes après l'enlèvement du cathéter, etc.

Supposons maintenant que le passage soit insuffisant, on le dilate. Il importe peu qu'on emploie l'un ou l'autre dilatateur, celui de Collot, ou celui de Lecat (t. II, pl. 1), à deux valves, celui du docteur Massotti à trois branches (Bertrandi, pl. IV), celui à branches multiples de M. Teale, de Leeds (H. Thompson, p. 61) ; avec tous ces instruments, on pourra faire la dilatation lentement, comme le veulent sans exception tous ceux qui l'ont conseillée, mais en une séance ; ou même on pourra la faire en plusieurs séances avec le dilatateur hydraulique d'Arnott, ou simplement avec la carotte desséchée, que Guérin, de Bordeaux, renouvelait chaque jour et laissait se gonfler par l'humidité. On le voit, nous n'avons que l'embarras du choix, et celui de M. Dolbeau (fig. 55) me semblerait aussi bon que les autres, si son volume et sa forme ne me semblaient devoir rendre son introduction difficile, sans division préalable assez étendue. Je reviendrai sur ce sujet (v. ch. XIV).

Celui dont je me sers a à peu près la forme et dépasse de peu le volume du lithotome du frère Côme. Ses deux valves, larges d'un cent., également longues et légèrement aplaties dans toute leur étendue, ne se touchent pas tout à fait à leur extrémité ; ses manches se rapprochent au moyen d'un ressort comme ceux du lithotome et on peut les maintenir écartées par un mécanisme semblable à celui du spéculum bivalve.

J'introduis ce dilatateur de côté, sa convexité tournée à droite du malade : le léger écartement de l'extrémité de ses branches embrasse la crête du bouton si on le conduit sur celui-ci ; cette extrémité entre, au contraire, dans la cannelure si c'est sur le cathéter qu'on le dirige. Lorsqu'il est parvenu dans la vessie, on retire l'instrument conducteur, puis on écarte lentement les branches sans changer de position, et on sent ce que l'on fait mieux avec la main qu'avec une vis. Si l'on veut prolonger la dilatation, on serre l'écrou qui les tient écartées. Au bout de quelque temps, on rapproche et on tourne les valves, celle correspondant au manche vers la symphyse pubienne, l'autre du côté du rectum, et on dilate de nouveau, après quoi, on procède à l'introduction des tenettes, ce qui se fera toujours avec facilité si l'on n'a pas compromis la méthode en l'appliquant à des sujets auxquels elle ne convenait pas. Dans le cas où l'on aurait besoin d'employer une force supérieure à celle que la prudence autorise, on aurait recours à l'un des procédés qui vont être exposés.

Que, de prime-abord, on ait eu l'intention de faire la taille complète ou qu'on y ait été amené par l'insuffisance de la dilatation, on procède à l'incision de la prostate et du col de la vessie. Ici les moyens diffèrent.

Si, comme moi, on préfère l'instrument du frère Côme, un aide le présente au chirurgien, tout prêt pour être ouvert au degré convenable et graissé ; celui-ci le prend par le manche sans toucher à la bascule, et il glisse son bec sur l'ongle de l'indicateur gauche plongeant, par l'ouverture de l'urèthre, dans la cannelure du cathéter, jusqu'à ce qu'il ait distinctement senti le contact des deux métaux. Reprenant alors, de la main gauche, l'extrémité externe du cathéter, il l'élève d'abord pour rapprocher sa partie cannelée de la symphyse pubienne ; puis il l'incline de son côté en même temps qu'il pousse plus avant dans la vessie son extrémité interne, et, simultanément, de sa main droite, il fait glisser de bas en haut le bec du lithotome jusqu'au fond de la cannelure. Quand il est sûr que celui-ci est parvenu dans la vessie, il le dégage du cathéter et retire ce dernier. Cela fait, avec le lithotome il explore de nouveau la pierre afin de voir s'il est bien réglé pour être ouvert en proportion convenable et le rectifie au besoin. Enfin, la main gauche le saisit en dessous, au niveau de l'articulation ; la main droite le tourne de manière à diriger sa lame dans le sens de l'incision extérieure et, de ses doigts pressant sur la bascule, fait saillir cette lame au degré déterminé d'avance ; enfin, pendant que la gauche tient son dos appuyé contre l'arcade pubienne, un peu à droite de la symphyse, la droite le retire tout à fait horizontalement. En élevant trop le manche on risquerait de blesser le bas-fond de la vessie et d'inciser trop vers la base de la prostate ; en l'abaissant trop on s'exposerait à ouvrir le rectum ; on s'exposerait encore à cet accident en tournant la lame trop en arrière : aussi, pour l'éviter plus sûrement, Boyer conseille-t-il de la diriger un peu plus en dehors que l'incision extérieure ; mais cette précaution ne me paraît utile qu'autant qu'on l'ouvre largement. Si l'on n'appuyait pas le dos contre l'arcade pubienne, la profondeur de l'incision varierait selon qu'on presserait plus ou moins en bas. Aussitôt, le chirurgien porte l'index gauche dans la plaie pour en reconnaître l'étendue et servir de guide à la tenette ou au gorgeret mousse qui doit la diriger.

Hawkins et ses imitateurs, au lieu d'inciser de dedans en dehors, incisent de dehors en dedans, au moyen d'un gorgeret tranchant sur le côté correspondant à la tubérosité ischiatique gauche ; mais ce moyen est moins sûr que le lithotome, parce que exigeant l'emploi d'une certaine force pour couper ainsi, il peut arriver qu'il abandonne la cannelure du cathéter et s'égare. On dit l'avoir vu perforer le rectum, la vessie ; je l'ai vu une fois, entre les mains de Roux, qui s'en servait pourtant si bien, se fourvoyer, chez un enfant, entre la face postérieure de la vessie et le péritoine qui la recouvre, et on ne put retrouver la cavité urinaire. Néanmoins je crois qu'on serait bien moins exposé à cet accident avec mon cathéter qu'avec le cathéter ordinaire dont le bec se relève trop en entrant dans la vessie.

D'autres se servent simplement du bistouri avec lequel fut faite l'incision extérieure ou d'un bistouri spécial. Pour moi, je me sers constamment du lithotome quand j'incise de prime-abord ; mais, quand la dilatation ou l'incision, tentée préalablement, sont insuffisantes, je conseille de glisser à plat, soit sur le doigt, soit sur les tenettes si elles sont en place, un bistouri boutonné, au moyen duquel on coupe ce qui résiste plutôt en pressant qu'en sciant, et

je me suis constamment bien trouvé de cette manœuvre. Je préférerais même, au besoin, plutôt que d'inciser trop du même côté,
porter le bistouri sur le côté droit ; mais je n'ai jamais été obligé
de le faire, ce qui tient à ce que, dans les cas de pierres qui dépassent 3 centim. de diamètre, je rejette habituellement la taille périnéale.

Les opinions sont partagées quant à l'étendue qu'on doit donner
à l'incision profonde ; voici ce que j'ai écrit, p. 588 de mes *Rech.*,
de 1856 : « Les uns la veulent telle que le calcul sorte sans difficulté ; d'autres, et particulièrement Lecat, la font très-étroite et
comptent principalement sur la dilatation. Je me rangerais plus
volontiers à cette dernière opinion, d'abord parce que le col est si
élastique que j'ai été étonné moi-même du degré auquel je parvenais
sans déchirure et, pour ainsi dire, sans douleur, avec mon dilatateur ; ensuite parce que je regarde comme de la plus haute importance de ne pas intéresser le réseau veineux qui recouvre la prostate
et qui donne lieu à des hémorrhagies que j'ai vu qualifier d'artérielles, tant le sang arrive avec rapidité à travers les tissus spongieux des corps caverneux et de l'urèthre, à des résorptions
urineuses, à des phlébites, à des infections purulentes, réseau qui,
très-faible chez l'enfant, très-développé chez l'adulte, énorme chez
le vieillard, est certainement pour beaucoup dans les résultats différents que donne cette taille aux différents âges. On a conseillé de
ne pas porter trop en dehors l'extrémité inférieure de l'incision, de
crainte de blesser l'artère honteuse interne. Tout en approuvant
ce précepte, je suis convaincu que ce danger a été exagéré et que
beaucoup d'hémorrhagies, qu'on a attribuées à cette lésion, étaient
de celles dont je viens de parler. » En conséquence, je donne rarement au lithotome plus de 20 mill. d'ouverture et je préfère demander le surplus nécessaire à la dilatation et même à la déchirure
qui se fait alors au fond des parties coupées, parce que les vaisseaux
extérieurs à la prostate résistent plus que son tissu à la distension,
d'autant plus qu'ils sont sinueux.

Lorsque la voie a été ouverte, on introduit de bas en haut le doigt
dans la vessie ou bien le bouton pour reconnaître la position du
calcul et diriger la tenette. Pour ce dernier office, quelques-uns leur

substituent le gorgeret mousse. On appuie l'un ou l'autre de ces trois moyens sur l'angle inférieur de la plaie et c'est sur sa face supérieure qu'on fait glisser la tenette jusque dans la vessie, après quoi on le retire. On cherche alors la pierre, surtout dans le bas-fond où elle se trouve habituellement, et je ne saurais mieux faire que d'analyser les préceptes de Royer à cet égard. On saisit de chaque main une des branches de la tenette; si la pierre se présente à l'extrémité des mors de l'instrument, il suffit de les écarter et de les pousser un peu en avant pour qu'elle s'engage dans leur intervalle; si elle correspond à leur bord supérieur, elle tombe entre eux par son propre poids à mesure qu'on les écarte; si elle se trouve au-dessous, on les écarte et on leur fait faire un demi-tour, de manière que l'un d'eux se trouve au-dessous et l'autre au-dessus de la pierre; lorsque celle-ci est très-petite, et la vessie fort ample, elle fuit devant la tenette qui la touche, tantôt d'un côté, tantôt de l'autre, et il est difficile de la saisir; il faut alors promener en quelque sorte les cuillers de la tenette sur le bas-fond de la vessie, en les écartant et les rapprochant alternative-ment, jusqu'à ce que la pierre soit engagée entre elles. Dans les sujets dont le bas-fond de la vessie présente un enfoncement con-sidérable, si la pierre est logée dans cet enfoncement, la tenette passe au-dessus d'elle, et, lorsqu'on cherche à la saisir, ses bords ne font que l'effleurer. Ce cas exige qu'on se serve de tenettes courbes, dont on dirige la concavité en bas; mais, lorsqu'on a saisi la pierre, on tourne la concavité de la tenette en haut, afin qu'elle puisse décrire en sortant une courbe qui réponde à celle que présentent les os pubis.

N'importe comment on ait saisi la pierre, on reconnaît qu'elle est placée entre les cuillers de la tenette lorsque les anneaux de cet instrument restent écartés et que l'obstacle qui s'oppose à leur rapprochement offre le degré de résistance qui est propre à un calcul. Si cet écartement est médiocre, on juge que la pierre est peu volu-mineuse, qu'elle a été saisie de la manière la plus favorable, et on procède à son extraction; mais si cet écartement est très-considé-rable, on en conclut que la pierre est plus grosse qu'on ne pensait, ou, qu'étant d'un volume médiocre, elle a une forme oblongue, et qu'elle a été prise par l'un de ses plus grands diamètres, ou bien qu'elle est placée trop près du clou de la tenette. Quelques circonstances commémoratives peuvent éclairer à cet égard, et, si l'on a lieu de croire que le grand écartement des anneaux tient à la manière défavorable dont la pierre a été saisie, on doit l'abandonner dans l'espoir de la saisir plus convenablement ; ou bien, sans cesser de la tenir entre les mors, on place l'un d'eux sur le bas-fond de la vessie et l'autre en haut ; on tient les branches de l'instrument avec la main gauche, on prend le bouton de la droite, et, en conduisant celui-ci entre les mors de la tenette que l'on écarte un peu de la pierre, on pousse celle-ci de manière à changer sa position ; ensuite on rapproche les branches de la tenette, et, si leur écartement est moindre qu'auparavant, on juge que la pierre est mieux placée. On s'assure alors par un petit mouvement de rotation que la vessie n'est pas saisie avec la pierre et on procède à l'extraction. Comme je suppose la plaie étroite, il faut dans ce temps toujours tourner l'une des cuillères de son côté, et, si la pierre est petite, il suffit de tirer à soi pour l'extraire ; mais, pour peu qu'on éprouve de résistance, il faut, en même temps qu'on tire, élever et abaisser alternativement les branches de la tenette, afin de dégager successivement les parties inférieures et supérieures des mors, et c'est surtout en bas qu'il faut appuyer pour s'éloigner davantage de l'angle des pubis. Si l'on rencontrait des difficultés trop grandes, on pourrait confier la tenette à un aide, et, avec un bistouri boutonné, agrandir la plaie soit à droite, soit à gauche, comme il a déjà été dit. Lorsque la prostate est franchie, on ne rencontre plus de difficultés, à moins que l'incision de la peau ne soit trop étroite, auquel cas on l'agrandirait inférieurement.

Dans plusieurs circonstances je me suis servi avec avantage d'un lithotribe à mors plats ou à cuillers.

Quelquefois la pierre s'échappe de la tenette : si l'index gauche porté dans la plaie indique qu'elle est retombée dans la vessie, on recommence ; si elle est restée dans la plaie, on l'extrait avec une pince ou la curette, ou, si on ne le peut, on la repousse. Toutes ces manœuvres doivent être faites avec lenteur.

Quelquefois la pierre s'écrase entre la tenette : on extrait alors les gros fragments les uns après les autres ; quand le doigt ne sent plus que des parcelles on les enlève avec la curette, et finalement on fait un lavage à grande eau avec la seringue munie de la canule olivaire ou de celle de M. A. Amussat qui a l'avantage d'écarter les bords de la plaie et de donner ainsi un passage plus libre aux débris. Mes sondes à double courant pourraient encore être utiles ici.

Dans tous les cas, on doit porter le doigt dans la vessie pour en parcourir la surface autant que possible, surtout quand le calcul extrait présente des facettes qui annoncent presque infailliblement qu'il y en a un ou plusieurs autres (v. p. 65) ; je dis *dans tous les cas*, parce que j'ai vu des calculs sans facettes qui n'étaient pas seuls : cela arrive même souvent. Un fait infiniment plus rare est celui d'Houstet dans lequel des calculs enfermés dans des cellules distinctes et éloignées les unes des autres, étaient à pans (*Mém. acad. chir.* T. I).

Et puis, il ne faut pas oublier qu'il peut y avoir des calculs adhérents (V. p. 72) ; d'autres qui sont enchatonnés (V. p. 65); on dit même en avoir observé de complétement enveloppés par les membranes de la vessie. Quant aux simples adhérences de la pierre, j'y crois malgré les dénégations de la plupart des lithotomistes et tous les raisonnements de Lecat. Il y a longtemps déjà que j'en ai publié un exemple et que j'ai dit mon avis sur la manière dont elles peuvent se produire (V. p. 72). Elles sont très-rares, plus difficiles, mais pas plus impossibles que les placages calcaires dont personne aujourd'hui ne nie la possibilité. Du reste, excepté quand des mamelons charnus pénètrent dans l'intérieur de ces pierres, celles-ci sont faciles à détacher ; elles ne présenteront jamais, je crois, une grande résistance aux tenettes ; mais si l'on pouvait, avant tout, les détacher peu à peu en engageant graduellement le doigt entre elles et la muqueuse adhérente, on rendrait leur extraction bien plus facile et plus inoffensive.

Les pierres enchatonnées sont assez communes. Quand elles font, dans la vessie, une saillie qui permet de les saisir soit avec une tenette droite ou courbe, soit avec un lithotribe, l'indication est précise, il faut tâcher de les extraire de leur loge, non par des tractions fortes et directes, mais par des tractions douces, faites lentement et alternativement dans tous les sens, en prenant bien garde de les rompre. Je crois que c'est un cas où il peut y avoir avantage à faire la taille en plusieurs temps afin de donner à l'inflammation que ces tractions provoquent dans la cellule, le temps de favoriser l'élimination. La méthode en deux temps qui, elle aussi, a été imaginée par Franco, a été vantée par Couillard, Tolet, F. Collot, Camper, Louis, Maret et autres. Elle a, en effet, la plus haute importance ; aussi y reviendrai-je à propos de la taille hypogastrique, à laquelle elle me paraît particulièrement applicable.

Que la partie saillante se soit rompue ou non, dans quelques cas la pierre est tellement isolée de la vessie que, pour l'opérateur, c'est presque comme si elle était complétement enveloppée. De la Peyronie, ouvrant un homme mort de la pierre, trouva qu'elle était contenue dans une loge dont l'entrée était fermée par une membrane qui la couvrait exactement : c'était une ride de la membrane interne de la vessie qui s'était peu à peu étendue du bord supérieur de la cellule au-devant de son ouverture, en forme de rideau.

« On fait alors avec le doigt une douce dilatation, dit Houstet ; la vessie étant affaissée par l'évacuation de l'urine, le fond s'approche du col, et on a la facilité de toucher les parois intérieures de la vessie, d'observer le lieu où la pierre est enclavée, de reconnaître la grandeur de l'ouverture de la cellule, la figure, la grosseur de la pierre; après quoi l'on tâche de la déchatonner, s'il est possible, avec le doigt, et même avec l'instrument tranchant si la situation de la pierre le permet » (*loc. cit.*). Il rapporte ensuite une opération faite par Gárengeot pour un cas de ce genre. Celui-ci, après avoir pratiqué la taille périnéale, « mit l'index gauche dans la vessie du malade ; il plaça son extrémité entre le bord du sac et la pierre qui y était renfermée et conduisit ensuite un bistouri le long de ce doigt jusqu'à la pierre ; il appuya le tranchant de cet instrument, dirigé par le doigt, sur le bord du sac, et il aperçut qu'en appuyant ainsi le bistouri, il coupait une membrane qui résistait comme pourrait faire du parchemin mouillé : après l'avoir coupée de bas en haut, presque selon toute sa longueur, il retira le bistouri pour détacher, avec l'ongle de l'index droit, les lambeaux du sac qu'il trouva un peu adhérents à la pierre, dont la surface postérieure qu'il recouvrait était comme chagrinée. Il introduisit ensuite la tenette dans la vessie et il tira, sans beaucoup d'efforts, une pierre de la grosseur d'un œuf de poule et du poids de 16 gros et demi. » Guérison. Je crois, qu'en pareil cas, un instrument comme celui de la p. 96 serait plus commode qu'une tenette (V. p. 352). Desault a fait faire pour ces circonstances un coupe-bride particulier qu'il nomme kiotome ; mais il est abandonné pour le bistouri boutonné.

Les pierres enkystées, c'est-à-dire logées dans l'épaisseur des parois de la vessie, sans communication avec sa cavité, sont extrêmement rares. Je n'en connais qu'un exemple véritablement authentique, c'est-à-dire recueilli *de visu* et sur un cadavre ; je craindrais même qu'on n'eût pas suffisamment recherché la communication, s'il n'eût pas été observé par un anatomiste aussi éminent que Littre. Celui-ci rapporte qu'en disséquant le corps d'un jeune homme, il trouva deux pierres contenues entre les membranes de la vessie, et il reproduit l'explication donnée déjà par Couillard. (*Obs. introchir.*, obs. 2 ; 1639), à savoir que ces pierres s'étaient arrêtées au-dessus de l'orifice inférieur de l'uretère, l'avaient perforé et avaient cheminé entre les tuniques de la vessie. Voici comment il propose d'en faire l'extraction : « Si la pierre enfermée dans les parois de la vessie n'est pas grosse et ne fait pas de bosse sensible dans sa cavité, le chirurgien portera sa sonde dans la vessie et l'index dans le rectum aux hommes, et dans le vagin aux femmes ; il cherchera la pierre avec l'un et l'autre ; l'ayant trouvée, il la serrera de part et d'autre et la tiendra ferme dans la même situation ; ensuite, par différentes allées et venues, il émincera et froissera légèrement la paroi de la vessie qui couvre la pierre par dedans et la déchirera doucement... La pierre, par sa dureté et ses inégalités, favorisera ce déchirement, et les fibres charnues de la vessie ne manqueront pas, assure l'auteur, de pousser peu à peu la pierre dans sa cavité, d'où il sera facile de l'extraire par l'opération ordinaire. » (*Mém. acad. des sc.*; 1702). Cette manière de faire ne fut ni approuvée ni mise en pratique. Leblanc, dans un cas qu'il croit de ce genre, se proposait de dilater le col de la vessie, d'introduire une espèce de bistouri pointu boutonné et ne coupant que dans 2 centimètres d'étendue, le tranchant tourné en bas et appuyé le long de l'index gauche; de faire ensuite pousser le calcul en haut par un aide qui aurait eu un ou deux doigts dans le rectum, et, avec le doigt qui servirait de conducteur au bistouri, d'examiner le calcul à travers le kyste, d'appuyer dessus le tranchant et d'y faire une incision de grandeur suffisante, de dégager ensuite la pierre avec son doigt et enfin de la saisir avec la tenette. (*Op. de chir.*, t. I, pag. 167 à 171).

Quant à Boyer il ne croit pas le diagnostic assez sûr pour autoriser une pareille opération, à moins que, dit-il, dans un cas où l'on aurait retiré une pierre mobile, on eut ensuite reconnu, avec le doigt, une pierre enkystée.

Il sera, je crois, utile et intéressant de rapporter le fait que voici. Le 11 avril 1869, je fus appelé précipitamment à Toul, par le docteur Bancel, pour M. P..., à qui, huit ou dix mois auparavant, on avait extrait une pierre par la taille périnéale. Il venait d'être pris presque subitement d'une rétention d'urine complète. En introduisant la sonde, je sentis une concrétion immédiatement derrière le bulbe et j'en fis l'extraction avec l'instrument figuré p. 96; puis, derrière celle-ci, j'en trouvai une autre que je retirai à son tour; bref j'en retirai 10 ou 12, peut-être davantage; toute la partie profonde du canal était remplie de véritables fragments. Étaient-ce des débris de la pierre précédemment extraite, ou n'était-ce pas le résultat d'une fragmentation spontanée ? (V. p. 188), c'est ce qu'il serait difficile de résoudre.

Quoi qu'il en soit, la sonde annonça encore dans la vessie la présence de matière calculeuse; mais comme l'opération avait déjà été longue et fatigante, et que le malade pouvait actuellement bien uriner, il fut convenu qu'il viendrait, au bout d'une quinzaine, à Paris, pour l'extraction du reste. Mais, la veille même du jour où il devait arriver, je reçois une dépêche télégraphique qui de nouveau m'appelle en hâte à Toul; de nouveau le canal s'était rempli jusqu'au bulbe et la rétention d'urine s'était reproduite. Je crus à la descente d'autres fragments et je tentai d'en faire l'extraction comme la première fois, mais vainement. Il me fut impossible d'engager un instrument quelconque entre le corps que je sentais et les parois du canal, impossible de le repousser. Après bien des efforts inutiles, il me fallut recourir à la boutonnière; je fis mettre le malade en travers sur son lit et je la lui pratiquai; mais impossible encore de saisir la pierre avec des pinces quelconques. Enfin, après être parvenu à porter les mors d'une pince à pansement assez haut sur deux faces opposées, au moment ou je commençais à presser, elle fuit tout à coup et rentra dans la vessie. J'y introduisis alors l'index gauche qui pénétra sans grande difficulté, et, après avoir débridé légèrement avec un bistouri boutonné, je pus, sur le même doigt, introduire une tenette. Mais quel ne fut pas mon étonnement de trouver à ses mors un écartement bien autre que celui auquel je m'attendais ! aussi l'instrument ne s'engageait-il pas dans le col et vainement je cherchais à changer le calcul de place pour diminuer l'écartement. Il fallut en prendre son parti et débrider, et même à plusieurs reprises, car, à chaque effort de traction, l'instrument s'arrêtait comme pris dans un étau. Enfin il s'échappa tout à coup et ramena un calcul du volume et de la forme d'un marron de Lyon.

Nous fûmes doublement surpris à cet aspect : comment, nous dîmes-nous, un pareil calcul put-il s'engager jusque dans la région membraneuse? et, d'autre part, pourquoi offrit-il une telle résistance? mon doigt porté alors dans la vessie en découvrit un autre derrière le col que je ne pus saisir avec la tenette; je n'y parvins qu'avec un lithotribe à forte courbure. Ce calcul avait le volume et la longueur de la troisième phalange de l'indicateur. Rien autre dans la vessie.

Ce second calcul nous donna l'explication de toutes les circonstances insolites que présenta cette opération. C'était lui qui s'était engagé dans la région prostatique, l'avait oblitérée, n'avait pu être saisi par les instruments auxquels la région membraneuse ne permettait pas de s'écarter assez pour le saisir solidement, et était rentré dans la vessie derrière le col de laquelle il s'était blotti; puis la tenette, en entrant, avait passé par-dessus lui, avait saisi le gros qui se trouvait derrière, et tendait, en sortant, à le ramener en même temps, ce qui rendait le passage infranchissable; enfin cette situation derrière le col de la vessie explique pourquoi la tenette ne le rencontrait pas; elle passait par-dessus, et un instrument à brusque courbure fut nécessaire.

Malgré une opération si laborieuse, tout se passa bien; la guérison fut prompte, et, dans les premiers mois de 1872, allant opérer un malade à Bar-le-Duc, j'eus le plaisir de rencontrer mon opéré en chemin de fer. Il ne lui reste qu'une certaine difficulté à retenir l'urine quand la vessie est pleine, ce qui provient peut-être d'une cicatrisation vicieuse du col; mais ce qui pourrait peut-être aussi tenir au séjour des fragments dans cet orifice : la facilité avec laquelle une pierre, d'un certain volume, s'y est engagée ensuite, semblerait l'indiquer.

Je ne pourrais trouver une occasion plus favorable de réparer une omission ; c'est que, dans certains cas, les fragments, après la lithotritie, s'engagent dans le canal avec une telle facilité qu'il faut se hâter de pratiquer la taille ; autrement le cours de l'urine, constamment intercepté, ne tarde pas à amener les accidents les plus graves.

A mesure qu'on divise les tissus pendant qu'on opère, il faut, si quelques artérioles sont ouvertes, les saisir avec une pince ou un ténaculum et en faire la ligature. J'ai vu la simple torsion suffire, mais elle est moins sûre. On a conseillé l'aiguille de Deschamps pour porter la ligature ; mais je n'ai jamais vu de cas où elle fût nécessaire. Si l'hémorrhagie est veineuse et se fait en nappe (cependant nous avons vu, p. 439, que, parfois, elle se fait presque par saccades), le meilleur procédé pour l'arrêter est celui de Dupuytren. C'est une canule spéciale en argent (fig. 63) ou un bout de grosse sonde élastique entourée d'une chemise de toile liée à quelque distance de son bec. On porte le tube dans la vessie, on remplit la chemise de charpie et on la lie extérieurement sur la sonde. On fixe alors le tout au moyen d'un bandage approprié. Depuis quelques années, j'ai pris l'habitude de badigeonner les lèvres de la plaie avec un pinceau imbibé d'une solution de perchlorure de fer, dans le but d'arrêter le suintement sanguinolent et de prévenir l'absorption urineuse : je crois m'en être bien trouvé. Une fois même, chez un octogénaire, client du docteur Vaullet, une injection de ce genre a arrêté immédiatement un érysipèle qui menaçait de s'étendre aux parties voisines (1).

Après que l'opéré a été placé dans son lit, on tient les testicules relevés ; j'administre, au besoin, une potion calmante, qui est moins fréquemment indiquée depuis l'emploi du chloroforme, et, à moins de fièvre très-intense, je donne, dès le premier jour, de petits bouillons que je crois propres à prévenir l'absorption urineuse.

Anciennemement on pansait la plaie, on y faisait même des points de suture, ce qui causait quelquefois des infiltrations urineuses ; depuis frère Jacques, on la laisse à découvert pour permettre à l'urine de s'écouler librement ; on ne rapproche même plus les cuisses ; on les tient, au contraire, modérément écartées et soulevées à l'aide d'un rouleau placé sous les jarrets. Toutefois, quand la suppuration est bien établie et que l'infiltration n'est plus à craindre, il y a avantage, surtout chez les enfants, à tenir les cuisses rapprochées, parce que leurs mouvements, en faisant frotter l'un des bords sur l'autre, retardent la cicatrisation.

L'urine passe entièrement par l'ouverture pendant les huit ou dix premiers jours ; quelquefois, cependant, surtout si l'on a agi principalement par dilatation, il en sort, dès les premiers jours, une notable quantité et quelquefois même la totalité par la verge : c'est ce qu'avaient déjà signalé Lecat, Leblanc, etc.

Vers le cinquième ou sixième jour, les chairs, jusque-là pâles et blafardes, deviennent rouges et vermeilles et la cicatrisation se fait. Quand on incise le col de la vessie, le plus ordinairement, suivant Boyer, qui n'ouvrait pourtant pas très-largement son lithotome, l'urine ne commence à sortir par la verge que du vingtième au trentième jour ; quand l'extraction a été très-laborieuse, la guérison complète n'a lieu qu'au cinquantième jour et quelquefois beaucoup plus tard.

Il n'est pas très-rare alors de voir la plaie devenir fistuleuse.

---

(1) J'ai proposé ce moyen, p. 464 de mes *Recherches* de 1856 ; M. Bourgade, de Clermont Ferrand, en a depuis généralisé l'emploi *pour prévenir les accidents généraux qui entraînent la mort après les opérations chirurgicales*, et son mémoire lui a valu le prix décerné par le Congrès médical de Paris, en 1867 (*Bull.*, p. 224).

Chez quelques-uns il reste une incontinence d'urine. Un jeune homme, que j'avais vu opérer, vers l'âge de quatre ans, par Roux, à l'Hôtel-Dieu, en 1837, à l'aide du gorgeret tranchant, conserva une incontinence de ce genre, pour laquelle je lui fis, quelques années après, deux ou trois cautérisations du col sans résultat. Il vint me retrouver vers l'âge de 16 ou 18 ans. Il avait au côté gauche du périnée, sous la cicatrice, une tumeur dure, au centre de laquelle on voyait une saillie blanche de consistance pierreuse. Je voulus lui en faire l'extraction ; mais il n'y consentit pas et je ne l'ai plus revu. D'autres fois, et malheureusement ce n'est pas rare, surtout quand le bulbe a été divisé ou froissé, il se forme un rétrécissement. La stérilité passe pour ne pas être rare, même quand l'incision n'a pas porté sur les conduits éjaculateurs (Boyer, *loc. cit.*, pag. 464). Je suis convaincu que si ce sujet eût fixé l'attention des opérateurs autant qu'il le devrait, on la trouverait plus fréquente encore qu'on ne pense. Je crois, avec M. Thompson, qui regarde aussi la perte des facultés viriles comme *très-fréquente*, qu'elle est due le plus souvent à ce que l'inflammation a envahi les conduits spermatiques. Cette opinion, si elle se vérifie, ne viendrait donc pas à l'appui de la lithotritie périnéale qu'on s'efforce aujourd'hui de généraliser ; nous y reviendrons.

On a vu combien de précautions sont à prendre pour éviter la blessure du rectum. On a dit que les sujets qui y sont le plus exposés sont ceux qui sont habituellement constipés, qui ont le rectum si large, si évasé qu'il occupe presque tout le petit bassin et couvre les parties latérales de la prostate ; mais cette dernière disposition a été niée récemment. Cet accident m'est arrivé une fois, il y a quelques années, chez un homme de 40 à 50 ans, sujet à un prolapsus de cet intestin. Au moment où je faisais l'incision avec le lithotome caché, il fit un violent effort, quoique sous l'influence du chloroforme, et son rectum sortit. Aussitôt que l'urine reprit son cours par le canal, il s'aperçut qu'à chaque miction, il en sortait par l'intestin. Peu à peu, cependant, cette quantité diminua, et, quand il quitta la maison des frères Saint-Jean-de-Dieu, où il était, l'écoulement avait diminué ; mais il n'est plus venu nous revoir comme il l'avait promis. En cherchant à me rendre compte de cet accident, je me suis dit : Le renversement de l'intestin, au moins celui de sa tunique musculaire, ne doit pas commencer au niveau même de l'anus. Comme cette tunique adhère à l'aponévrose moyenne et à la prostate par son V aponévrotique (V.p. 304), il s'ensuit qu'alors, à partir de ce point jusqu'à l'orifice, elle a une triple épaisseur qui doit nécessairement porter la couche la plus externe au-devant de l'instrument. On a conseillé d'introduire l'index gauche dans le rectum pour prévenir cet accident ; peut-être le préviendrait-on mieux encore dans le cas que je suppose, en y portant aussi haut que possible une mèche de charpie qui empêcherait l'invagination. Il paraîtrait, du reste, qu'on a beaucoup exagéré l'opiniâtreté de cette lésion. M. South l'a vue deux fois et dans les deux cas la guérison eut lieu sans incision. S. Cooper, dans deux autres cas, ne l'a vue suivie d'aucun résultat sérieux. M. Key ne l'a vue qu'une fois et elle guérit. Le docteur Gross parle d'un chirurgien distingué à qui cet accident est arrivé trois ou quatre fois sur vingt opérations et qui le regardait comme une *bagatelle*. Quant à lui, il repousse le conseil donné par Pouteau, Desault et autres, de couper les tissus qui se trouvent entre la fistule et l'anus, au moins tant qu'il ne sest pas écoulé assez de temps pour donner la preuve que la fistule est incurable (*loc. cit.*, p. 580).

Il semble que Celse, qui aurait été imité en cela par Lisfranc, ait conseillé de pratiquer chez la femme une incision transversale entre l'urèthre et les pubis : *Mulieri inter urinæ iter et os pubis incidendum est, sicut utroque loco plaga transversa sit.* (Lib. VII, cap. 26, art. 4). Mais, pratiquée tout près de l'arcade pubienne, cette taille, si elle n'a pas l'inconvénient de couper des plexus veineux aussi volumineux que chez l'homme, a du moins celui de n'ouvrir un passage que dans la partie la plus étroite de cette arcade.

Après cette taille, la plus ancienne est celle de Rousset, qui attaquait directement la vessie par le vagin, d'avant en arrière, sur la ligne médiane, au-dessus de l'orifice interne de l'urèthre. Mais la minceur de la cloison qu'on incise expose grandement à ce qu'il reste une fistule vésico-vaginale. Cependant on serait autorisé à imiter F. de Hilden si, comme dans le cas où il pratiqua cette taille, cette cloison avait déjà été perforée par la pierre.

Flaubert, en commençant plus bas, de manière à diviser le col, n'a apporté aucun avantage à cette méthode et a singulièrement compromis le jeu du sphincter de la vessie, puisque le procédé, lui-même très-ancien, qui consiste à introduire une sonde cannelée dans la vessie, à glisser sur elle un bistouri droit ou un lithotome avec lequel on divise tout l'urèthre de haut en bas et de droite à gauche, à peu près comme dans la taille latéralisée chez l'homme, est lui-même presque toujours suivi d'incontinence. Que dire alors de l'incision sur les deux côtés proposée par Fleurant et adoptée par Louis ? Reste encore un procédé qu'on attribue à A. Dubois, mais que Paré dit avoir vu plusieurs fois pratiquer par L. Collot et par ses deux enfants « qui se contentent de mettre les conducteurs dans le conduit de l'urine, puis après font une petite incision tout au-dessus, et en ligne droite de l'orifice du col de la vescie et non à costé, comme on fait aux hommes. » (*Op. de chir.*, liv. XVII, ch. 49 ; 1561). Je n'ai jamais fait cette opération ; mais, d'après ce que je sais de la structure du sphincter (V. pag. 409), je suis disposé à croire qu'elle dispose moins que toute autre taille uréthrale à l'incontinence ; seulement donnera-t-elle un passage assez large ?

Si l'on se reporte à ce que j'ai dit dans mon chapitre X, sur la dilatabilité de l'urèthre des femmes, et, dans le suivant, sur la facilité du broiement de leurs pierres, on comprendra de suite qu'on n'aura à pratiquer la taille chez elles que pour de très-gros calculs, ou pour certains corps étrangers trop durs pour être broyés, ou trop longs pour être facilement déplacés, ou dont la rupture exposerait à la formation de pointes trop dangereuses.

Or, ces derniers ont presque toujours été introduits par l'urèthre et ont, par conséquent, un diamètre qui les laisserait passer si on pouvait les y présenter convenablement. Si donc on n'y parvient pas par les manœuvres qui ont été exposées dans le chapitre VIII, n'y a-t-il pas tout lieu de croire qu'il ne faudra pas une bien grande ouverture, pour qu'ajoutée au diamètre du canal, elle permette de faire l'extraction ?

Restent donc les très-grosses pierres. Mais, à cet égard, nos auteurs les plus prudents sont d'accord. « De toutes les femmes qu'on taille, dit Dionis, il y en a plus des trois quarts à qui il reste un écoulement involontaire d'urine, surtout de celles dont on a tiré une grosse pierre » (*Op. de chir.*, 5ᵉ éd., t. Iᵉʳ, p. 238). Leblanc est du même avis et fait observer que, « toutes choses égales, les femmes sont plus propres à la taille du haut appareil que les hommes. » (*loc. cit.*, p. 143).

« L'expérience a appris, ajoute Boyer, que, chez les femmes, l'extraction par l'urèthre d'une pierre volumineuse ou même d'un volume médiocre, est presque toujours suivie de l'incontinence d'urine, et qu'on ne peut prévenir cet accident qu'en pratiquant la taille hypograstrique... Aussi, le conseil de Dionis a été suivi, on a fait des essais multipliés, et il en résulte que cette méthode est préférable à l'extraction de la pierre par l'urèthre. Aussi, la plupart des praticiens taillent-ils aujourd'hui les femmes au-dessus du pubis, à moins que la pierre ne soit très-petite. Cette opération a presque toujours un heureux succès chez la femme, et elle est en même temps moins compliquée que chez l'homme, à raison de la conformation des parties. » (*Loc. cit.*, pag. 500). « En résumé, dit à son tour Velpeau, la dilatation me paraît convenir aux petits calculs, l'incision supérieure à ceux qui ne dépassent pas le volume d'un petit œuf, et l'incision oblique devrait être tentée si la pierre n'est qu'un peu plus grosse ; tandis que la taille vaginale ne conviendrait qu'aux calculs gros comme un œuf de poule, ou tout au plus de dinde, en supposant qu'on ne voulût, à aucun prix, recourir à la taille hypogastrique, la seule pourtant qu'on puisse réellement adopter lorsque la pierre est encore plus volumineuse. » (*Méd. op.*, 2ᵉ éd., t. IV, pag. 610).

Pour moi je n'ai vu que deux femmes que le volume de leur pierre ne me permit pas de soumettre à la lithotritie. Chez l'une je voulus pratiquer la taille hypogastrique ; elle n'y consentit pas et bientôt après elle mourut. Je fus appelé pour l'autre par le docteur Martinet, de la Creuse, dans un château des environs de Limoges. J'ai déjà parlé, à la page 53, de cette malheureuse dame et de ses *névralgies*. Je lui trouvai à l'entrée de la vulve une projection énorme de la paroi antérieure du vagin, dure et à laquelle une pression de bas en haut ne pouvait imprimer le moindre refoulement. Une sonde introduite par l'urèthre venait buter contre une pierre ; mais impossible de dépasser sa face antérieure. Il me sembla que j'avais affaire à une cystocèle vaginale distendue par un calcul et qu'il me suffirait d'en inciser l'enveloppe, c'est-à-dire de pratiquer une taille vésico-vaginale pour qu'elle me tombât pour ainsi dire dans la main, tandis que la taille suspubienne serait périlleuse à cause de la nécessité où je serais de la pratiquer sans liquide dans la vessie et sans sonde à dard qui me guidât. Je craignais d'ailleurs, vu l'immobilité de la pierre, de ne pouvoir l'extraire par le bas-ventre. Je pris donc le premier parti, regardant les chances d'une fistule vésico-vaginale comme de peu d'importance dans un cas aussi grave. Mais quand la pierre fut mise à nu, non-seulement je ne pus l'extraire, mais je ne pus même pas la saisir. Impossible de passer des tenettes, même à cuillers indépendantes, entre la pierre et un point quelconque des parois vésicales, tant elles étaient étreintes par l'arcade pubienne. Toutes les tentatives que nous fîmes, mon confrère et moi, pendant une grande heure, n'eurent d'autre effet que de détacher quelques fragments des couches superficielles. Enfin je fus obligé de tenter la taille hypogastrique, qui me permit d'arriver assez rapidement à fin ; mais je ne sais en vérité si, faite la première, elle m'aurait réussi mieux que l'autre, parce qu'il m'a fallu, en même temps que je tirais par en haut la pierre d'une main, la pousser de l'autre par en bas avec beaucoup de force. Cette pierre formait un ovoïde assez régulier, un peu étranglé dans son milieu, et, quoiqu'elle ne parût pas très dense et qu'elle fût dépouillée de nombreuses écailles, elle pesait 185 grammes.

La malheureuse malade supporta admirablement cette double et cruelle opération, et, quand je la quittai le lendemain, elle était assez calme pour que je ne partisse pas sans espoir ; mais il paraît que, le 3e ou 4e jour, elle fut prise d'une péritonite à laquelle elle succomba.

Taille suspubienne ou hypogastrique.

On a vu, dans les chapitres précédents, qu'il est des cas dans lesquels la taille périnéale est tout à fait insuffisante : par exemple pour l'extraction de certains corps étrangers tels qu'instruments de lithotritie faussés, pierres trop volumineuses. C'est un cas de ce genre qui, vers 1560, a forcé pour ainsi dire Franco d'ouvrir la vessie au-dessus du pubis, méthode qui a été préconisée presque par tous ceux qui en ont fait une étude attentive, et qui, on ne saurait dire pourquoi, a toujours eu contre elle les préjugés de la majorité des chirurgiens, à ce point que le sage Boyer qui convient de ses avantages, de sa facilité et de ses succès, termine en disant : « La plupart des praticiens s'accordent aujourd'hui pour ne pratiquer la taille hypogastrique chez l'homme que lorsque la pierre est si volumineuse qu'il serait impossible d'en faire l'extraction par l'incision du col de la vessie, ou qu'on ne pourrait la tirer par cette voie sans exposer le malade à des accidents mortels. On a pensé qu'il serait convenable alors de commencer par faire une incision au col de la vessie afin de s'assurer exactement du volume de la pierre et de juger si on peut l'extraire par cette incision sans exposer le malade à des accidents funestes. L'impossibilité de reconnaître au juste le volume de la pierre par le cathétérisme, l'introduction du doigt dans le rectum et les circonstances commémoratives, nous paraissent un motif suffisant pour justifier ce précepte... (*Loc. cit.*, pag. 488). » Que penser d'une idée pareille ! Préluder à une opération qu'on juge très-grave par une autre qui ne l'est guère moins !

Il est d'autres cas encore dans lesquels, indépendamment des raisons précédentes, on peut en avoir d'autres pour préférer la taille hypogastrique à la périnéale. Supposons, par exemple, que la pierre existe avec une rétention d'urine par obstacle au col de la vessie, de quel côté aura-t-on le plus de chances de guérir à la fois les deux maladies ? Des *observations iatro-chirurgiques* de Couillard, deux ont pour objet des cas de ce genre, la huitième et la quatorzième. Dans toutes deux, ayant trouvé des carnosités au col de la vessie, il les *moucha* avec sa tenette, et les malades, l'un de 28 ans et l'autre de 73, guérirent. Desault a agi de même dans un cas semblable et réussi également (*Dict. des sc. méd.*, t. XXVI, p. 178). Dans ces trois cas, l'opération a été faite par le périnée ; mais, d'un autre côté, Amussat, en pratiquant une taille hypogastrique, a excisé, avec de longs ciseaux, une petite tumeur du col de la vessie (*Leçons*, p. 218).

Tout bien considéré, je crois que, si l'on a d'ailleurs la liberté du choix, on devra, dans un cas de valvule, pratiquer la taille périnéale qui permettra de la diviser. J'ai dit, il y a longtemps déjà, que, très-probablement, c'était à cette affection qu'on avait affaire dans certains cas où l'on n'avait pas trouvé de pierre après avoir pratiqué la taille périnéale, et où, cependant, les malades ont été guéris des symptômes qui avaient fait croire à cette affection (*Rech. sur les valv.*, p. 40 ; 1844). Mais j'affirme que, s'il s'agissait d'une tumeur prostatique, la taille hypogastrique serait infiniment préférable. Or, avec les moyens de diagnostic que j'ai fait connaître, il serait impardonnable aujourd'hui de ne pas distinguer, je ne dis pas seulement une pierre d'un obstacle au col de la vessie, mais encore une valvule d'une tumeur.

Le 29 août 1858 je fus appelé par les docteurs Bodart et Boulenger, dans les environs de Calais, pour M. d'Artois, octogénaire. Ce vieillard avait été pris, quelques semaines auparavant, d'une rétention d'urine complète, et, comme on n'avait pu pénétrer dans sa vessie par le canal de l'urèthre, on avait fait la ponction hypogastrique. Par la canule, laissée en place, on avait senti la présence d'un corps dur. On me prévenait, d'ailleurs, que le malade préférait la taille à la lithotritie. Ce n'aurait pas été pour moi une raison décisive si je n'avais, en effet, trouvé à la lithotritie quelques inconvénients, et à la taille plusieurs avantages. La lithotritie pouvait être rendue laborieuse par la difficulté de remplir la vessie perforée et par l'obstacle au col que je pouvais supposer très sérieux, d'après l'impossibilité où l'on avait été de le franchir. D'autre part, en pratiquant la taille : 1° le malade était débarrassé en une seule fois ; 2° il n'y avait rien à craindre pour le péritoine, puisqu'il n'y avait qu'à prolonger en bas la ponction existante ; 3° les tissus devaient avoir éprouvé, par le fait de l'inflammation provoquée par le séjour de la canule, une condensation de nature à prévenir toute infiltration urineuse ; 4° enfin, j'espérais pouvoir, en même temps, guérir ce malade de sa rétention d'urine. Prévoyant bien qu'à cet âge, j'avais affaire à une hypertrophie prostatique, je me munis de divers instruments que je supposais pouvoir me servir à cet effet.

Je trouvai, en effet, un petit vieillard sec et bien résolu. Je franchis très-aisément le col vésical ; mais les autres raisons n'en avaient pas moins leur valeur, et je fis la taille hypogastrique sur le cathéter cannelé ordinaire que je passai par la ponction ; je retirai sept calculs, depuis le volume d'une aveline jusqu'à celui d'une châtaigne.

En introduisant l'index gauche dans le col de la vessie, je sentis que l'obstacle au cours de l'urine était constitué par une hypertrophie de la portion sus-montanale de la prostate en forme de valvule, mais participant cependant un peu de celle des tumeurs, ou, si l'on veut, c'était une tumeur peu élevée, mais à large base, se confondant insensiblement avec la partie supérieure des lobes latéraux. Je pris alors une longue pince dont les mors étaient constitués par des anneaux ; l'un de ces anneaux fut placé au-dessus de la valvule et l'autre au-dessous, de manière à comprendre une fausse route qui existait dans sa face uréthrale. Cela fait, je serrai fortement, assez pour l'écraser.

Le moindre avantage que pût me donner cette opération, c'était de rendre le cathétérisme plus facile en faisant disparaître la saillie et la fausse route ; mais j'obtins beaucoup plus ; car, au bout de peu de jours, j'appris que le malade urinait librement et se promenait dans son jardin. M. d'Arbois vécut encore plusieurs années.

Cette forme d'hypertrophie aurait pu, sans la complication calculeuse, être opérée par l'urèthre ; mais, en cas de tumeur plus volumineuse, je crois qu'il serait véritablement rationnel d'agir par l'hypogastre, d'autant plus que si l'on voulait éviter tout danger d'infiltration urineuse, on pourrait arriver à la vessie par le caustique : l'application en serait favorisée par la réplétion habituelle de l'organe en pareil cas.

Pour moi, une expérience de plus de trente ans, puisqu'elle remonte à 1834, m'a amené à cette conviction que la taille suspubienne n'est assurément pas plus dangereuse que la périnéale, si l'on appliquait celle-ci à tous les cas qui requièrent la taille, excepté chez les enfants. Je pense, en conséquence, que, chez l'adulte et audelà, si l'on est obligé d'inciser un peu largement le col de la vessie, c'est-à-dire si la pierre a plus de 2 centimètres et demi ou 3 centim. au plus de diamètre, mieux vaut l'extraire par l'hypogastre. C'est ce que la suite va démontrer.

La *région hypogastrique* est limitée en haut par une ligne étendue d'une épine iliaque antérieure à l'autre et en bas par le contour demi-circulaire que figurent les pubis et les ligaments de Fallope.

Sur le milieu, on rencontre : 1° la peau garnie de poils ; au-dessous d'elle aucun vaisseau considérable.

2° Une couche de tissu cellulaire graisseux dont l'épaisseur varie de quelques millimètres à 4 centimètres et plus.

3° L'aponévrose du grand oblique dont les fibres s'entre-croisent avec celles du côté opposé pour former la ligne blanche, bande fibreuse très-résistante montant sur le milieu de la région, des pubis à l'appendice xiphoïde.

4° A droite et à gauche de la ligne blanche sont les muscles droits séparés par un intervalle assez étroit, surtout en bas de cette ligne et logeant, non constamment, entre leur partie inférieure, les muscles pyramidaux dont la hauteur varie. L'artère épigastrique, qui croise le cordon spermatique presque au niveau de l'ouverture interne du canal inguinal, ne s'engage sous le muscle droit correspondant qu'à peu près à la hauteur de la ligne qui limite supérieurement la région.

5° Le *fascia internalis* qui, au niveau de la ligne blanche, devient fibreux, adhérent à cette ligne, de manière à prolonger en bas la gaîne que forment supérieurement aux muscles droits les aponévroses des muscles obliques internes et transverses.

6° Enfin le péritoine qui, arrivé au-dessus de la symphyse pubienne, s'en écarte pour se porter sur le sommet de la vessie et gagner sa face postérieure. Plus on l'examine inférieurement et plus le tissu cellulaire qui l'unit à la paroi antérieure du ventre est lâche, et même, au niveau du bord supérieur des pubis, il est fragile, chargé d'une sérosité rougeâtre et graisseuse qui quelquefois, lorsqu'on a ouvert la portion la plus inférieure de la ligne blanche, se présente à travers les lèvres de l'incision comme le le ferait un flocon épiploïque.

Vide, la vessie n'atteint pas au niveau de la symphyse pubienne, et ce n'est même, quand on la distend, qu'après s'être mise de toutes parts en contact avec l'intérieur du bassin, qu'elle dépasse ce niveau. Alors si la distension continue, elle soulève la région hypogastrique dont elle détache le péritoine, et se rapproche, ainsi appliquée immédiatement contre le fascia internalis et les muscles abdominaux, de l'ombilic qu'elle dépasse quelquefois. Inutile de dire que sa forme globuleuse fait que le contact est plus immédiat au milieu que sur les côtés.

Il ne faut pas croire que, quelle que soit sa distension, elle monte toujours entre la paroi abdominale et le péritoine. Arrivées à une certaine hauteur, les adhérences de cette membrane sont assez fortes pour que, si le réservoir urinaire monte plus haut, elle forme un repli au-devant de lui, à sa partie supérieure. C'est cette duplicature qu'il ne faut jamais oublier quand on pratique la taille suspubienne. Malheureusement, elle a lieu plus haut ou plus bas selon les sujets : j'ai publié et présenté à la Société médico-pratique un cas où elle descendait presque jusqu'au pubis. La vessie était le siége d'une ancienne et vive inflammation ; je ne sais jusqu'à quel point cela peut avoir eu de l'influence sur cette fixité du péritoine (*Union médicale*, 1857, p. 625). Du reste Belmas fait observer qu'en cet endroit le péritoine offre beaucoup de résistance, que le tissu cellulaire est lamelleux, ce qui permet de refouler assez facilement ce repli sans rupture ni de l'un ni de l'autre (*Cystot. suspubienne*, p. 50 ; 1827).

Aucun vaisseau et nerf important ne se trouve entre la vessie et la paroi abdominale ; seulement, à mesure qu'on se rapproche de son col et des sinus de Santorini (v. p. 404), ses veines convergent et deviennent plus volumineuses.

Chez la femme elle est plus large et moins enfoncée dans le bassin que chez l'homme ; chez l'enfant elle est plus élevée, toutes circonstances favorables à cette opération.

En 1560, P. Franco, de Turrières, en Provence, n'ayant pu, sur

un enfant de deux ans, « amener bas » une pierre du volume d'un
œuf de poule, eut l'idée de la soulever avec ses doigts par le fondement, de la faire assujétir en haut par un aide qui comprimait
le bas ventre « dont elle fut tirée hors par ce moyen, et puis
après le patient fut guéri (nonobstant qu'il en fut bien malade) et
la plaie consolidée » (*Traité des Hernies,* p. 139 ; Lyon, 1561). Il
ne fut pas tenté de recommencer, et aucun chirurgien de l'imiter.
On ne voit pas clairement s'il avait débuté par une taille périnéale,
comme on le dit généralement, ou s'il constate seulement l'impes-
sibilité de la faire.

En 1581, Rousset (v. p. 216) fit imprimer à Paris un ouvrage *sur
l'enfantement césarien* dans lequel, sans connaître le fait de Franco,
et conduit par l'anatomie, il conseille cette opération et décrit une
manière de la pratiquer. Il veut que la vessie soit remplie, soit par
une injection, soit, quand celle-ci ne peut être faite, en laissant
l'urine s'accumuler dans cet organe pendant deux jours, ou du
moins, jusqu'à ce qu'il devienne apparent à l'œil et à la main ; il
conseille, pour cela, de lier mollement la verge chez l'homme, chez
la femme de comprimer la vulve avec des tampons d'étoupe, et de
faire prendre de doux diurétiques. Il donne aussi deux procédés
pour ouvrir la vessie : dans l'un, après avoir fait une incision de
trois ou quatre travers de doigt qui s'étend du pubis vers l'ombilic
et pénètre jusqu'à la vessie, il plonge la pointe d'un bistouri
courbe un peu en bas vers le col, sans cependant l'intéresser, ni
l'os, et fait une très petite ouverture qu'il agrandit de bas en haut,
dans l'étendue de deux ou trois travers de doigt, avec un bistouri
boutonné, très courbe et très tranchant. L'autre procédé consiste à
se servir d'une *sonde* cannelée sur sa partie convexe, qu'on bouche
avec un mandrin solide après l'injection, et dont on tourne ensuite
la courbure en avant pour soulever la vessie et recevoir la pointe du
couteau pendant qu'on l'incise, comme on le fait dans le grand
appareil. Il faudrait pour cela que la courbure fût bien saillante
sur le dos de la sonde. De quelque manière que l'incision ait été
faite, le chirurgien, après l'écoulement du liquide, introduit un
doigt dans l'anus chez les hommes, dans le vagin chez les femmes,
soulève ainsi la pierre vers l'ouverture de la plaie, et l'enlève avec

deux doigts de l'autre main, ou avec une tenette convenable. Enfin il ne veut pas qu'on fasse la suture de la plaie ; le décubitus et l'extension sur le dos lui paraissent suffir au rapprochement. L'auteur aurait essayé sa méthode sur des criminels condamnés à mort auxquels grâce aurait été faite en cas de guérison, sans la fin fatale de Henri III. 130 ans s'écoulèrent encore avant qu'elle fût pratiquée sur le vivant.

Fabri, de Hilden, blâma d'abord et puis approuva la taille sus-pubienne ; seulement il conseilla de la faire vers l'aine gauche (*De Lithot. vesicæ,* cap. 17 ; 1628).

N. Pietre, en 1635, fit soutenir par Le Mercier une thèse sur ce sujet, et Guy Patin affirme qu'il a fait cette opération sur des hommes et sur des femmes (*Lettres,* t. I, p. 54 ; 1692). Nuck en 1636, Riolan, en 1658, l'approuvèrent. Il n'en fut pas de même de Tolet, et cependant il dit tenir de Jonnot que « Bonnet qui pratiquait, il y a très longtemps la chirurgie à l'Hôtel-Dieu, » en avait taillé plusieurs de cette façon, et que Petit lui a dit l'avoir vu tailler ainsi une petite fille (*Lith.* 4ᵉ éd. p. 139 ; 1708). Dionis reproduit ces faits et il ajoute qu'il croit cette opération « moins dangereuse que le petit et le grand appareil. » Il conseille de distendre la vessie par de l'eau, comme le faisait Rousset, qu'il ne nomme pas ; mais la position presque assise qu'il recommande est bien moins commode que celle de Rousset (*Op. cit.* 3ᵉ éd. p. 195 ; 1716), on voit par ce qu'il dit qu'elle n'était pas pratiquée de son temps.

Turbier, appelé pour un malade atteint d'une rétention d'urine produite par une petite pierre engagée dans le col, et, ne pouvant introduire une sonde, ouvrit la vessie au-dessus du pubis, retira la pierre et le malade guérit (F. Collot. *Op. cit.* p. 45 ; 1727). Malgré cela Collot blâme cette opération.

Une opération bien authentique de taille hypogastrique est celle de Th. Proby, faite le 5 janvier 1694, sur une fille de 20 ans, qui avait dans la vessie un poinçon d'ivoire long de 4 pouces (*Trans. philos.* 1700). Le 23 décembre 1719, Jean Douglas exécuta avec succès, sur un sujet de 16 à 17 ans, cette opération, qu'un an auparavant son frère, Jacques Douglas, avait anatomiquement démontrée praticable devant la Société royale de Londres, le 23 janvier 1718. Le sujet de la première observation guérit en cinq semaines, le deuxième en six, et le quatrième, chez qui le péritoine fut ouvert et les intestins sortirent, furent repoussés et maintenus par une suture à la peau, guérit en quatre semaines. Ces succès eurent du retentissement en Angleterre. Cheselden fit un grand nombre de tailles suspubiennes, ainsi que Samuel Pye, de Bristol, Middleton, Thornhill, Macgill, Bamber, pléiade que Morand imita en France, et dont il a rassemblé les travaux (*Traité du haut appareil*; 1728). Ledran vint à peu près en même temps.

Tous ces chirurgiens, à l'exemple de Rousset, injectèrent de l'eau dans la vessie et firent une incision de trois ou quatre travers de doigt au-dessus du pubis, sur le trajet de la ligne blanche, jusqu'à la vessie. Mais, tandis que Rousset et, après lui, Macgill ponctionnaient celle-ci près du col et agrandissaient l'ouverture de bas en haut, Douglas, Cheselden et Middleton l'ouvraient en haut et agrandissaient jusque sous le pubis. Ledran dit qu'il y aurait de bonnes raisons pour faire cette incision en travers (*Parall.* p. 92). Ces raisons, il ne les donne pas ; mais Winslow s'en charge : ce serait de favoriser le rapprochement de la lèvre supérieure de la plaie de la lèvre inférieure par la dépression de la vessie et la position un peu inclinée du corps en avant (*Haut app.* de Morand, p. 340). Probablement aussi qu'on serait moins exposé à ouvrir le péritoine ; mais il serait à craindre qu'on ne donnât pas à la pierre un passage suffisant.

En somme, pendant un temps si long, les améliorations apportées à la méthode de Rousset n'eurent véritablement rien d'essentiel. Cependant plusieurs voix s'étaient élevées contre les injections. Middleton, Macgill, Thornhill, et, en France, Thibault les accusaient d'être excessivement douloureuses et même de ne pouvoir être mises en usage dans les cas où la vessie, racornie par l'irritation résultant du séjour de la pierre, ne peut plus s'élever au-dessus du pubis. C'est encore frère Côme qui, en 1758, compléta cette opération par l'invention de la sonde à dard (fig. 64), dont le but est d'appliquer la paroi antérieure de la vessie contre la paroi antérieure du ventre, de la transpercer ensuite de dedans en dehors à l'aide d'un poinçon cannelé sur sa concavité pour servir de guide au bistouri destiné à compléter l'ouverture de haut en bas. Il introduisait cet instrument, chez les hommes, par une boutonnière faite au périnée et qui avait encore une autre destination, celle de donner une issue plus facile à l'urine au moyen d'une canule portée par cette ouverture jusque dans la vessie. Frère Côme imagina en outre plusieurs autres instruments dont les principaux sont un trois-quarts, cachant une lame qui, fixée près du poinçon, s'ouvre du côté du manche pour diviser la ligne blanche de bas en haut; un crochet suspenseur pour soutenir le fond de la vessie après l'incision, et un gorgeret large de 6 mill. à sa base et de 2 à son extrémité pour conduire la sonde et la canule dans la vessie par la boutonnière.

En 1782, Leblanc appliqua à la taille hypogastrique les préceptes de Franco, Maret, Louis et autres sur la taille à deux temps. Un enfant de 14 à 15 ans, à qui il avait extrait une portion de grosse pierre molle et plusieurs fragments, se trouvant fatigué, fut remis au lit, et quinze jours après il lui tira avec facilité une pierre solide qui semblait plus ancienne que la première (*loc. cit.*, p. 122).

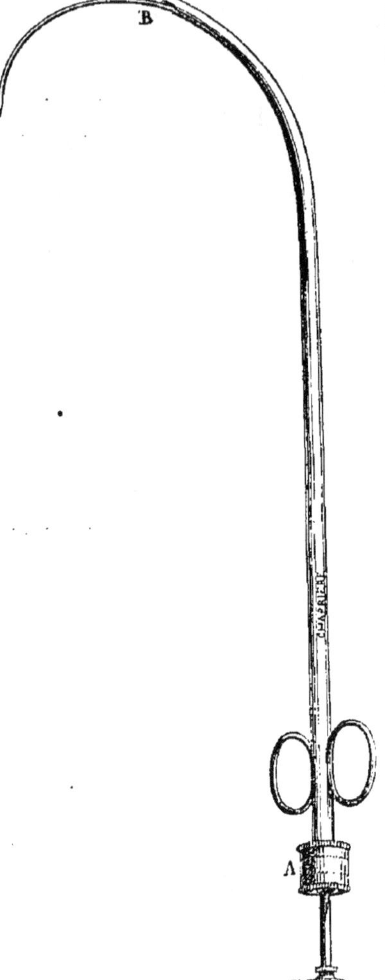

Fig. 64.

Depuis ce temps on ne fit à cette opération que des changements de détail. D'une part, Dupuytren fit voir que la boutonnière n'est pas nécessaire (Thèse, 1812). C'était une opération de plus, et, en outre, je suis convaincu que le séjour d'une sonde dans cette plaie devait être fréquemment suivi d'une inflammation, et, consécutivement, d'un rétrécissement par suite de la condensation du tissu spongieux du bulbe. Du reste il est presque toujours facile de porter l'extrémité de la sonde à dard contre la paroi antérieure du ventre, même quand on l'introduit par l'urèthre, et la canule ne sert presque à rien, l'urine trouvant en général une voie plus facile par la plaie de l'hypogastre.

Quant à la sonde à dard, elle subit elle-même de nombreux changements. Scarpa, qui avait vu opérer frère Côme, avait remarqué que l'extrémité obtuse de la sonde ne formait pas un appui suffisant à la vessie, et que souvent celle-ci glissait derrière et s'affaissait après l'incision, ce que l'inventeur voulait sans doute prévenir en recommandant de « fixer, entre l'extrémité de l'indicateur et du pouce de la main gauche, le bec de la sonde avec la portion de la vessie qui le recouvre, » pendant qu'un aide pousse le dard qui passe entre les doigts de l'opérateur, et puis « de suspendre, à l'aide des mêmes doigts, le bec de la sonde avec la vessie qui la recouvre, » pendant qu'il incise avec la main droite (*Nouv. Méth.*, etc., p. 46). Ayant reconnu la difficulté et souvent l'inutilité de cette manœuvre, Scarpa chercha à y remédier. « Lorsque le fond de la vessie, dit-il, est relevé par la sonde à dard, il suffit de commencer l'incision de la paroi antérieure, non pas exactement le long de la tige de la flèche, mais à une ligne et demie environ du point où elle a traversé la vessie. De cette manière l'extrémité arrondie de la sonde, sur laquelle appuie ainsi une bride formée par la paroi antérieure de la vessie, maintient son fond relevé, sans qu'il y ait à craindre que cette poche membraneuse glisse et abandonne l'instrument pendant que l'opérateur incise de haut en bas la paroi antérieure dans l'étendue proportionnée au volume de la pierre à extraire » (*Taille,* trad. par Ollivier, p. 60). Aussi a-t-il fait creuser une large gouttière sur la partie antérieure de sa sonde à dard pour qu'on pût la reconnaître à travers la paroi vésicale. Scarpa conseille, en outre, la sonde cannelée pour inciser la ligne blanche; par la ponction faite au bas de celle-ci, on introduit cette sonde de bas en haut, et elle sert de guide au bistouri. Il suffit d'une incision de 10 ou 12 lignes à la vessie même pour une pierre volumineuse. Leblanc avait déjà recommandé de ne faire qu'une très-petite incision à cet organe, « surtout s'il est sain, » parce qu'alors son tissu est extrêmement dilatable (*loc. cit.*, p. 121).

Belmas fait, relativement à la sonde à dard de Scarpa, la remarque que, quand la vessie est fortement hypertrophiée, il est difficile de sentir la cannelure à travers ses parois. Cette remarque me semble d'autant plus importante que c'est, en thèse générale, quand la pierre est le plus grosse, que la vessie est le plus épaissie, le moins dilatable, et que, ne pouvant faire une injection, on a le plus besoin de conducteur. En conséquence, il a conservé la sonde du frère Côme, moins la boutonnière; seulement il l'a modifiée, pensant que, en raison de sa grande courbure, elle pénètre difficilement quand la vessie est remplie par une grosse pierre, qu'elle va de suite toucher le sommet de la vessie, et que, lorsqu'on ramène son extrémité vers le pubis, elle entraîne avec elle ce sommet, quelquefois même le péritoine qui est exposé ainsi à être perforé; qu'en relâchant en même temps la paroi antérieure de la vessie, elle la rend plus difficile à inciser.

Je crois qu'il y a de l'exagération dans ces reproches; quoi qu'il en soit, Belmas diminua de beaucoup la longueur du bec de cet instrument. Sous le rapport de la courbure, il en eut de deux sortes : dans l'une ce bec est très-allongé, et dans l'autre il se relève assez brusquement. Mais, il aurait été difficile, surtout en supprimant la boutonnière périnéale, d'atteindre avec un bec aussi court et de soulever la paroi antérieure de la vessie; aussi l'auteur mit-il dans la canule extérieure une seconde pièce qui, lorsqu'on la pousse dans la première, sort par son extrémité interne et lui fait un prolongement long de plusieurs centimètres, terminé par un bouton, et creusé, sur sa face concave, d'une rainure conductrice. Quand on la pousse, elle refoule le sommet de la vessie et le péritoine. Enfin, dans cette seconde pièce s'en trouve une troisième, qui est la tige à dard et est destinée à percer la vessie pendant que celle-ci est soulevée par le bouton de la précédente. Belmas veut que l'incision ait une grande étendue (*Cyst. suspubienne*, p. 201; 1829). Le même chirurgien a encore remplacé le crochet suspenseur du frère Côme par un gorgeret suspenseur plus commode : il en avait même deux, l'un simple, que représente la fig. 65, et l'autre dont la gouttière, formée de deux pièces, était susceptible de se dilater et de se rétrécir au moyen d'une vis de rappel placée au-dessous, près du manche.

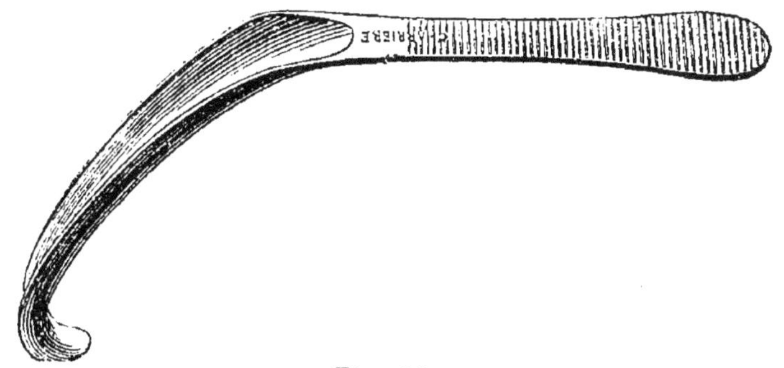

Fig. 65.

Pour en finir avec la sonde à dard, disons quelques mots du suspenseur par lequel Leroy d'Etiolles voulut la remplacer. Cet instrument a deux branches, comme le lithotribe, et chaque branche contient une tige pouvant lui faire un prolongement, comme la seconde pièce de Belmas. Quand il l'avait introduite et qu'avec son extrémité il avait refoulé le sommet de la vessie, il tirait la branche mâle vers le pubis, tendait ainsi la paroi antérieure qu'il incisait entre les deux branches (*Cyst. épipubienne*, p. 21; 1837). La moindre réflexion aurait dû faire prévoir que cette branche mâle ne tend pas seulement ainsi la paroi antérieure, mais qu'elle peut l'entraîner, la faire glisser sur le sommet de l'autre comme sur une poulie de renvoi, et amener au-devant de ce sommet, sous le bistouri par conséquent, une portion de la paroi postérieure à laquelle adhère le péritoine. J'ai rapporté, page 592 de mes *Recherches* de 1856, une opération de taille suspubienne dans laquelle l'incision faite par Huguier avec le suspenseur qui lui fut proposé par Leroy, fut immédiatement suivie de la sortie d'une anse d'intestin. A l'autopsie, je fis voir que l'incision de la vessie, qui avait 30 millimètres, s'étendait jusqu'à 15 millimètres sur la paroi postérieure, ce qui avait ouvert le péritoine dans toute cette étendue. Cette incision, portant sur la paroi postérieure, peut-elle s'expliquer autrement que je ne l'ai fait ? Mon opinion est d'autant plus plausible que le même accident s'est reproduit dans une autre opération, faite avec le même instrument, en présence de Michon et d'un médecin d'Oran que je soignais alors dans la même maison de santé. Ces deux faits sont les seuls que je connaisse, et tous deux ont eu le même résultat.

A en croire l'ouvrage posthume de Civiale, il aurait perfectionné la taille suspubienne dans toutes ses parties ; mais c'est encore un plagiat sans vergogne. Il a pris la suppression de la boutonnière à Dupuytren, le bec plus court et plus brusque de sa sonde à dard à Belmas, ainsi que son gorgeret suspenseur. Je rappellerai à ce sujet ma note de la page 270.

Je vais dire maintenant comment je procède.

Je ne parle pas des préliminaires de l'opération qui sont à peu près les mêmes que ceux de la taille périnéale.

Quant au manuel opératoire que je mets en usage, il est des plus simples. Je vais l'exposer le plus brièvement possible, me contentant de renvoyer à l'historique précédent pour faire connaître les motifs de mes préférences pour tel ou tel moyen.

Quand la vessie est dilatable, je préfère de beaucoup agir par injection ; je n'emploie la sonde à dard que quand elle ne l'est pas ou qu'elle l'est peu.

Dans les deux cas, on place le malade, dont on a rasé préalablement le pubis, sur une table étroite et de hauteur convenable, recouverte d'un matelas, recouvert lui-même d'une toile cirée et d'un drap plié en plusieurs doubles. On relève assez fortement la tête et modérément le bassin pour relâcher la paroi antérieure du ventre et faire que les intestins ne pressent pas la vessie. Les jambes du malade ne doivent pas être pendantes ni relevées, mais simplement étendues. Il faut veiller à ce que rien ne puisse intercepter la lumière. Il n'y a pas longtemps encore qu'on fixait les membres à la table par des liens; on se contente aujourd'hui de les faire contenir par des aides, surtout depuis la découverte des anesthésiques.

Tout étant ainsi disposé, on chloroformise le malade et le chirurgien se place à sa droite.

Si l'on est décidé à opérer par injection, on introduit une sonde élastique et on pousse de l'eau tiède jusqu'à ce qu'on sente le sommet de la vessie à l'hypogastre, après quoi on retire la sonde, et un aide saisit la verge à pleine main et comprime le canal. J'aime mieux cette pratique que celle conseillée par quelques opérateurs de serrer la verge avec un lien. Ce que je préfère encore, comme moins douloureux, c'est de charger un aide intelligent, de comprimer fortement avec un tampon le canal dans son passage au périnée.

Quand l'injection ne peut être faite ou gardée en quantité suffisante, on introduit la sonde à dard et on la confie à un aide. S'il s'agit d'une femme, frère Côme ne fait cette introduction qu'après l'incision de la paroi abdominale (*L. c.*, p. 41).

On procède alors à la division des parties superficielles. Elle doit s'étendre depuis le bord supérieur des os pubis et même un peu plus bas, jusqu'à 6 ou 8 cent. au-dessus, bien exactemant sur la ligne médiane. Il est souvent utile de tracer d'avance son trajet avec de l'encre. Cela fait, le chirurgien tendant avec la main gauche la peau de l'hypogastre, divise, avec un bistouri légèrement convexe sur le tranchant, les téguments, puis le tissu cellulaise graisseux jusqu'à la ligne blanche.

En second lieu, on divise celle-ci, et pour cela, on plonge d'abord la pointe du bistouri, le dos tourné vers les os pubis et immédiatement au-dessus; on fait une simple ponction, après quoi on quitte le bistouri, on prend de la main droite une sonde cannelée, légèrement courbée à son extrémité, du côté de la cannelure, et on l'introduit de bas en haut sous l'aponévrose, en ayant soin que le bec n'abandonne pas sa face postérieure, et, quand on l'a poussée d'une longueur proportionnée au volume présumé de la pierre, on la tient fixe de la main gauche; de la droite on reprend le bistouri qu'on glisse dans sa rainure, et on la divise ainsi sans avoir à craindre de blesser le péritoine.

On introduit alors dans la plaie l'index gauche, qui sert d'abord à reconnaître la fluctuation du liquide contenu dans la vessie. Cela fait, avec sa pulpe tournée en haut, on refoule le pli péritonéal dans le cas où il descendrait jusqu'à la partie la plus saillante de la vessie qu'on découvre bien, et, laissant alors le doigt en place, on divise, soit avec la sonde cannelée, soit avec le bistouri, le tissu adipeux rougeâtre qui se trouve souvent en abondance dans cette région. Après cela on glisse le dos du bistouri sur l'ongle de l'index et on fait pénétrer pour ainsi dire simultanément dans la vessie et le bistouri et l'index gauche qui se trouve au-dessus. Ce doigt se recourbe immédiatement en haut pour former crochet et soutenir le sommet de la vessie, tandis qu'avec le bistouri on donne, du côté du pubis, à l'ouverture vésicale une longueur convenable. On pourrait, au besoin, faire cet agrandissement avec un bistouri boutonné.

Ce temps de l'opération est si important que je crois devoir y insister de nouveau. Nous avons vu que, selon les uns, l'ouverture de la vessie n'a pas besoin d'être grande, parce que les tissus divisés sont très-dilatables ; que d'autres, notamment frère Côme, conseillent de la prolonger aussi avant qu'on le peut sous le pubis (*loc. cit.*, p. 47). Il est évidemment bon de tenir compte du volume de la pierre, mais il est aussi de la plus haute importance de compter beaucoup sur la dilatabilité des tissus. On répète à chaque instant qu'il n'y a pas là d'artère importante à ménager ; mais n'est-ce donc rien que d'arriver dans le voisinage des sinus de Santorini ? ne court-on pas, en s'en rapprochant de trop près, plus de chances d'absorption urineuse et de phlébite ? Et puis souvenons-nous de ce que j'ai dit, p. 413, de la facilité avec laquelle le sang passe des artères dans ces sinus par les tissus spongieux de la verge. J'ai vu une fois, chez un sujet anémié il est vrai, une perte sanguine en nappe, de couleur et de consistance de gelée de groseille, dont il m'a été impossible de reconnaître la source et d'amener la cessation. C'était chez un malade qui m'a été adressé, il y a un an, par le docteur Debrou, d'Orléans, en présence de qui je l'ai opéré. Ce n'est que plusieurs heures après l'opération, et malgré le soin que j'avais eu de badigeonner les bords de la plaie

avec du perchlorure de fer, que cette hémorrhagie s'est déclarée.
Ainsi donc, il ne faut diviser la vessie ni trop haut à cause du
péritoine, ni trop bas à cause des grosses veines qu'on s'expose à
diviser : il faut l'ouvrir dans son centre et avec la précaution de
ne le faire qu'autant qu'il est strictement nécessaire. Civiale dit que
les hémorrhagies sont fréquentes à la suite de cette opération
(ouv. posth., p. 365). Il est vrai que, cinq pages plus loin, il les
dit *très rares*. Pour moi, je n'en ai pas vu d'autre cas que celui
dont je viens de parler, et je suis convaincu que si d'autres chirurgiens en ont observé souvent, c'est qu'ils ont porté leur incision trop près du col de la vessie.

Veut-on opérer avec la sonde à dard, on ne fait pas d'injection.
On l'introduit d'abord, et, quand l'incision de la paroi abdominale
est faite, on amène doucement son bec contre la face interne du
pubis ; puis on lui fait remonter, avec une égale lenteur, la face
antérieure de la vessie, en même temps qu'avec l'index gauche
on suit ce mouvement au fond de la plaie et on refoule le péritoine afin qu'il ne forme pas de repli au-devant. Quand les choses
sont au point convenable, l'opérateur, fixant entre l'index et le
pouce gauches ce bec et la portion de vessie qui le recouvre, et,
tenant en même temps de la main droite l'extrémité externe de
la sonde bien ferme, fait pousser doucement par un aide le dard
qui se fait jour entre les doigts qui maintiennent assujéties l'extrémité interne et la vessie. Dès que le dard fait saillie de 5 cent. environ, l'opérateur le saisit, fait contenir le pavillon de la sonde par
un aide pour avoir la liberté de ses deux mains, glisse dans la cannelure de ce dard la pointe d'un bistouri courbe et fixe sur son manche, le tranchant tourné en bas, et incise la paroi antérieure de la
vessie comme il vient d'être indiqué. Alors il y introduit l'index,
comme il a été dit, pour la soutenir ; il retire la sonde et continue.

Reste finalement à extraire le calcul. Parfois, quand il est d'un
moyen volume et que les parois vésicales sont souples et dilatables, il suffit de continuer de soutenir le fond de la vessie et
d'introduire la tenette pour le saisir et l'amener au dehors. Mais
quand il s'agit d'une pierre volumineuse, le doigt occuperait trop
d'espace : c'est alors que le gorgeret-suspenseur devient utile

(v. p. 465). L'opérateur le prend donc de la main droite, applique la face concave de son bec sur le doigt qui est dans la plaie, et après l'avoir fait glisser et en même temps pivoter sur ce doigt de manière à amener le bec entre lui et la vessie, il retire le doigt, saisit le manche de l'instrument de la main gauche, le maintient dans une position telle que l'angle supérieur de l'incision vésicale reste bien suspendu, à moins qu'il n'aime mieux le confier à un aide pour avoir ses deux mains libres.

Dans tous les cas, après avoir reconnu la position de la pierre avec l'extrémité du doigt, on introduit la tenette sur le gorgeret, on saisit le corps étranger et on en fait doucement l'extraction en inclinant l'instrument tantôt d'un côté, tantôt de l'autre si l'on éprouve une certaine résistance à la sortie. Quand cette extraction est opérée, on reporte le doigt dans la vessie, on en explore toute la surface, et, si l'on rencontre soit d'autres calculs, soit des fragments du premier, on les extrait à leur tour. S'ils sont d'un certain volume, la tenette ordinaire, ou à branches indépendantes, ou celle à trois branches de Cluley, vantée par Belmas, sont les meilleurs moyens d'y parvenir; une des branches indépendantes, ou même les deux, employées comme levier, peuvent encore être utiles; quelquefois aussi il est bon de porter un ou deux doigts dans le rectum chez l'homme, dans le vagin chez la femme, pour pousser la pierre de bas en haut; enfin, on est quelquefois obligé de la morceler par un des moyens que nous étudierons plus loin. S'ils sont petits, on emploie la curette. Je me suis alors plusieurs fois bien trouvé de les extraire avec deux doigts, non pas comme beaucoup le conseillent, avec l'index et le pouce, qui exigent beaucoup de place, mais entre l'index et le médius qu'on introduit accolés. Finalement, on pousse avec force une ou plusieurs injections à l'aide de la canule olivaire ou d'une canule vaginale.

Du moment qu'une dernière exploration avec le doigt a démontré que la vessie est parfaitement débarrassée, je me contente de badigeonner les bords de la plaie avec un pinceau imbibé d'une solution normale de perchlorure de fer coupée avec une quantité égale d'eau, et je laisse l'urine s'écouler par la plaie, en ayant soin de faire veiller à ce que cet écoulement se fasse librement. S'il y avait

crainte que le parallélisme de ces bords ne vînt à cesser, on introduirait simplement une mince bandelette de linge qui, plongeant
dans la vessie, viendrait s'étaler sur la peau. On a soin d'enduire
souvent celle-ci d'un corps gras et d'entretenir constamment sur
l'ouverture externe une éponge humide, mais bien exprimée, destinée à absorber l'urine à mesure qu'elle se présente, et, quand elle
en est suffisamment pénétrée, on la remplace par une autre et on
la lave dans une eau légèrement chlorurée. De temps en temps on
introduit une sonde élastique par l'urèthre et on pousse une injection qui, en sortant par la plaie, entraîne le pus ou le sang qui se
trouvent dans la vessie.

Des chirurgiens ont proposé de réunir, par des points de suture,
les uns la plaie du ventre, les autres celle de la vessie ; d'autres
l'une et l'autre à la fois ; mais tous furent bien vite obligés d'y renoncer ; on comprend que l'infiltration urineuse en serait presque
infailliblement la conséquence. Frère Côme laissait une canule en
place par la plaie qu'il faisait au périnée pour favoriser l'écoulement
de l'urine. Amussat, qui avait adopté la suture, introduisait par
l'angle inférieur de la plaie une canule élastique, longue de vingt-
cinq centimètres environ, courbe et semblable à celle qui sert à
faire des injections dans le vagin, portant deux larges ouvertures
sur les côtés et il les fixait par quatre fils (*Journ. analyt.,* mars
1829) ; mais je doute qu'il ait persisté longtemps dans l'emploi de
ce moyen. Vers la même époque, Souberbielle, qui a pratiqué cette
opération si souvent et avec tant de succès, a proposé d'introduire
par l'urèthre une sonde élastique, comme déjà beaucoup d'autres
l'avaient fait avant lui; seulement il la prolongeait extérieurement et
en bas au moyen d'une autre sonde destinée à faire l'office de syphon. (*Journ. gén. de médec.,* juin 1829). Mais il est évident que cet
appareil ne fonctionnait comme siphon qu'autant qu'il était *amorcé,*
ce qui ne pouvait durer longtemps. J'ai vu essayer à l'Hôtel-Dieu, en
1836 ou 1837, un long siphon de ce genre dans la moitié inférieure duquel un courant d'eau, descendant et continu, avait pour
but de faire l'aspiration dans la partie supérieure. Je ne me rappelle
pas ce qui fit abandonner bientôt cet appareil.

Quand on veut laisser une sonde en place, et je crois que c'est prudent toutes les fois qu'il n'y a pas d'inconvénient à le faire, il importe que son bec reste plongé dans les parties déclives. Ledran avait proposé pour cela une sonde en plomb dont il recourbait le bec en bas par l'ouverture hypogastrique. Je pense qu'il est beaucoup plus simple d'introduire une sonde élastique ouverte à ses deux bouts, mais fixée par son extrémité vésicale à un ajutage en plomb portant plusieurs larges ouvertures sur ses côtés. Une fois dans la vessie, cet ajutage, en raison de son poids, tombe toujours dans les parties les plus basses, quelle que soit la position du corps.

On fait habituellement coucher le malade sur le dos, la tête et les cuisses un peu relevées ; quelques chirurgiens le font mettre sur l'un des côtés et quelques-uns même sur le ventre. Il est évident qu'il est des cas dans lesquels l'une ou l'autre de ces positions peut avoir ses avantages.

Telle est l'opération dans les circonstances ordinaires ; mais des difficultés peuvent se rencontrer.

Dans quelques cas, il existe un calcul très-volumineux et une vessie très-racornie, et on ne peut ni faire une injection, ni faire passer la sonde à dard. Force est alors de s'en passer et d'opérer d'après les seules connaissances anatomiques. L'incision de la paroi abdominale, faite comme je l'ai dit, n'y perd pas beaucoup de sa sécurité ; mais il n'en est pas de même de celle de la vessie. Cependant l'index gauche, introduit dans la plaie, peut, après le refoulement du péritoine, faire reconnaître la dureté de la pierre, et même je crois qu'une injection, poussée, pendant ce temps, d'une manière continue ou par saccades, dans la vessie, pourrait, quoique n'y restant pas, donner au doigt des sensations propres à éclairer le chirurgien, et l'autoriser à inciser la vessie sur la pierre.

D'autres fois c'est un spasme des muscles droits de l'abdomen qui rend les manœuvres impossibles, comme Velpeau dit l'avoir vu sur un malade opéré par Roux (*Méd. op.*, t. IV, p. 573 ; 2ᵉ éd.), comme Vaccà en rapporte un exemple chez un homme de 25 ans (*loc. cit.*, p. 20). Je crois que cette difficulté ne peut avoir lieu avec le chloroforme ; mais, si elle se présentait, si on ne la faisait pas cesser en élevant la partie supérieure du corps et en fléchissant les cuisses, peut-être vaudrait-il mieux couper en travers, en totalité ou en partie, l'un des muscles droits, comme l'ont fait Macgill, Ledran et Baudens, que de se livrer à des manœuvres laborieuses qui, chez le malade de Vaccà, ont abouti à la mort.

On en ferait autant si la pierre avait un tel volume qu'elle ne pût être extraite sans tractions violentes. Je rapporterai plus bas un fait où je fus obligé d'agir ainsi sans inconvénient *permanent* : on verra pourquoi je mets cet adjectif. Je crois cependant qu'avant d'en appeler à cette ressource, on ferait bien d'essayer de morceler la pierre. Je n'ai pu le tenter chez mon malade, puisque c'était précisément l'extrême dureté de celle-ci qui m'avait forcé de recourir à la taille.

L'ouverture du péritoine est l'accident le plus grave qui puisse survenir ; cependant, il ne faudrait pas désespérer trop vite, puisqu'on a vu des malades en guérir : Cheselden, Douglas, Thornhill et Fr. Baseilhac (*Taille*, p. 347), en citent des exemples. Il faut aussitôt qu'on s'aperçoit de cet accident, faire rentrer les intestins s'ils sont sortis, les faire maintenir par un aide et placer le malade les épaules fort basses, de manière qu'ils n'aient pas une grande tendance à sortir. Aussitôt l'opération terminée, on fera la suture de l'angle supérieur de la plaie et on la maintiendra par un bandage convenable. « Quant à l'épanchement d'urine qui pourrait en résulter, dit Dupuytren, l'expérience apprend encore que, lorsque cette ouverture n'a pas lieu sur la face postérieure de la vessie (comme dans le cas rapporté p. 466), il en résulte rarement des épanchements d'urine dans le péritoine ; car l'état de plénitude du bas-ventre d'abord, et ensuite l'inflammation adhésive qui s'établit entre les surfaces des parties, s'oppose très-souvent à ce que cet épanchement ait lieu. » (*Leçons*, 2e éd., t. IV, p. 654). L'emploi de l'opium pourra être utile, de même qu'un traitement antiphlogistique proportionné aux forces du malade.

« Une perte de sang considérable après l'opération du haut appareil est, pour ainsi dire, une exception, dit Belmas, et tient toujours à des variétés anatomiques ou à un état général fâcheux » (*loc. cit.*, p. 266). Cette dernière cause est incontestable : j'en ai rapporté un exemple p. 468. Quant à la première, je crois qu'on en a abusé.

Pye s'en prit à une veine située entre la peau et les muscles !
Morand, qui rapporte cette observation, accuse les vaisseaux des
parois vésicales. Chez un sujet observé par Thornhill et dont l'histoire se trouve également dans l'ouvrage de Morand, l'hémorrhagie eut de fréquents retours et dura près de quatre mois. Belmas
suppose que cela tient à ce qu'on avait laissé séjourner du sang
entre la vessie et la paroi abdominale. Pour moi, je suis bien plus
tenté d'en accuser l'état général : j'ai dit, p. 143, combien l'appau-
vrissement du sang est fréquent dans la diathèse urique ; il l'est
plus encore dans les affections chroniques des reins ; or, ils
étaient tous deux en suppuration chez une femme opérée par frère
Côme et morte d'hémorrhagie ; aucun vaisseau important ne fut
trouvé blessé. Je crois que dans beaucoup de cas le sang provenait
de ce qu'on s'est trop approché des sinus de Santorini (v. p. 468),
et je conseille même, à cet égard, de se tenir en garde contre les
érections que j'ai vues donner lieu à des hémorrhagies sérieuses
dans des opérations faites sur l'urèthre ou au col de la vessie. —
Les moyens à employer seraient des préparations astringentes et
même des acides minéraux à l'intérieur, pour peu que l'état général
inspirât quelques soupçons ; localement des injections froides ou
des tampons de charpie imbibés de solutions astringentes et soutenus, autant que possible, par une légère compression.

Enfin, dans quelques cas, la pierre n'a pu être extraite immédiatement en raison de son volume ou de ses adhérences. Leblanc
laissa une forte partie de la pierre chez un garçon de 14 à 15 ans,
attendit que la suppuration fût établie pour extraire le reste, et
c'est ce qu'il fit avec la plus grande facilité le quinzième jour (*loc.
cit.* p. 122).

Cette taille en deux temps mérite une sérieuse attention : elle a
donné de si bons résultats que des chirurgiens recommandables
tentèrent de la généraliser. J'ai déjà parlé de Franco, de Maret
(*Mém. acad. de Dijon*, tome I) et de Leblanc. Louis a aussi
lu, en 1770, un mémoire sur cette méthode, à l'Académie
royale de chirurgie, et il l'a mise en pratique, puisqu'il écrivit à
Camper, qui s'en est également déclaré partisan, « que, depuis
qu'il avait pris le parti de ne plus extraire la pierre aussitôt après

l'incision, il n'avait pas perdu un seul malade par la lithotomie »
(Camper : *Taille en deux temps* ; Amst., 1789). Tous ces chirurgiens
ouvraient la vessie dans le premier temps.

Mais Vidal, de Cassis, pensant que l'infiltration d'urine est le plus
redoutable accident de la taille, voulut ne mettre ce liquide en
contact avec le tissu cellulaire qu'après que celui-ci aurait été condensé par l'inflammation, aussi conseilla-t-il de n'inciser la vessie
que dans le second temps. (*Gaz. méd.* 1832, p. 139). Il cite à l'appui
de cette idée l'extraction des séquestres et ses résultats. Il veut
qu'après le premier temps, on mette une tente de charpie dans la
plaie, et même, au besoin, de l'éponge préparée, et qu'après six à
huit jours, si la suppuration est de bonne nature, si la rougeur et
le gonflement des environs sont mé·liocres, on ouvre la vessie pour
procéder à l'extraction d'après les règles ordinaires. Il conseille
même, si la pierre était trop volumineuse pour être extraite sans
lacérer la plaie, de se servir d'un brise-pierre pour en diminuer le volume. Il ajoute, dans son *Traité de pathologie externe* (2e édit.,
tome V, p. 291), que M. Nélaton a pratiqué son procédé dans un
cas très-grave, que le malade a succombé, mais qu'il n'y a pas eu
d'infiltration urineuse ; que Monod l'a employé plusieurs fois avec
succès et que lui-même a exécuté la taille hypogastrique en plusieurs temps, par le caustique.

Il est pénible, quand on a taillé un malade pour la pierre, de le
renvoyer volontairement à huit jours pour le débarrasser de ses
tourments ; mais c'est la méthode à deux temps que je choisirais
très-probablement si j'avais à faire cette opération pour exciser une
tumeur de la prostate. Je l'ai même proposée ; mais les souffrances
n'étant pas assez vives pour forcer la volonté des malades, et l'instruction des personnes qu'ils consultèrent n'étant pas assez complète, à cet égard, pour les déterminer, on attendit, et bientôt il
ne fut plus temps (v. p. 456).

Je ne parle pas des cas où la pierre est trop volumineuse pour
être extraite ; ce sera l'objet spécial du chapitre suivant.

On a reproché à la taille sus-pubienne de donner souvent lieu à
des infiltrations urineuses et à des abcès dans le tissu cellulaire du
bassin. Malgré la manière vicieuse dont cette opération a été

pratiquée quelquefois et les pansements faits très-souvent ; malgré qu'on n'ait toujours appliqué cette méthode qu'aux cas réfractaires, aux calculs les plus volumineux, la science ne possède qu'un nombre extrêmement restreint d'observations de ce genre. « Je n'ai, dit Belmas, trouvé que Chopart qui dit avoir vu mourir deux malades opérés par le haut appareil, dont l'un avait le tissu cellulaire infiltré d'urine, avec de petits foyers urineux près du col de la vessie... En lisant attentivement ce qu'a écrit frère Côme et en compulsant avec soin les nombreuses observations du docteur Souberbielle, je n'ai trouvé aucun fait qui pût être rapporté comme preuve de cet accident... Quand il se fait un épanchement dans le tissu cellulaire déchiré accidentellement, l'urine, bien loin de s'infiltrer davantage, trouve plus de facilité à sortir par la plaie de l'hypogastre. » (*loc. cit.*, p. 270.) Le premier effet local du séjour de l'urine à la surface d'une plaie récente qui lui donne un libre écoulement, c'est, en effet, non pas une infiltration, mais une induration de ces tissus.

Le résultat le plus habituel de ce séjour, et celui dont on a le moins parlé, c'est l'absorption d'urine et la réaction générale qui résulte de son passage dans la circulaiton. C'est principalement pour tâcher de la prévenir que je badigeonne immédiatement les lèvres de la plaie avec une solution de perchlorure de fer, et je crois m'en être bien trouvé ; car, à moins d'organes préalablement très-malades, mes opérés ont eu à peine de la fièvre. Je n'y ai d'ailleurs jusqu'à présent trouvé qu'une seule fois de l'inconvénient, c'est dans le cas où j'ai eu cette hémorrhagie dont il a été question p. 468. Je ne sais si, sans le perchlorure, il ne m'aurait pas été plus facile d'en découvrir la source. Remarquons toutefois que cette impossibilité s'est présentée à tous ceux qui ont observé le même accident (V. p. 447).

On a dit encore que cette taille est souvent suivie de rétention d'urine, ce qu'on a attribué aux adhérences de la paroi antérieure de la vessie à celle de l'abdomen. Cheselden a combattu ce reproche par des faits, et Morand a ajouté qu'en tout cas ces adhérences s'allongeraient et cesseraient de gêner l'organe (*Op. cit.*, p. 56 et 288). Dailleurs je suis convaincu qu'on s'est souvent trompé dans l'interprétation des faits qui ont servi de base à cette opinion. Très-souvent ceux qui ont de grosses pierres ne vident pas depuis longtemps leur vessie en totalité, à cause d'obstacles existant au col de cet organe. Il n'est pas rare que des hommes qui urinaient encore un peu avant d'être sondés n'urinent plus du tout après; il ne l'est pas non plus que d'autres, qui urinaient encore avant d'être lithotritiés, se trouvent dans le même cas : est-ce la faute du cathétérisme ou de la lithotritie ? non ; cela tient à ce que, chez les premiers, la vessie n'arrive plus à un degré de réplétion suffisant par suite de l'inflammation qui survient souvent alors, et, chez les seconds, à ce qu'elle n'est plus excitée par la pierre (V. p. 337), or, pourquoi n'en serait-il pas de même après la taille hypogastrique où les deux causes peuvent coexister?

Je pense que cette difficulté d'uriner, indépendante évidemment d'une opération qui ne touche nullement aux conduits excréteurs, répond encore au reproche qu'on lui a fait d'être souvent suivie d'une cicatrisation difficile et quelquefois même de la rupture de la cicatrice. C'est ce que j'ai vu dans le fait que je vais rapporter; mais j'avais constaté avant l'opération une certaine contracture du col due sans doute au séjour longtemps prolongé de la pierre, et la guérison néanmoins ne tarda pas à être complète.

Je ne répondrai pas à d'autres reproches qu'on pourrait au moins autant adresser aux tailles perinéales.

Mais il est un inconvénient que je n'ai vu signalé nulle part, bien que Civiale l'ait observé après la simple ponction hypogastrique (*Ouv. posth.*, p. 316.—V. p. 340). Comme j'ai publié (*Gaz. hebd. de médec. et chirurg.* ; 1869, p. 583) un fait qui renferme tout ce que j'ai à dire sur ce sujet, je me bornerai à en consigner ici des extraits.

M. B. Solé, fabricant à Olot (Catalogne), âgé d'une trentaine d'années, vint à Paris, au commencement d'août 1867, pour s'y faire traiter de la pierre par Civiale. Mais, celui-ci étant mort, on l'adressa à un chirurgien qu'on lui dit être son successeur, et qui, à trois ou quatre reprises différentes, essaya vainement de saisir le corps étranger. En conséquence, il m'appela, le 16, dans la maison de santé des Frères-St-Jean-de-Dieu où il résidait.

Je lui trouvai une excellente constitution ; mais, depuis quelque temps, il souffrait cruellement de la vessie : les besoins d'uriner se faisaient sentir à chaque instant, et même, dans les intervalles, l'urine s'écoulait continuellement sans qu'il lui fût possible de la retenir. Il ne faisait pas remonter ses souffrances bien loin ; néanmoins, grâce à mes interrogations, il se souvint que, pendant qu'il était en pension, il ne pouvait pas courir comme ses camarades.

Pendant la dernière quinzaine d'août, je lui fis à mon tour trois séances de lithotritie. Je fus plus heureux que mon confrère, en ce sens que je saisis chaque fois la pierre ; mais il me fut impossible de la broyer, malgré une percussion assez énergique pour fausser quelque peu un très-fort lithotribe à dents dont je me servais depuis plus de dix ans sans qu'il eût cédé le moins du monde. Ces tentatives n'eurent d'autre résultat que de démontrer que la pierre avait près de 5 centimètres de diamètre, qu'elle était mamelonnée, excessivement dure ; d'autre part, l'extraction et la sortie de quelques débris ne me laissèrent point de doute sur sa composition : c'était de l'oxalate de chaux.

Cette connaissance, je l'avais acquise dès la première séance, et et cependant je persistais ; voici pourquoi :

Dabord il fut peu fatigué des deux premières séances ; dès le lendemain il descendait se promener au jardin. Ensuite, j'ai plusieurs fois remarqué que les calculs d'oxalate de chaux ne sont pas aussi réfractaires au broiement qu'on le suppose généralement ; ils résistent considérablement à la scie, mais, si l'on parvient à les faire éclater avec le marteau, ils se pulvérisent ensuite avec assez de facilité. Celui auquel j'ai eu affaire a résisté sans doute à cause de son fort volume et de sa formation lente. Quoi qu'il en soit, la troisième séance ayant été suivie de plus de fatigue que les deux autres, il fallut se décider pour la taille et je choisis celle par l'hypogastre à cause du volume de la pierre.

J'avais d'ailleurs une autre raison à laquelle les chirurgiens ne me paraissent pas faire suffisamment attention. Il s'agissait d'un jeune homme qui n'attendait que sa guérison pour se marier à une personne qu'il aimait vivement. Or il est incontestable que les organes génitaux sont souvent compromis dans la pratique ou à la suite des tailles périnéales....

Le 5 septembre, aidé du docteur Vaullet et de plusieurs religieux de l'établissement, je fis cette opération que je ne décrirai pas (la taille hypogastrique avec injection)... L'extraction présenta quelque difficulté à cause du volume et des bosselures de la pierre, et je fus obligé de couper les muscles pyramidaux en travers pour favoriser l'écartement des lèvres de la plaie (et cela malgré le chloroforme).

Enfin, la pierre étant extraite, ainsi que quelques débris produits par le broiement, je lavai à grande eau, après quoi, à l'aide d'un pinceau trempé dans une solution de perchlorure de fer, je badigeonnai toute l'étendue de la plaie... Après l'extraction de cette pierre volumineuse, qui pesait 110 grammes, il y eut à peine quelque réaction fébrile : le soir, le pouls était à 90. Point de douleur dans le ventre, même à la pression. — Même état le lendemain ; seulement un peu de tension intestinale (lavement laxatif). — Le troisième jour, l'expectoration devint un peu difficile, ce qui tenait peut-être à ce que, malgré la précaution d'exprimer souvent les éponges qui avaient été mises sur la plaie pour absorber l'urine à mesure qu'elle s'y présentait, on ne pouvait cependant empêcher que les draps ne fussent mouillés. Toutefois, ceci n'eut pas d'importance et le malade, mis, le jour même de l'opération, aux bouillons et potages, marcha bien vite vers la guérison.

Cependant, je dois dire que la cicatrisation se fit avec une certaine lenteur, ce que j'attribue à la section des pyramidaux et à la distension, au froissement de la plaie par cette pierre volumineuse et mamelonnée. Je ne pense pas que le perchlorure de fer y soit pour quelque chose, car, dans d'autres circonstances, je n'avais pas vu qu'il retardât tant soit peu le travail de cicatrisation.

Le 10 octobre, il coulait encore une petite quantité d'urine par la plaie, et je mis à demeure une sonde ouverte. Il n'en sortit plus la nuit, ni dans la matinée du 17 ; cependant il en revint quelques gouttes, et ce n'est que le 21 que la plaie fut tout à fait fermée. Le 24, M. Solé partit pour Barcelone.

Le 6 janvier 1868, un ami du malade, homme très-intelligent qui l'avait accompagné en France et l'avait soigné pendant tout le cours de sa maladie, m'écrivit la lettre suivante : « J'espère, monsieur, que vous voudrez bien me donner au plus tôt votre avis sur la triste position de M. Solé. Je viens d'apprendre que les médecins d'Olot sont d'accord pour lui faire une seconde opération qu'ils disent beaucoup plus dangereuse que celle que vous lui avez pratiquée. Ils disent que la paroi de la vessie s'est soudée avec les chairs qui correspondent à la blessure du ventre et que c'est ce qui fait que tous les mouvements du corps qui correspondent à cet endroit, lui causent des douleurs qui l'obligent à rester couché, sans pouvoir mouvoir autre chose que les bras, le reste du corps étant comme paralysé. Ils veulent inciser jusqu'à la vessie, tâcher de détacher celle-ci de la paroi du ventre, et empêcher la réunion des parties jusqu'à ce que le trou de la vessie soit entièrement fermé ; car, quand il veut uriner, il sort encore un peu d'urine par un tout petit trou comme une épingle, et l'on voit que toute la peau du ventre tire autour de ce petit trou. M. Solé a encore un peu d'appétit, pas de fièvre ; mais il a, par moments, une suffocation qui le fait tousser, l'empêche de parler, et, quand il tousse ou qu'il fait le moindre mouvement, il éprouve des douleurs insupportables... Il y a un mois et demi qu'il ne bouge dans son lit et qu'il reste comme on le met... »

Voici ce que je répondis le jour même : « Toujours, en cas pareil, la plaie de la vessie et celle de la paroi du ventre se ferment par une une cicatrice commune ; seulement la vessie reprend peu à peu son indépendance par l'allongement du tissu cicatriciel. C'est ce que j'ai toujours vu à la suite de cette opération, et je ne pense pas que quelque auteur ait rapporté un exemple semblable à celui de M. Solé. Quand il est parti, il n'éprouvait rien de ce genre et la fistule était même entièrement fermée depuis quelques jours. Je crains donc qu'il n'ait fait le contraire de ce qu'il aurait dû faire.

« En général, un tissu de cicatrice tend à se rétracter quand rien ne tend à l'allonger. Or le moyen de l'allonger, dans le cas présent, c'est simplement de laisser fonctionner la vessie librement et de se livrer à tous ces mouvements qui, en redressant le tronc, allongent la paroi antérieure du ventre : la cicatrice de cette paroi, se trouvant ainsi maintenue et même tirée en haut, celle de la vessie se trouvant entraînée en bas quand cet organe se vide, il en résulte un tiraillement et une élongation du tissu cicatriciel commun, et cela se fait habituellement sans grande incommodité.

« Il se peut, à cause de la largeur de la plaie que le passage de la pierre a nécessitée, que chez M. Solé, ce tiraillement ait été plus douloureux que de coutume ; mais il aurait fallu ne pas céder pour cela, et je crains qu'il ne se soit laissé aller trop vite au repos qui allégeait, il est vrai, ses souffrances, mais aussi favorisait la rétraction du tissu cicatriciel au lieu d'en opérer l'allongement.

« Je comprends l'idée des confrères d'Olot ; mais : 1° je pense comme eux que l'opération qu'ils proposent est très-dangereuse ; 2° je crains, en admettant qu'elle n'ait pas de suites funestes, qu'elle n'ait pas les résultats qu'ils en attendent.

« En effet, après la dissection qu'ils se proposent de faire, il faudra qu'il se refasse une cicatrice, plus étendue même que celle qu'ils se proposent de diviser. N'est-il pas à craindre qu'alors les accidents actuels se reproduisent ?

« En cherchant à m'expliquer cette singularité, je me suis demandé si la vessie de M. Solé se vide complétement, et si ce n'est pas parce qu'elle reste habituellement pleine, qu'elle ne reprend pas cette indépendance dont je parlais plus haut. Quelquefois, en effet, quand la vessie a été longtemps remplie, irritée par une pierre, il survient à son orifice un changement anatomique qui gêne le cours de l'urine : c'est ce dont je n'ai pu m'assurer avant le départ de M. Solé, parce qu'il m'a quitté aussitôt que l'urine a cessé de couler par la plaie et qu'il ne m'a rien dit qui pût éveiller mes soupçons à cet égard. Une circonstance qui me porterait à croire ma supposition fondée, c'est que la cicatrice s'est rouverte.

« Je voudrais donc qu'on fît cette recherche en fermant la fistule avec le doigt, en faisant uriner le malade, et en introduisant une sonde élastique immédiatement après.

« Si cette supposition est trouvée juste, il faudrait que le malade se vidât régulièrement la vessie avec la sonde jusqu'à ce qu'on eût rétabli complétement le cours de l'urine.

« Dans tous les cas, je suis d'avis qu'avant de rien décider relativement à une opération comme celle qu'on propose, M. Solé, le ventre légèrement serré par une ceinture hypogastrique, tachàt d'arriver *peu à peu*, et en luttant contre la douleur, à allonger la cicatrice par des mouvements modérés d'abord, puis de plus en plus étendus, et qu'au lieu de se coucher la poitrine élevée, de manière à relàcher le ventre, il le tendit, au contraire, en se rapprochant graduell·ment de la position horizontale. »

Le 3 février, ce même ami m'écrivit.... « Je suis heureux de pouvoir vous dire que, depuis que M. Solé a su votre avis sur ses souffrances, il s'est mis sur pied comme par enchantement : ses médecins ont compris que vous aviez raison de ne pas consentir à une opération si peu sûre. M. Solé se trouve tout à fait bien : il marche encore avec un peu de peine ; mais chaque jour il fait des progrès. Quant à la vessie, elle se vide, sans contredit, parfaitement. Il sort bien encore un peu d'urine par le petit trou ; mais on va mettre une ceinture hypogastrique pour voir si cette fistule se fermera entièrement, et, si vous croyiez utile de faire quelque autre chose, tous nous vous serions reconnaissants de vouloir bien nous l'indiquer.... »

Je répondis que la ceinture et le temps amèneraient probablement la guérison ; mais que, dans le cas contraire, il suffisait d'introduire dans le pertuis un fin stylet cannelé trempé dans l'acide nitrique.

Enfin, le 17 août, le malade lui-même m'écrivit que, cinq ou six jours après avoir porté la ceinture hypogastrique, la fistule se ferma définitivement, et que, marié depuis cinq mois, sa femme était enceinte de quatre.

Au moment de mettre sous presse, je viens de faire, le 2 juillet, à Vaux, près de Melun, avec l'assistance du docteur Gillet, médecin du malade, du docteur Vaullet et de M. Guillon, étudiant en médecine, une taille hypogastrique des plus heureuses ; je n'en parle que parce qu'elle me permet de revenir sur un point important de diagnostic.

Le malade a 57 ans et une paraplégie incomplète, avec impossibilité d'uriner sans sonde, émissions fréquentes et très-douloureuses. Un premier examen fait en ramenant la sonde coudée d'arrière en avant (v. p. 90), me fit croire à une pierre de 6 cent. de diamètre, couchée sur la paroi latérale droite de la vessie. Je m'en tins là; ce qu'on m'avait dit et ce que j'avais constaté du caractère nerveux et irritable du malade, m'engagea à ne pas multiplier les épreuves. Dans de pareilles conditions, je ne jugeai pas la lithotritie applicable et je pensai que l'hypogastre seul pouvait me donner une voie suffisante. Avant l'opération cependant, je fis une deuxième recherche, et le même mode d'exploration m'accusa dans le bas-fond un corps solide dans une étendue de 4 cent. et demi seulement : je conclus que ce corps avait été mesuré d'abord par son grand diamètre, et, qu'en se plaçant en travers dans le bas-fond, il se présentait par un diamètre plus petit. Avec ces données, je n'hésitai pas; j'opérai par injection et tout se passa de la manière la plus régulière, Mais je fus assez surpris de trouver non pas la grosse pierre sur laquelle je comptais, mais cinq pierres égales, du volume d'une noix, et toutes à facettes. Perchlorure de fer sur les lèvres de la plaie, sonde à demeure. Tout se passa à merveille : à peine deux cuillerées de sang; une heure après, urine presque claire dans le vase ou la sonde aboutissait; très-légère accélération du pouls le soir, et à partir de l'opération, à peine quelques gouttes sont sorties par la plaie. Le 16, tout écoulement avait cessé, même quand on poussait une injection avec une certaine force.

Certes, je n'ai pas à me repentir du parti que j'ai pris; néanmoins, j'ai fait une erreur de diagnostic. Évidemment, dans le premier examen, je trouvais les pierres rangées à la suite les unes des autres sur la paroi droite de la vessie, côté sur lequel le malade était couché au moment de mon arrivée, et, dans le second, elles étaient agglomérées dans le bas-fond. J'aurais évité cette erreur en les faisant ballotter avec l'extrémité de la sonde coudée; j'aurais senti le cliquetis caractéristique; j'aurais même dû être mis sur la voie par la remarque que j'avais faite que, pour un si long diamètre, la pierre s'avançait peu vers le centre de l'organe : j'ai dit pourquoi j'étais préoccupé du désir de faire le moins de mal possible. Et puis je serais arrivé à plus de précision que j'aurais toujours choisi la même méthode; l'extraction de cinq pierres par le périnée aurait certainement offert plus de difficultés que je n'en ai éprouvé par le bas-ventre.

CHAPITRE XIV.

Suite du traitement chirurgical de la pierre. — Taille et lithotritie combinées.

Nous avons vu que la lithotritie et la taille elle-même sont quelquefois insuffisantes et qu'il faut les réunir : c'est quand la pierre est tellement grosse qu'il y aurait danger à faire une incision assez étendue pour lui donner passage.

Cette combinaison est aussi ancienne que la taille elle-même. D'après Celse, elle remonte à Ammon, d'Alexandrie, qui, pour cela, fut surnommé λιθοτόμος. On saisissait la pierre avec un crochet, de manière qu'elle ne pût fuir sous la percussion ; on prenait alors un instrument d'une moyenne épaisseur, aminci, mais mousse à sa partie antérieure, on portait celle-ci sur le calcul et on le fendait en frappant sur l'autre extrémité. (*L. c.,* lib. VII, cap. 26, art. 3). Depuis, cette méthode subit des viscissitudes nombreuses : Mariano la blâma (*De lapide,* cap. XII; 1525); Franco l'admit comme pis-aller et imagina des tenailles incisives dans ce but (*loc. cit.,* p. 136); Paré fit de même : les mors de ses tenailles étaient armés de dents et les manches munis d'une vis qui les rapprochaient de force (liv. XVII, ch. 44); Berewyck (*De calculo,* p. 203 ; 1638), Couillard (obs. 5), Tolet (*loc. cit.,* p. 198), approuvèrent cette opération ; frère Côme imagina également des tenettes appropriées (*Rec. sur la taille,* t. I, p. 18; 1751); Lecat en fit autant (*Pièces sur la taille;* 1752) : à ses tenailles qui avaient beaucoup de ressemblance avec celles de Paré, il ajouta des perforateurs de diverses grosseurs, destinés à faire, au moyen d'un archet qui leur imprimait des mouvements circulaires (V. p. 256), un trou jusqu'au centre de la pierre ; dans ce trou il introduisait les extrémités juxta-posées d'une autre tenette, et, en les écartant de vive force à l'aide d'une vis qui tendait à éloigner les manches l'un de l'autre, il faisait éclater la pierre que le premier instrument ne pouvait écraser. (*Parall.*, p. 266 et 278). Ledran blâma cette opération, mais la pratiqua (*Consul.*, p. 163; 1765). Enfin, H. Earle la vanta en 1820 et imagina pour cela un instrument dont il est facile de se faire une idée. Qu'on se figure le tire-pierre imaginé par Leblanc, qui n'était lui-même qu'un diminutif du tire-tête de Levret; qu'on suppose un poinçon traversant le manche, s'enfonçant dans la pierre au moyen d'une vis et la faisant éclater, et on comprendra le brise-pierre d'Earle. (*Med. chir. trans.*, t. XI, p. 69). En 1827, A. Dubois proposait pour cela la pince à trois branches et Civiale l'appliquait. En 1831, Dupuytren a conseillé pour ces cas l'emploi des instruments de lithotritie « construits sur des dimensions plus considérables et, d'ailleurs, plus courts que ceux qu'on introduit par l'urèthre. » (*Dict. de méd. pratiq.*, t. VI, p. 121). En 1832, King crut avoir, le premier, cette idée, et, au lithotribe modifié comme le voulait Dupuytren, il ajouta un autre instrument qui, certainement, est inapplicable (*Lithotr. and lithoto.*, pl. III). En 1852, M. Pétrequin la voulut presque généraliser (*Gazette méd.*; p. 852).

« Il est reconnu, dit-il, que les incisions trop considérables ont l'inconvénient de dépasser la prostate, d'atteindre l'aponévrose pelvienne profonde et de permettre à l'urine de s'épancher sous le péritoine. C'est ce précepte que Dupuytren et Begin proclament après Scarpa, Camper, Sharp, Bromfield, Cheselden et tous les grands maîtres. Aussi, renfermés dans ce cercle infranchissable, les modernes, tout en reconnaissant la taille périnéale latéralisée comme la meilleure, ont-ils été forcés de conclure « qu'on ne devait jamais extraire par le périnée un calcul de plus de 20 lignes. » (Scarpa : *Taille*, p. 8). Or, d'après Deschamps, leur volume habituel chez l'adulte, s'élève à 18 ou 20 : c'est donc dire qu'on renonçait à cette méthode, même dans une foule de cas *ordinaires* : qu'était-ce pour les autres ? Ainsi on se trouve acculé entre deux nécessités contraires... Pour sortir de cet écueil, je ne vois rien de mieux que l'alliance de la taille et de la lithotritie ; mais quand je dis qu'il faut combiner ces deux méthodes, je n'entends point qu'il faille recourir à la cystotomie, alors seulement que le broiement aura échoué. » (*Loc. cit.*, p. 685). C'est donc dans une foule de cas *ordinaires* qu'il faut allier les deux méthodes ; et, s'il y a quelque mérite dans la généralisation de cette pratique, n'est-ce pas à M. Pétrequin qu'on doit le rapporter ? « Il s'agit, dit-il, de régulariser cette combinaison en la généralisant pour les pierres volumineuses, et de transformer ainsi en pratique régulière ce qui n'a été qu'un acte opératoire exceptionnel ou une inspiration souvent désespérée. »

Voici ce que j'en ai dit, p. 595 de mes *Recherches* de 1856.

« Ce chirurgien commence par. critiquer ceux qui se sont exposés à recourir à la taille hypogastrique après avoir fait en vain la taille périnéale ; mais de cette première opération pratiquée primitivement il ne dit mot ; et cependant elle donne une ouverture plus large que la seconde, et elle compte des succès tels qu'on a voulu l'établir en méthode générale. M. Pétrequin adopte, au contraire, la taille périnéale comme méthode unique ; puis voici comment il raisonne : Il est reconnu que cette taille ne peut donner issue à un calcul de plus de 45 millim. ; or, depuis l'invention de la lithotritie, la taille ne se pratique presque toujours que pour des calculs beaucoup plus volumineux, brisez-les avant de les extraire, plutôt que de vous exposer à des infiltrations d'urine, etc., en faisant une ouverture trop étendue.

« On voit que la plupart des chirurgiens, lorsqu'ils ont affaire à une pierre volumineuse, cherchent, autant que la prudence le permet, à obtenir une ouverture proportionnée, et ne fragmentent la pierre qu'en cas d'absolue nécessité ; M. Pétrequin, au contraire, ne s'occupe guère de l'ouverture et presque uniquement de la fragmentation. Mais si les larges ouvertures ont des inconvénients, la fragmentation n'en a-t-elle aucun ?

« Et d'abord, pourquoi n'a-t-on pas débuté par la lithotritie ? C'est le plus souvent parce que la pierre est très-dure ou très-volumineuse (je pourrais ajouter *très-ronde* et lisse), ou parce que la vessie, enflammée, racornie, la coiffe de manière à rendre impossible la manœuvre des instruments. Mais est-ce que ces conditions auront disparu par cela seul que la taille aura été préalablement pratiquée ? nullement ; la pierre n'en sera devenue ni plus friable, ni moins volumineuse, ni plus facile à saisir, et la vessie ne l'étreindra que plus fortement par suite de l'écoulement de son contenu par la plaie.

« M. Pétrequin pense avoir perfectionné grandement la combinaison des deux opérations en proposant, comme l'a fait Dupuytren, de substituer le brise-pierre à percussion aux fortes tenettes précédemment employées. Mais les tenettes ont-elles toujours besoin d'être si fortes? Combien de pierres ne brise-t-on pas, sans le vouloir, en les extrayant? Et, de plus, est-il toujours plus facile d'agir, par une plaie au périnée, avec le lithotribe qu'avec une de ces fortes tenettes qu'on ridiculise tant? Je me permettrai d'en douter. Pour saisir un calcul avec ce dernier instrument, il suffit de passer l'un de ses mors en dessus et l'autre en dessous ; se sert-on au contraire du premier, il faut d'abord l'introduire fermé dans la vessie qui est remplie par le corps étranger, puis, pour saisir celui-ci, ouvrir largement les mors, et, en troisième lieu, les tourner en divers sens et repousser violemment les parois vésicales en avant et en arrière (1). Enfin, s'il est dur, il faut, il est vrai, une forte pression pour le rompre avec les tenettes ; mais les coups de marteau redoublés, qui seront nécessaires avec le lithotribe, seront-ils donc tout à fait inoffensifs dans une vessie qui, je le répète, serre étroitement et la pierre et l'instrument? Remarquons que, dans son travail, l'auteur ne tient nulle part compte de la vacuité de la vessie qui, pourtant, est d'une importance capitale.

« Il rapporte quatre observations où le succès a couronné ses efforts : dans l'une le broiement fut fait avec les tenettes, et, dans les autres avec le brise-pierre. Ces faits témoignent plutôt de l'habileté de l'opérateur que de la solidité de ses principes. Ils ne

(1) M. Mathieu vient de me communiquer un instrument de M. Malaguti qui a pour but d'éviter ce dernier inconvénient. C'est un brise-pierre à dents, gros et court ; la gouttière de sa pièce femelle a ses bords à pic et n'engaîne pas la pièce mâle. Cette disposition permet d'introduire ces pièces isolément : quand la femelle a été poussée derrière le calcul, on pousse à son tour la pièce mâle au-devant. Une douille entourant la première est ouverte au niveau de sa gouttière, et, quand on a placé la pièce mâle dans cette gouttière, il suffit de lui faire faire un demi-tour pour que son plein vienne au-devant de celle-ci et la fixe.

me paraissent pas suffisants pour faire rejeter la taille hypogastrique qu'on préfère habituellement dans les cas de calculs volumineux, et pour empêcher, si cette ouverture ne suffisait pas, d'essayer, comme par le passé, de rompre le calcul avec les tenettes ordinaires; enfin, si celles-ci étaient impuissantes, je choisirais, entre le brise-pierre et les tenettes spéciales dont les branches se rapprochent au moyen d'une vis, l'instrument qui me paraîtrait le mieux convenir au cas particulier. »

En 1864, le professeur Alquié, de Montpellier, commençait un mémoire par cette phrase: « L'association de la lithotritie et de la taille nous semble une méthode heureuse et qui a déjà fourni des résultats avantageux (*Bull. de thérap.* t. 65, p. 159). » Puis, entrant en matière, il dit que, s'il ne regarde pas l'écrasement de la pierre pendant l'extraction comme rendant la taille plus pénible, ainsi que le pensaient Tolet, Bromfield, Lecat, Home, Vaccà, Brodie, etc. Il n'en pense pas moins que « si la pierre offre un très-fort volume et une grande résistance, l'emploi d'un puissant percuteur deviendra nécessaire, l'action du marteau dangereuse et les manœuvres multipliées d'extractions graves, surtout à travers le périnée. » En conséquence il ajoute : « On a jusqu'ici effectué d'abord l'ouverture du périnée et de la vessie, afin d'introduire dans cet organe les instruments de lithotritie. Il est un autre mode que nous venons préconiser, non plus comme une opération non prévue, déjà plusieurs fois tentée, et nécessitée par des obstacles constatés après les tentatives de lithotritie, mais comme méthode générale et d'après un plan combiné. » Il a vu plusieurs essais de la combinaison contraire « qui ne semblaient pas lui être favorables. »

La même année, M. Dolbeau revint, sans rien dire de M. Pétrequin, aux errements de ce chirurgien. D'ailleurs Civiale qui, dans sa quatrième lettre (p. 183), avait aussi eu l'idée de combiner la taille et la lithotritie, accuse « son jeune confrère d'avoir voulu abréger le chemin, de s'être tout d'un coup posé en maître, sans avoir oublié ses écrits, ses conférences cliniques, leurs entretiens particuliers, et même des travaux *inédits* dont il avait reçu communication » d'avoir, en un mot, « multiplié les emprunts pour arrondir son livre. » (*Ouv. posth.* p. 71)

Quoi qu'il en soit, associant la taille bilatérale de Civiale, la dilatation du grand appareil, sur laquelle je venais de rappeler l'attention, les lithotribes gros et courts de Dupuytren et de King, il publie sous le nom de *lithotritie périnéale* une opération que dernièrement nous avons vu qualifier de *création* dans les journaux politiques et illustrés (v. p. 415). Du reste il ne donne que trois observations dont l'une est une taille après lithotritie (*De la pierre*, p. 357), la seconde une lithotritie périnéale dans toutes les règles et suivie de guérison chez un homme de 39 ans (p. 378) ; dans la troisième, qui eut pour sujet un homme de 30 ans ayant une pierre très-grosse qu'on ne put ni extraire ni broyer par le périnée, l'opération resta inachevée et le malade mourut le cinquième jour. Le calcul était un ovoïde de 8 cent. sur 12 cent. (p. 382).

Cette observation se serait probablement terminée de même, quelle qu'eût été l'opération pratiquée ; mais je crois du moins qu'il y aurait eu plus de chances de succès en attaquant la pierre par l'hypogastre que par le périnée.

En somme, ces trois faits ne prouvent rien. Il est vrai que le *Moniteur universel* du 25 mars 1872 contient une bien autre statistique : sur 32 calculeux 29 guérisons. Voilà, comme le dit l'auteur de l'article qu'on doit supposer bien informé, des chiffres très-éloquents et qu'il pouvait être fort avantageux de faire connaître. Toutefois malheur au *spécialiste* qui les aurait fait annoncer en tel style et en tel lieu !

Pour moi, en l'absence de détails, je suis obligé de m'en tenir à mes conclusions sur le travail, d'ailleurs très-remarquable, de M. Pétrequin ; j'ajouterai seulement :

Faire de la lithotritie périnéale une méthode générale c'est s'exposer à commencer une opération sans pouvoir la finir, comme cela a eu lieu à un malade de M. Dolbeau sur trois, comme cela serait aussi très-probablement arrivé à celui dont j'ai rapporté l'histoire p. 477, et dont la pierre était d'une dureté extrême.

Commencer au contraire par la lithotritie comme le veut Alquié, c'est, il est vrai, suivre à peu près la route battue ; on ne pourra pas se dire *créateur*, mais on se procurera souvent la satisfaction de pouvoir la continuer jusqu'à la fin, comme cela est arrivé aux 2e et 4e malades de ce chirurgien sur quatre.

En adoptant la première méthode, on délivrera le malade en une seule séance ; mais qu'y gagnera-t-il ? Qu'on aura accumulé sur lui, comme à plaisir, les mauvaises chances des deux opérations; car on n'opère pas *sans rien couper*, comme on le dit : je conviens qu'on fera, dans quelques cas, une incision moins large ; mais on y fera passer et repasser dilatateur, lithotribe, tenettes, curette, etc. La lithotritie, de son côté, n'aura peut-être pas à opérer un broiement aussi complet ; mais elle le fera à sec, et les instruments broyeurs, percuteurs, extracteurs, etc., n'agiront toujours qu'en contact avec une vessie très-racornie, enflammée, etc. J'ai dit, p. 316, que la première séance d'une lithotritie est en général la plus redoutable : est-ce une raison pour l'accompagner de tant de pénibles manœuvres ?

Tout cela se fait-il, peut-il se faire sans douleur, comme on le dit aussi ? oui, grâce au chloroforme ; mais il en est de même dans la taille, avec cette différence que la taille n'exige l'anesthésie que pendant quelques minutes ; tandis que la plus heureuse des trois opérations de M. Dolbeau en dura vingt-cinq et qu'une autre fut encore « plus longue que d'habitude... Il fallait, par instants dilater l'orifice qui tendait à se resserrer. » Je ne parle pas de celle qu'on ne put et qu'on ne pouvait terminer par cette méthode.

On nous dit enfin, que la guérison est plus prompte et que, dans ce cas heureux, le malade était guéri le dix-huitième jour ; mais il n'a fini d'uriner par la plaie que le quinzième ; et puis, n'est-ce donc rien que d'être constamment baigné dans son urine, ne serait-ce que pendant quinze jours ? Quant aux résultats de cette opération sur la fonction génératrice, on ne paraît même pas y songer.

Tout bien considéré, je crois que tout le bruit qu'on a fait n'a rien changé à l'état de la science ; qu'il faut soumettre à la lithotritie tous les cas qui sont de son ressort, et que le volume de la pierre est loin d'être la seule raison déterminante, puisqu'il en est de très-volumineuses qu'on extrait mieux par la lithotritie que par la taille (v. p. 307) ; que si une maladie de l'urèthre ne permet pas la lithotritie par les voies ordinaires, on la pratique par le périnée comme l'a fait M. Bouisson (v. p. 332), rien de mieux ; mais

trouver si souvent l'occasion de pratiquer la lithotritie par le périnée, c'est évidemment prouver qu'on ne sait pas la faire par l'urèthre, c'est faire reculer la science, ou bien c'est vouloir, bon gré
mal gré, se donner l'air d'avoir *créé* quelque chose.

J'ajoute que si, pour une raison quelconque, la lithotritie ne paraît pas applicable, il faut la remplacer par la taille périnéale quand
la pierre est petite, par la taille sus-pubienne quand elle a plus de
3 cent. de diamètre.

Néanmoins, j'admets qu'on ne soit pas aussi convaincu que je le
suis que la taille sus-pubienne n'est pas plus dangereuse que la
taille périnéale, surtout compliquée de l'écrasement d'une pierre
dure et d'un certain volume; il y aurait alors place pour la lithotritie
périnéale ; mais à la condition cependant qu'on se sera, comme le
veut Alquié, assuré d'avance que le broiement n'offrira pas assez
de difficultés pour l'emporter sur tout-ce qu'on peut craindre de la
taille hypogastrique, et qu'on ne sera pas obligé de laisser l'opération inachevée, comme chez l'un des trois malades de M. Dolbeau.
Notons, en effet, que si le morcellement devenait nécessaire même
avec cette dernière taille, on aurait alors plus de facilités pour le
faire; que les organes de la génération ne courraient pas risque d'être
compromis ni l'urèthre d'être affecté plus tard de rétrécissement
(v. p. 449).

Il me reste maintenant à examiner quels sont les meilleurs
moyens de pratiquer ce morcellement.

Mais je reviens un instant sur la dilatation. M. Mathieu me communique, au moment de mettre sous presse, un nouveau dilatateur à quatre valves, qui me paraît bien supérieur à celui de
M. Dolbeau : il est de M. Demarquay. Une des valves se prolonge
au delà des autres à son exrémité et facilite son glissement dans
la cannelure du cathéter (fig. 66); malheureusement il a, comme
le précédent, l'inconvénient de dilater d'avant en arrière, de sorte
qu'on ne sait pas positivement de combien il fait saillie dans la
vessie et si son bouton terminal ne presse pas trop sur la paroi
postérieure, ne tend pas à la perforer. Civiale a d'ailleurs fait une
observation fort juste : « Si l'on veut, dit-il, dilater sûrement le
col de la vessie, il faut procéder de dedans en dehors et non d'a-

vant en arrière ou d'arrière en avant. Si l'on agit d'avant en arrière, les efforts qu'on fait pour introduire la ténette ou les dilatateurs refoulent le col de la vessie ; de sorte qu'en avant du col, entre

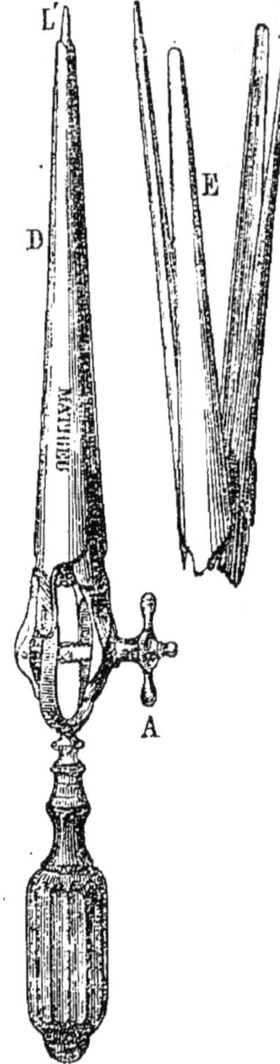

Fig. 66.

celui-ci et le rectum, il se forme une cavité qu'il est facile de constater. Si l'on dilate d'arrière en avant, au moyen de la tenette chargée, les plus fortes tractions, sans agrandir beaucoup l'ouverture, amènent le col en avant et produisent des tiraillements fort douloureux. » (*Ouv. post.*, p. 457.) Le mien (V. p. 436) agit précisément de dedans en dehors.

Quel que soit le lieu par lequel on ait ouvert la vessie, l'appareil instrumental est peu près le même ; quant aux règles à suivre il est difficile de les formuler d'avance.

En 1856, lorsque chacun cherchait dans les instruments de lithotritie les moyens de morceler les pierres que la taille ne permettait pas d'extraire intactes, je m'efforçai d'établir la supériorité des tenettes incisives, et du perforateur d'Earle (*Rech.*, p. 597). Je ne m'étais jamais trouvé, et aujourd'hui encore, après plus de trente ans de pratique, je ne me suis jamais trouvé dans la nécessité d'opérer ce morcellement. Néanmoins, je suis bien obligé de croire que mes idées ne manquaient pas d'une certaine justesse, puisque tous les perfectionnements qu'on a essayés depuis l'ont été dans cette voie à laquelle M. Dolbeau est revenu.

Le moyen le plus simple et qui se présente le premier à l'esprit est une forte tenaille incisive, à mors armés, l'un sur sa ligne médiane, l'autre sur ses bords, d'une série de dents, comme la fig. 67 en donne un échantillon.

MM. Robert et Collin leur ont ajouté une très-grande force au moyen de deux prolongements qu'on peut fixer en très-peu de temps à l'extrémité de chacun de leurs manches et qui en augmentent notablement la longueur. Il me semble même qu'en réunissant ces ajutages par une tige transversale à vis et munie d'un écrou, on pourrait obtenir une puissance énorme : remarquez qu'une rupture, en cas pareil, n'aurait pas grand inconvénient, pourvu qu'on eût un instrument de rechange. L'application de cette tenaille est la même que celle d'une tenette ordinaire.

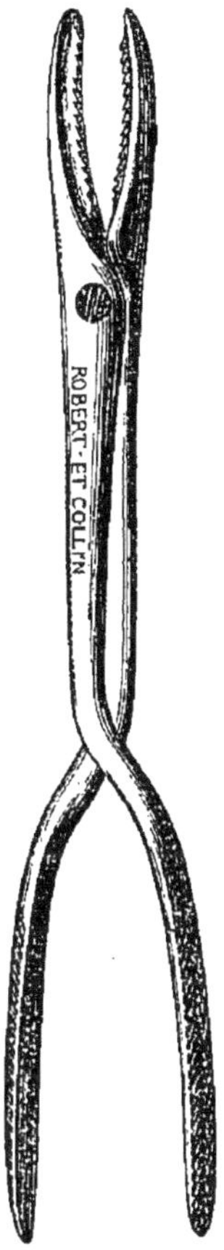

On pourrait encore essayer un fort lithotribe à dents ; mais on a vu plus haut les inconvénients que je lui reproche (v. p. 487).

Si l'on ne réussissait pas par une pression concentrique, on pourrait agir en sens contraire, au moyen du perforateur d'Earle (v. p. 485), modifié, il y a une quinzaine d'années, par M. Fabri, de Bologne, et plus tard par M. Maisonneuve, qui en ont remplacé les trois branches prenantes par une seule (fig. 68).

Quoi qu'il en soit, après avoir retiré le poinçon et sa gaîne dans le manche de l'instrument, on glisse le dos de cette branche dans la gouttière du gorgeret, le manche se trouvant en position verticale ; puis on abaisse celui-ci à mesure que la première pénètre, et enfin, lorsqu'elle parvient dans la vessie, on tâche de la faire arriver jusque derrière la pierre en la faisant passer sur le côté qui s'y prête le mieux, mais de manière toujours à ce que sa concavité regarde le corps à saisir. Quand on y est parvenu, ce qui me semble devoir être, dans les cas de pierres volumineuses, presque aussi difficile qu'avec le brise-pierre, on saisit de la main gauche la poignée transversale A ; à l'aide du volant E on pousse la rondelle B qui, liée à la gaîne du poinçon par une disposition semblable à ce qu'on voit dans le brise-pierre de M. Ségalas (v. p. 284, fig. 36), pousse cette gaîne contre le calcul et la fixe. Enfin, on tourne la manivelle

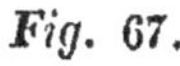

Fig. 67.

C du perforateur qui, au moyen d'un pas de vis qu'on voit au-dessus d'elle, tend à pénétrer dans sa gaîne, et, celle-ci se trouvant fixée sur le manche par le volant, toute la pression tend à faire entrer le poinçon dans la pierre et à la faire éclater.

Civiale qui, d'abord, s'était borné à proposer une pince à trois branches, courte et très-volumineuse, publia en 1865 (*Bull. thér.*, du 30 nov.), un autre instrument dans lequel il réunissait le perforateur aux tenettes.

Mais il faut dire qu'il avait été précédé en cela par M. Charrière, qui, sur la demande de Dupuytren, avait fait un appareil dans lequel le foret se trouvait adapté à une tenette destinée à fixer la pierre pendant que le premier la perforait (fig. 69). En 1855, Charrière fils remplaça le foret simple par le foret éclateur de Rigal de Gaillac, et l'archet par une manivelle (fig. 70). J'en dirai autant de M. Mathieu, qui imagina, lui aussi, une tenette avec perforateur d'une certaine puissance et d'une grande simplicité; l'extrémité des cuillères, recourbée en crochet donne beaucoup de fixité à la pierre (fig. 71). Cet instrument a fait partie de l'Exposition de Londres en 1862, et l'on ne comprend pas que Civiale le donne comme sien (*Ouv. post.* p. 467; 1872). Son appareil, dont je ne contesterai pas la puissance, ne brille assurément pas par la simplicité (fig. 72).

Il est représenté de face par le n° 1 *bis*; on voit, sur le n° 1, qui le représente de côté, que la tenette est courbée sur son plat, au-dessous des cuillères, pour faire place à une douille supportée par

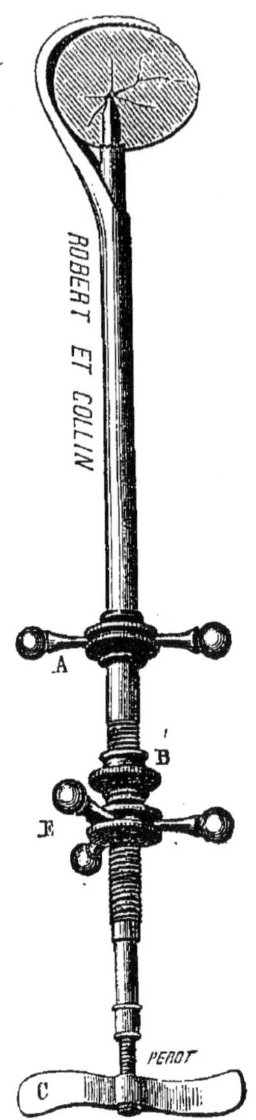

Fig. 68.

une saillie du clou qui unit les deux branches, laquelle douille doit donner passage au foret et fixer sa direction.

Des forets, terminés tous deux en pointe, l'un augmente progressivement de volume et a un manche : c'est l'éclateur repré-

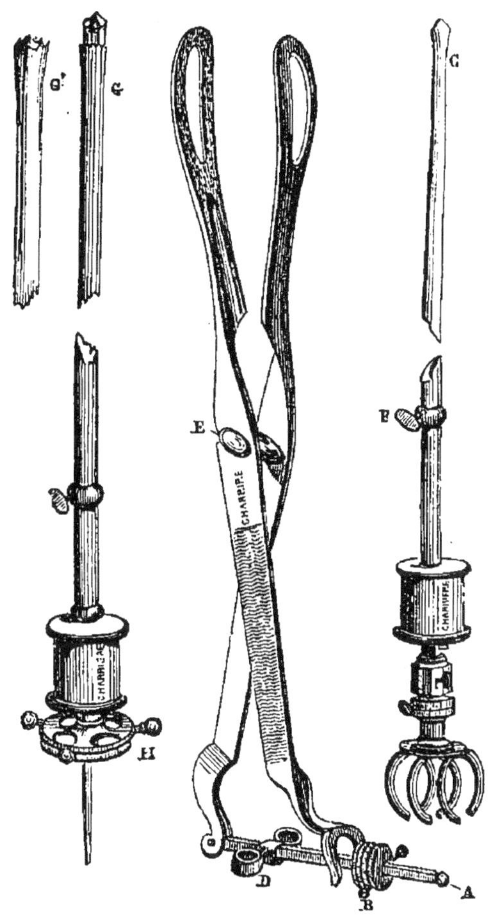

Fig. 69.

senté au n° 4 ; l'autre, qui se rétrécit un peu à quelque distance de sa pointe, offre une poulie, c'est le perforateur représenté au n° 3.

L'appareil qu'on voit représenté au n° 5 est ce que Civiale nomme *griffe*; il est destiné à s'appliquer sur les branches de la tenette de manière à les embrasser dans les crochets *a a* et à les rapprocher de vive force, après quoi on le fixe au moyen d'une vis de pression *b*. Le rapprochement se fait soit au moyen de la main tirant

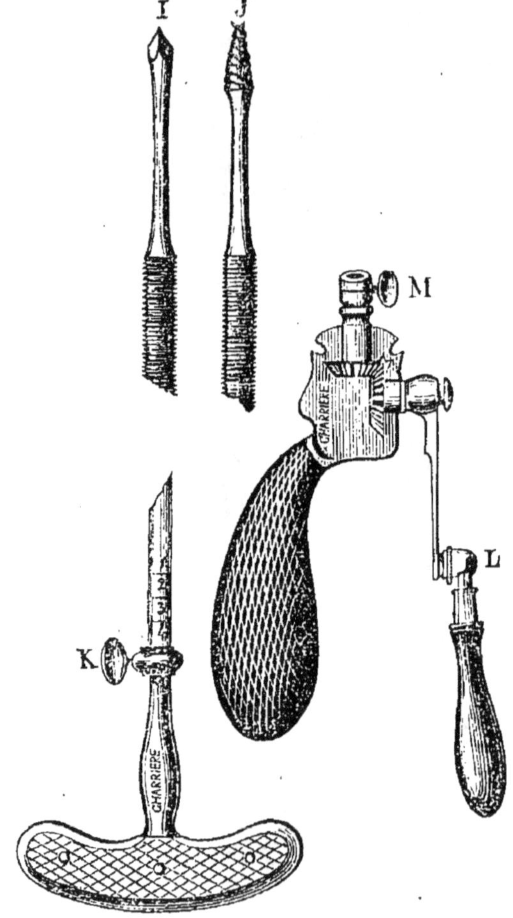

Fig. 70.

sur la partie inférieure de la griffe qu'on voit se relevant en forme de crochet, soit à l'aide d'un pignon ordinaire entrant dans une douille placée au-devant de la branche droite de la partie horizontale de la griffe et s'engrenant avec la surface cannelée de la branche correspondante de la tenette. Cette douille et le pignon ne se trouvent pas sur la planche.

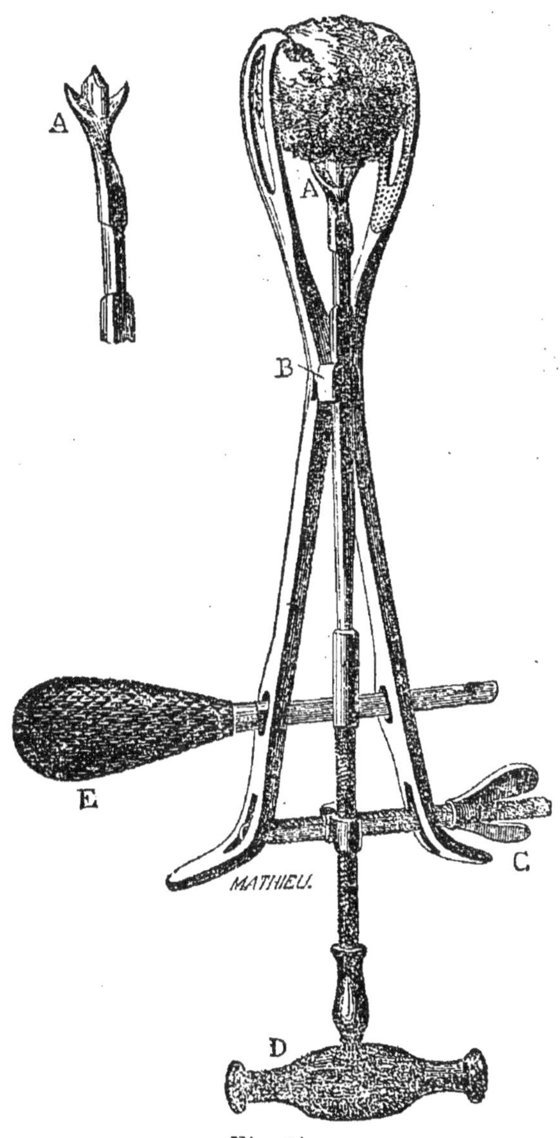

Fig. 71.

Cela fait, on introduit le foret conique n° 4, dans le trou *e* qu'on voit en bas de la griffe et dans la douille, et, en dedans de cette griffe se trouve un écrou brisé destiné à mordre quand il en est besoin sur la vis qu'on remarque au-dessus du manche du n° 4. Ceci est destiné à agir avec la main seule.

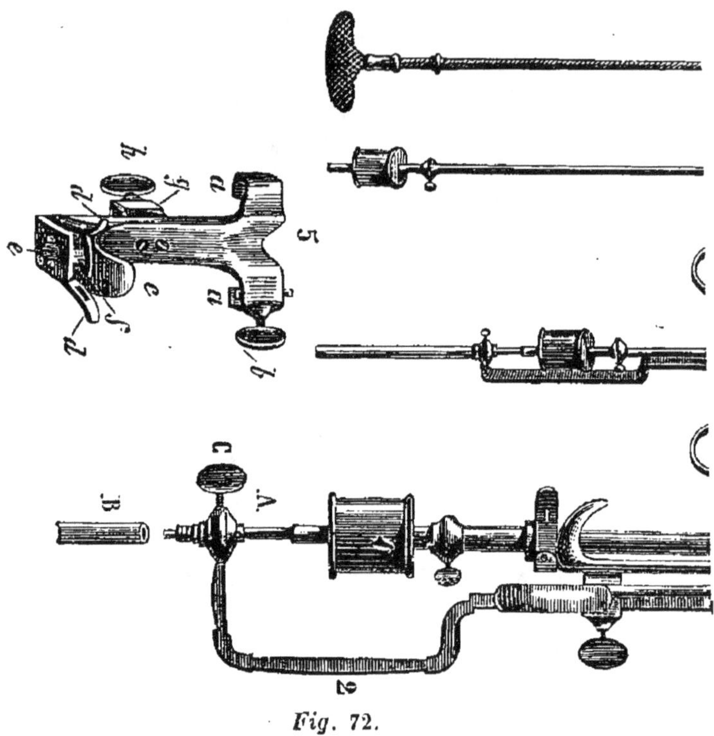

Fig. 72.

Si ce moyen est insuffisant, on lui prépare la voie par le perforateur à poulie qui doit être mû par un archet ; mais cette poulie doit être elle-même maintenue par un tour en l'air que représente le n° 2, et qui se fixe au bas de la griffe dans le carré *g* (n° 5), par la vis de pression *h* (n° 4). Sur la tige du foret, du côté du manche ou de la poulie (n° 3), sont disposés des moyens d'arrêt qui empêchent la pointe de l'instrument de léser la vessie, et la plaie, pendant la manœuvre, est protégée par le prolongement de la douille.

Civiale dit son instrument applicable à un *grand* nombre de cas ; s'il disait à un *certain* nombre, je n'aurais aucune objection à faire ; mais, depuis l'invention de la lithotritie, les très-grosses pierres sont extrêmement rares, et je crois que s'il eût eu un peu plus de foi dans la taille hypogastrique, il aurait eu moins souvent occasion

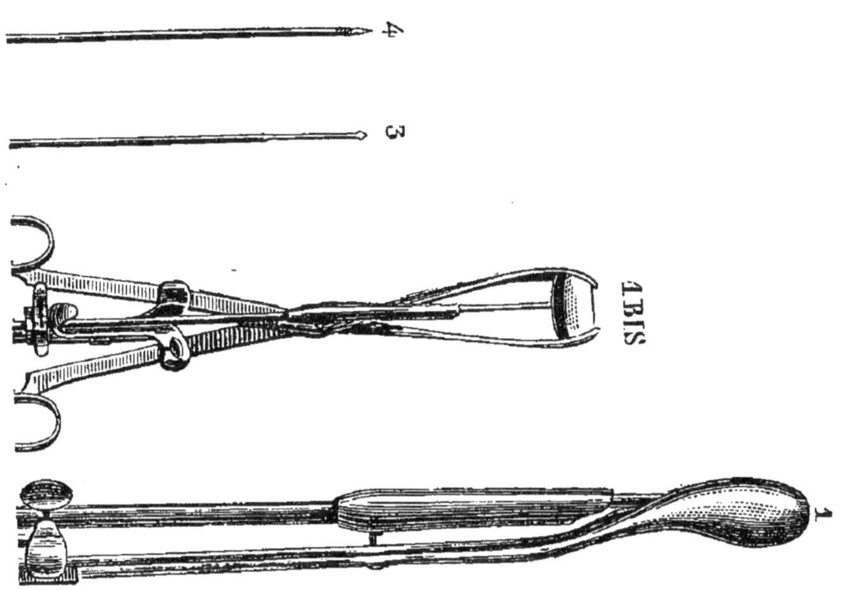

Fig. 72.

d'appliquer un appareil aussi compliqué. Je vois que les débris de la pierre de trois de ses opérés, les seuls dont le poids soit indiqué, ne pesaient que 40 grammes chez deux et 50 chez le troisième. (*Ouv. post.*, p. 402, 485 et 487). Pour moi, dans une pratique de plus de trente années, je n'ai jamais eu besoin de morceler la pierre, et j'ai eu affaire à de bien plus grosses.

CHAPITRE XV.

Quelques généralités sur le choix des méthodes précédentes. — Des placages phosphatiques et des récidives.

Lorsque la lithotritie fit son apparition dans la science, beaucoup de notabilités se sentirent menacées : la plupart des chirurgiens haut placés, principalement ceux qui, pour la taille, étaient en possession de la faveur publique, trouvèrent mauvais qu'ont vînt les troubler dans leur quiétude, et, ne voulant ni déchoir, ni se mettre à la suite de confrères plus jeunes et sans position officielle, crurent beaucoup plus simple de discréditer la nouvelle opération que d'en étudier la minutieuse manœuvre. On s'y prit pour cela d'une manière sinon parfaitement loyale, au moins très-adroite : La taille, dit-on, peut s'appliquer à tous les cas de pierre ; la lithotritie, au contraire, ne peut avoir cette prétention ; donc la taille est la méthode générale, donc la lithotritie n'est qu'une méthode exceptionnelle ; donc elle lui est inférieure ; donc.... venez à nous, vous tous qui souffrez de la pierre. C'était évidemment la conclusion tacite de ce beau raisonnement.

Qu'on joigne à cela le prestige des positions : c'était des professeurs de la Faculté, c'était des chirurgiens des hôpitaux qui tenaient ce langage, et leurs élèves, habitués à croire à la parole du maître, le répétaient *urbi et orbi*.

Cette pression amena nécessairement une réaction : on se combattit à coups de tableaux statistiques qui, quoique fort habilement établis, et peut-être même à cause de cela, furent tour à tour repoussés par les avocats de l'une et l'autre opération comme pièces fausse et de mauvais aloi, et, il faut bien l'avouer, ils eurent tous assez souvent raison ; car ce n'est pas dans les luttes passionnées que la vérité se dégage. Aujourd'hui, quand on relit ces discussions, quand on examine les faits présentés par les deux partis, on les trouve tellement tiraillés, tellement défigurés qu'on comprend qu'ils aient dû se prêter aux interprétations les plus opposées et servir à la fois de moyen d'attaque et de défense aux partisans des méthodes rivales.

On gagne cependant quelque chose à les lire : on comprend mieux ce qu'on doit penser des statistiques qui nous ont été transmises par les deux siècles prédédents au sujet de la taille : on est confondu des merveilleux résultats que cette opération donnait alors, si on les compare à ceux qu'en obtiennent les chirurgiens de nos jours. C'est que l'homme est toujours le même, et que si, autrefois, on ne se disputait pas pour des méthodes, on se disputait pour des procédés : chacun prétendait posséder le meilleur et voulait le prouver. Tous assurément ne mentaient pas de propos délibéré, mais « les opérateurs les plus probes se plaisent souvent à se faire illusion sur la cause de leurs insuccès et les attribuent facilement à des causes étrangères à l'opération. » (Thierry).

Combien de circonstances viennent effectivement compliquer nos faits en apparence les plus simples. Dans tous les cas, nous avons au moins trois grands éléments à considérer : 1° le malade, son âge, son sexe, sa constitution, l'état de ses fonctions principales et jusqu'à son caractère ; car on comprend qu'un caractère nerveux, impatient, ne se prêtera pas aussi bien à une opération minutieuse, qui se répète plusieurs fois, qu'un caractère opposé ; 2° les organes urinaires, la liberté ou l'étroitesse de l'urèthre, l'état du col de la vessie, des uretères et des reins, de ces derniers surtout dont les lésions sont si importantes, si fréquentes et malheureusement si insidieuses ; 3° la pierre enfin qu'on paraît avoir eu seule en vue dans toutes ces discussions, et qui, pour moi, ne vientqu'en troisième ligne, quoique son volume et sa dureté aient quelquefois dans la balance de nos déterminations un poids décisif. J'aurais bien quelque chose à ajouter relativement à l'opérateur : Est-ce que tous ont les mêmes idées, la même capacité pour telle et telle des méthodes en présence? est-ce que tous trouveront les mêmes ressources dans des combinaisons thérapeuthiques accessoires? et même, pour ce qui est seulement des dispositions d'esprit, est-ce que tous ont la même patience, le même soin, est-ce que tous,par tempérament ou par suite de leurs occupations habituelles, cher-

cheront autant à dénouer le nœud gordien avant de songer à le rompre ?

Or, quand des faits se passent entourés d'éléments si divers, comment les comparer ou les réunir sous forme d'unités ?

Un célèbre anatomo-pathologiste a écrit: *non numerandæ, sed perpendendæ sunt observationes*. Depuis, on a voulu presque supprimer le second terme de cette proposition; on soumit au calcul les unités les plus complexes qui existent. Rien ne prouve mieux ce qu'il y a de singulier, je pourrais presque dire d'absurde dans cette prétention que ce qui est arrivé au judicieux Blandin. Le sort lui ayant donné pour sujet de sa thèse de concours pour le professorat le *parallèle entre la taille et la lithotritie*, il fut conduit par la mise en regard des différentes statistiques, les plus authentiques, prend-il soin d'ajouter, à ces conclusions :

Autrefois, (c'est-à-dire avant l'invention de la lithotritie) les revers étaient aux succès dans la proportion de 1 à plus de 3; aujourd'hui (c'est-à-dire avec les deux méthodes) les revers sont aux succès dans la proportion de 1 à moins de 3.

Aujourd'hui, là, où l'on traite les calculeux par la lithotomie et la lithotritie, les revers sont aux succès comme 1 est à moins de 3 (*Parallèle entre la taille et la lithotritie* p. 162 ; 1834.)

Avec de pareilles prémisses, la conséquence naturelle devait être celle-ci : l'invention de la lithotritie a été un malheur pour l'humanité et il faut s'empresser d'en condamner la pratique.

Eh bien non : le bon sens de l'auteur, égaré d'abord par le sentiment de sa position de candidat devant être jugé par une Faculté qu'il savait hostile à la lithotritie et surtout aux lithotriteurs, reprit bien vite le dessus, et, deux pages plus loin, sa première proposition terminale est celle-ci :

« *La lithotritie est une heureuse conquête de la chirurgie*; elle doit marcher à la fois la rivale et la sœur de la lithotomie, mais jamais elle ne la remplacera complétement. »

Qui donc a prétendu qu'elle dût la remplacer toujours? Est-ce que ce n'était pas des lithotriteurs qu'il était question tout à l'heure quand on nous disait que ceux qui traitaient par les deux opérations perdaient plus de malades que ceux qui ne pratiquaient que la taille?

Oui les deux opérations sont sœurs; elles doivent s'entre-aider, soit isolément, soit conjointement, pour le soulagement de ceux qui souffrent ; mais quand il s'agit d'adapter l'une ou l'autre à tel cas particulier, sont-ce les statistiques, toutes vagues, toutes même plus ou moins erronées ou menteuses, qu'il faut consulter? non; car, par cela seul qu'il a fallu dépouiller les faits de toutes leurs différences pour les faire entrer dans le même tableau, celui-ci ne nous donnera toujours qu'une réponse absolue. Quand il s'agit d'une grande mesure d'utilité publique, d'une mesure qui a pour objet des masses, c'est d'après des résultats généraux qu'il faut se décider; mais il n'en est plus de même quand il s'agit d'applications particulières. Écoutons Lisfranc qui avait un choix à faire pour lui-même entre la taille et la lithotritie. A-t-il consulté les statistiques pour se déterminer? non: « Je portais, dit-il un calcul depuis 18 mois, et je tenais à m'assurer de toutes les chances de l'opération. Je consultai tout ce qui avait été écrit sur la matière; je pris des renseignements à domicile chez les personnes opérées; de toute cette enquête, il résulta cette conviction pour moi que la lithotritie ne doit pas être exclusivement employée; mais que, dans la plupart des cas, elle est de beaucoup préférable à la taille. Je me fis donc lithotritier, et me voilà. Pour M. Dubois, nul praticien peut-être n'avait autant que lui pratiqué la taille et avec autant de succès; ceux-là le savent qui connaissent sa grande réputation ou qui ont suivi son excellente clinique; et, malgré tant de succès, quand il a eu la pierre, il se l'est fait broyer, et il est bien portant aujourd'hui. » (*Rapport et discours sur la taille et la lithotritie,* p. 28 ; 1835).

Ainsi voilà deux chirurgiens des plus éminents qui, ayant à leur disposition toutes ces statistiques qui ont servi de base au rapport de Velpeau si défavorable à la lithotritie, ont choisi de préférence cette méthode, malgré les malédictions dont la poursuivaient depuis longtemps déjà leurs collègues. Chose plus remarquable encore : Sanson, l'honnête Sanson, qui, non-seulement avait signé le rapport de Velpeau, mais encore avait plusieurs fois pris la parole pour démontrer que « les chiffres sont accablants pour la lithotritie... Que la taille est bien moins douloureuse... que la lithotritie est suivie de convalescences plus longues, etc., » Sanson, dis-je, fut à son tour atteint de la pierre, et il se soumit à la lithotritie. Avait-il donc à la fin reconnu qu'il y avait une autre marche à suivre pour apprécier sa valeur, et qu'on avait eu tort d'en juger par ses premiers essais? Velpeau, lui, ne mâcha pas les termes; il répondit à Lisfrane que si Dubois et lui s'étaient décidés pour la lithotritie c'est que leur tête n'était pas moins malade que leur vessie. C'est pour éviter pareil compliment, sans doute, que, pris lui-même à son tour d'une maladie de vessie, il eut, si j'ai été bien renseigné, l'esprit assez fort pour s'en tenir à ses propres lumières; mais il n'en fut pas plus heureux pour cela, car il mourut.

A mon avis, Lisfranc et Dubois prirent le parti le plus sage : dans leur position, quelques faits bien étudiés pouvaient mieux les éclairer que toutes les statistiques du monde. C'est ce que je fis, et, dès mon début dans la carrière, j'écrivais : « Dans les discussions académiques dont nous avons été dernièrement témoins, on a dit qu'on devait regarder la taille comme la méthode générale parce qu'elle peut s'appliquer à tous les cas, tandis qu'il en est où l'on ne pourrait sans témérité faire usage de la lithotritie : erreur flagrante et dans les faits et dans les expressions. Je dis qu'il y a erreur dans les faits, parce que, pour tout homme qui observe sans prévention, la lithotritie est infiniment moins dangereuse que la taille, et que les cas où elle peut être appliquée sont beaucoup plus nombreux que ceux qu'elle ne peut atteindre. Je dis, d'autre part, qu'il y a erreur dans les expressions ; car prétendre que la cystotomie est la méthode générale, parce qu'elle peut s'appliquer à tous les cas, c'est presque comme si l'on disait que, pour le traitement des maladies du genou, des fractures de la jambe, des anévrysmes de l'artère poplitée, l'amputation de la cuisse est la méthode générale » (*thèse*, p. 8, 1839). Depuis, mon opinion s'est confirmée, et c'est d'ailleurs, l'opinion générale. Il était impossible qu'il en fût autrement. Depuis longtemps, on sait à quoi s'en tenir sur la douleur de la lithotritie comparée à celle de la taille. J'en dirai autant de la durée comparative du traitement: si quelquefois, en effet, elle est plus longue par la lithotritie que par la taille; souvent aussi elle est plus rapide. Et puis, n'est-ce donc rien pour un malade d'être baigné dans son urine pendant un. mois, six semaines, mettons pendant quinze jours seulement, ce qui est une exception?

Et puis, on ne peut jamais répondre du succès de la taille faite dans les circonstances les plus favorables, tandis que bien des fois, certaines conditions étant données, on peut presque à coup sûr affirmer d'avance la guérison par la lithotritie.

Je sais qu'au delà de ces cas il en est un bon nombre où le doute commence; c'est alors que joue un grand rôle l'aptitude spéciale du chirurgien : l'un, grand partisan de la taille, lui donnera la préférence; un autre, qui aura davantage étudié la lithotritie, la choisira ; un autre combinera les deux opérations, et tous trois pourront avoir raison, même en ne réussissant pas, parce qu'ils espéraient tous trois trouver, chacun dans ses moyens, de plus grandes chances de succès.

Enfin j'ai dit qu'on peut élargir encore le cercle de la lithotritie par l'emploi judicieux de certaines combinaisons thérapeutiques.

On lit, par exemple, dans tous les ouvrages sur la matière, qu'une extrême sensibilité de l'urèthre, que des spasmes du col de la vessie sont une contre-indication à la lithotritie ; mais, nous avons vu précédemment que le chloroforme dans certains cas (v. p. 303), que le nitrate d'argent dans d'autres m'ont permis mainte fois de vaincre ces difficultés, et, j'ai beau fouiller dans mes souvenirs, je ne me rappelle pas avoir jamais eu à le regretter. J'en dirai autant de l'impossibilité de retenir dans la vessie le liquide nécessaire aux manœuvres : ou a vu, p. 341, des preuves des bons effets des injections nitratées quand elle tient à une sensibilité excessive de la membrane muqueuse, du chloroforme quand elle dépend d'une trop grande irritabilité nerveuse. Je dois dire, cependant, que ce dernier cas, quand il est très-prononcé, est un de ceux où il est le plus difficile de mener le broiement à bonne fin, non pas pour la raison dont il s'agit; mais parce que les malades trop nerveux supportent difficilement la répétition des séances, le passage des fragments dans le canal, et, se révoltant contre les moindres souffrances, ils aggravent souvent, par leur exaspération continuelle, par leurs efforts incessants d'expulsion, un état qui, sans cela, n'aurait eu rien de grave.

J'ai dit aussi qu'on pense avoir trouvé, dans l'application de l'électricité à courants continus, un bon moyen de faire cesser la contracture de la vessie. (v. p. 304.)

Enfin, on a de tout temps accusé la lithotritie d'exposer aux récidives plus que la taille, en laissant dans la vessie des fragments, qui deviennent des noyaux de nouvelles pierres. Eh bien ce reproche est encore mal fondé, selon moi.

Et d'abord il s'en faut que la taille en soit aussi exempte qu'on le suppose : très-souvent, dans les manœuvres d'extraction, il se détache des écailles sous la pression des tenettes, sans compter les cas où la pierre s'écrase complétement. Dans d'autres circons-constances, avec la pierre principale il en existe de petites qui peuvent fort bien échapper aux recherches, lesquelles, dans les tailles périnéales surtout, ne sont pas toujours faciles ; et cela se comprend si on réfléchit à la profondeur des parties, et au désir bien naturel de terminer au plus vite une grande et grave opération.

Et puis, une fois celle-ci terminée, on ne recommence pas, sans indication bien pressante, les explorations avant ni même après la cicatrisation ; tandis qu'après la lithotritie, il est de règle de les recommencer plusieurs fois avant de déclarer le malade positivement guéri. Or, si l'on se reporte à ce j'ai dit de l'examen de la vessie et de l'évacuation artificielle des fragments, on verra qu'un chirurgien soigneux a maintenant à sa disposition des ressources presque infaillibles.

Il est une grande cause de récidive qui avait passé, avant moi, je peux dire inaperçue, ce sont les plaques calcaires qui tapissent si souvent la vessie des calculeux. Mais ces récidives ne sont pas plus à craindre après la lithotritie qu'après la taille, parce que, lorsque ces placages existent, le traitement par l'une ou l'autre méthode dure presque toujours assez longtemps pour qu'elles aient le temps de se détacher avant les dernières explorations dans un cas, avant la cicatrisation dans l'autre. Le procédé qui doit exposer le plus à ce genre de récidive c'est la lithotritie périnéale avec simple dilatation, parce qu'alors on a affaire à des pierres assez volumineuses pour que des placages de ce genre aient pu se former, tandis que le col de la vessie se referme assez vite pour qu'ils n'aient pas le temps de se détacher et de sortir (1).

Ces placages ont été pour moi le sujet d'un mémoire que j'ai lu le 8 mars 1864, à l'Academie de Médecine, fait imprimer dans la *Gaz. hebd. de méd. et de chir.*, et que je vais reproduire.

Il arrive souvent qu'après la lithotritie tous les signes de la pierre ne tardent pas à se reproduire, et l'on en conclut assez naturellement que l'opération n'a pas été complétement faite, que des fragments ont été laissés et sont devenus noyaux de pierres nouvelles. Les cas ne sont pas rares où cette cause est en effet la véritable, et cela s'explique aisément si l'on réfléchit que les moyens employés par la plupart, pour explorer et nettoyer la vessie, sont tout à fait insuffisants, que quelques opérateurs manquent d'expérience et d'éducation tactile, et que très-souvent des états pathologiques du col de la vessie, et de la vessie elle-même, font que des débris échappent aux recherches.

Mais il est une autre cause à peine soupçonnée, quoiqu'elle ne soit point rare non plus; et, comme il est souvent difficile de la

---

(1) Ce n'est pas la seule cause de récidive après la lithotritie périnéale. « Plusieurs de mes opérés, dit M. Dolbeau dans un nouveau travail qu'il vient de publier et qui contient vingt observations de guérison, y compris celle du premier ouvrage, un tiers, peut-être, ont rendu plus ou moins vite après l'opération des débris calculeux, tantôt de la poussière, tantôt des fragments assez volumineux » (p. 129.). A l'autopsie d'un sujet *presque guéri de sa plaie,* on a retrouvé « plusieurs grains phosphatiques » malgré les soins mis à évacuer les débris, et le lobe moyen, légèrement tuméfié et ulcéré, « présentait des incrustations phosphatiques » (p. 190). A la suite d'une opération « facilement exécutée dans l'espace de trois quarts d'heure », la plaie guérit en quatorze jours; mais les urines restèrent troubles, et, après cinq mois, le malade revint avec tous les signes de la pierre (p. 131). Est-ce un fragment, est-ce un placage qui fut cause de la récidive? je pencherais vers cette dernière opinion, parce que la première pierre était d'acide urique, tandis que la seconde était purement phosphatique. Chez un autre malade, une fistule persiste au bout de deux mois; on sent dans la région membraneuse une rugosité; on dilate la fistule et on retire six grammes de fragments phosphatiques (p. 173). Un autre, débarrassé, en août 1869, d'une petite pierre phosphatique, demandait des soins à un autre chirurgien en 1870 (p. 224).

prévenir, il importe au plus haut point de la connaître, non seulement dans l'intérêt du malade, pour en combattre à temps les effets, mais encore dans celui du chirurgien, dont la réputation pourrait se trouver compromise. C'est sur cette cause, déjà signalée par moi (*Rech.* de 1856 p. 581), que je me propose de rappeler aujourd'hui à l'attention.

Un homme, très-haut placé dans l'enseignement avait été lithotritié, et, après plusieurs recherches infructueuses, déclaré guéri. Mais, les symptômes persistant toujours malgré la sortie ultérieure de nombreux fragments, il me fut adressé par mon ami le Dᵣ Vigla, au mois de février 1863. Ma sonde coudée me fit sentir immédiatement une masse de débris, et sept petites séances de lithotritie, faites du 22 février au 30 mars, amenèrent l'extraction d'une quantité qu'on peut évaluer à une grande cuillerée. De même que ceux qui étaient sortis spontanément, ils étaient anguleux, fragmentés, formés d'acide urique ou d'urates, et recouverts d'une mince couche phosphatique.

Il faut dire que ce qui en gênait la sortie, c'était un commencement de valvule au col de la vessie qui empêchait celle-ci de se vider complétement.

Enfin je ne trouvai plus rien, et l'état s'était tellement amélioré que le malade se crut cette fois guéri et partit pour la campagne.

Mais les symptômes d'irritation, réveillés au bout de quelques semaines, le ramenèrent à Paris le 29 juin. Je recherchai s'il n'y avait pas de nouveaux débris : je ne trouvai rien et il retourna à la campagne.

Malheureusement, les accidents s'aggravèrent de plus en plus, et, ne réfléchissant pas qu'ils avaient précédé l'exploration, puisque c'était eux qui l'avaient motivée, il s'en prit à elle, et ne voulut plus s'y soumettre, malgré l'état pitoyable dans lequel il passa tout son été.

De retour à l'automne, il revint me voir; mais, bien que j'affirmasse qu'il devait avoir une nouvelle pierre dans la vessie, il persista à ne pas vouloir se laisser explorer, et peut-être s'y serait-il refusé indéfiniment sans la circonstance que voici. Peu après notre entrevue, il éprouva de la difficulté à uriner, et, après quelques efforts, il expulsa spontanément une sorte de bouchon formé par le pelotonnement d'un lambeau d'environ 1 cent. de large et 1 cent. et demi de long, membraneux d'un côté et incrusté de phosphate calcaire de l'autre. Aujourd'hui la dessiccation de la matière organique a diminué ses dimensions et l'a recoquillé du côté membraneux.

Dès lors, vaincu par l'évidence, mon malade se laissa examiner, et je reconnus, dans le fond et à droite, un magma de consistance plâtreuse dont cinq séances d'extraction, faites dans la dernière quinzaine d'octobre, le débarrassèrent. Cette substance n'a plus, comme on le pense bien, conservé aucune forme dans les cuillers de l'instrument; mais, dans l'une des dernières séances, il m'arriva de sentir un frottemenf évidemment pierreux sur la paroi latérale droite de la vessie, et de ne pouvoir rien saisir, malgré tout le soin que j'y mis ; le jour même ou le lendemain, le malade expulsa un nouveau lambeau membraneux assez semblable au précédent, et de forme encore plus caractéristique. Ce lambeau que je présente également à l'Acadénie, a été sans doute détaché de la muqueuse par les frottements de l'instrument.

Depuis ce temps l'état de la vessie s'est amélioré ; néanmoins elle donne encore des mucosités assez épaisses dans lesquelles on découvre presque toujours, à la simple loupe, des cristaux phosphatiques: l'urine est fortement alcaline, brunit l'argent, a une odeur fétide, et il y a, de temps en temps, des douleurs rénales, phénomènes qui diminuent graduellement. La santé générale se maintint pendant un certain temps; mais, au mois d'avril 1864, cet intéressant malade a succombé aux progrès croissants d'une débilité, d'une infiltration générale, d'une véritable anémie. Cette terminaison n'aurait-elle pas été précipitée par l'usage des eaux alcalines auquel il se livra malgré moi? (J'omets des extraits de mes *Rech.* de 1856, relatifs à la formation de ces dépôts déjà exposée p. 72.)

N'est-il pas évident que les plaques membraneuses d'un côté, phosphatiques de l'autre, rendues par notre malade, s'étaient détachées, l'une spontanément, l'autre artificiellement de la face interne de la vessie? ne l'est-il pas également que, si la première n'était pas sortie spontanément et n'était pas venue vaincre la résistance du malade à une nouvelle exploration, cette plaque aurait grossi par l'addition de nouvelles couches sur chacune de ses faces et serait devenue le noyau d'un calcul plat si elle était restée étendue, plus ou moins sphérique si elle s'était pelotonnée ? Or, si l'on réfléchit que des placages phosphatiques de ce genre se rencontrent très-fréquemment à la face interne de la vessie des malades qui ont succombé aux effets de la pierre, loin de s'étonner qu'ils deviennent ainsi cause de récidives assez fréquentes après la lithotritie et la taille, on sera surpris qu'il ne le soient pas plus souvent encore, surtout dans les cas où il existe un obstacle à ce que l'urine les entraîne au dehors avec elle. Probablement que souvent ils se détachent avant la fin des extractions dans la première opération, et avant l'oblitération de la plaie dans la seconde. Plusieurs chirurgiens ont, en effet, signalé la sortie de membranes incrustées de matières pierreuses après la taille, et celles-ci doivent alors se détacher d'autant plus vite que la muqueuse de la vessie reste constamment froncée tant que l'urine s'écoule par la plaie, sans séjourner dans son réservoir. Après une taille *vésico-vaginale* pratiquée par le Dr Rames (d'Au-rillac), « la muqueuse fut trouvée rugueuse, incrustée de graviers, présentant au toucher l'apparence de papier de verre. » Le dixième jour après l'opération, « cette membrane s'exfolia et entraîna le sable qui la rendait rugueuse. » (*Gaz. des Hôp.* 1862, p. 359.)

Est-ce à dire qu'à cet égard la lithotritie soit inférieure à la taille ? Nullement ; avec les moyens d'extraction que nous possédons, avec mon lithotribe à cuillers, dont les mors sont d'égale longueur, on peut toujours saisir ces lambeaux, si minces qu'ils soient ; avec ma sonde à double courant surtout, on peut les extraire (v. p. 387).

Un agent qui m'a paru accélérer beaucoup la chute de ces sortes de placage, ce sont les injections de nitrate d'argent dont j'ai fait connaître, en 1844, les merveilleux effets contre les catarrhes de la vessie. M. Ségalas qui s'en est également déclaré le champion, a pensé qu'elles pouvaient donner lieu à la pierre en coagulant le muco-pus qui deviendrait ainsi le noyau d'un corps étranger (*Union*

médicale 1859, t. 11). Je crois que cet inconvénient n'est pas impossible et qu'il exige qu'avant l'injection, et après, soit immédiatement, soit le lendemain, on fasse dans la vessie des irrigations
abondantes avec une large sonde ; mais je crois aussi que, dans
beaucoup de cas, on aurait tort d'attribuer au nitrate les matières
phosphatiques dont l'expulsion suit son emploi, surtout quand il se
présente, comme je l'ai vu bien souvent, sous forme de plaques
phosphatiques adhérentes à la muqueuse.

Les chirurgiens qui ont observé par hasard ces placages de la
muqueuse vésicale, ont presque tous signalé leur coïncidence avec
une inflammation de cette membrane. Les uns ne paraissent pas
en avoir recherché la raison ; Howship dit que, dans les cas où la
vessie est fortement irritée par de la gravelle, l'excitation finit par
amener un épanchement de lymphe coagulable à la face interne
de la vessie, et qu'il n'est pas rare alors de trouver de la matière
calculeuse adhérente dans les endroits où l'épanchement s'est produit d'abord (*A pract. treat. on the most imp. compl.* etc. p. 122,
1823). Il ne s'explique pas davantage. Civiale paraît croire que le
phosphate est fourni par une sécrétion de la paroi vésicale, et que
les couches immédiatement en contact avec elle sont les plus
récentes (*De l'aff. calcul.* p. 539).

Mais si l'inflammation était la cause principale de ces dépôts, on
devrait les observer chaque fois que la muqueuse est un peu sérieu-
sement enflammée, et sur toutes les surfaces malades ; or ils sont
encore assez rares comparativement aux cystites. Ensuite, dans la
même vessie enflammée, on les rencontre sur le sommet des
mamelons et presque jamais dans les anfractuosités qui les séparent.
Bien plus, on a vu dans certaines opérations de taille, le trajet de
la plaie se recouvrir totalement d'incrustations semblables. Comment
un chirurgien, qui publiait des faits de ce genre, a-t-il pu, lui aussi,
s'en prendre exclusivement à la cystite (*Gaz. des Hôpitaux*, 1864,
p. 6 et 10) ? Que pourrait faire la cystite sur la plaie ? Et puis, est-
ce qu'il n'y a pas presque toujours de la cystite quand on pratique
la taille ? Pourquoi ces incrustations sont-elles si loin d'être cons-
tantes ?... J'ai attribué, dès 1856, un grand rôle à l'inflammation
de la vessie ; mais j'ai dit quelque chose de plus et néanmoins mon
explication était encore incomplète.

Pour moi, le phosphate qui forme ces couches n'est pas fourni par la muqueuse, mais par l'urine ; aussi une altération de ce liquide précède-t-elle constamment leur formation. La cause la plus ordinaire de cette altération, c'est une inflammation chronique des reins qui, en rendant leur sécrétion alcaline, neutralise l'acide nécessaire à la dissolution des phosphates, sels presque insolubles dans l'eau, dans les liquides alcalins, et solubles au contraire dans les acides. Voilà ce qui explique pourquoi ils peuvent se déposer sur toutes les surfaces qu'ils touchent, sur la pierre, sur les fragments comme sur les muqueuses, aussi les voit-on quelquefois recouvrir la face interne des bassinets, des uretères, de la vessie, de l'urèthre et la peau elle-même, quand elle est baignée par l'urine, qu'il y ait eu ou non une opération préalable. Dans ces cas extrêmes, ces sels se déposent partout où l'urine s'écoule ; mais il en est d'autres où il faut qu'ils rencontrent certaines conditions qui favorisent leur adhésion, par exemple une surface ulcérée, tomenteuse. Or, c'est ce qu'ils trouvent souvent dans les vessies soumises pendant quelque temps aux frottements d'un corps étranger, tel qu'une pierre, une sonde. Nous avons vu qu'ils recouvrent habituellement le sommet des mamelons formés par le froncement de la muqueuse : ce sont aussi les points les plus exposés à être ulcérés par les frottements ; s'ils se déposent bien plus rarement dans les anfractuasités, c'est que la muqueuse y est beaucoup moins exposée à perdre son poli. Une surface incisée et suppurante leur présente également ces conditions favorables d'adhésion. L'écrivain de la *Gaz. des Hôp.* que je citais tout à l'heure, et qui trouverait sans doute mauvais que je le nommasse, lui qui a pour système de ne nommer aucun de ceux de ses contemporains dont il emprunte les idées, croit que ces dépôts se forment à la surface adhérente de la muqueuse (1) ; il aurait bien dû, en raison de leur apparition sur les plaies qui suivent la cystotomie, ce dont il a été surtout frappé, nous dire comment il s'explique une telle opinion qu'il affirme reposer sur l'examen microscopique. Le dépôt, dans son hypothèse, ne pourrait se produire qu'après la séparation des lambeaux membraneux.

(1) En voyant la ressemblance de cette opinion avec celle de Civiale, chacun devine qu'il s'agit ici de M. Dolbeau.

Mais alors pourquoi pas des deux côtés? D'ailleurs nous voyons tous les jours le contraire, c'est-à-dire des plaques phosphatiques à la surface de muqueuses encore adhérentes. Pour moi ce sont elles qui déterminent la mortification et la chute des lambeaux en question.

Les opérations de taille, après lesquelles ce phénomène d'incrustation se manifeste, guérissent, ainsi que l'a dit le même écrivain, plus difficilement que les autres. Mais voyons un peu plus loin que nos sens, et reconnaissons que l'incrustation ne joue là qu'un rôle bien secondaire. La vraie cause de cette lenteur de la cure, c'est la néphrite chronique qui a donné naissance à l'incrustation. Qu'on relise l'observation remarquable et tant citée de Ledran, voici ce qu'on y trouve : « Pendant ce temps, il survint beaucoup d'accidents, comme fièvre continue avec de fréquents redoublements; quelquefois tension du ventre, d'autres fois une simple bouffissure ; tantôt des constipations opiniâtres, parce que les sécrétions ne se faisaient pas ; tantôt des cours de ventre par irritation, des nausées et même des vomissements. » (*Opér. de Chir.* p. 194; Brux. 1745). Pour quiconque a l'habitude des maladies des voies urinaires, ne sont-ce pas là des signes de néphrite chronique? L'écrivain de la *Gaz. des Hôpit.* dit : « Les troubles du côté du tube digestif dominent dans la plupart des observations; chez tous nos malades, le symptôme important a consisté dans une diarrhée séreuse opiniâtre et rebelle à toutes les médications rationnelles. » (*Loc. cit.* p. 11). Mais est-ce que cette diarrhée n'est pas, en effet, un des phénomènes les plus fréquents et souvent ultimes des néphrites avancées? Et cependant, jusqu'où va la préoccupation de l'auteur! Voici ce qu'il dit dans sa troisième observation : « L'anatomie démontra une double lésion des reins; nous devons *seulement* nous arrêter sur l'état de la vessie...» Ainsi, pour lui, la lésion des deux reins n'était rien, celles de la vessie étaient tout!

La conclusion principale de ce mémoire, c'est que, toutes les fois qu'on opère un malade, soit par la taille, soit par la lithothritie, il faut, surtout si ce malade offre des signes de néphrite chronique avancée, avec alcalinité de l'urine et tendance aux dépôts phosphatiques, il faut, dis-je, se tenir en garde contre l'exfoliation de lambeaux de muqueuse incrustés de ces sels, lambeaux qui pourraient devenir noyaux de pierres secondaires.

Mes instruments évacuatoires m'ont rendu, dans des cas de ce genre, des services incontestables. Parfois je crois avoir prévenu des récidives en conseillant de faire, pendant quelques semaines après l'opération, des injections dissolvantes avec une solution très-étendue d'acide chlorhydrique ou azotique (de 3 à 6 gouttes par verre d'eau) dont on laisse chaque fois une certaine quantité dans la vessie.

Mes observations, depuis la publication de ce travail, n'ont fait que me confirmer dans les idées que j'y expose. J'ai essayé contre ces placages les injections d'acide phénique, et je ne leur ai reconnu d'autre propriété que celle de désinfecter l'urine, qui est toujours plus ou moins fétide en pareil cas. L'instrument figuré p. 94 m'a plusieurs fois servi à détacher les plaques phosphatiques en promenant doucement son bec sur elles d'un côté à l'autre. M. Reliquet pense en avoir accéléré la chute au moyen de courants électriques continus qui permettaient de dilater brusquement la vessie. (*Op. cit*, p. 758). Je ferai remarquer que cette extension se fait par le déplissement des anfractuosités intermédiaires aux mamelons formés par la muqueuse enflammée, tandis que c'est presque uniquement sur le sommet de ces mamelons qu'on rencontre les couches calcaires. D'ailleurs il importe que ces plaques ne se détachent pas trop vite : j'ai vu leur chute accompagnée d'hémorrhagies abondantes et suivie de symptômes généraux annonçant une infection urineuse.

Je donne en ce moment des soins à un négociant de Metz, auprès duquel M. Marc Sée fut appelé plusieurs fois en consultation. Il m'était venu au mois de février 1872 dans le plus triste état, rendant des urines d'une fétidité extrême, couleur de sang, chargées de caillots volumineux, et donnant un dépôt épais, noir, glaireux, filant et mêlé d'une quantité considérable de grains phosphatiques. Avec cela prostration, fièvre, absence complète d'appétit. Grâce à des lavages quotidiens avec une solution d'acide phénique au millième et à trois ou quatre injections nitratées (v. p. 158), tous les symptômes s'amendèrent peu à peu : le sang avait presque disparu, le pus était réduit des neuf dixièmes et nullement filant, l'appétit était revenu ; bref, il était question de se rendre en Normandie. Il faut dire qu'une nouvelle exploration m'avait encore fait constater la présence de plaques calcaires en haut et à gauche de la vessie, et j'avais plusieurs fois exprimé ma surprise de n'en plus voir sortir.

Mais, au commencement de juillet, des hématuries reparurent très abondantes, assez pour que je donnasse le perchlorure de fer à la dose de 40 gouttes de solution normale dans 125 grammes d'eau distillée, une cuillerée toutes les trois ou quatre heures. Au bout de quelques jours, les forces baissèrent rapidement, la fièvre reparut et de la douleur de gorge se manifesta. Je craignis d'abord une action irritante du perchlorure de fer et j'en suspendis l'usage ; mais, au bout d'un jour ou deux, une angine pultacée des plus intenses se déclara, avec laquelle nous sommes aux prises depuis quinze jours. Aujourd'hui, 6 août, le malade va mieux, la fièvre a cédé, les urines sont moins chargées que jamais ; mais des lambeaux membraneux incrustés de phosphates sortent en quantité, nécessitent l'emploi des plus fortes sondes, et encore faut-il souvent aspirer avec une seringue pour en déterminer l'issue. Quand je vois que l'injection sort lentement, j'en pousse une petite quantité avec lenteur pour ne pas refouler ce qui en gêne le cours, et j'aspire ensuite brusquement pour le fixer dans les œils de la sonde ; finalement, je retire celle-ci et, avec elle, je ramène le lambeau phosphatique.

Je ne pense pas qu'on puisse accuser le perchlorure de fer d'avoir provoqué cette angine, puisque M. Aubrun l'a employé à de bien plus fortes doses, et avec succès, contre les affections pseudo-membraneuses de la gorge. Mais voici comment je m'explique cette rechute dont j'ai pu suivre toutes les phases : Il est probable que la réapparition du sang a coïncidé avec la chute des plaques dont, huit ou quinze jours auparavant, j'avais constaté l'existence, et que de larges surfaces, mises à nu simultanément, devinrent le siége d'une absorption considérable d'urine qui détermina une sorte d'empoisonnement, le retour des accidents généraux et l'angine diphthéritique. Pendant ce temps le sang disparut et ce n'est qu'après s'être divisés par putréfaction que les lambeaux sortirent. Nous entrons actuellement dans une période meilleure, puisse-t-elle cette fois devenir persistante !

CHAPITRE XVII.

Traitement des concrétions des hernies vésicales, de celles de l'urèthre, de la prostate et des parties voisines.

§ Ier. — DES PIERRES DES HERNIES VÉSICALES.

Parfois des pierres se forment dans une hernie de la vessie ou *cystocèle*. Le premier exemple connu (Th. Bartholin, *Hist. anat.*, cent. IV, hist. 28) appartient à Dom. Sala, et nous devons la première étude sérieuse qui en ait été faite à Verdier (*Mém. acad. chir.*, t. III). La plupart des hernies vésicales se font par le canal inguinal chez l'homme; celles du canal crural sont, au contraire, plus communes chez la femme. On en a vu aussi faire bosse sous les téguments du bas-ventre. Ces pierres étant très-rares, je me borne ici à résumer en quelques propositions ce qu'on peut dire à leur sujet.

Des pierres peuvent passer de la vessie dans la partie herniée; d'autres fois c'est dans celle-ci qu'elles se forment. Quelle que soit leur origine, elles peuvent prendre dans la poche un volume qui ne leur permet pas de rentrer; quelques-unes vont et viennent d'une cavité dans l'autre.

En général, on n'est averti de leur présence que par le toucher joint aux signes d'une hernie vésicale. Cependant il paraît que le malade de Sala éprouvait des douleurs analogues à celles que donne une pierre dans la vessie elle-même.

Comme celle-ci est naturellement en dehors du péritoine, cette membrane ne lui forme pas un sac dans les cas de hernie; cependant une hernie épiploïque ou intestinale peut descendre derrière elle et même se placer au-devant.

Quand une cystocèle contenant une pierre est réductible, il faut toujours opérer cette réduction, parce que l'incision de la vessie pour extraire le corps étranger pourrait être suivie d'une infiltration urineuse si elle rentrait dans le ventre. Du reste, avec les ressources que nous fournit aujourd'hui la lithotritie, il sera presque toujours bon, contrairement à l'opinion de Verdier, de faire rentrer la pierre quand on le peut, la portion herniée de la vessie fût-elle adhérente extérieurement.

Cette précaution serait indispensable pour éviter deux opérations si, avec des concrétions herniaires susceptibles de rentrer, il en existait d'autres dans la vessie.

On ne doit jamais oublier que ces incisions, si elles ne sont pas dangereuses, exposent presque toujours à une fistule urinaire.

Néanmoins, si la pierre était trop volumineuse pour rentrer et si la vessie était adhérente, comme elle l'est presque toujours alors, il faudrait recourir à l'incision directe.

Si la tumeur n'est pas compliquée d'une hernie épiploïque ou intestinale, il suffit d'y plonger le bistouri et de retirer la pierre; on la dégagerait de l'anneau si elle y était enclavée.

S'il y a en même temps hernie intestinale ou épiploïque, on commencera par la réduire, et si elle était étranglée de manière à nécessiter l'opération, on pratiquerait celle-ci d'abord et on inciserait ensuite la poche vésicale pour en extraire la pierre.

Toutefois, si la vessie n'était réductible ni par le taxis ni par l'opération, et que la pierre fût peu douloureuse, Deschamps conseille de s'abstenir, plutôt que d'exposer nécessairement le malade à une fistule incurable, la hernie ne permettant pas de comprimer l'anneau.

En effet, après l'extraction de la pierre, il y a deux indications à remplir : donner issue à l'urine de la vessie au moyen d'une sonde élastique, et l'empêcher d'arriver dans la poche par une compression permanente sur l'anneau.

Les hernies de vessie à travers les muscles du bas-ventre ne contenant presque toujours que des poches dues à une hernie de la muqueuse à travers la musculeuse, et cette hernie pouvant avoir lieu dans une partie recouverte par le péritoine, Deschamps conseille, en cas de pierre, même bien constatée, de s'abstenir, à moins d'être sûr que la pierre est dans l'ouraque, lequel est hors du péritoine.

Il a été question, pages 70, 348 et 452, de la cystocèle vaginale ; les autres sont des faits tellement exceptionnels qu'il est inutile d'en parler.

§ II. — DES CALCULS DE L'URÈTHRE ET DU PRÉPUCE.

Les détails dans lesquels j'ai été forcé d'entrer à propos de l'extraction des corps étrangers engagés dans l'urèthre (ch. VIII) et de l'extraction artificielle des fragments après la lithotritie (ch. XIII) abrégeront beaucoup ce que j'ai à dire sur les calculs formés ou développés dans l'urèthre (V. p. 57). Je ne m'occuperai donc ici que de ceux qui, pour une raison quelconque, ne peuvent être extraits par les moyens décrits dans ces chapitres.

On peut rencontrer des calculs dans toute l'étendue de l'urèthre ; mais c'est surtout dans les régions prostatique et membraneuse. Tous les points de la spongieuse peuvent également en être le siége, surtout quand il y existe un rétrécissement derrière lequel un gravier s'est arrêté et a pris du développement ; quand cette partie du canal est saine, on les rencontre le plus souvent dans la partie antérieure de la région bulbeuse où l'urèthre se rétrécit, et dans la fosse naviculaire, derrière le méat qui est le point le plus étroit de ce conduit. Parfois celui-ci en est presque rempli. Enfin, des calculs peuvent se former au-dessous du prépuce, quand celui-ci est étroit naturellement ou rétréci.

Dans l'exposition du traitement, procéder d'avant en arrière est sans contredit la marche la plus rationnelle.

Plusieurs fois, à l'aide d'une curette, j'ai pu extraire des concrétions calcaires existant en masses assez volumineuses, mais friables, sous le prépuce. Des lotions poussées profondément derrière la couronne du gland en achèvent l'ablation.

Dans d'autres circonstances, l'incision ou l'ablation du prépuce sont nécessaires (v. p. 101). L'opération du phimosis a dans ces cas le double avantage de faciliter l'extraction des concrétions existantes et d'en prévenir la reproduction.

Quant aux calculs de la région spongieuse, souvent des pinces ordinaires suffisent ; en tout cas, il est rare qu'on ne puisse les broyer avec l'instrument représenté p. 96, qui, s'il n'est pas nouveau quant à la forme, l'est du moins par les nombreuses indications nouvelles que je l'ai appelé à remplir. Pour peu que le calcul ait d'épaisseur et surtout de longueur, le brise-pierre uréthral d'A-mussat serait évidemment inapplicable ; le mien attaquant la pierre, non d'avant en arrière, mais d'un côté à l'autre, est rarement inapte à la saisir, et s'il y en a plusieurs, on les prend, on les écrase, et on les extrait l'un après l'autre. Quand le corps étranger est borné en avant par une partie étroite ou rétrécie du canal, il est souvent nécessaire de le repousser un peu en arrière pour permettre le développement de l'instrument. Mais il est des cas dans lesquels la pierre a dilaté ou perforé le canal, et s'est ainsi creusé une loge, le plus souvent dans sa paroi inférieure ; une fois, je suis parvenu, en tournant le bec en bas, à en écraser une ainsi nichée au niveau de la racine antérieure du scrotum.

Quand le broiement n'est pas possible, il faut inciser sur le trajet du canal, et l'extraction se fait ordinairement alors avec facilité. Celse conseille d'attirer autant que possible la peau de la verge au-devant du gland, de la lier et de faire, sur le côté de l'urè-thre, une incision longitudinale par laquelle le calcul est extrait, de manière qu'après l'opération faite et la ligature enlevée, la peau vienne recouvrir la plaie et faire en sorte que l'urine reprenne son cours naturel. (*lib. VII, cap.* 26, *art.* 1.) Ce précepte est bon et doit encore être mis en usage quand l'état des parties le permet, sauf peut-être en ce point qu'il vaut mieux inciser en bas, où les vaisseaux sont plus petits que sur les côtés ; mais les occasions en seront beaucoup plus rares aujourd'hui que l'extraction pourra presque toujours être faite par la voie naturelle. Et, de plus, il est évident que, s'il y a un abcès, si la peau est adhérente, ulcérée ou près de l'être, l'incision devra être pratiquée directement : c'est ce qu'a fait M. Lanzert, de St-Pétersbourg, dans un cas où six calculs articulés bout à bout remplissaient et distendaient toute la portion spongieuse. Au milieu de la face inférieure de la verge il s'était formé un abcès dont le sommet était recouvert d'une peau amincie et grisâtre ; on l'ouvrit et il en sortit du pus et l'un des calculs moyens. Un agrandissement du côté du méat permit d'extraire les antérieurs, et par un agrandissement pareil du coté du scrotum on put retirer le reste (Voillemier; *mal. urin.* I, p. 491).

Quand la pierre se trouve au niveau du scrotum, le précepte de Celse n'est plus applicable, et c'est alors surtout qu'il faut tâcher ou de la broyer ou de la repousser vers le périnée; car l'incision dans ce point expose à l'infiltration d'urine. Deschamps dit avoir deux fois réussi en distendant le canal par de l'air au-devant du corps à extraire au moyen d'un tube à robinet, ce qui permettait au calcul de mieux obéir à l'impulsion de l'urine. (*Op. cit.*, t. IV, p. 235.) Quand l'incision ne peut être évitée, il faut se garder de tirer la peau des bourses soit en avant, soit en arrière; mais il faut le faire transversalement en portant un testicule à droite et l'autre à gauche, et, si l'on a besoin de donner à l'incision une certaine étendue, on la prolongera surtout du côté du périnée où l'urine trouvera un écoulement plus facile. On met ensuite à demeure une forte sonde élastique, et, au moyen d'un bandage convenable, on maintient, autant que possible, les parties dans la position qu'on leur a donnée pendant l'opération, en ayant de plus la précaution de n'exercer aucune pression sur la plaie, de manière que rien n'arrête les quelques gouttes qui pourraient s'y présenter malgré la sonde. Quand, par suite du travail inflammatoire, le tissu cellulaire s'est condensé et qu'on n'a plus à craindre l'infiltration urineuse, on peut se départir graduellement de ces précautions et même favoriser le rapprochement des bords de la plaie.

Quand la pierre occupe la région périnéale de l'urèthre, il est rare qu'elle ne puisse être brisée et extraite au moyen de mon lithotribe explorateur, en raison de l'ampleur du canal dans cette région. Si l'on n'y parvient pas, il n'y a pas moyen de la refouler et on ne ferait qu'aggraver les difficultés en la tirant en avant. Il faut faire la boutonnière sur la paroi inférieure du canal et la faire assez largement pour que le calcul puisse sortir facilement et sans tiraillements, qui auraient pour effet d'augmenter l'inflammation du tissu spongieux de l'urèthre, épais en cet endroit, et d'exposer à la phlébite, à l'absorption urineuse et consécutivement à un rétrécisement. On met ensuite une sonde à demeure et on panse, comme il a été dit précédemment. En raison de l'épaisseur des tissus intéressés, on a moins à redouter une fistule dans cette région que dans la portion pénienne.

Règle générale : s'il existe un rétrécissement au-devant du calcul, il faut le comprendre dans la division, soit avant, soit après l'extraction. S'il s'est fait une infiltration urineuse, il faut, après l'extraction, débrider les parties infiltrées comme on le ferait sans la pierre. Du reste, toutes les fois qu'un abcès se développe sur le trajet de l'urèthre, eût-on la certitude qu'il n'est pas urineux, il faut se hâter de l'ouvrir, conformément aux recommandations de Deschamps (*Loc. cit.* p. 248), qui me semble ici plus dans le vrai que Desault, qui conseillait de n'ouvrir que « le plus tard possible » les dépôts non urineux, même ceux formés dans les tuniques de l'urèthre (*J. de chir.* t. II, p. 357).

Quand une pierre se trouve dans la région membraneuse, elle est, toutes choses égales d'ailleurs, plus difficile à briser et à extraire que dans le bulbe même, à cause du collet du bulbe qui offre une assez grande résistance au développement des instruments ; cependant j'en suis venu à bout presque toujours, soit avec le lithotribe explorateur, soit avec le lithotrible uréthral d'Amussat, surtout quand je parvenais à la refouler tant soit peu. D'ailleurs, lorsqu'on ne peut la broyer comme il a été dit p. 394, il faut, si faire se peut, la repousser dans la vessie. Deschamps blâme cette manœuvre (*ibid.* p. 199); mais on n'avait pas de son temps la ressource de la lithotritie.

Quand la pierre ne peut être déplacée par les voies naturelles, il faut l'extraire par une incision. On conseille généralement d'introduire un cathéter cannelé entre elle et le canal, et de faire ensuite une opération analogue au premier temps de la taille latéralisée. C'est ce que je fis en 1861, à Tournus, sur un enfant de 4 à 5 ans, qui me fut présenté par les docteurs Canard fils et Pariset. Cet enfant, d'un embonpoint exagéré, portait une pierre derrière le collet du bulbe; des tentatives pour l'extraire avec la curette articulée n'eurent d'autres résultat que de l'enfoncer dans les chairs. Je passai donc un petit cathéter cannelé, et, sur lui, je fis une incision oblique en dehors qui me permit d'extraire un calcul d'oxalate de chaux du volume d'une aveline. Ce qui m'est arrivé dans ce cas est un accident auquel expose souvent la curette articulée, surtout au delà de la courbure du canal. En agissant plus méthodiquement, il sera rare d'avoir aujourd'hui, avec nos moyens d'extraction, besoin d'ouvrir le périnée pour une pierre aussi petite.

Quand elle est assez grosse pour empêcher une sonde conductrice de passer, nos auteurs conseillent d'introduire dans le rectum l'index gauche dont l'ongle a été préalablement rogné, de le porter derrière la grosseur que la pierre fait de ce côté, et, pendant qu'un aide tend la peau, de faire une incision oblique un peu au-dessous de la voûte des pubis jusque vers la tubérosité de l'ischion gauche. Cette première incision faite, tandis que le doigt introduit dans l'anus pousse la pierre vers le périnée, l'autre doigt est porté dans la plaie pour reconnaître le calcul, et on incise sur celui-ci, de haut en bas ou de bas en haut, avec la pointe du bistouri, de manière à le mettre complétement à nu ; après quoi, ou bien on le pousse avec le doigt introduit dans le rectum, ou bien on l'extrait avec des pinces à anneaux, ou bien enfin on le fait basculer avec la petite extrémité d'une spatule. On a encore conseillé d'arrêter l'extrémité du cathéter au-devant de la pierre quand on ne peut le pousser au delà, d'ouvrir sur sa cannelure la région membraneuse, d'introduire une sonde cannelée droite et de s'en servir pour achever l'incision. Ce procédé donne une division plus nette que le précédent : c'est lui que je suivis chez le malade dont j'ai rapporté l'observation p. 445 ; mais je commis là un oubli qui aurait été plus regrettable si une autre pierre ne se fût pas trouvée dans la vessie ; je ne fixai pas par le rectum celle que je voulais extraire, et elle a fui sous la pression des tenettes On a conseillé, quand le calcul est peu volumineux et que les parties ont peu souffert, de rapprocher les tissus divisés ; mais je crois qu'il vaudra toujours mieux laisser l'ouverture libre.

M. Bourdillat dit que la taille médiane compte aujourd'hui beaucoup de partisans ; mais il convient qu'elle intéresse très-souvent le bulbe, surtout chez les vieillards, et donne une ouverture presque toujours insuffisante (*Calc. de l'urèt.*, p. 57). Je lui préférerais les tailles où l'on coupe la peau transversalement, si, pour une raison quelconque, celle que j'ai décrite précédemment ne me paraissait pas convenable. Je reviendrai sur ce sujet à propos des calculs de la région prostatique.

Ceux-ci doivent, autant que possible, être broyés sur place, ou, quand cela ne se peut, repoussés dans la vessie : à ces deux points de vue, je crois avoir beaucoup ajouté aux ressources de la science (v. p. 394 et 397). Quand on ne parvient ni à l'un ni à l'autre but, la taille latéralisée, pratiquée comme je viens de le dire, réussit presque toujours ; mais on comprend qu'à moins que la pierre n'occupe en même temps la région membraneuse, le cathéter cannelé est indispensable. On le pousse jusque dans la vessie quand on le peut ; on s'arrête au-devant de la pierre dans le cas contraire. Cette première incision faite, si elle paraissait insuffisante, on l'étendrait plus profondément au moyen d'une sonde cannelée qu'on glisserait entre la pierre et le col. Deschamps a pratiqué deux fois cette opération ; dans la première, il passa facilement la pointe allongée d'une curette derrière la pierre supérieurement, tandis que son doigt, dans le rectum, la soutenait et l'empêchait de reculer. La partie supérieure fut ainsi aisément culbutée et une petite tenette acheva l'extraction. Dans la seconde, où la pierre était plus petite et allongée, l'indicateur gauche introduit dans le rectum, la chassa promptement (*Ibid.* p. 167). M. Mazzoni fait remarquer que ces pierres s'effilant presque toujours par leur bout inférieur, elles laisent peu de prise aux tenettes. Il propose, en conséquence quelle que soit l'opération pratiquée, de les amener dehors par une pression *à tergo*, au moyen d'un petit crochet, tel que la branche femelle d'un lithotribe ordinaire (*Bull. du congrès international de Paris*, en 1687, p. 614).

Si la sonde cannelée ne pouvait pas passer, Deschamps conseille de prendre un bistouri à pointe aiguë et solide, de le porter sur la pierre à travers l'épaisseur de la prostate, de haut en bas et d'avant en arrière, d'en faire glisser la pointe à sa surface, en appuyant, jusqu'à ce qu'elle soit parvenue au-devant du corps étranger et qu'on ne le sente plus, et si, en raison de ses bosselures, il restait quelques brides, de les couper d'arrière en avant avec la pointe d'un bistouri légèrement courbé sur son tranchant. Dans un cas non semblable, mais analogue, je pus inciser jusqu'au col de la vessie au moyen d'un bistouri boutonné que j'introduisais à plat sur une tenette enclavée, et dont je relevais de temps en temps le tranchant pour le présenter perpendiculairement aux chairs.

Deschamps a soin de prévenir qu'il est en général bien plus difficile d'extraire ces calculs prostatiques que ceux de la région membraneuse; aussi P. Baroni remplaça-t-il avec succès, en 1837, son procédé par un autre bilatéral, analogue à celui de Civiale pour la division des téguments, et, sauf l'instrument, à celui de Ledran (v. p. 410), pour les incisions profondes (*De educt. calcul*, etc., Bononiæ; 1843). M. Demarquay a proposé, en 1852, une sorte de taille prérectale qui consiste à faire une incision courbe à deux centimètres en devant de l'anus, à détacher ensuite le rectum de la région membraneuse et de la prostate, pour ouvrir finalement celle-ci à ciel ouvert, comme il le dit. J'ai déjà fait voir que cette dissection doit être très-difficile sur le vivant (v. p. 423); à part cela, cette opération pourrait être applicable aux calculs de la région membraneuse; mais les difficultés seraient nécessairement plus grandes s'il s'agissait de calculs prostatiques. En tout cas, ces parties, ayant de la tendance à s'éloigner, se cicatriseront lentement. Pour donner un espace plus libre, l'auteur conseille de faire, au besoin, sur le raphé, une incision médiane, tombant perpendiculairement sur la convexité de la première; mais on augmente encore ainsi les difficultés de la cicatrisation.

Qnant à la taille uréthro-rectale, elle doit être complétement abandonnée. Leroy d'Étiolles l'a pratiquée une fois; mais les suites n'en furent pas heureuses, il y eut des accidents inflammatoires, gangréneux, et finalement une fistule. (*Gaz. des hop.* 1856, p. 188.) Un cocher, opéré de même par M. Mazzoni, conserva également une fistule, et continua, dit l'auteur, d'uriner chaque jour quatre fois par l'anus, sans qu'il en fût gêné dans l'exercice de sa profession. (*Ibid.*, p. 614.)

Après l'extraction de la pierre, il faut examiner avec soin si elle est entière, et ne jamais oublier d'explorer la vessie.

§ III. — Calculs urinaires des régions voisines.

Des calculs urinaires peuvent encore se rencontrer hors des voies de l'urine, surtout dans le voisinage de l'urèthre. Le périnée en est le siége le plus ordinaire; mais on en a vu dans le scrotum et jusque dans la verge. M. Vanzetti, de Karkoff, en a extrait un, de ce dernier genre, qui pesait 7 onces et demie (*Bull. Soc. anat.* 1844, p. 16).

Ils donnent toujours lieu de supposer une perforation de ces organes par laquelle l'urine s'épanche dans les parties voisines, y dépose ses éléments concrescibles et y forme soit des placages, comme cela se voit dans certaines fistules, soit un ou plusieurs corps solides, isolés du reste. Plus souvent peut-être encore une pierre ou un fragment, sortis des voies naturelles, s'arrête dans les tissus ambiants, s'y creuse une loge, y grossit, et tantôt y reste incarcéré, tantôt se fraye un passage au dehors. C'est quand la perforation des organes urinaires est sans communication avec l'extérieur que la masse pierreuse acquiert un plus grand développement.

Ces pierres sont ordinairement solitaires; mais il n'est pas rare d'en trouver plusieurs, soit réunies dans la même poche, soit isolées par des cloisons. Leur nombre varie beaucoup : Blaës (Blasius) et Collot en ont extrait chacun 80 d'une poche scrotale. Fréquemment alors elles sont à facettes, et il en fut même ainsi dans un cas où Louis en retira 7 séparées par des cloisons (*Mém. acad. chir.* t. III). Elles diffèrent encore plus par leur volume : on en a rencontré de grosses comme des pois ; mais d'autres pesaient 10, 13, 18 onces, et M. Bourdillat en cite même une de 1,450 grammes. (*op. cit.* p. 117). Leurs formes sont très-irrégulières : on en a vu de canaliculées pour le passage de l'urine quand, par une de leurs faces, elles correspondaient à l'urèthre ; d'autres fois elles se moulent sur les organes. Salvatore de Renzi en a vu une dans le service de Santoro, qui, longue de plus de deux pouces et épaisse d'un demi, était à cheval sur les corps caverneux. On s'aperçut qu'elle était perforée par l'urèthre qui était lui-m ê m percé dans le point correspondant. On rompit cet anneau avec un lithotribe. (*Gaz. Méd.*, 1834, p. 538).

Leur marche varie aussi beaucoup ; leur élimination spontanée est plus fréquente que celle des calculs de l'urèthre : M. Bourdillat l'a rencontrée 18 fois sur 50 cas qu'il a rassemblés. Cependant on en a vu dont l'origine remontait à 18, 36 et même 50 ans. Dans ce dernier cas, observé par Le Gaigneau, (de Coulange-la-Vineuse), le malade avait subi le grand appareil à l'âge de 8 ans, et, à 58, il rendit spontanément une pierre scrotale de 10 onces et demie, enveloppée d'une membrane mince (*Mém. acad. chir.* t. III). Quelques faits portent à croire que parfois, après qu'un calcul s'est arrêté ou s'est formé au fond d'une perforation, l'orifice interne s'est oblitéré, de manière à ce que le corps étranger se trouvât enkysté dans les tissus. Deschamps rapporte qu'un homme âgé de 27 ans, ayant été taillé, à l'âge de 10, par frère Côme, avait au périnée une petite tumeur dans laquelle on reconnut une pierre du volume d'une petite aveline. « Je lui proposai, dit l'auteur, de l'extraire ; il ne voulut pas y consentir, alléguant, avec raison, qu'il la portait depuis plus de 12 ans sans en souffrir..... Une année après il vint me voir.... J'incisai sur cette pierre, que j'eus bien de la peine à extraire, tant elle était serrée dans son enveloppe. Sa forme était ronde, sa surface assez unie, sa couleur grisâtre et sa grosseur de 3 lignes... Les jours suivants, je trouvai peu de matière sur les plumasseaux ; les linges qui environnaient la plaie étaient absolument secs, et, pendant toute la cure , qui ne fut pas longue, je n'observai aucune apparence d'urine sur la plaie ; c'est la seule fois que j'ai eu occasion d'extraire une pierre du périnée sans aucun écoulement d'urine. » (*Loc. cit.* p. 264.)

Quand la pierre résulte d'un dépôt urinaire dans les tissus, elle est presque toujours formée de phosphate triple, comme celles qui sont l'effet d'un catarrhe (v. p. 58) ; mais quand un gravier ou fragment en est le noyau, celui-ci, évidemment, ne change pas de nature.

La cause de ces perforations est souvent une ulcération, une plaie ou une rupture de l'urèthre ; mais l'origine incontestablement la plus commune de ces pierres est la taille périnéale, et cependant je ne connais aucun auteur qui ait tenu compte de ce grand inconvénient dans le parallèle qu'on a fait entre cette taille et celle de l'hypogastre. Nous en avons vu un exemple p. 449 ; des faits semblables en avaient déjà été rapportés par Tolet, Jonnot, Ledran, etc ; mais c'est Louis, qui, le premier, a eu le mérite de les grouper et d'attirer l'attention des chirurgiens. (*Mém. acad. chir*. t. III.) Il en avait recueilli lui-même un fort curieux, qui va être rappelé.

Il crut d'abord que la formation de la pierre, dans ces circonstances, était inhérente au grand appareil, et due à ce que l'aide qui trousse les bourses, les relève trop ; de sorte que, l'angle supérieur de la plaie des téguments venant ensuite recouvrir celui de l'incision des parties plus profondes, il en résulte une poche dans laquelle l'urine s'insinue dans le tissu cellulaire voisin. Il s'en prend encore à ce que, le col de la vessie n'étant pas débridé, il se trouve continuellement déchiré par le passage de la pierre, ce qui rend la cicatrisation plus longue à se faire en cet endroit qu'ailleurs. Voici, en peu de mots, le fait qu'il a recueilli :

Un enfant de dix ans, taillé deux ans auparavant, portait sous la cicatrice, à gauche du périnée, une tumeur qui s'abcéda et laissa voir une pierre blanche du volume de l'amande d'une grosse aveline ; après en avoir fait l'extraction, Louis sentit avec le doigt d'autres calculs pareils, et il en retira encore six. Ce qu'ils présentèrent surtout de remarquable, c'est qu'ils étaient séparés les uns des autres par un feuillet membraneux qu'il fallut diviser. Ils communiquaient avec l'urèthre ; car, bien que celui-ci, n'eût pas été intéressé dans l'opération, l'urine sortit en partie par la plaie après chaque émission. Néanmoins la guérison fut assez prompte.

Il expose en outre le fait de le Gaigneau cité précédemment, un autre de Mellet, de Châlons-sur-Saône, et rappelle ceux de Tollet, de Jonnot et de Ledran. Deschamps, qui, quelques années après, traita ce sujet d'une manière plus magistrale encore, rapporte des observations plus nombreuses, et, parmi elles, il en est où la taille n'avait pas été celle du grand appareil. Il rapporte même deux cas, un de lui, et l'autre d'un « lithotomiste très-connu, » dans lesquels, la pierre ayant été *cassée*, des fragments sortirent au bout de quelque temps par le rectum (*loc. cit.* p. 266), autre inconvénient des tailles par le périnée, et notamment de la lithotritie périnéale. Pour lui la cause en est dans le défaut de cicatrice des parties intérieures, qui, n'étant pas réunies, laissent échapper l'urine, ce qui le plus ordinairement n'a lieu que lorsque, le malade étant pressé par le besoin d'uriner et les urines sortant avec précipitation par le col de la vessie, une partie enfile l'urèthre, l'autre la plaie (*Op. cit.* t. III p. 414). Quant à ce défaut de cicatrice, il l'attribue à la meurtrissure, aux déchirements et à la contusion des tissus, mais surtout à une débilité générale. Il rejette expressément l'opinion de Louis relativement à l'influence fâcheuse du grand appareil : ce qui lui semble le plus y disposer, c'est l'incision du col de la vessie. Il admet que le grand appareil peut favoriser l'infiltration de l'urine dans le tissu cellulaire du rectum et de son voisinage ; mais il veut aussi que ceux qui ont eu le col de la vessie divisé, comme dans la taille latéralisée, sont plus sujets aux pierres du périnée (t. IV, p. 286).

Beaucoup de calculs trouvés dans le voisinage de l'urèthre, n'étaient sans doute que des concrétions formées dans les voies urinaires et ayant ensuite perforé les parties voisines ; mais il en est qui se sont incontestablement formées dans un abcès voisin, que cet abcès se soit ouvert dans le canal, ou que, comme Deschamps prétend que cela a toujours lieu, il ait succédé à une perforation du canal. Tel était le cas du pilote si fréquemment cité de Pierceau qui portait, à la partie moyenne du scrotum, une tumeur qu'on prit d'abord pour un troisième testicule, et qui fut enfin extirpée comme squirrheuse. Pendant l'opération, Pierceau avait remarqué une communication avec l'urèthre, et, à la dissection, il se trouva que c'était une pierre de 2 onces et 1 gros. Le malade n'avait jamais rien eu du côté des voies urinaires, seulement, six ans auparavant, il avait reçu, sur le scrotum, un coup de pied qui lui avait causé une douleur violente, et que Pierceau estime avoir été la source d'une perforation uréthrale, de l'épanchement d'urine et de la pierre. (*Mém. acad. de chir.* t. III).

Quelle qu'ait été l'origine de ces pierres, le traitement est à peu près toujours le même : il faut les extraire, remédier au désordre occasionné par leur présence et fermer la communication qui existe entre elles et les voies urinaires.

La première indication se remplit en incisant les téguments sur le calcul, avec la précaution de comprendre dans l'incision l'ouverture extérieure, s'il en existe une, de le soulever, au besoin, avec le doigt par le rectum, s'il se trouve au périnée, et de faire, pour ceux du scrotum et du pénis, comme il a été dit à propos des pierres à extraire du canal lui-même en ces endroits (v. p. 519). Si cependant le corps étranger était enveloppé d'un kyste dur et fibreux, il serait bon de le disséquer et de l'enlever comme l'a fait Le Gaigneau. S'il existe plusieurs trajets fistuleux, il n'est pas nécessaire de les inciser, comme Louis l'a conseillé, ni d'exciser les callosités qui les entourent; l'essentiel est que l'urine n'y passe plus et elles guérissent d'elles-mêmes. S'il y a de l'inflammation, du pus, de l'infiltration urineuse, de la gangrène, on agira d'après les règles usitées en pareils cas. Quant à la communication avec les organes urinaires, il ne faut pas oublier qu'elle existe à peu près constamment, et de donner une issue facile à l'urine par les voies naturelles au moyen d'une sonde. Deschamps et la plupart des chirurgiens veulent qu'on la mette à demeure et assez forte pour emplir le col de la vessie : c'est une erreur. L'introduction d'une sonde semblable est impossible, et, si elle remplit hermétiquement la la partie antérieure du canal, qui est la plus étroite, les quelques gouttes qui sortiront entre le col et elle, ainsi que les matières dont la sécrétion sera provoquée par sa présence, devront forcément passer par la fistule. D'ailleurs cette ouverture, maintenue trop élargie, ne pourra se fermer. On a aussi conseillé de laisser cette sonde constamment ouverte; mais c'est là encore un précepte dangereux. Ces ouvertures, à part quelques exceptions rares, sont longues à se fermer, et le frottement continuel de l'instrument contre la vessie ne tarde pas à amener des accidents inflammatoires, dont le moindre inconvénient est de remplir son canal de mucosités qui l'obstruent. Et puis, il y a longtemps déjà que j'ai démontré le mauvais effet des sondes en permanence sur l'orifice fistuleux (*Journ. des conn. méd.-chir.*, avril, 1840). Le mieux est d'habituer le malade à se sonder aussitôt que le besoin s'en fait sentir :

on y parvient presque toujours aisément aujourd'hui qu'on a donné aux sondes élastiques des formes assez variées pour répondre à toutes les indications. Si cette introduction présentait des difficultés, il faudrait se résigner à la sonde en permanence, soit toujours, soit de nuit seulement, selon l'exigence du cas ; mais il vaudrait mieux l'ouvrir à des intervalles un peu rapprochés que de la laisser constamment ouverte.

Quant aux duretés et callosités, un pansement simple avec de la charpie sèche suffit presque toujours pour les résoudre. Tout au plus est-il nécessaire de les toucher avec un léger caustique, tel que l'azotate d'argent, qui en modifie la surface sans amener de perte de substance.

Un bon régime hâte souvent la guérison chez les personnes débilitées. J'ai vu quelquefois une incision longitudinale au périnée être entretenue pendant longtemps par la marche, qui fait frotter l'une des lèvres de la plaie sur l'autre : marcher à petits pas et même quelquefois fixer les cuisses l'une à l'autre, au moins pendant la nuit, peuvent souvent contribuer à hâter la guérison.

M. Bourdillat conseille, dans les cas simples, de rapprocher les lèvres de la plaie par des points de suture comme dans l'uréthroraphie. Il veut même qu'en certains autres, on réunisse de même après avoir avivé ; mais il ne donne aucun exemple de succès, ce qui me paraît indispensable quand on a tant à craindre le passage de l'urine entre les surfaces affrontées. Je ne dis pas que, quand il reste une ouverture incurable, on ne doit pas tenter une uréthroplastie ; mais on rentre alors dans le traitement des fistules.

Il ne faut jamais oublier, quand on a fait une extraction de ce genre, de bien examiner l'urèthre et la vessie.

§ IV. — CALCULS NON URINAIRES DES RÉGIONS VOISINES

On a enfin rencontré, dans certains organes voisins de l'appareil urinaire, des calculs auxquels l'urine était tout à fait étrangère ; ce sont ceux de la *prostate* qui méritent surtout notre attention.

Morgagni paraît avoir assez souvent vu ces calculs, et il les compare à des graines de tabac. Un des plus beaux cas que je connaisse est celui de Chopart, qui a trouvé, chez un vieillard de 69 ans, ayant eu des gonorrhées et mort de rétention d'urine, la prostate doublée de volume et représentant une espèce de gésier rempli de graviers. « Elle contenait, dans le tissu de ses cellules ou dans de petits kystes, une grande quantité de pierres dures, dont les plus petites étaient comme des grains de sable, et les plus volumineuses comme de gros pois ; elles avaient la couleur et la transparence du grenat » (*Maladies des voies urinaires* t. II. p. 635). Tels sont en effet le volume et l'apparence les plus habituels de ces corps ; souvent cependant ils sont coniques, prismatiques, à facettes plus ou moins nombreuses.

Tantôt il n'y en a qu'un ou qu'un très-petit nombre ; tantôt au contraire on en a compté 60, 100, et quelquefois même ils étaient innombrables. Ils sont souvent isolés dans de petites loges assez nombreuses, comme Marcet en a fait dessiner un bel exemple (*On calc. desorders,* pl. IX). D'autres fois ils ont détruit les cloisons intermédiaires et réduit la prostate en une coque; quelquefois, ils font saillie dans l'urèthre, à l'orifice des canalicules prostatiques dans lesquels ils sont encore engagés par une extrémité conique (Beraud : *Thèse sur la prost.* p. 95).

Habituellement de la grosseur d'une tête d'épingle, ils dépassent rarement celle d'un pois. Leur volume est généralement inverse de leur nombre, ce qui provient sans doute de ce que les gros sont formés par la réunion de plusieurs petits qui ont peu à peu usé, détruit les cloisons qui les séparaient. Il sera question plus loin d'un calcul prostatique observé par Herbert Backer, qui pesait 3 onces 4 drachmes 1 grain, et était formé de vingt-neuf pièces étroitement unies, blanches et dures comme la porcelaine, et formant une masse de forme conique, longue de près de cinq pouces. On voit que leur couleur n'est pas toujours la même : j'ai fait observer, en effet, dans mes *Recherches* sur l'hypertrophie de la prostate, qu'alors le liquide sécrété par cette glande varie du blanc de lait au brun le plus foncé (*R.* de 1841, p. 148). Or, Morgagni, le docteur Quekett et M. Cruveilher, pensent que ces corps ne sont que le résultat d'une condensation de ce liquide dans les follicules qui le sécrètent, opinion que j'ai moi-même partagée, et qui rendrait raison des degrés très-différents de consistance qu'ils ont présentés.

Wollaston, Thénard et Lassaigue, les ont trouvés composés en très-grande partie de phosphate de chaux; suivant M. Beale, la matière terreuse y entrerait quelquefois jusqu'à 90 pour cent, et quelques-uns seraient exclusivement formés de carbonnate de chaux.

Les uns leur ont trouvé une composition homogène, ce qui semblerait venir à l'appui de l'idée de condensation; mais M. Larcher en a rencontré qui étaient formés de couches superposées (*Bul. soc. ana.* 1834, p. 196), ce qui annoncerait une sorte de cristallisation : de belles planches de Beraud, dessinées par M. Robin au microscope, montrent que le noyau est habituellement de matière granuleuse assez homogène, et le reste formé de couches superposées, d'où l'on pourrait conclure que ces calculs commencent par condensasion, et que le noyau, une fois formé, provoque dans les parois de la cellule une sécrétion qui dépose à sa surface des couches concentriques : la prostate sécrète souvent de très-grandes quantités de phosphate de chaux qui donnent à sa sécrétion une apparence laiteuse. Il est probable que, semblables aux calculs phosphatiques en général, leur formation est favorisée par une inflammation chronique de l'organe. Ils finissent, en grossissant, par se faire jour dans l'urèthre; on dit même en avoir vu se frayer une voie entre la prostate et le rectum.

Souvent, même quand ils sont nombreux, ils ne donnent lieu à aucun désordre grave; « Parfois cependant, dit M. Gross qui a fait un très-bon chapitre sur se sujet, ils amènent de grands inconvénients, sinon une souffrance excessive. Un des symptômes les plus communs est un malaise sourd, douloureux, vague, avec sentiment de gêne au périnée et au col de la vessie, accompagné souvent de miction difficile, et susceptible de s'aggraver quand il y a le plus petit dérangement de la santé générale. Par les progrès de la maladie, la vessie devient extrêmement irritable, le besoin d'uriner constant, et l'urine se charge d'un mucus glaireux, épais, ressemblant beaucoup au catarrhe; parfois des concrétions obstruent assez la région prostatique pour donner lieu à une rétention d'urine partielle et quelquefois même complète. Dans un cas mentionné par sir A. Cooper, les calculs, en nombre immense, ne produisaient pas seulement des sensations pénibles au périnée, mais un degré d'irritation mentale qui conduisit le malade à un état voisin de la folie » (*Op. cit.*, p. 729). On a signalé des érections continuelles (v. p. 100). A la longue l'état général s'altère.

Le doigt, la sonde ou la bougie peuvent seuls donner des signes certains, et encore peut-on les confondre avec des calculs urinaires; cependant si la sonde n'annonçait aucun corps solide dans l'urèthre, et qu'on sentît par le rectum une ou plusieurs bosselures dures, irrégulières, immobiles, sans symptômes de dégénérescence cancéreuse ou tuberculeuse de la prostate, on devrait soupçonner la présence de ces calculs. La sensation en serait caratéristique si le doigt touchait comme une bourse remplie de noisettes ou de grumeaux sanguins. Quand une concrétion de ce genre vient à sortir avec l'urine, l'inspection et l'analyse chimique lèvent tout doute sur sa nature.

Il est évident que, moins encore que les calculs phosphatiques urinaires, ceux de la prostate ne peuvent être dissous par des médicaments internes. Quant au traitement chirurgical, il variera suivant le siége du corps étranger. S'il fait saillie dans l'urèthre, ce sera celui des calculs urinaires siégeant dans cette région (v. p. 523); s'il occupe un des lobes latéraux, et surtout si l'un de ces lobes est réduit en une poche remplie, c'est par une opération de taille latérale ou latéralisée, faite du côté malade, qu'il faut les atteindre; c'est par une bilatérale, s'il y en avait des deux côtés. C'est par une incision longitudinale de deux pouces au-devant de l'anus que M. Baker mit à nu celui dont il a été question plus haut; mais comme ses diverses portions étaient adhérentes entre elles, de manière à rendre impossible son extraction en masse, on leur imprima avec le doigt des mouvements de latéralité pour les détacher. Enfin, pour déloger celles qui résistaient à cette manœuvre, il fallut les pousser au dehors au moyen d'un doigt porté dans le rectum, tandis qu'on achevait de les extraire avec des tenettes (Bourdillat, d'après *Dublin med. Press*; 1847). M. Baker a réuni par quelques points de suture entrecoupée qui n'empêchèrent pas l'urine de passer; la suture entortillée ne fut pas plus heureuse, et ce n'est que peu à peu que l'urine reprit son cours. Cette conduite ne devrait donc pas être imitée (v. p. 530).

Enfin, si le calcul se faisait jour entre la prostate et le rectum, on a conseillé de dilater celui-ci à l'aide d'un spéculum et de l'inciser pour faire l'extraction; mais on s'exposerait de la sorte à une fistule uréthro-rectale qu'on éviterait en décollant la paroi antérieure du rectum, dont la présence du corps étranger faciliterait la dissection.

On peut encore trouver des pierres dans les *organes sperma-tiques*, notamment dans les vésicules séminales et les conduits éjaculateurs. Ces derniers font même quelquefois saillie dans l'urèthre. Mais il sont tellement rares que je n'en ai rencontré qu'un exemple dans mes nombreuses autopsies. J'ai trouvé en 1834 ou 5, à Bicêtre, dans la vésicule séminale d'un vieillard, un noyau du volume et de la forme d'une amande dépouillée de sa coque. Sa couleur était blanc sale, comme demi-transparente, sa consistance m'a paru assez semblable à celle d'un cristallin cataracté, et il m'a fait l'effet de sperme condensé. Je me proposais d'en faire un examan plus attentif, mais il se trouva égaré avant de sortir de l'amphithéâtre.

Ces pierres sont trop rares et trop difficiles à reconnaître pendant la vie pour mériter une attention spéciale. Si l'une faisait saillie dans l'urèthre, son extraction se ferait comme celle des calculs de cette région.

Je ne ferai que rappeler les *phlébolithes*, ou concrétions veineuses, qu'on rencontre assez souvent dans les plexus qui entourent la prostate.

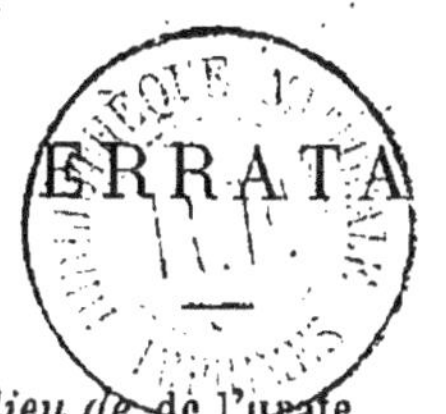

ERRATA

Pages 32, lignes 33, *au lieu de* de l'urate,   *lisez* d'urate
— 36 — 8 — ne peut — peut
— 54 — 19 — ils ont — il eût
— 70 — 25 — enveloppé — développé
— 74 — 17 — quand les — quand des
— 76 — 32 — jamais rendu — jamais été rendu
— 87 — 17 — medium — medius
— 92 — 35 — externe — interne
— 94 — 18 — derrière le — dans l'épaisseur du
— 132 — 4 — suivi — s aisi
— 143 — 27 — or, il — or, dans la diathèse urique, il
— 149 — 24 — paralysie — paraplégie
— — — 27 — une heure — une demi-heure
— 161 — 10 — par — pour
— — — 32 — une sonde — l'extrémité externe d'une sonde
— 205 — 3 et 4 — postérieure... antérieure — antérieure... postérieure
— 215 — 16 — pratiquée — désignée
— 216 — 32 — serum du sang — serum du sang étendu de 3 fois son poids d'eau distillée
— 236 — 5 — sont — est
— 267 — 11 — épaisseur — largeur
— 269 — 29 et 30 — femelle — mâle
— 283 — 9 — à céder — à céder et l'instrument à se rompre
— 323 — 33 — postérieure — antérieure
— 349 — 26 — *soc. anat.* — *soc. anat.* 1838, p. 284
— 405 — 36 — Wilson écrit — Wilson a décrit
— 424 — 28 — d'arrière en avant — d'avant en arrière.
— 436 — 32 — se rapprochent — s'écartent
— 436 — 33 — écartées — rapprochées

Page 164. La pince attribuée à Hales est de Franco.

— 165. Le procédé attribué à Dieffenbach est de Deschamps (*taille,* tome IV. p. 243).

TABLE DES MATIÈRES

Paris. — Imprimerie Félix MALTESTE et Cⁱᵉ, rue des Deux-Portes-St-Sauveur, 22.

PRINCIPAUX TRAVAUX DE L'AUTEUR

Recherches anatomiques, pathologiques, et thérapeutiques sur les maladies des organes urinaires et génitaux, considérées spécialement chez les hommes âgés, ouvrage entièrement fondé sur de nouvelles observations (*mentionné honorablement par l'Académie des Sciences, en 1842*), 1 vol. in-8°, prix. 6 fr

Recherches anatomiques, pathologiques et thérapeutiques, sur les valvules du col de la vessie, cause très-fréquente et peu connue de rétention d'urine, et sur leurs rapports avec les rétrécissements de l'urèthre, les maladies des organes genitaux, les pertes seminales, l'inertie et le catarrhe de la vessie, les inflammations et les calculs de l'appareil urinaire, etc., (*ouvrage que l'Académie des Sciences a couronné en 1850*); 1 vol. in-8° prix. . . . . 7 fr   »

Recherches sur le traitement des maladies des organes urinaires considérées spécialement chez les hommes âgés, sur celui des rétrécissements de l'urèthre, de la gravelle, de la pierre, etc.: *ouvrage que l'Académie de Medecine a couronné en 1858* (PREMIER PRIX D'ARGENTEUIL), 1 vol. in-8° avec figures, prix . . . . 7 fr 50

Mémoire sur le cathétérisme de l'urèthre dans les cas difficiles: brochure in-8°, prix. . . . . 1 fr. 25

Mémoire sur les sondes élastiques et particulièrement sur les sondes coudées et bi-coudées: brochure in-8° prix. 1 fr 50

Nouvelles observations sur le cathétérisme et le traitement des rétrécissements réputés infranchissables de l'urèthre; brochure in-8°, prix . . . . 1 fr 50

Mémoire sur la paralysie et sur l'inertie de la vessie; brochure in-8°, prix . . . . 1 fr. 50

Étude sur divers points d'anatomie et de pathologie des organes génito-urinaires, faite à propos de quelques ouvrages anglais, brochure in-8°, prix. . . . . 2 fr.   »

Mémoire sur la myocardite considérée comme cause de la rupture et de l'anévrysme partiel du cœur; brochure in-8°, prix . . . . 1 fr. 50

Explication de la maladie de J.-Jacques Rousseau et de l'influence qu'elle a eue sur son caractère et sur ses écrits, brochure in-8°, prix. . . . . 3 fr.   »

Étude sur l'anatomie et la pathologie du rectum et de l'anus: brochure in-8°, prix . . . . 1 fr. 50

Paris — Imp. FÉLIX MALTESTE et Cie, rue des Deux-Portes St-Sauveur, —